코로나19 바이러스
"친환경 99.9% 항균잉크 인쇄"
전격 도입

언제 끝날지 모를 코로나19 바이러스
99.9% 항균잉크(V-CLEAN99)를 도입하여 「안심도서」로
독자분들의 건강과 안전을 위해 노력하겠습니다.

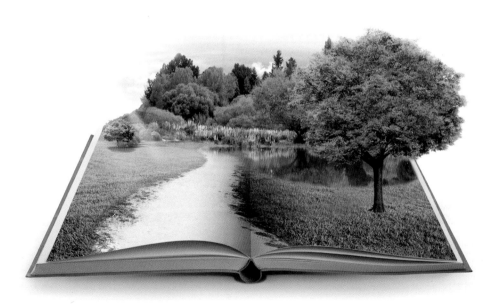

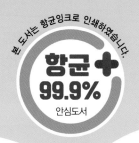

본 도서는 항균잉크로 인쇄하였습니다.

항균 ✚ 99.9%
안심도서

항균잉크(V-CLEAN99)의 특징

- ◉ 바이러스, 박테리아, 곰팡이 등에 항균효과가 있는 산화아연을 적용
- ◉ 산화아연은 한국의 식약처와 미국의 FDA에서 식품첨가물로 인증받아 **강력한 항균력**을 구현하는 소재
- ◉ 황색포도상구균과 대장균에 대한 테스트를 완료하여 **99.9%의 강력한 항균효과** 확인
- ◉ 잉크 내 중금속, 잔류성 오염물질 등 **유해 물질 저감**

TEST REPORT

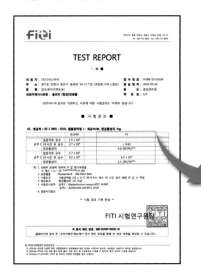

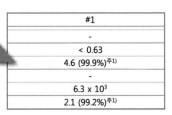

#1
-
< 0.63
4.6 (99.9%)주1)
6.3 x 10³
2.1 (99.2%)주1)

Clean Zone

SD에듀
(주)시대고시기획

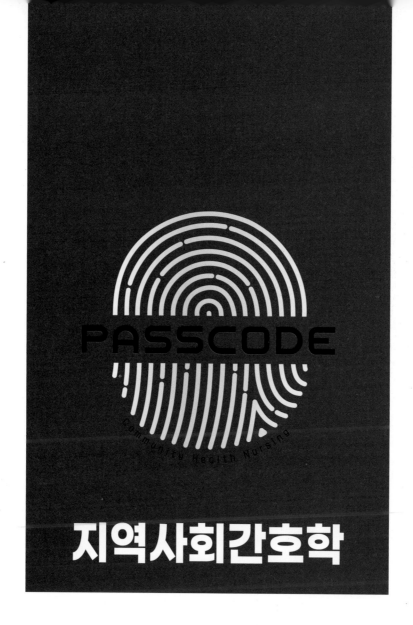

PASSCODE

Community Health Nursing

지역사회간호학

SD에듀
(주)시대고시기획

Always with you

사람이 길에서 우연하게 만나거나 함께 살아가는 것만이 인연은 아니라고 생각합니다.
책을 펴내는 출판사와 그 책을 읽는 독자의 만남도 소중한 인연입니다.
SD에듀는 항상 독자의 마음을 헤아리기 위해 노력하고 있습니다.
늘 독자와 함께하겠습니다.

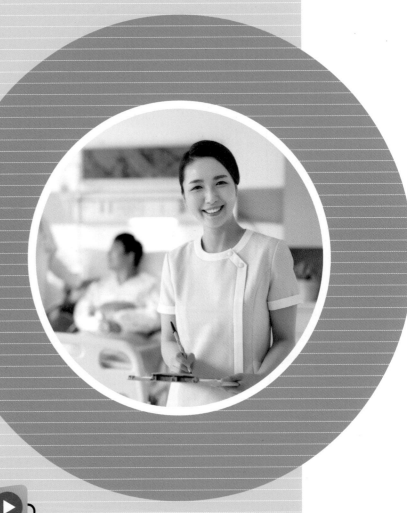

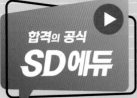

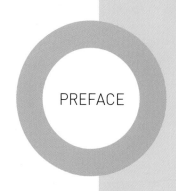

PREFACE

급속한 경제성장에 의한 국민소득의 증가와 건강보험제도의 도입으로 의료서비스에 대한 수요가 나날이 증가하고, 국민보건에 대한 관심이 증대됨에 따라 간호업무의 전문화 및 사회적 필요성이 지속적으로 확대되고 있습니다.

간호사는 간호대학에서 전문적 지식과 간호실무능력을 배양하여 국가시험을 치른 후 면허를 취득한 전문 의료인입니다. 간호사 국가시험은 임상에서 전문지식을 기반으로 효과적인 직무수행과 의사결정, 문제해결능력을 평가하는 마지막 관문이라고 할 수 있습니다.

최근 한국보건의료인국가시험원에서 제시한 문제유형은 단순 암기형은 배제하였으며, 검사결과나 질환 등을 해석해서 풀어내는 난이도 높은 문제, 사례형 문제, 여러 과목의 지식을 바탕으로 풀어야 하는 문제 등의 비율이 높아져 지엽적인 부분까지 꼼꼼히 공부해야 풀 수 있는 문제들이 출제되고 있습니다.

본 교재는 한국보건의료인국가시험원에서 정한 국가시험 출제 영역에 따라 최신 개정된 전공서적을 근거 자료로 최신 출제 경향과 최다 빈출 개념을 분석하여 정리한 개념서입니다.
기존 사설 교재의 오류를 최대한 반영하였고, 자주 출제되는 내용 중 헷갈리기 쉬운 내용을 출제유형문제로 제시하였으며, 지엽적인 출제 영역의 문제에 대처할 수 있도록 연관 개념과 심화내용을 수록하기 위해 최선을 다하였습니다.
방대한 분량과 바쁜 일정 속에서 효율적으로 국가시험을 준비하기 위해 애쓰시는 수험생들, 대학에서 치러지는 중간고사, 기말고사까지 대비할 수 있도록 편찬하였습니다.

미래의 간호사를 꿈꾸는 간호대학 학생들에게 이 책이 조금이라도 도움이 되기를 간절히 바라봅니다.
기나긴 여정의 마지막을 함께하는 마음으로 늘 최선을 다하겠습니다.
아울러 교재를 만드는 데 물심양면으로 도와준 남편에게, 그리고 시대고시 관계자분들, 항상 응원해 주신 양가 부모님께 고마움을 전합니다.

편저자 올림

GUIDE

시행처

한국보건의료인국가시험원

개요

간호사는 의사의 진료를 돕고 의사의 처방이나 규정된 간호기술에 따라 치료를 행하며, 의사 부재 시에는 비상조치를 취하기도 한다. 환자의 상태를 점검·기록하고 환자나 가족들에게 치료, 질병예방에 대해 설명해 주는 의료인을 말한다.

수행 직무

- 간호사는 간호 요구자에 대한 교육·상담 및 건강증진을 위한 활동의 기획과 수행, 그 밖의 대통령령으로 정하는 보건활동을 임무로 한다(의료법 제2조 제2항 제5호).
- 대통령령으로 정하는 보건활동이란 다음의 보건활동을 말한다(의료법 시행령 제2조).
  - 「농어촌 등 보건의료를 위한 특별조치법」 제19조에 따라 보건진료 전담공무원으로서 하는 보건활동
  - 「모자보건법」 제10조 제1항에 따른 모자보건전문가가 행하는 모자보건 활동
  - 「결핵예방법」 제18조에 따른 보건활동
  - 그 밖의 법령에 따라 간호사의 보건활동으로 정한 업무
- 모든 개인, 가정, 지역사회를 대상으로 건강의 회복, 질병의 예방, 건강의 유지와 그 증진에 필요한 지식, 기력, 의지와 자원을 갖추도록 직접 도와주고 간호대상자에게 직접 간호뿐만 아니라 교육, 설명, 지시, 조언, 감독, 지도 등의 중재적 활동을 수행한다(의료법 제2조 및 동법 시행령 제2조, 대한간호협회 간호표준).

응시 자격

- 평가인증기구의 인증을 받은 간호학을 전공하는 대학이나 전문대학(구제(舊制) 전문학교와 간호학교를 포함한다)을 졸업한 자
- 보건복지부장관이 인정하는 외국의 학교를 졸업하고 외국의 간호사 면허를 받은 자

시험 시간표

구 분	시험과목(문제수)	교시별 문제수	시험 형식	입장시간	시험시간
1교시	1. 성인간호학(70) 2. 모성간호학(35)	105	객관식	~ 08:30	09:00 ~ 10:35 (95분)
2교시	1. 아동간호학(35) 2. 지역사회간호학(35) 3. 정신간호학(35)	105	객관식	~ 10:55	11:05 ~ 12:40 (95분)
3교시	1. 간호관리학(35) 2. 기본간호학(30) 3. 보건의약관계법규(20)	85	객관식	~ 13:00	13:10 ~ 14:30 (80분)

※ 보건의약관계법규 : 감염병의 예방 및 관리에 관한 법률, 검역법, 국민건강보험법, 국민건강증진법, 마약류 관리에 관한 법률, 보건의료기본법, 응급의료에 관한 법률, 의료법, 지역보건법, 혈액관리법, 호스피스 · 완화의료 및 임종과정에 있는 환자의 연명의료결정에 관한 법률, 후천성면역결핍증 예방법과 그 시행령 및 시행규칙

시험 과목

• 시험과목 : 8과목
• 문제수 : 295문제
• 배점 : 1점 / 1문제
• 총점 : 295점
• 문제 형식 : 객관식 5지 선다형

합격 기준

• 전 과목 총점의 60% 이상, 매 과목 40% 이상 득점한 자를 합격자로 한다.
 ※ 과락 기준 : 정답 문항이 성인간호학 28문항, 모성간호학 · 아동간호학 · 지역사회간호학 · 정신간호학 · 간호관리학 14문항, 기본간호학 12문항, 보건의약관계법규 8문항 미만인 경우
• 응시자격이 없는 것으로 확인된 경우 합격자 발표 이후에도 합격이 취소된다.

GUIDE

구 분	일 정	비 고
응시원서 접수	• 2022년 10월경 • 국시원 홈페이지 [원서 접수] 메뉴 • 외국내학 졸업자로 응시지격 확인서류를 제출하여야 하는 자는 접수기간 내에 반드시 국시원 별관(2층 고객지원센터)에 방문하여 서류 확인 후 접수 가능함	• 응시수수료 : 90,000원 • 접수시간 : 해당 시험직종 접수 시작일 09:00부터 접수 마감일 18:00까지
시험 시행	• 2023년 1월경 • 국시원 홈페이지 – [시험안내] – [간호사] – [시험장소(필기/실기)] 메뉴	• 응시자 준비물 : 응시표, 신분증, 필기도구 지참(컴퓨터용 흑색 수성사인펜은 지급함) ※ 식수(생수)는 제공하지 않습니다.
최종합격자 발표	• 2023년 2월경 • 국시원 홈페이지 [합격자조회] 메뉴	휴대전화번호가 기입된 경우에 한하여 SMS 통보

※ 상기 시험일정은 시행처의 사정에 따라 변경될 수 있으니 한국보건의료인국가시험원 홈페이지(www.kuksiwon.or.kr)에서 확인하시기 바랍니다.

회 차	연 도	접수인원	응시인원	합격인원	합격률(%)
제62회	2022	24,367	24,175	23,362	96.6
제61회	2021	23,064	22,933	21,741	94.8
제60회	2020	22,586	22,432	21,582	96.2
제59회	2019	21,511	21,391	20,622	96.4
제58회	2018	20,870	20,731	19,927	96.1
제57회	2017	20,356	20,196	19,473	96.4
제56회	2016	18,755	18,655	17,505	93.8

CONTENTS

CONTENTS

1

지역사회
간호요구
사정

간호사 국가고시
지역사회간호학

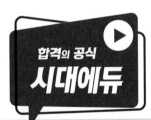

제 **1** 장

국내외 보건정책 이해

1 지역사회간호와 보건정책

(1) 보건정책의 이해

① 보건정책의 개념

○ 정책 : 정치적, 행정적 목적 실현을 위한 방책, 방침이며 중요한 사회문제를 해결하기 위한 정부의 공식적인 의사결정을 의미한다.

○ 보건의료 : 국민의 건강을 보호·증진하기 위해 국가, 지방자치단체, 보건의료기관 또는 의료인 등이 행하는 모든 활동이다.

○ 보건의료정책

　• 광의 : 인구집단의 건강상태를 유지, 증진하는 것을 목표로 하는 정부나 기타 단체들의 활동

　• 협의 : 조직화된 노력을 통해 국민의 건강회복과 유지, 증진을 도모하려는 국가와 사회의 목적달성에 귀결될 수 있도록 허용되는 활동

○ 보건정책의 구분

보건의료정책	건강의 문제가 있는 대상자의 진단, 치료, 간호, 진료의 관리
예방정책	• 특정 질병의 예방을 위한 종합적인 활동 : 백신, 검진프로그램 • 건강증진활동 : 보건정보, 교육 • 건강보호활동 : 식수, 음식의 규제
직제 간 보건정책	직접 보건과 관련된 정책은 아니지만 건강에 더 큰 영향을 미치는 사회정책이나 복지정책(교통안전정책, 건축규제, 고용정책, 농업정책 등)

② 보건정책의 목표와 수단

○ 목표 : 의료이용의 적절성과 형평성 증진, 의료서비스의 경제적 효율성 제고, 국민 의료비 지출의 적정화이며, 목표추구 과정에서 소비자 선택의 자유와 공급자의 적절한 자율성을 보장하는 것이다(객관적인 현실 인식과 사회적, 정치적 가치의 영향을 받음).

○ 수단 : 의료서비스 공급을 위한 조직체계와 재원조달제도를 주축으로 하는 보건의료체계의 구축과 운영이다.

③ 보건정책의 특성

○ 전문가 주도의 보건의료정책 형성과 집행

　• 전문가의 역할이 두드러지고 이들의 이해관계가 주로 반영된다.

　• 소비자보다는 의료공급자의 이익을 강조한다.

　• 소비자와 공급자 사이에 이해의 갈등이 없다고 주장하여 문제를 호도하는 경향이 있다.

      ⓛ 보건의료정책의 기본이 되는 가치규정의 어려움
- 대안의 선택은 가치체계에 기초를 두고 있으나, 가치에 대한 합의와 어떤 과정을 거쳐 추구해야 할 가치를 도출할 것인가에 대한 합의가 없기 때문에 정책문제에 대한 대안 모색이 사회적으로 명확한 동의를 얻기가 어렵다.
- 가치체계의 차이에 따른 개인과 집단 간의 갈등이 일어날 소지가 많다.

      ⓒ 경제나 사회분야의 다른 모형이 잘 적용되지 않는다.
- 의료제공이 복잡하고 개인 소비자가 의료의 질을 판단할 수 없기 때문이다.
- 생사와 관련된 의료문제의 의사결정에 대한 심리적 스트레스와 사회의 특별한 기대로 사회적으로 의료인이나 의료를 남다른 것으로 보게 된다.

      ⓔ 환경적 측면에서는 대부분의 보건의료정책이 비교적 우호적인 정책 환경 속에 있다.

      ⓜ 광범위한 정책 파급력 : 건강관리서비스의 외부효과로 인해 장기간 전체 국민에게 끼치는 영향력이 크다.

      ⓗ 효율성보다 형평성을 강조한다.

      ⓢ 국가 경제력과 밀접한 관련 : 보건정책은 경제정책에 우선할 수 없다.

④ 보건정책의 결정과정
      ㉠ 문제정의와 정책의제 형성 단계 : 정책 당국이 심각성을 인정하여 해결해야 하는 정책문제 선정 단계
      ㉡ 정책형성 단계 : 문제 해결에 이바지할 수 있고, 실현 가능한 대안을 발전시키는 단계
      ㉢ 정책채택 단계 : 최종안을 선택하고 지지를 모아 권위 있는 기관이 의결 또는 합법성을 부여하도록 하는 단계
      ㉣ 정책집행 단계 : 정부의 행정기구가 결정된 정책을 실행에 옮기는 단계
      ㉤ 정책평가 단계 : 집행한 정책이 효과적이었는지를 판단하고 성공이나 실패의 원인을 찾는 단계
      ※ 정책형성과 정책채택 단계를 합해 흔히 정책결정단계로 분류한다.

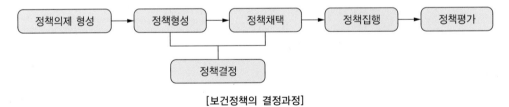

[보건정책의 결정과정]

(2) 우리나라의 보건정책

① 우리나라 보건정책의 변천
      ㉠ 1945~1960년대 : 광복 이후 국가의 기본적 보건체계를 잡아가던 시기
- 1950년 한국전쟁으로 인해 방역행정과 구호행정에 집중되었다.
- 1956년 보건소법 제정 및 1962년 보건소법 전면개정으로 기생충, 결핵, 한센병 등 감염성 질환의 퇴치정책 등이 시작되었다.

ⓛ 1960~1970년대 : 기본체계 형성 후 결핵 등의 주요 질병관리, 인구 및 가족계획 정책 개발 및 건강보험 도입이 있었던 시기
  • 1960년대
    – 경제개발계획을 시작으로 보건정책은 경제정책을 뒷받침할 수 있는 인구 및 가족계획 정책, 필수적 질병관리 등의 기본정책만 추진되는 상황이었다.
    – 대표적 정책 : 가족계획 정책(산아 제한), 무의촌 지역 해소 정책
  • 1970년대
    – 가족계획사업, 모자보건사업, 결핵관리 사업 등 공공부문을 통한 보건사업이 핵심을 이루었다(출산율↓, 감염병 발생률↓).
    – 1970년대 후반 경제성장의 성과를 분배하는 과정에서 의료 이용 불균형 문제가 사회정책의 주요 의제로 등장하였다.
    – 1977년에 의료급여(보호)사업과 건강보험사업이 정책의 핵심으로 등장하였다.
ⓒ 1980년대 : 국민건강보험의 단계적 확대 및 완성의 시기
  • 국민의 기본적 의료 욕구 충족이 정책적 관심이 되어 보건정책이 새로운 국면으로 접어든 시기로 평가된다.
  • 일차보건의료 사업이 실시되었다.
  • 1989년에 전국민 건강보험제도가 실시되었다.
  • 질병 치료 위주의 소극적 건강관리정책 수준을 벗어나지 못한 한계가 남아 있었다.
ⓔ 1990년대 이후 : 보건의료서비스 양적 확대, 정책 체계화 작업을 통한 국민보건의 질적 향상에 중점을 둔 시기
  • 비효율적 의료서비스 공급 해결을 위한 의료전달체계를 마련하였다.
  • 정신보건정책(정신보건법 제정), 농어촌 의료서비스 개선사업, 국민 의료비 절감을 위한 포괄수가제 도입
  • 1998년 : 국민건강보험제도 개편, 의약품 오·남용 방지를 위한 의약 분업 정책
  • 2000년대 : 국가 정책에 이익단체, 시민단체 개입 확대

출제유형문제 최다빈출문제

해결할 정책목표를 설정하고 정책대안을 채택하는 일체의 활동을 무엇이라고 하는가?

❶ 정책결정
② 정책의제 선정
③ 정책형성
④ 정책집행
⑤ 정책평가

해설
정책과정의 두 번째 단계로 정책문제가 제기될 경우, 해결할 정책 목표를 설정하고 대안을 채택하는 일체의 활동을 정책결정이라고 한다. 정책형성과 정책채택 단계를 합해 흔히 정책결정 단계로 분류한다.

2 지역사회보건간호의 정의

(1) 건강의 개념

① 건강개념의 변천

㉠ 보건의료에서의 건강개념

- 생태학적 관점 : 숙주, 병원체, 환경의 3요소가 평형을 이룰 때 건강을 유지하고, 균형이 깨지면 불건강이 초래된다고 하였고, 그 중 가장 중요한 것은 환경적 요소라고 하였다.

숙 주	병의 원인이 되는 병원과의 접촉상태, 개인 또는 집단의 습관, 체질, 유전, 방어기전, 심리적 생물학적 특성
병원체	병원체의 특성, 민감성에 대한 저항, 전파조건
환 경	사회적 환경, 물리적 화학적 환경, 경제적 환경, 생물학적 환경

- 생의학적 관점
  - 데카르트 : 정신과 신체의 분리, 신체적 현상을 기계론적으로 해석하였다.
  - 뉴턴 : 인간은 시계와 같은 기계로 질병은 부속의 하나가 고장 난 것이며 그 부분을 고치면 건강이 회복된다.
  - 19세기말 : 세균의 발견 → 특정 질병은 하나의 세균에 의해 발생하며 모든 질병은 세포수준의 구조변화를 내포하는 것이다.
- 사회 · 의학적 관점
  - 유럽 자본주의 초기 급속한 발전과 더불어 불충분한 영양, 불량가옥, 불결한 위생, 휴식 부족, 오랜 근로 시간, 유해한 작업 등이 신체적 발달과 감염병에 대한 저항력을 떨어뜨리는 것으로 확인되어 사회 · 의학적 관점의 발전을 지지하였다.
  - 정신건강 개념 대두(19세기 후반) : 정신건강은 개인이 환경에서 받는 스트레스를 견디는 능력으로 삶의 혹독함에 굴복하여 일상생활 수행을 못할 때를 정신적 질병상태로 본다.
- 사회 · 생태학적 관점 : 개인의 사회적, 심리학적, 행태적 요인을 중시한 모델이다.

숙주요인 (내적 요인)	• 유전적인 소인과 후천적 경험에 의한 소인이 있다. • 숙주 요인은 질병에 대한 감수성과 연관이 있다.
외적요인	• 생물학적 환경 : 병원소, 매개곤충, 기생충의 중간 숙주의 존재 등 • 사회적 환경 : 인구 밀도, 직업, 사회적 관습, 경제생활의 상태 등 • 물리 · 화학적 환경 : 계절의 변화, 기후, 실내외의 환경 등
개인행태요인	• 사회행태학적 모델의 가장 큰 특징은 개인의 행태적 측면을 강조하고 있다는 점이다(질병의 양상이 달라졌기 때문). - 급성질환(감염병) → 만성질환(당뇨, 고혈압, 암 등) - 병리학적 소인보다 비병리학적 소인에 의한 질병이 점점 증가 - 전염성 질환은 사라지고 비전염성 질환의 차지

㉡ 세계보건기구(WHO)의 건강개념

- 1948년 : 건강이란 다만 질병이 없거나 허약하지 않다는 것만을 말하는 것이 아니라 신체적 · 정신적 및 사회적으로 완전히 안녕한 상태에 놓여있는 것이다(사회적 측면 강조).
- 1957년 : 유전적, 환경적으로 주어진 조건하에서 적절한 생체기능을 나타내고 있는 상태로 건강에 대한 실용적인 정의를 내렸다.

- 1974년 : 개인을 부분의 합으로 보기보다는 전체로서의 인간으로 보았다(총체성).
- 1998년 : 건강은 단순히 질병이 없거나 허약하지 않은 상태만을 의미하는 것이 아니라 신체적 · 정신적 · 사회적 그리고 영적 안녕이 완전한 역동적 상태를 말한다(영적 부분 삽입).

② 간호문헌에 나타난 건강의 개념

  ㉠ 개인에 초점을 둔 건강의 개념

   - 안정성으로서의 건강

두보(1965)	• 개인이 환경에 적응하는 능력을 갖춘 상태 • 고도의 건강 상태 : 신체 · 정신적으로 고통이나 불편감이 없는 상태로 개인이 환경에서 효과적으로 기능할 수 있을 때를 말한다.
파슨(1958)	사회화 과정을 통해 얻어진 가치 있는 역할과 과업을 효과적으로 수행하는 것이라고 하였다.
레빈(1973)	에너지의 유입과 유출이 균형을 이루고 구조적, 개인적, 사회적 통합성이 존재하는 상태라고 하였다.
로이(1991)	통합된 전체로서 개인이 존재하고 또 되어 가도록 촉진하는 성공적인 적응 과정이자 상태를 말한다.
뉴만(1995)	건강이나 안녕은 모든 하위체계, 즉 생리적, 정신적, 사회문화적 체계가 인간 통합체 내에서 균형과 조화를 이룬 상태라고 하였다.

   - 실현성으로서의 건강

던(1959)	개인이 실현할 수 있는 건강 잠재력을 극대화한 상태를 높은 수준의 안녕이라고 하였으며, 건강한 개인은 역동적이고 끊임없이 변화하는 환경 속에서 높은 수준의 안녕을 추구한다. 이는 전 생애에 걸쳐 나타나는 연속적 개념이다.
오렘(1995)	건강을 인간의 구조와 신체적, 정신적 기능의 통합성이 유지되고 있는 상태라고 정의하였다.
로저스(1970)	통합적 인간모델에 근거하여 건강을 인간, 환경, 에너지 장에서 나타나는 양상이 무한하게 펼쳐 나아가는 것이라 하였다.
뉴만(1991)	기존의 건강, 질병의 차원이 하나로 된 삶의 전 과정에서 겪는 건강 경험으로서 곧 무한하게 의식이 확대되어 가는 것으로 보았다.
파스(1981)	건강을 인간이 상호 관계 속에서 창조해 가는 삶의 경험 과정의 실현으로 보고 이러한 경험에는 영적 각성, 충만한 창의성, 조화로운 통합이 포함된다고 하였다.

  ㉡ 안정성과 실현성으로서의 건강

   - 킹(1983) : 건강이란 개인의 생활 주기 안에서의 동적인 상태로, 일상생활을 위한 최대한의 잠재력을 달성하기 위해 적절한 자원을 활용하여 내외적 환경에 존재하는 스트레스에 적응하는 것으로 정의하였다.

- 스미스(1983)의 건강모형

임상적 모형	연속선상의 한쪽 끝에는 질병의 증상이나 징후가 있는 상태, 반대편 끝은 질병의 증상이나 징후가 없는 상태이거나 불구가 없는 상태를 건강이라고 보았다.
역할수행 모형	건강의 기준을 적절한 역할수행으로 보아 자신의 역할을 효과적으로 수행하면 '건강'하다고 보고, 업무수행을 방해하는 '무력'을 질병으로 보았다.
적응 모형	건강은 유기체가 그의 물리적, 사회적 환경과 효과적인 상호작용을 할 수 있는 상태로 적응적 행위를 하면 '건강', 적응하지 못하면 '질병'이라고 보았다.
행복 모형	• 건강 : 일반적인 안녕과 자아실현까지 확대하여 자아실현을 완성시키는 잠재력이 현실화되거나 실현된 상태 • 질병 : 생리학적인 상태의 치료가 안전하지 않아 자아실현을 저해하는 상태 • 임상적 모형, 역할수행 모형 : 유기체의 안정성을 유지하는 것이 초점인 모형 • 적응 모형, 행복 모형 : 변화와 발전을 지향하는 모형으로 보건의료 영역을 확대시키고 보건의료인들이 개인의 삶의 질에 관심을 갖도록 만들었다.

- 스미스(1983)의 건강모형에 따른 질병의 의미

모 형	건강의 의미	질병의 의미
행복 모형	안녕과 자아실현	생리학적인 상태의 치료가 완전하지 않아 자아실현을 저해하는 상태(무기력)
적응 모형	유기체가 그의 물리적 사회적 환경과 효과적인 상호작용을 할 수 있는 상태(적응적 행위)	환경으로부터 유기체의 소외
역할수행 모형	최고의 성과와 함께 사회적 역할 수행	업무수행을 방해하는 무력의 상태
임상적 모형	불구, 질병의 증상, 징후가 없을 때	질병의 증상, 징후가 있을 때

③ 지역사회에 초점을 둔 건강의 개념

　㉠ 지역사회간호에서의 건강개념에 대한 공통점

　　• 상대적이고 역동적인 개념이다.

　　• 건강을 임상적인 관점보다 기능적인 관점으로 본다.

　　• 인간을 대상으로 건강을 정의하기 보다는 지역사회나 인구집단의 건강을 정의한다.

④ 적정 기능수준 향상

　㉠ 정의 : 적정 기능수준이란 고려될 수 있는 모든 요인에 대하여 최대한으로 이룩할 수 있는 기능, 즉 기능을 수행하는데 영향을 미치는 모든 조건을 고려하여 최대한으로 할 수 있는 기능이다(자신의 건강문제를 스스로 해결할 수 있는 기능).

　㉡ 적정기능수준에 영향을 미치는 요인

　　• 정치적 요인 : 범죄나 지역사회 안녕수준, 정치제도에 따라 달라진다.

　　• 습관적 요인 : 흡연, 운동, 영양, 약품남용 등 건강에 관한 개인의 행동 요인

　　• 유전적 요인 : 유전학의 발달로 유전적 영향을 최소한으로 줄이고, 상담을 통한 효과를 얻고 있다.

　　• 환경적 요인 : 환경은 대상자의 건강수준에 영향을 미친다(대기오염, 수질의 화학적 오염).

　　• 사회·경제적 요인 : 지역사회의 사회, 경제적인 측면의 문제는 지역사회 주민의 안녕과 직결된다.

　　• 보건의료전달체계 : 질병중심의 보건의료 전달체계보다 예방과 건강증진중심 체계라면 적정기능수준 향상에 도움을 줄 수 있다.

(2) 공중보건(Public health)의 개념

① 공중보건의 정의

　㉠ 1920년 Winslow(1877~1957) : 환경과 감염병 관리, 보건교육, 질병의 조기 진단과 예방적 치료를 위한 의료 및 간호서비스 조직, 건강유지에 적합한 생활수준을 보장할 수 있는 사회제도 개발을 위한 조직적인 지역사회의 노력으로 질병의 예방, 수명연장, 신체적, 정신적 건강을 증진하는 과학과 기술이다.

　㉡ 1988, 미국의학원(American institute of medicine) : 모든 사람이 건강할 수 있는 조건을 보장하려는 사회의 욕구를 충족시키는 집단적 노력이다.

　㉢ 보건소처럼 세금에 의해 재정적인 지원을 받으며, 법에 따라 국민들에게 사업을 제공하는 정부기관과 같은 공공의 통로를 통해 만들어진 노력을 의미한다.

　㉣ 국가의 세금으로 정부가 주도하는 사업으로 질병예방의 개념이 강한 사업이다.

② 공중보건의 기능과 필수 서비스

기 능	·건강상태 모니터 분석 ·공중보건의 위험, 위해 인자에 대한 감독 및 연구 ·건강증진 ·사회적 참여와 역량 강화 ·관계분야와 협력, 국가적 차원에서의 보건정책 기획, 계획, 관리 능력 개발 ·공중보건 규칙 제정과 준수 ·보건의료서비스의 균등한 분배와 개선 평가 ·인력 개발과 교육 ·보건의료서비스 질 관리 ·혁신적인 보건의료 문제해결 방안 연구, 개발, 중재 ·응급 및 재난상황 시 대책 개발		
필수 서비스	인구집단 사정	건강모니터링, 진단과 조사	
	정책개발	정보공유, 교육, 역량강화, 지역사회 협력관계 구축, 정책개발	
	질 보장	법과 규제 강화, 보건의료서비스와 연계, 전문직 역량 확보 및 질 관리	

(3) 지역사회보건(Community health)의 개념

① 개 념

　㉠ 공중보건의 확대된 사업으로 민간기금에 의해 운영되는 민간 기관을 포함하여 정부든 개인이든 양자의 노력을 통해 보건의료서비스를 받는 인구집단의 건강유지와 증진에 중점을 둔다.

　㉡ 양질의 보건의료서비스를 보건의료기관과 지역주민의 협동에 의하여 일정 인구집단에게 효율적으로 제공하는 실천적 보건의료 활동이다.

② 기본원리

　㉠ 지역사회 중심성 : 주민의 의료 필요 또는 욕구와 건강수준에 맞는 의료서비스의 제고를 위한 계획과 실행을 의미한다. 이는 자유방임적인 의료체제하에서의 제공자(의사, 의료시설) 중심 원리와는 근본적으로 그 개념이 다른 것이다.

　㉡ 주민의 자주성 : 자치이념의 근본이며, 지역사회 주민의 자발적 참여의식이 기반이 되어 이루어지는 자주적인 활동을 원칙으로 한다.

ⓒ 효율성 : 한정된 자원 활용 방안을 위해 전문가 판단에 의한 필요와 주민의 욕구를 고려한 합리적 우선순위 설정과 이에 따른 자원의 배분과 조정이 요구된다.

ⓔ 종합성 : 보건사업은 독립된 개념이 아닌 여타 개발 사업을 포함한 지역사회종합개발사업의 일부로서 추진되어야 한다.

(4) 보건간호(Public health nursing)의 정의

① 정의 : 간호이론과 공중보건학의 이론을 응용한 개념으로 인구집단의 건강을 증진하고 보호하는 것이다.

② 목적 : 지역사회를 하나의 통합체로 보고 질병을 예방하고 장애를 교정하며, 총체적 관점에서 지역사회의 건강을 증진시키는 것이다.

(5) 지역사회보건간호(Community health nursing)의 정의

① 개 요

ⓐ 지역사회간호 또는 지역사회보건간호의 개념은 공중보건에서 출발하여 오랜 기간 보건간호로 사용되어 왔다.

ⓑ 1980년대 이후 지역사회보건간호로 명칭을 바꾸어 사용하기 시작하여 곧이어 지역사회간호로 사용하여 왔다.

ⓒ 지역사회간호가 보건간호를 포괄하면서 시대와 환경의 변화에 부응하여 지역사회보건간호로 지칭하는 추세이다.

② 김화중의 지역사회보건간호의 정의

ⓐ 정의 : 지역사회를 대상으로 간호제공 및 보건교육을 통해 지역사회 적정 기능수준 향상에 기여하는 것을 목표로 하는 과학적인 실천이다.

ⓑ 기본요소
- 지역사회보건간호 대상 : 전체로서의 인구집단(개인, 가족, 집단)
- 지역사회보건간호 목표 : 적정 기능수준 향상(자가건강관리 능력 향상)
- 지역사회보건간호 활동 : 숙련된 전문 간호 제공, 보건교육, 상담과 보건관리의 복합적인 활동을 통해 적정 기능수준 향상을 가져온다.
- 지역사회보건간호 대상과 활동은 간호과정을 통해 이루어진다.

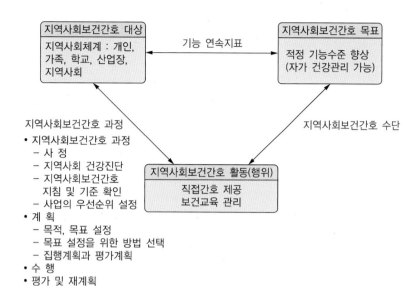

[김화중의 지역사회보건간호 개념들]

(6) 보건간호(Public health nursing)와 지역사회보건간호(Community health nursing)의 비교

구 분	보건간호	지역사회간호
사업 목적	지역사회를 하나의 통합체로 보고 질병을 예방하고 장애를 교정하고 총체적 관점에서 지역사회의 건강을 증진하는 데 있다.	지역사회 주민의 적정 기능수준 향상 (건강 유지·증진, 질병예방, 삶의 질 향상)
운영 주체	정부 및 기관	정부, 지역사회 주민 및 기관
재원 조달	국비, 지방비	국비, 지방비, 지역사회 기금
사업 대상	선택된 집단, 고위험 집단	지역사회 주민 전체
사업 운영 방법	정부의 지시(정부정책 지원, 지역진단에 의한 보건사업)	지역 주민의 건강요구에 따라
간호 체계	예방중심의 보건사업	건강관리 사업
사업 전달	수동적, 상의하달(정부 → 지역사회)	능동적, 하의상달(지역사회 → 정부)
교육적 준비 및 자격	• 간호사 면허 소지자로 보건 간호 1년 과정 이수자 또는 간호학사 학위 소지자 • 보건 전문간호사(석사과정)	• 학사학위 • 전문간호사(산업 전문간호사, 보건 전문간호사, 가정 전문간호사)는 석사과정 • 보건진료 전담공무원은 간호사 면허소지자로서 24주 직무교육 이수자
대상자	지역보건법에 의해 기초자치단체가 설립한 보건소 관할 개인, 가족, 인구집단, 지역사회	지역사회, 가족, 개인, 인구집단(학생, 근로자, 노인, 고혈압 질병집단 등)
실무 현장	조세 재정 지원으로 법적 의무를 수행하게 되는 공공 보건기관에서 일하는 간호사	지역사회 내 실무현장에서 일하는 모든 간호사(보건소, 학교, 산업장, 농어촌, 가정 등)
간호중재	관할 행정단위의 인구집단	지역사회 단위, 실무현장 단위, 가족 단위

(7) 지역사회간호사의 역할 및 기능

① 역할 및 기능의 개념

　㉠ 일차의료 제공자

　　• 지역사회 내 개인, 가족이 보편적으로 접근할 수 있는 필수 보건의료서비스를 제공한다.

　　• 보건진료 전담공무원 : 독자적 산전간호제공으로 보건교육 실시, 영·유아 예방접종 실시, 경미한 건강 문제의 독자적 건강사정과 기본적 임상검사 실시, 치료와 처치를 포함한 일차보건의료를 제공한다.

　　• 보건교사, 산업간호사 : 외상치료, 응급처치, 투약 등의 일차보건의료를 수행할 수 있다.

　㉡ 직접간호제공자(Caregiver)

　　• 가장 오래된 역할로 지역사회를 대상으로 역학적 원칙과 지역사회 간호과정을 적용한다.

　　• 대상자의 건강상태를 사정하고 간호진단을 도출하며, 간호 사업을 계획하여 적절한 간호를 제공하는 역할이다.

　　• 기본간호 기술뿐만 아니라 특수간호 기술, 면담술 및 의사소통 기술, 보건교육 기술, 상담 기술 등이 필요하다.

　　• 총체적 간호 원리 적용으로 건강문제뿐만 아니라 사람들과의 관계, 상호작용을 파악하여 전체성에 입각한 건강문제를 파악한다(예 십대임부의 산전관리, 분만 등 신체적 측면과 부모와의 관계 양육지식 등의 간호를 포괄적으로 제공).

　㉢ 교육자(Educator)

　　• 건강과 관련된 습관, 건강증진 행위 등과 관련된 사항이 바람직하게 변하도록 정보를 제공하는 역할을 한다.

　　• 질병을 예방하고 건강을 증진시키는 교육이 중요하므로 강조되는 역할이다.

　　• 대상자 스스로 자신을 돌볼 수 있는 능력을 갖도록 교육한다.

　　• 문제 발생 시 스스로 건강정보와 적절한 보건의료자원을 이용할 수 있는 능력을 갖도록 교육한다.

　㉣ 상담자(Counsellor)

　　• 해결할 문제의 확인 및 이해를 돕는다.

　　• 대상자가 자신이 처한 상황과 요구를 정확히 파악하고 문제해결방법을 스스로 찾을 수 있도록 돕는다.

　　• 문제 해결의 범위를 정하도록 돕는다.

　　• 대상자가 문제 해결 과정을 알도록 한다.

　㉤ 의뢰자·알선자(Refer agent)

　　• 문제해결에 유용한 기관이나 자원에 관한 지식을 가지고 주민들의 다양한 요구를 해결하도록 의뢰하는 역할이다.

　　• 가깝고 이용하기 편리한 자원부터 선정하며, 지역사회 주민이 활용할 수 있는 모든 자원의 목록을 준비하여 신속하게 의뢰할 수 있어야 한다.

　　• 의뢰에 대한 추후관리(예 학교에서 학생과 교직원들의 건강검진을 관련기관으로 의뢰하는 것)

ⓗ 정보수집자 / 보존자
- 보다 나은 간호사업 수행을 위해 필수적이다.
- 과학적 접근방법으로 수집된 자료를 준비하고 보존한다.

ⓢ 사례관리자 및 사례발굴자(Case manager & Case finder)
- 사례관리자
  - 대상자의 욕구를 충족시키고 비용효과적인 자원 사용을 유도한다.
  - 대상자가 적절한 건강관리 서비스를 선택하고 사용할 수 있도록 조언하고 조정한다.
  - 요구에 부합되는 간호계획을 수립한다.
- 사례발굴자
  - 지역사회에 거주하고 있는 인구집단 중 서비스가 필요한 개인 및 특정 질환에 이환되어 건강문제를 가진 대상자를 발견하는 것이다.
  - 건강관리실 운영, 가정방문, 타 기관의 의뢰로 발견된다.

ⓞ 조정자(Coordinator)
- 최대의 효과적인 방법으로 대상자의 요구에 최선의 서비스를 기획, 조직, 통합한다.
- 간호제공자나 서비스에 있어서 중복과 결핍이 없는지 사정·조정하며, 대상자의 문제해결을 위해 보건의료 요원 간 협력적 활동을 조절한다.
- 사업 활동의 감독, 통제, 인력배치, 대상자의 상태와 요구에 대해 의사소통하고, 필요시 사례집담회를 준비한다.

ⓩ 협력자(Collaborator)
- 보건팀의 일원으로 보건의료 인력과 상호 유기적이면서 동반자적 관계를 구축하고 업무를 협력적으로 추진한다.
- 의사결정 과정에 함께 참여하고, 협조체계를 구축하여 다양한 간호 실무를 수행한다.
- 대상자의 문제해결을 위한 공동 활동에 참여한다.

ⓧ 관리자(Manager)
- 가족간호 감독, 업무량 관리
- 건강관리실 또는 보건실 운영, 지역사회 보건계획 수립
- 역할수행 기능
  - 계획기능 : 대상자의 요구와 관심을 파악하여 목적, 활동방법과 과정을 설정하여 보건계획을 수립한다.
  - 조직화기능 : 목표달성을 위해 인력을 배치하는 것이다.
  - 조정기능 : 목표달성을 위한 사업추진 기간 동안 인력과 인력별 활동이 기능할 수 있도록 조절한다.

ⓚ 변화촉진자
- 의사결정 과정에 영향력을 행사하여 대상자의 행동이 바람직한 방향으로 변화하도록 유도한다 (방해요인과 촉진요인 파악).
- 개인, 가족, 지역사회가 건강문제에 대처하는 능력을 증진시킨다.
- 적합한 의사결정을 위한 동기를 부여하고, 보건의료의 효과적인 변화를 가져오도록 돕는다.

- • 자기 것이 되도록 집단을 돕는다.
ⓒ 대변자 · 옹호자(Advocator)
- • 대상자의 유익을 위해 행동하거나 그들의 입장에서 의견을 제시한다.
- • 법적 근거에 의해 보건의료 제도나 보건지식이 무지한 소비자들의 입장을 지지한다.
- • 대상자 스스로 정보를 얻고 자원을 파악할 능력이 생길 때까지 안내하고 도와준다.
- • 대상자가 자신의 권리를 주장할 수 있도록 돕는 역할이다.
ⓟ 사회적 마케터(Social marketer)
- • 마케팅 : 상품 또는 서비스를 원활히 유통시키기 위한 활동
- • 마케팅 접목으로 대상자의 행동변화를 통해 대상자의 요구를 확인하고, 바람직한 행동변화의 촉진과 방해요인 분석으로 중재안을 마련한다.
ⓗ 연구자(Researcher)
- • 지역사회 간호 실무에서 간호 문제를 도출하고 연구하며, 연구결과를 검토 · 실무에 적용한다.
- • 주의 깊은 관찰력, 지속적인 탐구심, 자료수집과 분석기술이 필요하다.
② 우리나라 지역사회간호사의 역할 확대 및 개발
ⓐ 지역사회 간호사의 역할 확대가 요구된 배경
- • 보건 의료적 측면 : 빠르게 새로워지는 의학지식, 의료시설과 장비의 현대화, 의료비의 고가화, 진료영역의 세분화, 전인적 인간보다 병든 세포중심으로 보는 탈인간화와 자유방임형 의료전달체계로 의사와 의료기관은 도시에 집중되고 이른바 무의촌이 생기게 되었다.
- • 국민적(건강소비자) 측면 : 국민의 교육과 소득수준 향상 → 건강을 기본권으로 인식 → 의료수요, 포괄적 의료서비스 요구 증가
- • 국가적 측면 : 국가는 의료보장과 형평의 의무가 있으나, 인적 · 물적 자원의 절대부족, 도시편중, 의료비 상승으로 형평에 맞는 의료제공이 힘들다.
ⓑ 확대된 역할 → 전문 간호사
- • 보건진료 전담공무원 : 전국 지역사회 배치
- • 보건, 가정, 산업 전문 간호사 : 보건소, 방문간호기관, 산업장 등 배치
- • 보건교사 : 학교의 일차의료제공자 및 보건관리자로 배치

출제유형문제 최다빈출문제

다음에서 설명하는 지역사회간호사의 역할은 무엇인가?

> 금연에 대한 동기부여와 금연 환경 조성

① 옹호자　　　　❷ 변화촉진자
③ 상담자　　　　④ 사회적 마케터
⑤ 조정자

해설
변화촉진자
• 변화 상황에 작용하는 방해요인과 촉진요인 파악
• 변화를 위한 동기부여에 조력
• 자기 것이 되도록 집단을 도움

3 지역사회보건간호의 역사

(1) 외국의 지역사회보건간호의 역사

  ① 고대사회의 간호

    ㉠ 원시시대의 간호 : 일차적인 완화 방법으로 여성이 돌봄을 제공하는 모성애적 간호, 오늘날의 간호 개념과 연관된다.

    ㉡ 상고시대의 간호

      • 고대 이집트

        - 오수처리 체계와 개인위생 방법이 발달하였다.

        - 유대인의 모세율법 : 나병환자 격리, 돼지고기 금식, 모자보건, 감염질환 관리, 훈증 소독법, 건물 소독, 음식 보존, 상수 공급, 하수 처리, 캠프장 위생시설에 대한 개인 및 지역사회 책임에 대해 기술하였다.

      • 그리스 시대

        - 주로 개인의 신체적 건강에 역점을 두었으며, 개인의 청결과 영양 섭취 등이 강조되었다(건강식이, 운동, 위생을 강조).

        - Hippocrates(BC 460~377) : 병의 원인에 대해 장기설(Miasma)을 주장하여 나쁜 공기를 장기라 하고, 이 장기가 몸속으로 들어가면 질병이 발생한다고 하였다.

      • 고대 로마 : 지역사회보건과 관련된 규정과 법칙을 만들어 복지를 강조하였으며, 보건에 관계된 사항을 감독하는 Roman office of aedit을 창설하여 오늘날 보건과의 전신이 되었다.

  ② **방문간호 시대** : 1900년 이전

    ㉠ 초대 기독교 시대의 간호

      • 여집사들의 방문간호가 이루어졌다.

      • 여집사 페베(Phoebe) : AD 60년경 최초의 지역사회 방문간호사

      • 파비올라(Pabiola) : 로마시대 베들레헴에 수도원과 자선병원을 설립하여 극빈자 중심의 간호를 실시하였다.

      • 4~5세기경 로마의 상류층 귀족들이 간호사업에 헌신하며 복음을 실천하였다.

    ㉡ 중세시대(AD 500~1000년)의 간호

      • 수도원에서 행려병자를 수용하거나 위생적인 건물들을 세우는 등 교회중심의 보건 활동이 전개되었다.

      • 중세의 감염병

6~7세기	성지순례-콜레라 대유행
13세기경	십자군 운동-한센병, 기사간호단 창설
14세기경	징기스칸의 유럽 정벌로 인한 페스트 발생 • 페스트 유행 지역에서 돌아오는 사람은 항구 밖 일정 장소에서 40일간 격리하여 검역 • 프랑스 마르세유는 격리를 공식적인 법률로 제정하였다(최초의 검역소 설치).

      • 동유럽에서는 남성과 여성이 함께 간호기본교육을 받고 자격시험에 합격함으로써 오늘날 면허 간호사(RN)의 선구자적인 역할을 이룩하였다.

ⓒ 유럽의 문예부흥 시대 및 종교개혁기(1500~1850)의 간호
- 인간의 건강과 복지에 대한 사회적 책임을 처음으로 인식하게 된 계기가 되었다.
- 종교개혁을 통해 교회가 경영하던 병원의료와 구호사업이 중단되었으며, 간호사업 기관이 폐쇄되면서 수준 높은 간호를 수행했던 수녀간호단이 해체되었다.
- 성 빈센트 폴(1617년) : 자선수녀단 창설(현대 가정방문간호 사업)
- 독일의 프레드릭 문스터와 프리드너 목사 : 빈민들을 위한 병원을 세우고 여집사들을 대상으로 간호교육을 실시하였다.
- 근대 과학기술의 태동으로 감염성질환의 원인과 본체를 규명하게 되었으며 이로 인해 공중보건이 급속도로 발전하게 되었다.
- 영국의 구빈법 개정(1834년)이 간호에 영향을 미쳤다.

ⓔ 나이팅게일과 근대 간호
- 영국 방문간호 사업의 발전
  - 나이팅게일(1820~1910) : 지역사회간호와 구역간호 발달에 도움을 주었다.
  - 윌리엄 라스본(William Rathbone)은 1859년 처음으로 비종교적인 바탕에서 최초의 방문간호단을 조직하였고, 로빈슨을 고용하여 가난하고 병든 자들을 돌보게 하였다. 그는 리버풀을 8개 구역으로 나누어 구역간호사업(District nursing)을 전개하고 런던에 가정간호사업을 시행하기 위하여 메트로폴리탄 간호협회(Metropolitan nursing association)를 창설하였다.
- 나이팅게일이 영국의 방문간호사업에 미친 영향
  - 농촌지역의 위생관리와 방문간호사업 및 방문간호사 양성을 주장
  - 1864년 아그네스 존스(Agnes Jones)와 12명의 나이팅게일 간호사 : 보건소와 흡사한 시설을 만들어 자격자로 하여금 환자간호를 하도록 하여, 지역사회간호의 기반을 닦았다.
  - 플로렌스리스(Florence Lees)에 의해 간호학교와 사회사업의 성격을 띤 병원을 설립하여 지역간호사업 실시하였다.
  - 앙리뒤낭(Henri Dunant)에 의해 스위스에 국제적십자사가 조직되면서 지역사회 전반에 간호 제공의 기회가 확산되었다.
- 미 국
  - 1780년 피츠버그와 버지니아 주에 미국의 첫 번째 건강관리부서가 생겼다.
  - 1877년 프란시스 루트(Frances Root)는 비위생적인 주거 환경과 불충분한 영양, 비위생적인 분만 등으로 고생하는 주민을 위해 질병 예방사업과 방문간호 사업이 전개되었다.
  - 1886년 보스턴과 필라델피아에 구역간호사협회가 결성되어 가정간호를 제공하였다.
  - 릴리안 왈드(Lillian Wald)와 브루스터(Brewster) : 1893년 뉴욕의 헨리 가에 구제사업소를 설립하여 가난한 사람들을 위해 방문간호사업을 시작하였고, 비용은 자선비용으로 충당하거나 지불능력이 있는 가족에게는 간호비용을 받기도 하여 간호비용 지불체계를 확립하였다. 왈드의 사업으로 전염성 질환으로 인한 사망률이 감소되었고 모범적인 지역사회 보건간호사 훈련기관의 역할을 하였다.

③ 보건간호 시대 : 1901~1960년

ㄱ 영 국

- 1904년 학교간호사회 조직
- 1907년 영국교육법에 의해 공립 초등학교에 간호사 임용
- 1910년 지방행정부서에 간호사 임용

ㄴ 미 국

- 1902년 뉴욕시 교육위원회가 학교간호사를 채용하여 학교보건 간호사업이 시작되었다.
- 1910년 미국 연방정부법에 각 주에 지역주민들의 건강에 관한 제반 사업에 대한 책임을 지도록 하여 구역간호사의 역할이 확대되었다.
- 1920년 모든 주와 대부분의 도시에 보건소를 설치하여 간호사가 주요 인력으로 활동하게 되었다.
- 1934년 보건국에서 첫 보건간호사 임명이 이루어졌다.
- 1935년 사회보장법 통과
- 1943년 간호교육을 위한 특별기금을 마련하는 볼튼 법규(Bolton Act)가 통과되었다.
- 1948년 「미래의 간호」라는 브라운 보고서 발표, WHO 창설

④ 지역사회보건간호 시대 : 1960년~현재

ㄱ 일차보건의료와 간호

- 1965년 노인을 위한 메디케어(Medicare)와 저소득층을 위한 메디케이드(Medicaid)가 제정되었고, 콜로라도대학에서 전문간호사제도가 시작되었다.
- 1978년 소련의 알마아타에서 일차보건에 관한 국제회의가 개최되었다.

ㄴ 건강증진과 간호

- 1983년 포괄수가제 도입으로 지역사회간호활동 및 가정간호활동이 활성화되는 계기가 되었다.
- 미국에서 2000년 Healthy People 2010, 2010년 Healthy People 2020을 공표하였다.

(2) 우리나라 지역사회보건간호의 역사

① 방문간호 시대 : 1910~1945년 이전

ㄱ 대한제국 시대의 간호

- 1903년 보구여관 간호부양성소 설립
- 1906년 세브란스간호학교 설립으로 1910년 첫 간호사 배출하면서 보건간호사업이 정식으로 시작되었다.

ㄴ 일제강점기의 간호

- 1913년 서양인 선교간호사에 의해 보구여관 초등학교에서 학교간호 사업이 처음 실시되었다.
- 1923년 로젠버거(Rosenberger, 로선복)가 한신광과 함께 태화여자관에 보건사업부를 설치하여 우리나라 지역사회 간호사업의 시초가 되고, 모자보건사업 중심으로 보건사업을 이끌어 갔다.

② 보건간호 시대 : 1945~1980년

  ㉠ 정부 주도의 보건사업과 보건간호

- 1946년 미군정하 보건후생부 6개국 중 하나로 간호사업국이 개설되어 지역사회 보건간호사업이 제도적으로 가장 확대된 시기
- 1948년 정부수립 후 보건사업과로 축소, 국군간호단 창설, 조선간호부회가 '대한간호협회'로 개칭되었다.
- 1949년 국제간호협의회(International council of nurses, ICN) 정회원으로 가입하였다.
- 1956년 보건소법 제정
- 1962년 보건소법이 전면 개정됨에 따라 보건소를 중심으로 보건간호사업이 전국적인 차원에서 이루어졌다. 주된 사업은 결핵관리, 모자보건 및 가족계획사업 등이었다.

  ㉡ 지역사회 보건사업과 지역사회보건간호

- 1967년 학교보건법이 제정되었다.
- 1972년 한국간호사 윤리강령이 선포되었으며, 보건간호사회가 발족되었다.
- 1973년 첫 분야별 간호사 중 보건간호사가 지정되었다(보건간호사의 자격기준 강화).
- 1977년 의료보험법이 시행되었다.

③ 지역사회보건간호 시대 : 1980년~현재

  ㉠ 보건의료 환경의 변화와 지역사회보건간호

- 1980년 농어촌 등 보건의료를 위한 특별조치법이 공포되면서 읍·면 이하 단위의 무의촌 지역에 보건진료소를 설치하였다.
- 1981년 보건진료소에 보건진료원을 배치하여 지역사회의 일차보건의료 요구에 부응하는 포괄적인 지역사회간호 사업을 수행하였다.
- 1985년 군단위 보건소를 대상으로 통합보건사업을 시도하여, 각 요원이 독자적으로 수행하던 것을 한 사람의 보건요원이 가족 단위, 마을 단위로 통합보건 사업을 포괄적으로 실시하여 접근성과 효율성을 높였다.

  ㉡ 보건의료제도의 변화와 지역사회보건간호

- 일차보건의료와 지역사회보건간호
  - 알마아타선언으로부터 의료혜택을 받지 못하는 지역주민에 대한 관심을 불러일으켰다.
  - 보건진료소가 있는 지역은 보건진료 전담 공무원이 보건진료소가 없는 지역은 통합보건요원이 직접 방문서비스를 제공함으로써 일차보건의료를 강조하였다.
- 건강보험제도의 변천
  - 1989년 도시지역 지역의료보험 실시로 전국민 의료보험이 실현되었다.
  - 1998년 지역의료보험조합과 공무원 및 교직원 의료보험관리공단 통합되어 국민의료보험관리공단이 출범하게 되었다.
  - 2000년 국민의료보험관리공단과 직장의료보험조합이 통합되면서 국민건강보험공단이 출범되어 국민건강보험으로서 완전 통합을 이루게 되었다.

- 지역사회보건간호와 관련된 법과 제도의 변천
  - 1981년 산업안전보건법의 제정으로 보건담당간호사를 상시근로자 300명 이상 제조사업 장에 배치, 당시 직무는 의사에게 의존적인 활동이었다.
  - 1990년 산업안전보건법 개정으로 산업장의 간호사를 보건관리자로 개칭하여 독자적인 역할을 수행하도록 개정되었다.
  - 1990년 가정간호사제도(1994년 병원중심 가정간호사업 시작)
  - 1991년 학교보건법 개정으로 학교에서의 일차보건의료 제공자로서의 역할과 독자적인 역할이 강조되었다(보건교육, 건강 상담, 환경위생관리 직무 강화).
  - 1995년 보건소법이 지역보건법으로 개정, 국민건강증진법과 정신보건법이 제정되어 국가 공공기관의 역할이 다양화되었다.
  - 2002년 양호교사에서 보건교사로 명칭이 변경되었다.
  - 2003년 한국간호평가원 창립, 보건교육사 제도신설, 분야별간호사에서 전문간호사로 개정, 전문간호사 과정에 대한 고시가 제정되었다.
  - 2008년 장기요양보험제도 시행
  - 2015년 지역보건법 전면 개정
- 지역사회보건간호의 학문적 발전
  - 1970년 대한간호학회 발족
  - 1971년 대한간호학회 보건간호분과학회
  - 1976년 지역사회간호 분과학회
  - 1985년 보건간호학회 발족('87 지역사회간호학회'로 개칭)

출제유형문제 최다빈출문제

다음 문장 중 옳게 설명한 것에 ○, 틀리게 설명한 것에 ✕를 하시오.

① 1981년에 농어촌지역 지역의료보험이 확대 실시되었다.
  (○, ✕)
② 1980년에 무의촌에 보건진료소가 설치되었다. (○, ✕)
③ 1970년에 대한간호학회가 발족되었다. (○, ✕)
④ 1995년에 보건소법을 지역보건법으로 개정하였다.
  (○, ✕)

해설
① (○)
② (○)
③ (○)
④ (○)

4 **보건의료체계의 이해**

(1) **보건의료의 개념**

① 협의 : 의료(Medical care)

② 광의 : 보건의료(Health care) 또는 포괄적 보건의료(Comprehensive health care)

③ 인간의 건강을 유지하고 증진하기 위한 제반활동으로서 의학적 지식, 사회조직과 구성원의 행태에 관한 지식 및 방법론을 함께 고려한 포괄적인 개념이다.

④ 의료 전 영역(건강증진, 예방, 치료, 재활)의 개념과 생애주기 개념을 포함한다.

⑤ 신체적, 정신적, 사회적, 영적 안녕을 회복·유지·증진 시키는 목적을 가진 개인 또는 집단의 모든 건강 활동을 말한다.

⑥ **국가보건의료 체계(WHO)** : 국민의 건강을 회복하고 유지하며 증진시키는 일차적 목적을 달성하기 위하여 행하는 모든 활동을 국가보건 의료체계라고 규정하였다.

(2) **보건의료서비스의 개념**

국민건강을 보호·증진하기 위해 보건의료인이 행하는 모든 활동으로 건강증진, 예방, 치료 및 재활 등을 포함한 보건의료의 전 영역에서 직접 사람에게 행하는 모든 조치를 말한다.

① **적정 보건의료서비스의 요건**

㉠ 접근 용이성(Accessibility) : 보건의료서비스는 언제, 어디서든 받을 수 있도록 재정적, 지리적, 사회·문화적인 측면에서 주민이 쉽게 이용할 수 있어야 한다.

㉡ 질적 적정성(Quality) : 의학적 적정성, 사회적 적정성을 동시에 달성할 수 있어야 한다.

㉢ 지속성(Continuity)

• 시간적·지리적으로 상관성을 갖고 적절히 연결되어야 한다.

• 보건의료는 보건의료 기관들 간에 유기적인 관계를 맺고 협동적으로 제공되어야 한다.

• 전인적 의료는 평생, 오랫동안 지속되어야 한다.

㉣ 효율성(Efficiency) : 투입되는 자원에는 한계가 있으므로 자원의 양을 최소화하거나 일정한 자원의 투입으로 최대의 목적을 달성할 수 있어야 한다.

② **보건의료서비스의 사회경제적 특성**

㉠ 건강문제는 모두가 경험하는 것이 아니므로 불균등하고, 예측이 불가능하므로 건강보험제도 등 사회적 준비가 요구된다.

㉡ 외부효과(External effect) : 각 개인의 건강과 관련된 자의적 행동이 타인에게 긍정적 또는 부정적 효과로서의 결과를 뜻한다.

예 상당 수 비율의 인구가 예방접종을 통해 면역력이 높아지면 감염 위험률도 상대적으로 낮아진다(예방 및 건강증진 중심의 지역사회 보건사업은 외부효과가 큼).

㉢ 정보의 비대칭성과 소비자의 무지 : 대부분의 소비자는 보건의료에 대해 무지하므로 보건의료인은 면허를 통해 부여받은 권한과 책임을 성실하게 수행해야 한다.

② 소비적 요소와 투자 요소의 존재 : 생산 활동에 종사하고 있는 노동자의 질환이나 노동 불능상태의 예방을 목적으로 하는 서비스는 비노동 연령자에게 행하는 보건의료서비스와 비교할 때 투자적 성향이 있다.

⑩ 노동집약적인 대인 서비스
- 대량생산이 불가능하고 원가절하가 되지 않는다.
- 다른 산업에 비해 노동 집약적이어서 인건비 상승에 따른 의료비는 다른 재화나 서비스에 비해 상대적으로 높은 상승률을 나타내기 쉽다.
- 생산결과가 비가시적이므로 개발도상국의 공동투자로서는 우선순위가 낮다.

⑪ 비영리적 동기를 가진다.

⑫ 서비스와 교육의 공동생산물 : 보건의료서비스는 양질의 교육을 통해 생산된다.

⑬ 보건의료서비스는 인간 생활의 필수 요소로 보건의료에 관한 국민의 권리를 법으로 보장하고 있으므로 의료비를 부담할 수 없는 계층까지 확대되어야 한다.

(3) 보건의료체계의 구성요소

① 보건의료체계의 목표

㉠ 세계보건기구(WHO, 2000) : 보건의료체계의 궁극적인 목표로 건강수준, 보건의료체계에 대한 반응성, 재정의 형평성 3가지를 제시하였고, 이를 달성하기 위해 관리, 자원의 생산, 재원조달, 서비스 전달의 핵심 기능을 제시하였다.

㉡ 양질의 의료를 국민 누구에게나 필요할 때 적절한 시기, 적절한 장소, 적정한 의료인에 의해 제공해 주는 절차를 확립하는 것이다.

② 보건의료서비스의 하부 구성요소

㉠ 보건의료자원의 개발
- 보건의료를 제공하고 지원기능을 수행하기 위해 인적·물적 보건의료 자원 개발이 필요하다.
- 보건의료서비스라는 최종 산출물은 보건의료자원(인력, 시설, 장비, 물자, 지식, 기술)에서 비롯된다.

㉡ 자원의 조직적 배치
- 보건의료자원들이 서로 효과적인 관계를 맺고 개인이나 지역사회가 의료제공 기전을 통해 이들 자원과 접촉할 수 있도록 하는 것이다.
- 국가보건당국, 건강보험기관, 기타 정부기관, 비정부기관, 독립된 민간부문의 5가지 범주로 나눌 수 있다.

㉢ 보건의료의 제공
- 보건의료서비스의 제공은 목적에 따라 건강증진, 예방, 치료, 재활, 심한 불구나 치료 불가 환자에 대한 사회·의학적 서비스로 나눌 수 있다.
- 예방적 차원
  - 일차예방사업 : 건강증진과 질병예방사업
  - 이차예방사업 : 조기 검진과 진단, 조기 치료, 합병증 예방
  - 삼차예방사업 : 재활 활동과 사회·의학적 의료

- 질병의 진료단계
  - 일차의료 : 초기 진단, 환자의 일상적인 요구에 대응하는 진료, 복잡하지 않고 고도의 진단장비나 인력이 필요 없다.
  - 이차의료 : 일상적인 입원, 진단용 실험 및 보다 복잡한 치료법이 적용되는 외래를 포함한다.
  - 삼차의료 : 병원의 입원 부문에서 제공되는 보다 복잡한 시술을 포함한다.
- ㉣ 경제적 지원
  - 국가 보건의료체계에서 사업수행을 위한 실제적인 재원조달 방법으로 보건자원과 보건의료 전달제도의 필수요건이다.
  - 분 류
    - 공공재원 : 보건복지부, 건강보험기관, 기타 기관을 포함한 정부의 모든 부서
    - 고용주 : 공업 및 농업분야 기업
    - 조직화된 민간기관 : 자선단체, 임의보험
    - 지역사회기여 : 기부, 봉사
    - 외국 원조 : 정부, 자선단체(종교기관)
    - 개인가계 : 조직화된 프로그램에 대한 납부, 순수한 개인적 구매에 대한 지불
    - 기타 : 복권, 기부금
- ㉤ 보건의료 정책 및 관리 : 의사결정(기획, 집행, 평가, 정보, 모니터링), 지도력 및 규제

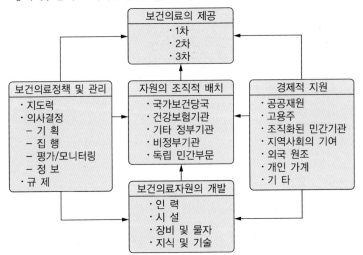

[보건의료체계의 기본 구성요소]

(4) 보건의료자원의 종류

① 보건의료 관계 인력

        ㉠ 보건인력은 타 분야에 비해 해당 인력의 양성을 위한 비용과 시간이 상대적으로 많이 들고 필요시에 즉각적으로 공급할 수 있는 탄력성이 매우 적다.

        ㉡ 보건사업은 다른 사업에 비해 인력의 질에 따라 사업의 질이 좌우된다.

        ㉢ 보건의료인력의 종류

- 의료인 : 의사, 치과의사, 한의사, 간호사(전문 간호사), 조산사
- 약사 및 한약사
- 의료기사 : 임상병리사, 방사선사, 물리치료사, 치과기공사, 치과위생사
- 의무기록사, 안경사
- 응급구조사
- 간호조무사

② 보건의료시설

        ㉠ 보건의료시설 종류

- 의료기관 : 의료인이 공중 또는 특정 다수인을 위하여 의료·조산의 업(의료업)을 하는 곳을 말한다.

의원급	• 의사, 치과의사 또는 한의사가 주로 외래 환자를 대상으로 각각 의료행위를 하는 의료기관 • 종류 : 의원, 치과의원, 한의원
조산원	조산사가 조산과 임산부 및 신생아를 대상으로 보건활동과 교육·상담을 하는 의료기관
병원급	• 의사, 치과의사 또는 한의사가 주로 입원 환자들을 대상으로 의료행위를 하는 의료기관 • 종류 : 병원, 치과 병원, 한방 병원, 요양 병원(의료재활 시설), 정신 병원, 종합병원

- 공공보건의료기관

보건소	• 보건의료원 포함 시·군·구별로 1개씩 설치 • 시장·군수·구청장이 지역주민 보건을 위해 필요하다고 인정 시 추가로 설치할 수 있다.
보건지소	• 읍·면(보건소가 설치된 읍·면은 제외)마다 1개씩 설치할 수 있다. • 시장·군수·구청장이 지역주민 보건을 위해 필요하다고 인정하는 경우에는 보건지소를 추가로 설치·운영하거나, 여러 개의 보건지소를 통합하여 1개의 통합 보건지소를 설치·운영할 수 있다.
보건진료소	리(里)단위의 오·벽지에 설치하며 시장·군수가 의료 취약지역 주민에게 보건의료를 행하기 위해 설치·운영한다.
보건의료원	병원의 요건을 갖춘 보건소
건강생활 지원센터	읍·면·동(보건소가 설치된 읍·면·동은 제외)마다 1개씩 설치할 수 있다.

③ 보건의료 장비 및 물자 : 의료장비뿐만 아니라 예방, 진단, 치료 및 재활에 사용되는 다양한 장비들, 즉 수송, 냉장, 화학분석기, 안경, 보청기, 의수족 등의 보철기구도 포함된다.

④ 보건의료 지식 및 기술

        ㉠ 1993년 보건복지부는 지역보건의료 분야 전산화 사업을 우선 추진 과제로 선정하여 사업을 추진한 결과 현재 전국 보건소에 표준 정보시스템을 운영하고 있다.

        ㉡ 1994년부터는 보건진료소 정보시스템을 전국적으로 활용하기 시작하였다.

ⓒ 2011년 전국 보건소에 통합 정보시스템의 확산을 완료하였다.

ⓓ 학교에서는 건강검사 후 결과를 학교보건 정보시스템을 활용하여 기록하고 있다.

⑤ 보건의료자원의 평가 항목

질적 수준	보건의료인의 기능 수행능력, 기술 수준, 시설의 규모와 적정시설의 구비 정도, 보건의료제공 방법의 적절성
양적 공급	공급되는 보건의료자원의 양이 적절한가, 인구당 자원의 양으로 표시
분포성	지리적 분포, 직종 간, 전문과목별, 시설의 분포가 주민들의 필요에 상응하게 적절하게 배치되어 있는가
효율성	최소의 자원으로 최대의 효과를 창출할 수 있는가
적합성	주민의 보건의료 필요에 적절히 제공할 수 있는가
계획성	장래에 필요한 보건의료자원의 종류와 양을 얼마나 체계적이고 정확하게 계획하는가
통합성	보건의료자원 개발의 주요 요소인 계획, 집행, 관리 등이 얼마나 통합적으로 조정될 수 있는가

(5) 보건의료조직

① 국가보건의료조직

ⓐ 중앙보건행정조직

• 보건복지부(Ministry for health and welfare)

– 사회복지정책, 보건정책, 건강증진 및 연금 등에 관한 사무 관장, 기술지원

– 보건사업 진행의 인사권, 예산집행권은 없는 정책결정 기관

– 보건복지부 산하기관 및 소속기관

• 행정안전부

– 보건사업 진행의 인사권, 예산집행권 담당

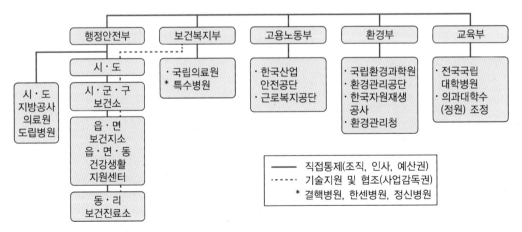

[국가보건의료의 조직화]

ⓛ 지방보건행정조직
- 이원적 행정체계
  - 국무총리 또는 행정안전부장관 : 지방보건행정조직, 인사, 예산과 같은 일반 행정의 지휘 감독
  - 보건복지부장관 : 보건 관련 기술 행정의 지휘 감독
- 시 · 도 보건행정조직
  - 보건정책결정기관인 보건복지부(중앙보건행정조직)와 보건의료사업 수행단위 기관인 시 · 군 · 구의 보건소(지방보건행정조직)를 연결하는 중간 조직이다.
  - 시 · 도의 실정에 따라 보건행정조직의 크기와 명칭 및 업무분장은 다양한 형태를 나타낸다.
- 시 · 군 · 구 보건행정조직 : 보건소, 보건지소, 건강생활지원센터, 보건진료소가 있으며 보건소와 보건지소, 건강생활지원센터는 지역보건법, 보건진료소는 농어촌 등 보건의료를 위한 특별조치법의 규정에 의해 설치 · 운영되고 있다.

② 민간보건의료조직
ⓖ 보건의료에 관한 특정한 목적을 달성하기 위해 민간인들로 구성된 조직이다.
ⓛ 종류 : 대한결핵협회, 인구보건복지협회, 대한적십자사, 한국한센복지협회, 한국건강관리협회

(6) 경제적 지원(보건의료 재원조달)

① 보건의료 재원의 종류
ⓖ 세금 : 조세로 보건의료체계를 운영하는 국가주도형 보건의료체계에서 가능하다. 영국이나 캐나다는 세금에 의해 재원이 조달되므로 국민들은 보건의료 이용 시 금전적인 제약을 받지 않는다.
ⓛ 건강보험료 : 우리나라의 건강보험형태로 사회보장형의 건강보험에서 나타나는 형태이다(국민건강보험제도).
- 직장가입자 : 소득비례정률제로 보수월액의 일정 비율로 산정한다.
- 지역가입자 : 정액제로 보험료부과 점수에 점수당 단가를 곱한 금액으로 산정한다.
ⓒ 이용자 직접 부담 : 보건의료 이용자가 보건의료를 이용한 후 진료비를 직접 지불하는 형태이다.
ⓔ 기타 : 기부, 기업주의 보조

② 보건의료비

정 의	건강상태의 변화로 초래되는 모든 자원비용(자원이용, 자원손실, 자원이전 비용)을 합한 금액이다.
협의의 개념	직접비용으로 제반 의료서비스 이용에 대한 직접적인 지출의 합만을 의미한다.
광의의 개념	간접비용으로 질병 또는 그 결과(조기 사망, 장애, 후유증)로 인한 생산적 노동력의 상실이 초래하는 경제적 손실의 합을 의미한다.

③ 국민(보건)의료비
ⓖ 직접비용에 국한하여 보건의료서비스에 대하여 지불한 직접비용과 향후 보건의료서비스 공급 확대를 위한 투자비용의 합계로 소득과 비교한 비율분석의 형태로 정책의 수립과 평가에 이용된다.
ⓛ 개인, 가계, 기업 및 정부의 직접 의료비 지출을 모두 합한 금액이다.

ⓒ 국민 보건의료비 증가 요인

의료수요의 증가	• 국민 소득수준 향상 : 건강에 대한 국민 의식에 변화, 의료서비스를 이용할 수 있는 경제적 능력의 향상 • 전 국민 건강보험 : 대상자 및 급여 범위확대, 경제적 장벽의 제거 • 만성질환의 급증, 인구의 노령화로 인해 의료서비스 수요의 증대 • 사회 간접 시설의 확충으로 의료서비스 이용이 보다 편리해짐
의료생산 비용의 상승	• 의료서비스 종사자들의 임금 상승 • 의료서비스 생산에 투입되는 재료비 가격의 상승
의학기술의 발전	• 고가 의료장비 사용 • 새로운 진단과 치료기술 개발에 따른 의료서비스의 가격 상승

④ 국민의료비 증가 억제 대책

소비자 측면	• 본인부담정률제
	  – 본인이 의료비의 일정 비율을 부담하고 제3자 지불단체가 나머지를 부담하도록 한다.
	  – 의료서비스 중 일부 항목을 보험급여 항목에 포함시키지 않음으로써 진료비 억제효과를 기한다(예 미용 성형술).
	• 본인부담 정액제 : 의료서비스 이용 시 총의료비 중 본인이 일정 금액을 부담한다.
	• 비용공제 : 의료비가 일정 수준에 이르기까지 보험급여를 해 주지 않는 것으로 일정액까지는 피보험자가 비용을 지불하고 그 이상의 비용만 보험급여로 인정하는 것이다.
	• 급여상한제 : 일정 수준을 초과하는 보험진료비에 대해 보험급여를 해 주지 않는 제도로 이와 비슷하게 급여기간 상한선을 정해 의료비 억제를 유도한다.

의료 제공자 측면	• HMO(미국) : 진료시설과 인력을 보유한 조직에 지역주민들이 일정 금액을 지불하고 가입하게 한 뒤, 그 조직이 가입자에게 일정 기간 포괄적인 의료서비스를 제공하고 가입자의 건강을 책임지게 하는 제도이다. • DGR(포괄수가제)
국가 통제	• 진료과정 통제 : 보건의료서비스의 양과 수가를 통제하고, 의료의 질을 관리한다. • 진료에 투입되는 자원의 통제 : 진료시설의 표준화, 의료인력 통제, 예산 통제, 의료장비 구입의 통제 • 입원, 치료의 적절성 검토와 건강보험 청구심사 강화 • 대체 의료기관, 대체 의료인력 개발 • 의료서비스 공급자에 대한 정보제공

⑤ 진료비 지불제도

ⓐ 의료서비스를 제공한 대가로 의료공급자에게 보상하는 방식이다.

ⓑ 현재 보건의료제도의 안정성과 장기적 타당성에 대한 방안으로 진료비 지불제도를 개혁하는 것이 대표적인 방법이다.

ⓒ 종 류
  • 사전결정방식 : 환자가 의료기관 이용 이전에 의사의 수입이 미리 결정되는 방식으로 봉급제, 인두제, 포괄수가제, 총액계약제(총괄계약제) 등이 포함된다.
  • 사후결정 방식 : 환자가 의료기관을 이용한 후에 의사의 수입이 결정되는 방식으로 행위별 수가제, 상대가치 수가제 등이 포함된다.

㉣ 진료비 지불제도의 장·단점

지불방식	특 징	장 점	단 점
행위별수가제 (Fee for service)	• 세계적으로 가장 흔한 방식 • 치료의 종류와 기술의 난이도에 따라 의료비가 결정되는 형태 • 의사는 제공된 서비스 단위당 가격과 서비스의 양을 곱한 만큼 보상을 받음 • 수가는 시장기능에 의해 결정	• 의사의 재량권이 크다. • 원만한 의사-환자 관계 • 의료인의 자율성이 보장되어 양질의 의료를 유지 • 환자입장에서 최선의 진료 보장 (양질의 의료서비스) • 고급 의료기술 개발에 기여	• 불필요한 검사 및 처치 등의 과잉진료와 의료비 상승 • 예방보다는 치료에 중점 • 진료비 청구 및 심사에 따른 행정업무의 복잡성 • 각 항목에 대한 수가를 정해야 하므로 의료제공자와 의료보장 조직 간의 마찰이 불가피
상대가치 수가제	• 우리나라에서 시행 • 진료행위별 금액으로 표시되어 있는 현재의 수가체계를 진료행위별로 점수화하여 요양급여에 소요되는 시간, 노력 등의 업무량 측정 • 요양급여의 위험도를 고려하여 산출한 가치를 각 항목 간 상대적 점수로 나타냄		• 의료서비스에 투입된 의사들의 자원만이 고려되고 이외 의료서비스의 질 등 서비스산출 결과가 지표의 산정에 포함되지 못한다. • 환자상태가 고려되지 못한다. • 산출방법상의 문제
봉급제 (Salary method)	• 서비스의 양이나 제공받는 사람의 수에 관계없이 일정한 기간에 따라 보상받는 방식(단순 봉급제, 성과급제)으로 의사의 경력, 기술수준, 근무하는 의료기관 및 직책에 따라 보수규정을 정하고 일정기간 월급을 지급하는 방식 • 사회주의 나라에서 채택 • 단독 기업보다는 조직 의료에 흔한 유형	• 동료 간 협조가 용이 • 의사 수입의 안전성 보장 • 진료에 열중하여 양질의 의료 유지 • 학문적 경쟁을 조장 • 봉급조정으로 의료비조정 가능	• 형식적 진료 및 관료화가 우려됨 • 과소 서비스 공급 • 의료인의 자율성 저하와 낮은 생산성
인두제 (Capitation system)	• 의료의 종류나 질에 관계없이 의사에 등록된 환자 또는 사람 수에 따라 진료비가 지불되는 방식 • 영국이나 이탈리아 등에서 채택	• 진료의 계속성이 증대되어 비용이 상대적으로 저렴 • 행정 관리가 용이 • 평준화된 의사 수입으로 의료남용 방지 • 치료보다 예방에 중점을 둔 일차의료에 적합 • 의료의 지역화 촉진	• 업무량에 비해 불공평한 보수 • 고도의 전문의에게 적용 곤란 • 환자후송, 의뢰 증가 • 결정된 수입으로 과소치료 우려 • 환자의 선택권 제한 • 서비스 양을 최소화하려는 경향
포괄수가제 (Case payment)	• 환자 1인당 또는 환자 요양일수별로 혹은 질병별로 보수단가를 설정하여 보상하는 방식 • 질병군별 포괄수가제(Diagnosis related group, DRG)가 대표적	• 진료의 표준화 유도 • 경제적인 진료 수행을 유도 • 간편한 진료비 청구와 심사	• 진료의 최소화, 규격화로 의료의 질적 저하 초래 • 의료행위에 대한 자율성 감소 • 신규의학 기술과 합병증 발생 시 적용 곤란 • 과소진료의 우려 • 행정직의 간섭과 치료의 난이도를 고려하지 않음

지불방식	특 징	장 점	단 점
총액(총괄)계약제 (Global budget)	• 지불자 측(보험자)과 진료자 측이 진료보수 총액의 계약을 사전에 체결하는 방식 • 지불자는 진료비에 구애 받지 않고 보건의료서비스를 이용 • 독일이 대표적	• 총진료비 억제와 과잉진료의 자율적 억제 가능 • 의료비 절감	• 진료비 계약을 둘러싼 교섭의 어려움으로 의료 공급 혼란 초래 • 첨단 의료서비스 도입 동기 상실

ⓜ 포괄수가제 종류 및 특징

질병군별 포괄수가제
(Diagnosis related group, DRG)
	• 진단명 기준 환자군(DRG) 체계에 따라 입원환자를 분류하여 각 환자군에 포괄적으로 산정된 진료비를 지불하는 방식
	• 적용질환(4개과 7개 질병군)
	  − 안과 : 수정체 수술(백내장)
	  − 이비인후과 : 편도 및 아데노이드 수술
	  − 일반외과 : 항문 및 항문주위수술, 서혜 및 대퇴부 탈장 수술, 충수돌기절제술
	  − 산부인과 : 자궁 및 자궁부속기 수술(악성종양 제외), 제왕절개분만

일당 및 방문당수가제	• 일당수가제 : 환자 입원 1일당 또는 외래 진료 1일당 수가를 정하여 지불하는 방식(장기진료 시 적용) • 방문당수가제 : 방문 시 이루어진 진찰, 처방, 검사, 처치 등 모든 비용을 포함하는 수가를 적용 • 우리나라의 경우 요양병원의 입원료나 의료급여, 정신과 입원치료비는 일당수가제를 적용하고 가정간호에서는 가정간호사가 보건기관에 내소한 경우나 방문간호 등은 방문당수가제를 적용
신포괄수가제	• 행위별 수가제와 포괄수가제의 단점을 보완하면서, 장점을 강화하기 위해 2009년 신포괄수가제 시범사업을 도입 − 행위별 수가제(과잉진료) → 포괄수가제(과소진료) → 신포괄수가제 시범도입(적정진료 유도) • 새로운 '의료비 정찰제'로 진료비 산정 시 포괄수가와 행위별 수가를 병행하며 의사의 직접 진료, 선택 진료비, 상급 병실료, 식대 등은 별도로 계산되는 방식 • 2014년부터 4대 중증 질환(암, 뇌, 심장, 희귀난치성 질환)과 같은 복잡한 질환까지 포함

(7) 보건의료체계

① 보건의료체계의 유형

㉠ 프라이(Fry)의 분류방식

구 분	특 징	장 점	단 점
자유방임형	• 국민 대다수가 각자의 책임 아래 보건의료를 공급받는 경우로 개인의 능력과 자유를 최대한 존중하며 정부의 통제나 간섭은 극소화한 제도 • 정부의 관여를 최대한 배제한 민간주도형 • 대표적인 나라 : 우리나라, 미국, 일본	• 의료기관의 선택에 대한 자유가 최대한 보장된다. • 의료의 질적 수준이 높다. • 의료의 범위, 내용, 수준결정에 의료인의 재량권이 부여된다.	• 의료수준이나 자원이 지역적, 사회 계층적으로 불균형이 있어 형평에 어긋난다. • 의료자원의 비효율적 이용과 의료비 상승 • 미흡한 보건의료 전달 체계 • 과잉진료, 의료남용, 복잡한 행정 • 민간 의료 단체의 힘이 세다. • 건강문제는 본인의 책임
사회보장형	• 정치적으로는 자유민주주의여서 개인의 자유로운 선택을 존중하는 반면, 사회적으로 소외 계층 없이 일체의 보건의료서비스를 무료로, 강력한 정부주도형으로 실시하는 제도 • 대표적인 나라 : 영국, 캐나다, 스칸디나비아 등의 선진국	• 보건의료의 형평성이 높다. • 국민 개인의 자기의사 선택권도 어느 정도 인정된다. • 치료와 예방을 포함하는 포괄적인 의료서비스가 제공된다. • 보건기획 및 자원의 효율적 활용을 기할 수 있다.	• 대규모 의료조직으로 인해 관료적이며, 복잡한 행정체계로 의료제공이 비효율적이다. • 의료인에 대한 보상이 일률적이거나 미약하므로 의료수준이나 열의가 상대적으로 낮아 보건의료의 질적 수준이 떨어질 수 있다.
사회주의형	• 의료자원과 보건의료서비스의 균등한 분포와 균등한 기회 부여로 의료를 국가 경제나 사회 프로그램의 일환으로 기획하여 필요시 무료로 제공하는 제도 • 대표적인 나라 : 공산주의국가(쿠바, 북한, 중국)	• 의료자원의 효율적 할당으로 언제 어디서나 의료서비스를 받을 수 있다(포괄성이 높음). • 예방에 중점을 두고 조직적인 서비스 전달이 이루어질 수 있다. • 누구나 무료이므로 의료서비스 이용에 형평성이 높다.	• 개인의 의사선택에 대한 자유가 없다. • 관료제, 의사 수당 결여로 의료의 질적 수준이 낮다.

㉡ 프라이에 의한 보건의료체계의 유형별 장단점

제공체계의 특성	자유방임형	사회보장형	사회주의형
의료서비스의 질	++	+	-
의료서비스의 포괄성	-	++	++
의료서비스의 균등분포	-	++	++
선택의 자유	++	+	-
형평성	-	++	++
의료비 절감	-	++	++

※ ++ : 매우 바람직함, + : 바람직함, - : 바람직하지 못함

(8) 사회보장제도

① 사회보장

ㄱ) 정의 : 출산, 양육, 실업, 노령, 장애, 질병, 빈곤 및 사망 등의 사회적 위험으로부터 모든 국민을 보호하고 국민 삶의 질을 향상시키는데 필요한 소득·서비스를 보장하는 사회보험, 공공부조, 사회서비스를 말한다(사회보장기본법 제3조).

ㄴ) 사회보장의 분류

구 분	개 요	방 법
사회보험 (Social insurance)	• 국민에게 발생하는 사회적 위험을 보험의 방식으로 대처함으로써 국민의 건강과 소득을 보장하는 제도 • 질병, 사망, 노령, 실업, 신체장애 등으로 활동능력의 상실과 소득 감소가 발생했을 때 보험방식으로 보장하는 제도 • 강제가입, 당연적용, 소득재분배 효과, 연대성	• 의료보장 : 노인장기요양보험, 국민건강보험, 산업재해보상보험(업무상 재해를 당한 근로자의 소득, 의료를 동시에 보장) • 소득보장 : 산업재해보상보험, 연금보험, 고용보험, 상병수당 ※ 산업재해보상보험은 의료보장과 소득보장을 동시에 보장
공공부조 (Public assistance)	• 국가와 지방자치단체의 책임하에 생활유지능력이 없거나 생활이 어려운 국민의 최저생활을 보장하고 자립을 지원하는 제도(사회보장기본법 제3조 제3호) • 국가가 납세자의 부담에 의한 재정자금으로 보호하여 주는 구빈제도 • 의료보호법 : 대상자는 보건복지부장관이 정한 기준에 따라 시·군·구청장이 신청자의 소득세 등을 조사하여 1종, 2종으로 매년 책정	• 의료보장 : 의료급여(의료보호) • 소득보장 : 기초생활보장(생활보호)
사회서비스 (Social service)	사회보장기본법 제3조 : 국가·지방자치단체 및 민간부문의 도움이 필요한 모든 국민에게 복지, 보건의료, 교육, 고용, 주거, 문화, 환경 등의 분야에서 인간다운 생활을 보장하고 상담, 재활, 돌봄, 정보제공, 관련 시설의 이용, 역량 개발, 사회참여 지원 등을 통하여 국민의 삶의 질이 향상되도록 지원하는 제도	보건의료서비스와 사회복지서비스(노인복지, 아동복지, 장애인복지, 가정 복지)로 구분

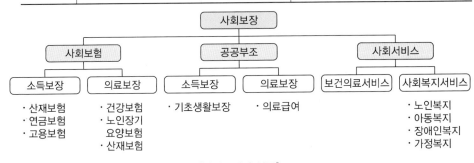

[사회보장의 분류]

② 의료보장

ㄱ) 정의 : 국민의 건강권을 보호하기 위하여 요구되는 보건의료서비스를 국가나 사회가 제공하는 것으로, 개인의 능력으로 해결할 수 없는 건강문제를 사회가 연대책임으로 해결하여 사회구성원 누구나 건강한 삶을 향유할 수 있도록 하는 데 궁극적 목적이 있다.

ⓛ 목 적
- 예기치 못한 의료비의 부담으로부터 국민을 재정적으로 보호
- 국민 간 보건의료서비스를 균등 분배
- 보건의료사업 효과의 극대화를 기함
- 보건의료비의 적정수준유지

ⓒ 의료보장의 유형

국민보건서비스형
(National health service,
NHS) : 영국, 스웨덴,
이탈리아
	• 신분, 성, 연령, 지불능력 등에 상관없이 국민들에게 포괄적인 보건의료서비스를 무료로 제공하게 된다.
	• 국가가 대부분의 병원을 직접 운영하고 가정의는 지역주민 3,500명 이내를 등록받아 외래진료를 담당하고 입원치료가 필요한 경우 병원에 의뢰한다.
	• 개원의에 대한 진료보수는 인두제 방식으로 모두 봉급을 받고 있다.
	• 재원의 조달 : 조세
	• 장 점
	  – 의료공급이 공공화되어 의료비 증가에 대한 효율적인 통제가 가능하다.
	  – 조세제도를 통한 재원조달로 소득의 재분배효과가 있다.
	• 단 점
	  – 국가가 병원을 운영하기 때문에 의료생산성이 낮아 의료의 질이 저하되며 입원, 선택적 수술을 받기 위해 오래 대기해야 한다(☞근래에는 병상의 10% 이내를 자비부담 환자들이 대기하지 않고 입원할 수 있도록 허용).
	  – 정부의 과다한 복지비용 부담이 문제가 되고 있다.
	• 무료서비스는 보건의료서비스의 급격한 증가를 초래하고 국가로서는 그러한 예산 증대가 어렵기 때문에 의료배급제(Rationing)가 일반화되고 있다.

사회보험형
(Social insurance, National
health insurance, NHI) :
한국, 독일, 프랑스, 일본
	• 의료비를 정부기관이 아닌 보험자가 내는 보험료로 재원을 마련하여 의료를 보장하는 방식이다.
	• 의료비 부담의 위험으로부터 보호하기 위해 법이 정한 대상자 모두를 강제 가입시켜, 피보험자와 사용자가 보험료를 부담하도록 하고 재정의 일부만을 정부가 부담한다(균등한 보험급여 보장).
	• 의료보험은 보건의료서비스 자체가 급여의 대상이 되기 때문에 피보험자와 보험자 사이에 의료공급자가 존재한다.
	• 장점 : 양질의 의료 제공
	• 단 점
	  – 소득유형이 다른 대상자에 대한 단일보험료 부과기준 적용이 어렵다.
	  – 의료비 상승에 대한 억제가 취약하다.
	  – 보험재정의 불안정 위험이 있다.
	• 보험급여 방식
	
	  현물급여형
	  – 가입자는 의료제공자에게 본인부담금만을 지급하고 의료제공자가 나머지 진료비를 보험자에게 청구하면 보험자가 이를 심사하여 지불하는 제3자 지불방식
	  – 우리나라, 독일, 일본
	
	  현금배상(급여)형
	  – 가입자가 의료기관을 이용하고 진료비를 지불한 후 영수증을 제출하여 약정 비율의 보험급여를 상환하는 제도
	  – 미국의 민영보험회사, 프랑스, 벨기에, 스위스
	
	  변이형(혼합형)
	  – 보험자가 의료기관을 직접 소유하여 가입자들에게 포괄적인 의료서비스를 제공함으로써 의료비를 절감하고자 하는 유형
	  – 남미 국가, 미국 건강유지기구(HMO), 독일(총액계약제), 건강보험공단 일산병원, 부산 청십자 의원

공공부조형 (Public assistance)	• 의료급여 : 보험료 부담능력이 없는 사람들에게 공공부조방식으로 의료를 보장하는 것이다. • 특징 : 저소득 계층에만 일반 재정으로 보건의료서비스 이용을 보장하는 법안 • 무임승차자의 방지를 위해 자산조사를 실시한다. • 미국은 이 방법에 의해 노인(Medicare), 영세민(Medicaid)의 의료를 보장하는 대표적 국가이며, 사회보장형으로 의료보장제도를 실시하는 대부분의 국가들이 보험료 부담능력이 없는 계층을 대상으로 보완적 수단으로 공공부조를 실시하고 있다.

(9) 우리나라 의료보장제도

① 국민건강보험제도

    ㉠ 정의 : 일상생활의 우연한 질병이나 부상, 분만으로 인하여 일시에 과중한 경제적 부담을 지게 되는 경우, 부담을 경감시켜 주는 제도로 국민들이 평소에 보험료를 내어 기금화하였다가 사고가 발생할 경우 보험급여를 해 줌으로써 국민상호 간 위험을 분담하고 의료서비스를 제공하는 사회보장제도이다.

    ㉡ 우리나라의 국민건강보험 역사

임의 의료보험기 (1963~1976년)	1963.11	사회보장에 관한 법률 제정	
	1963.12	의료보험법 제정	• 300인 이상 사업장에 적용 • 임의 적용이므로 일부 사업장에서만 시작
사회보험으로 의료보험확장기 (1977~1989년)	1977	전문개정	500인 이상 사업장 근로자와 공업단지 근로자 강제 적용
	1979	전문개정	공무원 및 사립학교 교직원 의료보험법 제정
전국민 의료보험기 (1989~1998년)	1989	전국민 의료보험 실시	지역의료 보험이 도시 지역까지 전국민이 의료보험 가입자가 되었다.
	1998	국민의료보험법 시행	지역의료 보험 조합과 공무원 및 사립학교 교직원 의료보험조합 통합 운영
통합 의료보험기 (1998년 이후)	2000	국민건강보험법 시행	• 직장 의료보험까지 완전 통합되었으며, 의료보험이 건강보험으로 변천되었다. • 국민건강보험관리공단, 건강보험심사평가원 업무 개시
	2007	노인장기요양보험법 제정	2008.7. 노인장기요양보험 시행

    ㉢ 국민건강보험의 일반적 특성

      • 법률에 의한 강제가입 : 법적 요건이 충족되면 본인 의사에 관계없이 강제 가입된다(강제성).

      • 부담능력에 따른 보험료의 차등부담(형평부과) : 재산, 소득 등 보험료 부담능력에 따라 차등적으로 부담하는 것을 원칙으로 한다(소득비례의 원칙).

      • 보험급여의 균등한 수혜 : 법령에 의하여 보험료 부과 수준에 관계없이 보험급여가 균등하게 적용된다(형평성).

      • 보험료납부의 강제성 : 피보험자는 보험료 납부의 의무가 있으며, 보험자에게는 보험료 징수의 강제성이 부여된다.

      • 단기보험 : 1년 단위의 회계연도를 기준으로 수입과 지출을 예정하여 보험료를 계산하는 단기보험의 형태이다.

- 제3자 지불의 원칙 : 급여시행자, 급여수령자, 비용 지급자가 서로 다르며, 이러한 3자 관계의 성립에 따라 급여비용 심사제도가 나타난다(건강보험공단의 진료비 지불기전).
- ㉣ 국민건강보험의 주요기능
  - 의료보장의 기능
  - 건강보험의 사회연대성 : 국민의 건강과 가계를 보호하는 것은 국가나 개인의 책임이 아닌 사회공동의 연대책임으로 소득재분배 기능, 위험분산의 효과와 이를 통해 사회통합을 이루는 것이다.
  - 위험분산 기능 : 많은 인원을 집단화하여 위험을 분산함으로써 개개인의 부담을 경감하는 기능
  - 소득재분배 기능 : 개인의 경제적 능력에 따른 부담으로 재원을 조성하고, 균등한 급여를 받음으로써 질병발생 시 경제적 부담을 경감시키는 소득재분배 기능을 수행한다.
  - 형평성 있는 비용부담과 적정한 보험급여 : 보험료 부담은 소득이나 능력에 비례하여 부담한다.
- ㉤ 국민건강보험의 조직체계
  - 피보험자 : 의료급여 대상자, 유공자(건강보험의 적용을 보험자에게 신청한 사람 제외) 등 의료보호 대상자를 제외한 국내에 거주하는 모든 국민
  - 보험자 : 국민건강보험공단(관리 · 운영), 건강보험심사평가원(심사 · 평가), 요양기관
- ㉥ 재원 : 건강보험 납부의무자로부터 징수하는 보험료(본인 + 사용자 + 정부)와 국고보조금, 이자수입, 기타
- ㉦ 국민건강보험급여
  - 우리나라는 현물급여를 원칙으로 하되 현금급여를 병행하고 있다.
  - 국민건강보험 급여의 형태

종 류	특 징
현물급여	• 요양급여 　– 요양기관에서 질병 · 부상 · 출산 시 진찰 · 검사, 약제 · 치료재료의 지급, 처치 · 수술 및 기타 치료 예방 · 재활, 입원, 간호, 이송에 드는 비용 　– 진료비 일부 본인 부담(입원 : 진료비 총액 20%, 외래 : 요양기관 종별에 따라 30~60% 차등 적용) • 건강검진
현금급여	• 요양비 • 장애인보장구 급여비

- ㉧ 국민건강보험 진료체계
  - 1단계 진료(상급종합병원을 제외한 1,2차 의료기관)로 초진 후 필요에 따라 요양급여의뢰서(진료의뢰서)를 발급받아 종합전문요양기관(3차, 상급종합병원)에서 2단계 진료를 받을 수 있다.
  - 상급종합병원에서 요양급여의뢰서 없이 진료(초진)를 받을 수 있는 경우
    - 가정의학과, 재활의학과, 치과 등 3개 진료과와 한방과
    - 상급종합병원에서 근무하는 자가 해당 요양기관에서 진료를 받을 경우
    - 상급종합병원에서 분만이나 응급진료를 받는 경우
    - 혈우병 환자가 혈우병 치료를 받는 경우
    - 장애인 또는 단순 물리치료가 아닌 작업치료, 운동치료 등의 재활치료가 필요하다고 인정되는 자가 재활의학과에서 요양급여를 받는 경우

② **의료급여제도** : 생활유지 능력이 없거나 생활이 어려운 저소득 국민의 보건향상과 복지증진을 위해 1977년에 도입된 사회보장제도이다.

⊙ 의료급여 수급권자

- 국민기초생활보장법에 의한 수급권자와 인간문화재, 국가유공자 등 타법에 의한 기타 대상자, 차상위 계층 중 의료욕구가 현저한 자(만성질환자, 희귀난치성 질환 보유자, 18세 미만 아동)
- 국민기초생활보장법에 의한 수급자는 근로능력에 따라 1종 및 2종으로 구분하여 본인부담금에 차등을 두고 매년 책정한다.
- 종별대상자 종류 및 기준

구 분	수급권자
1종	• 국민기초생활보장법에 의한 수급자 중 근로능력이 없는 자로만 구성된 세대의 구성원 − 18세 미만 65세 이상인 자 − 중증장애인 − 치료 또는 요양이 필요한 자 중 시·군·구청장이 판정한 근로능력이 없는 자 − 임신, 분만 후 6개월 미만인 자 − 보건복지부장관이 인정한 근로능력이 없는 자 • 국민기초생활보장법에 따른 보장시설(장애인생활시설, 노인의료복지시설, 아동복지시설)에서 급여를 받는 자 • 결핵, 희귀난치성질환, 중증질환을 가진 사람 • 국민기초생활보장법 이외의 법에 의한 수급권자 − 국내 입양 18세 미만 아동 − 이재민 − 의상자 및 의사자의 유족 − 국가유공자 및 그 유족, 가족 − 북한이탈주민(새터민)과 그 가족 − 무형문화재 − 5.18 민주화운동 관련자 및 그 유족, 가족 − 노숙인 • 행려 환자
2종	• 근로능력이 있는 수급자(18세 이상 65세 이하) • 차상위 계층의 만성 질환자 및 18세 미만 아동

ⓛ 의료급여의 내용 : 이 법에 의한 수급권자의 질병·부상·출산 등에 대한 의료급여의 내용은 다음과 같다.

- 진찰·검사
- 약제·치료재료 지급
- 처치, 수술과 그 밖의 치료
- 예방·재활
- 입 원
- 간 호
- 이송과 그 밖의 의료목적의 달성을 위한 조치

ⓒ 의료급여 전달체계

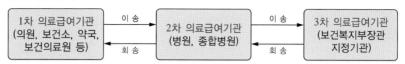

[의료급여 전달체계]

1차 의료기관	• 시·군·구청장에게 개설신고를 한 의료기관(의료법) • 보건소, 보건의료원, 보건지소(지역보건법) • 보건진료소(농어촌 등 보건의료를 위한 특별조치법) • 약국 및 한국희귀의약품센터(약사법)
2차 의료기관	시·도지사가 개설허가한 의료기관(의료법)
3차 의료기관	2차 의료급여기관 중 보건복지부장관이 지정한 의료기관

※ 응급환자, 분만, 혈우병, 장애인 보장구 수급 또는 2, 3차 의료기관에서 근무하는 수급권자의 경우는 2, 3차 의료기관에서 진료를 받을 수 있다.

출제유형문제 최다빈출문제

보건진료소 설치에 근거가 되는 법령은 무엇인가?

① 의료법

② 보건의료기본법

❸ 농어촌 등 보건의료를 위한 특별조치법

④ 국민건강보호법

⑤ 지역의료법

해설

보건소와 보건지소, 건강생활지원센터는 지역보건법, 보건진료소는 농어촌 등 보건의료를 위한 특별조치법의 규정에 의해 설치·운영되고 있다.

5 국제보건의 이해

(1) 국제보건의 개요

① 국제보건의 개념 : 범세계적인 건강 수준 향상과 건강 불평등 감소, 국경을 넘어 위협이 되는 질병으로부터 인류를 보호하는 것을 목적으로 한다.

② 국제보건규칙(International health regulation, IHR)

ㄱ 목적 : 2005년 5월 제58차 WHO 총회에서 국제적인 질병 확산을 예방, 방어, 관리, 대응하기 위함이다. 즉, 신종 감염병 유행 시 공중보건에 대한 위험에 상응하고 제한된 방식으로 국제교통에 대한 불필요한 방해를 피하여야 한다.

ㄴ 적용 원칙

- 인간의 존엄, 권리, 근본적인 자유의 전적인 존중
- 국제연합헌장과 세계보건기구헌장의 준수
- 질병의 국가 간 전파에서 세계 모든 사람을 보호하기 위한 보편적 적용
- 자국의 보건정책을 수행하기 위한 법률 제정과 시행에 관한 각 국가의 주권 존중

ㄷ 국제보건규칙에 따른 신고대상 질병의 종류

대상 질병	신고 내용
• 두창(천연두, Smallpox) • 야생 폴리오바이러스에 의한 폴리오 • 신규 아형 인체감염 인플루엔자 • 중증 급성 호흡기증후군(SARS)	4종류의 감염병 중 1건이 발생한 경우에도 신고해야 한다.
• 콜레라 • 페스트 • 황 열 • 바이러스성 출혈열(에볼라, 라싸, 마버그) • 웨스트나일열 • 국가 또는 지역에서 특히 우려 대상이 되는 기타 감염병(뎅기열, 리프트벨리열, 수막구균감염증 등) • 원인 또는 출처 미상의 사건을 포함한 잠재적으로 국제공중보건의 우려사항이 될 수 있는 사건	• 사건이 공중보건에 미칠 영향이 심각하고 이례적이거나 예기치 않은 것일 때 • 국제적으로 확산될 위험이 상당할 때 • 국제여행이나 교역을 제한할 위험이 상당할 때 • 답변이나 수신 확인을 24시간 내에 해야 한다.

ㄹ 국제보건규칙에 따라 신고해야 할 내용

- 위의 신고대상 질병과 사건에 대응하여 시행한 보건조치의 내용에 대한 사항
- 신고한 사건에 대하여 입수한 시의적절하고 정확하며 충분히 상세한 공중보건 정보, 검사결과, 위험의 출처와 유형, 환자 수와 사망자 수, 질병 확산에 영향을 미친 조건 및 시행된 보건조치에 대한 사항
- 국제공중보건 비상사태가 될 수 있는 예기치 못하였거나 특이한 공중보건상의 사건이 자국 영토 내에서 발생한 증거를 보유하면 원인이나 출처와 상관없이 모든 관련 정보를 세계보건기구에 제공할 것
- 평가 결과, 신고를 필요로 하지 않는 사건인 경우도 세계보건기구의 자문을 구하고 적절한 보건조치에 대하여 협의하거나 지원요청이 가능하다.

- 자국 영토 밖에서 발견된 공중보건 위험이 질병의 국제적 확산을 야기할 수 있다는 증거(인체 감염 사례, 감염이나 오염을 전파하는 매개체 또는 오염된 상품이 유입·출입되는 경우)를 입수한 경우에 그 사실을 가능한 24시간 내에 WHO에 신고할 것
- 신고한 사건에 대한 세계보건기구의 검증 요청이 있을 경우 일차적 답변이나 수신확인을 24시간 내에 해야 한다.

ⓜ 신고대상 질병에 대한 세계보건기구의 대응

사람을 대상으로 하는 조치	• 특정 보건조치에 대한 권고는 없음 • 감염지역에서의 여행 경력 심사 • 의학적 검사와 실험실 분석의 증거 심사 • 의학적 검사 요구 • 예방접종이나 기타 예방법의 증거 심사 • 예방접종이나 기타 예방조치 요구 • 질환 의심자를 대상으로 공중보건 관찰 • 질환 의심자에 대한 검역 및 기타 보건조치 실시 • 필요한 경우 감염자의 격리 및 치료 실시 • 질환 의심환자나 감염자의 접촉자에 대한 추적검사 실시 • 질환 의심환자나 감염자의 입국 거부 • 감염지역으로 비감염자의 입국 거부 • 감염지역에서 온 사람에 대한 입국심사 및 출국제한 실시
수화물, 화물, 컨테이너, 운송수단, 상품, 소포우편물과 관련한 조치	• 특정 보건조치에 대한 권고는 없음 • 적하목록과 운송경로 심사 • 수하물과 화물에 대한 조사 실시 • 감염 또는 오염 제거를 위하여 출국, 환승 시 취하는 조치에 대한 증거 실시 • 매개체와 병원소를 포함한 감염 또는 오염제거 조치의 실시 • 격리 또는 검역 실시 • 이용 가능한 성공적인 절차가 별도로 없는 경우 통제된 상황 아래에서 오염되거나 의심되는 수하물, 화물, 컨테이너, 운송수단, 상품, 소포우편물의 압류 또는 파괴 • 출·입국 거부

③ 세계화와 국제보건

ⓐ 새천년 개발 목표(Millenium development goals, MDGs : 2001~2015) : 2000년 UN은 건강 유해요인을 없애고 국제보건을 향상시키기 위해 7개의 실질 목표와 이를 달성하기 위한 국제사회 협력 강화라는 1개의 실천목표를 포함하는 8개의 목표를 정하였다.

	개발목표	표적목표
MDG 1	절대빈곤과 기아 퇴치	굶주림으로 고통 당하는 사람의 비율을 반으로 감소
MDG 2	보편적 초등교육 달성	교육 받지 못하는 아이의 65%가 여아, 문맹자의 2/3가 여자이므로 여성이 폭력에 대한 두려움 없이 높은 교육을 받도록 함
MDG 3	성 평등과 여성능력 고양	여성의 사회적, 정치적, 경제적 참여율을 높이고, 양성 간 1,2차 교육의 불평등을 해소
MDG 4	영유아 사망률 감소	5세 이하 아동의 사망률을 2/3로 감소시킴
MDG 5	모성건강증진	모성사망비를 1990~2015년까지 3/4으로 감소, 2015년에 생식보건에 보편적 접근
MDG 6	HIV/AIDS, 말라리아 퇴치	요구가 있는 사람은 누구나 에이즈 치료에 보편적으로 접근

	개발목표	표적목표
MDG 7	지속가능한 환경 보장	도시와 농촌의 안전한 식수와 기본위생 접근 비율의 간격을 좁힌다.
MDG 8	개발을 위한 전세계 차원의 협력관계 구축 공표	제약회사와 협력하여 개발도상국들이 필수 의약품을 지불 가능한 비용으로 구입

ⓛ 지속가능 발전 목표(Sustainable development goals, SDGs : 2016~2030) : 2015년 69차 UN총회에서 MDGs 후속 의제로 2030년까지 추진해야 할 지속가능 발전 목표로 17개 목표를 발표하였다(보편적인 목표 설정).

Goal 1	모든 국가에서 모든 형태의 빈곤 종식
Goal 2	기아 종식, 식량안보 확보, 영양 개선, 지속가능 농업 증진
Goal 3	모든 사람의 건강한 삶을 보장하고 웰빙을 증진
Goal 4	모두를 위한 포용적이고 형평성 있는 양질의 교육 보장 및 평생교육 기회 증진
Goal 5	성 평등 달성, 여성과 여아의 역량 강화
Goal 6	모두를 위한 식수와 위생시설 접근성 및 지속가능한 관리 확립
Goal 7	모두에게 지속가능한 에너지 보장
Goal 8	포괄적, 지속가능한 경제 성장, 생산적 완전 고용과 양질의 일자리 증진
Goal 9	건실한 인프라 구축, 포용적이고 지속가능한 산업화 진흥 및 혁신
Goal 10	국가 내, 국가 간 불평등 완화
Goal 11	포용적, 안전한, 회복력 있는, 지속가능한 도시와 거주지 조성
Goal 12	지속가능한 소비 및 생산 패턴 확립
Goal 13	기후 변화와 그 영향을 대처하는 긴급 조치 시행
Goal 14	지속가능발전을 위한 해양, 바다, 해양자원 보존과 지속가능한 사용
Goal 15	육지 생태계 보호와 복구 및 지속가능한 수준에서의 사용증진 및 산림의 지속가능한 관리, 사막화 대처, 토지 황폐화 중단 및 회복, 생물 다양성 손실 중단
Goal 16	지속가능한 발전을 위한 평화적이고 포괄적인 사회 증진과 모두가 접근할 수 있는 사법제도, 모든 수준에서 효과적, 책무성 있는, 포용적인 제도 구축
Goal 17	이행수단 강화 및 지속가능발전을 위한 글로벌 파트너십 재활성화

ⓒ MDGs와 SDGs의 차이점

구 분	MDGs	SDGs
구 성	8개 목표 + 21개 세부 목표	17개 목표 + 169개 세부 목표
대 상	개도국	(보편성) 개도국 중심이나 선진국도 대상
분 야	빈곤, 의료 등 사회 분야 중심	(변혁성) 경제성장, 기후변화 등 경제·사회·환경 통합 고려
참 여	정부 중심	(포용성) 정부, 시민사회, 민간기업 등 모든 이해관계자 참여

(2) 국제보건기구

① 세계보건기구(World health organization, WHO)

설립 배경	• 1948년 4월 7일 범세계적인 보건 수준의 향상을 위한 국제적 협력을 촉진시키기 위해 UN 산하에 설립된 국제연합의 17개 전문기구 중 하나로 정부 간 기구이다. • 우리나라는 1949년에 가입 • 194개 국가가 회원국으로 가입
설립 목적	• 국제 활동에 대한 지휘, 조정 기구로 국제보건, 의료사업지도, 조정, 연구를 통한 질병 없는 세계 구현을 목적으로 한다. • 각국의 보건의료 부문의 발전을 위한 재정지원, 기술훈련, 자문활동 등을 목적으로 한다.
조 직	• 본부 : 스위스 제네바 • 세계를 아프리카, 미주, 동남아, 유럽, 동지중해, 서태평양 지역의 6개로 나누어 각 지역 총회가 구성되어 있다. • 우리나라 : 서태평양지역 소속이며, 지역 사무소는 필리핀 마닐라에 있다.
주요 기능	• 국제적인 보건사업 지휘 및 조정, 보건문제 지도력 제시 • 보건서비스의 강화를 위한 각국 정부 요청에 대한 지원 및 공동 행동이 필요한 경우에는 파트너십에 참가함 • 각국 정부의 요청 시 적절한 기술지원과 응급상황 발생 시 필요한 도움 제공 • 감염병 및 기타 질병 등의 예방과 관리에 대한 업무 지원 • 영양, 주택, 위생, 경제 혹은 작업여건, 환경 등에 대한 다른 전문기관과의 협력 지원 • 생의학과 보건서비스 연구 지원 및 조정 • 보건, 의학 그리고 관련 전문분야의 교육과 훈련 기준 개발 및 개발 지원 • 생물학, 제약학, 유사물질들에 대한 국제적 표준 개발 및 진단기법의 표준화 • 정신 분야의 활동 지원 및 윤리적 근거에 기반을 둔 정책대안 형성 • 선진국과 후진국 사이의 건강불평등 해소를 목적으로 여성건강, 아동건강, HIV/AIDS, 감염병 등을 위한 보건서비스 및 연구지원 • 보건상태 모니터링 및 보건의 추이 평가 • 규범과 표준을 마련하고, 전파하며 그 이행을 모니터링 • 연구 과제 형성, 가치 있는 지식의 생산 및 전파

② 국제간호협의회(ICN)

설립 배경	• 1899년에 설립된 국제적으로 가장 오랜 역사를 가지는 동시에 보건의료 분야에서 가장 오래된 전문단체 • 정치·종교·사상을 초월한 순수한 전문단체로 전세계 인구에 대한 전반적인 건강관리, 특정한 간호 돌봄에 관심을 가짐 • 한 주권국에서 한 회원국만을 인정하며 그 나라의 간호교육 기준, 간호 업무의 수준 및 직업윤리를 회원국 자격심사 기준으로 정한다.
조 직	• 본부 : 스위스 제네바 • 총회 : 4년마다 개최 • 우리나라는 1949년에 ICN총회에서 정식 가입 • 1989년 19차 총회(서울)에서 4년 임기로 김모임 당선
목 적	전세계 간호사와 간호를 발전시키고 보건정책에 영향을 주기 위함이다.
핵심 가치	리더십, 포괄성, 유연성, 파트너십, 전문직 성취
주요 활동	• 전문직 간호실무 분야 : 국제 간호실무 분류체계 확립, HIV/AIDS간호와 연구, 결핵, 말라리아 등의 감염성질환의 간호와 연구, 여성건강 증진 연구, 가족건강 지침 개발 • 간호규정 분야 : 간호인증제도 도입, 윤리강령 제정, 보수교육 실시 및 규정 제정 • 간호사의 사회경제 복지 분야 : 간호인력 개발, 보건정책 수립, 근무환경 개선과 안전에 관한 기준 개발

③ 유엔아동기금(United nations international children's emergency fund, UNICEF)

설립배경	• 1946년 2차 세계대전으로 인해 기아와 질병에 지친 유럽 아동을 구제하고 질병을 퇴치하기 위해 유엔국제아동 긴급구호기금이라는 명칭으로 발족하였다. • 국적, 이념, 종교 등의 차별 없이 어린이를 구호한다는 차별 없는 구호이다.
조직	• 본 부 　– 뉴욕 : 중추적인 역할 　– 제네바 : 커뮤니케이션 역할 • 한국을 포함한 36개 국가 위원회가 민간 모금, 홍보를 하고 있다.
활동 내용	• 긴급 구호, 영양, 예방접종, 식수 및 환경 개선, 기초 교육, 아동의 생존과 발달, 기초교육과 양성 평등, 소아에이즈 문제, 아동 보호, 모유수유 권장 등 • 공로로 1965년 노벨평화상 수상

출제유형문제 최다빈출문제

정치 · 종교 · 사상을 초월한 단체로 세계 인구에 대한 전반적인 건강관리, 특정한 돌봄에 관심을 가지는 가장 오래된 전문단체는 무엇인가?

① 세계보건기구
② 경제협력개발기구
③ 시그마 국제학회
❹ 국제간호협의회
⑤ 유엔아동기금

해설
국제간호협의회(ICN)
• 1899년에 설립된 국제적으로 가장 오랜 역사를 가지는 동시에 보건의료분야에서 가장 오래된 전문단체
• 정치 · 종교 · 사상을 초월한 순수한 전문단체로 전세계 인구에 대한 전반적인 건강관리, 특정한 간호 돌봄에 관심을 가진다.

제 2 장

지역사회 간호과정

1 지역사회의 이해

(1) 지역사회의 정의

① WHO(1974) : 지리적 경계 또는 공동가치와 관심에 의해 구분되는 사회집단으로, 구성원들은 서로를 알고 상호작용하면서 특정 사회구조 내에서 기능하며 규범, 가치, 사회제도를 창출한다.

② 공통의 이익과 의식을 가진 사회적 상호작용이 있는 공동체적 집단이다.

③ 지리적 경계가 있는 일정 영역 안에서 살고 있는 구성원들이 사회적 상호작용을 통해 유대관계를 갖고, 지역사회 고유문화를 형성하고 살아가는 집단이다.

④ 지역사회간호의 대상 : 개인, 가족, 집단을 포함한 지역사회 전체이며, 그 중 가족은 지역사회의 하부체계로 지역사회의 가장 기본적인 단위이다.

(2) 지역사회의 분류(유형)

① 구조적 지역사회 : 지역사회 주민들 간에 시간적, 공간적 관계에 의하여 모여진 공동체를 말한다.

집합체(Aggregate)	• 사람들이 모인 이유에 상관없이 '집합' 그 자체 • 동일한 건강문제를 가진 집단, 생활환경 자체가 건강에 위협이 되는 집단(예 뇌졸중 위험 집단, 광산촌, 제련소 부근, 방사선에 폭로될 위험한 집단, 미혼모, 노숙자, 알코올, 마약 중독자 집단 등
대면 공동체 (Face to face communities)	기본적인 집단으로 구성원 간 상호교류가 빈번하여 소식이 쉽게 전달되고, 서로 친밀감과 공동의식을 소유하고 있는 집단으로 농어촌지역에서 흔함(예 이웃, 가족, 교민회 등)
생태학적 문제의 공동체 (Communities of ecological problem)	지리적 특성, 기후, 자연환경과 같은 요인의 영향을 받음으로 동일한 생태학적 문제점을 내포하고 있는 집단으로, 행정구역은 같지 않더라도 기후나 환경 특성이 같은 인근지역은 동일한 건강문제를 겪게 된다(예 산림 파괴, 산성비, 대기, 수질, 토양 오염 등으로 문제가 있는 집단 등).
문제해결 공동체 (Communities of solution)	• 문제가 확인되고, 다루어져 해결될 수 있는 범위 내의 구역 • 문제해결 공동체는 특정 지역사회의 경계를 이루고 있지는 않음 • 문제지역뿐 아니라 문제 해결을 위해 지지해 주는 정부기관도 포함(예 오염지역과 오염문제 해결을 위한 정부기관 등)
지정학적 공동체 (Geopolitical communities)	가장 친숙한 지역사회로 정치적 관할 구역단위이며 시·군·읍·면·리 등의 합법적 지리적 경계에 의해서 구분되는 집단(법적, 정치적 힘의 통제, 예 특별시, 광역시, 시·군·구 등의 행정구역, 보건소 설립기준) ※ 보건소는 시·군·구 단위로 설치하고 있어 해당 시·군·구 지역의 특성을 파악하고 특성에 맞는 보건사업을 시행한다.

조직(Organization)	일정한 환경 아래 특정 목표를 추구하기 위해 일정한 구조를 가진 사회단위로 목표지향적이고 합리성과 보편성을 지니고 있으며, 집단의 규모가 커서 관료적인 성격을 띠고 있다(예 보건소, 병원, 교회, 노동조합, 산업장, 학교 등). ※ 보건소는 조직이지만 지정학적 공동체 위주로 설치·운영된다.

② **기능적 지역사회** : 어떤 것을 성취하는데 도움이 되는 지역적 공감을 기반으로 하며, 단순한 지리적 경계보다는 목표성취라는 과업의 결과로 나타난 공동체이며 지역사회주민의 관심 및 목표에 따라 유동적이다.

동일한 요구를 가진 공동체	지역주민의 일반적인 공통 문제 및 요구에 기초를 둔 공동체로, 문제가 있는 영역과 이에 영향을 미치는 요인들이 있는 영역은 동일한 요구를 지닌 지역사회로 본다(예 유산상담 집단, 불구아동 집단, 치매환자 가족집단, 자폐아 부모집단, 산업폐수 오염지역과 인근지역 등).
자원 공동체	지리적 경계를 벗어나 어떤 문제를 해결하기 위한 자원의 활용 범위를 경계로 모인 집단(예 강의 오염문제를 해결하기 위해 자원(재원, 인력, 물자)을 지리적 경계에서 제공하는 것이 아니고, 동원이 가능한 범위로 확대하여 조달할 때 자원공동체 형성)

③ **감정적 지역사회** : 지역사회에 대한 감각이나 감성이 중심이 되어 모인 공동체이다.

소속 공동체	인맥을 중심으로 동지애와 같은 정서적 감정으로 결속된 지역사회(예 지연, 학연, 종친회, 동창회, 향우회 등)
특수 흥미 공동체	특수 분야에 같은 취미, 흥미, 관심, 기호로 모인 공동체(예 유방암 환우 자조모임, 장루술 (Ostomy) 지지집단, 낚시 동호회, 등반 클럽, 일요 요가회 등)

(3) 지역사회의 기능

① **경제적 기능**

 ㉠ 생활에 필요한 물자와 서비스를 생산·분배·소비하는 과정과 관련된 기능으로 지역특산품을 개발하거나 기업을 유지하는 등의 자립을 위한 활동이 포함된다.

 ㉡ 일상의 소비생활로 인간이 살아가는데 가장 기초적인 제1차 기능으로, 지역사회기능 중 기본이 되는 기능이다.

② **사회화 기능** : 지역사회가 공유하는 일반적 지식, 사회적 가치, 행동양상을 창출·유지·전달하는 과정을 통해 사회 구성원들은 다른 지역사회 구성원들과 구별되는 생활양식을 터득하게 된다.

③ **사회통제의 기능** : 지역사회가 그 구성원들에게 사회의 규범인 법과 규칙에 순응하도록 하는 정치적 기능으로 정부기관에서 강제력을 가지고 집행할 수 있는 통제력 외에, 지역사회 스스로 규칙이나 사회규범을 형성하고 행동을 통제하는 기능이다.

④ **사회통합 또는 참여의 기능** : 지역사회 공통의 목표를 달성하기 위해 분담한 역할을 수행함으로써 단일의 집합체로 통합 되어가는 과정으로 지역사회의 결속력과 사기를 높이고, 주민의 공동문제 해결을 위해 공동으로 노력하는 기능이다.

⑤ **상부상조의 기능** : 지역사회 내 질병·사망·실업 등 경조사나 도움이 필요한 상황에 대하여 상호지 지하고 조력해 주는 기능이다.

(4) 지역사회의 특성

① 일반적 특성 : 지역사회는 인간의 기능적 집단으로 공동체적 특징을 지니고 있으므로, 지역사회의 가장 보편적인 특성은 공동체적 사회집단을 기반으로 하는 공동생활권이라 할 수 있다.

지리적 영역의 공유	• 지역사회 성립은 주민 간의 정신적 연계와 상호작용이 이루어질 수 있는 지리적 영역이 요구되고, 이 영역은 공간적 단위로 주민 간의 상호교류가 가능하도록 근접성을 지니고 있어야 한다. • 문화권과 공동 생활권이 요구된다. • 지역적 공간성을 공유하므로 인간관계 형성 시 지연을 중시하게 된다. • 대중매체와 교통망의 발달로 상호교류가 가능한 지리적 영역이 광역화되고 있다.
사회적 상호작용	• 지역사회는 지리적 영역만으로 형성되는 것이 아니라, 주민들 간의 상호교류가 있어야만 가능하다(상호교류가 없다면 공동 유대감이나 관심사가 이루어지지 않아 지역사회라고 할 수 없음). • 지역주민은 상호교류를 통해 안정된 자아를 형성할 수 있는 사회화 과정을 경험한다. • 지역주민들이 공동체적 운명체 강화 또는 지역사회로서의 기능을 다하기 위해서는 주민들 간의 상호작용이 필수적이다(지역사회 고유의 문화 형성).
공동 유대감	• 지역사회는 주민 간의 상호작용의 결과 공동 유대감이 생길 때 이루어진다. • 혈연, 지연보다는 지역사회 주민들이 사회생활을 통해 획득한 공동의식을 의미한다. • 고유한 가치체계 형성, 동질적인 지역사회를 이루게 된다.

② 지역사회의 특징

㉠ 분리성 : 다른 지역사회와 물리적, 지역적으로 구분할 수 있는 지역적 경계를 가진다.

㉡ 독특성 : 문화적 독특성이 있다.

㉢ 동질성 : 문화는 주민들에게 공유됨으로써 동질의 지역사회를 이루게 된다.

㉣ 합의성 : 공동의 목표를 가지고 합의한다.

㉤ 자조성 : 궁극적인 목표인 자조성을 성취하려고 한다.

다음 중 지역사회 유형 중 지역주민 간 친밀한 관계를 갖고 서로 돕는 등 농촌에서 흔히 나타나는 공동체는?

① 생태학적 공동체
② 문제해결 공동체
③ 소속공동체
④ 지정학적 공동체
❺ 대면공동체

해설
• 생태학적 공동체 : 자연환경 특성을 기준 구분한 공동체(고산지역, 호반지역)
• 문제해결 공동체 : 문제가 확인되고, 다루어져 해결될 수 있는 범위 내의 경계면(오염지역과 오염문제 해결을 위한 정부기관)
• 소속공동체 : 지연, 학연, 혈연관계 등이 중심이 되는 공동체(향우회, 종친회)
• 지정학적 공동체 : 합법적 지리적 경계로 구분한 공동체

안심Touch

2 지역사회 간호사정

(1) 지역사회 간호과정의 절차

① 지역사회 간호과정은 지역주민의 욕구충족과 최적의 건강 성취 및 실현을 돕기 위해 조직화한 틀이
다. 지역사회 간호과정의 결과는 건강한 지역사회이며, 이는 주민들의 욕구가 충족된 상태이다.

② 지역사회 간호과정의 절차

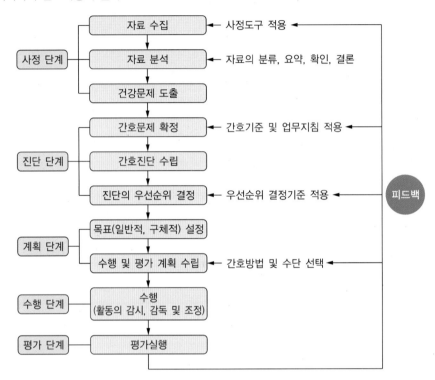

(2) 지역사회 간호사정의 기본 원칙

① 지역사회와 협력하여 사정계획을 수립한다.

② 지역주민 개개인의 문제보다 지역주민 전체에 초점을 둔다.

③ 지역주민의 요구에 근거한 간호문제가 무엇인가에 대한 인식으로 접근한다(대상자 참여).

④ 지역사회와 인구집단의 건강요구뿐만 아니라 지역사회가 가진 강점을 파악한다.

⑤ 자료수집 시 지역주민, 지역 지도자, 보건의료인, 단체나 집단의 구성원, 인근지역 정보, 기존자료
등 다양한 자료를 수집한다.

⑥ 건강요구도가 높은 개인, 집단, 지역사회를 규명한다.

⑦ 이용 가능한 자원과 예산을 확인한다.

⑧ 수집된 자료들은 양적, 질적 자료가 다 필요하며 질적 자료 등은 활동기록지에 기록한다.

(3) 지역사회 간호사정의 자료수집

① 자료수집 방법

직접 자료수집 (1차 자료)	설문지 조사(Survey)	• 대상자의 가정, 시설 및 기관 등을 방문하여 직접 면담하거나 질문지를 활용하여 자료를 얻는 방법이다. • 시간과 비용이 많이 들어 비효율적이나 지역사회의 특정한 문제를 규명하기 위해 꼭 필요한 방법이다.
	참여관찰 (Participant observation)	• 지역사회 주민들에게 영향을 미치는 의식, 행사 등에 직접 참석하여 관찰하는 방법이다. • 지역사회의 가치, 규범, 신념, 권력구조, 문제해결 과정 등에 대한 정보를 수집하는 방법이다.
	정보원 면담 (Informant interview)	• 공식·비공식적으로 건강관리정책에 참여하는 지역 지도자(지역사회지도자, 지역유지, 행정기관장, 종교지도자 등)를 통해 자료를 수집하는 방법이다. • 면담 시 구조화된 설문지를 이용하면 자료수집에 더 효과적이다.
	차창 밖 조사 (Windshield survey)	지역사회 전반에 대한 사항을 신속하게 관찰하는 방법으로 자동차 창문 밖으로 관찰하거나 걸어 다니며 관찰할 수 있다.
기존 자료의 조사 (2차 자료, 간접정보)	공공기관의 인구조사 자료 및 생정통계 자료, 공식적으로 보고된 통계자료 및 의료기관의 건강기록 자료, 연구논문자료 등의 표준화된 통계자료를 이용하는 것으로 경제적이고 효율적인 자료수집 방법이다.	

② 자료수집 내용

지역사회의 특성	• 지역사회 역사적 배경 • 발달과정 • 지리학적 특성 : 유형(도시, 농촌, 어촌), 면적, 위치, 기후, 크기, 지역사회 형태, 역사 및 발전상황, 정치적 구조와 힘의 분포 • 지역사회 경제력 • 건강문제에 대한 지역주민의 반응 • 건강에 대한 가치관
인구학적 특성	지역주민수, 전입–전출, 성별·연령별 분포, 출생·사망률, 인구증가율, 부양비, 종족, 언어, 소득·교육수준, 가족구조 분포, 결혼상태, 가족계획 실시 상태 등
환경적 특성	• 주택과 물 공급, 교통수단, 도로, 교육시설과 안전시설의 효용성, 주택 양상, 하수 및 쓰레기 처리방법 • 난방연료, 질병매개체가 되는 곤충·동물의 정도, 오락시설, 사고 가능성 등
건강상태	• 생정통계 : 성별·연령별, 원인별 사망률, 영유아 사망률 • 질병이환율 : 지역사회 건강상태 측정의 가장 정확한 지표로 급성 질환 발생률, 감염병 유무, 만성질환의 발생률과 유병률, 잠재적인 건강문제를 가진 사람의 수, 풍토병 등

지역사회 자원	• 인적자원 : 보건의료 전문인의 종류와 수, 특정 전문가, 지도자, 영향력 있는 인사, 자원봉사자 • 사회자원 : 양로원, 탁아소, 음식점, 휴식 공간 • 정치자원 : 주민의 건강과 안정에 관련된 정부기관, 지방자치단체, 사립단체, 자원봉사 단체 등의 활동과 연계성 • 사회자원 : 각종 사회복지기관의 서비스 내용과 문제점, 지역사회개발위원회, 노인회, 부녀회, 청년회의소, 노동조합, 각종 직능단체, 지자체의 공공조직 • 보건의료자원 : 병원, 의원, 약국, 보건소, 보건지소 등 의료시설의 규모와 수, 서비스내용, 이용 주민의 특성 • 경제적 자원 : 지역사회 주민의 생업 행태, 주요 생산 활동 파악 • 공간, 물리적 자원 : 지역사회의 면적, 경계, 기후, 지형 등과 상·하수도, 주택 형태, 산업장의 작업공정 등 • 기타 자원 : 지역사회의 학교 수, 학교 보건교사의 활동, 종교단체에서 제공하는 사업 내용

(4) 지역사회 간호사정의 자료 분석

① 분류 단계

    ㉠ 수집된 정보 중에서 의미 있는 자료를 추출한다.

    ㉡ 사정에서 수집된 자료를 범주화(지리적, 인구학적 특성, 건강수준, 건강행태, 자원 등)하여 연관성 있는 것끼리 특성별로 분류한다.

② 요약 단계

    ㉠ 분류된 자료를 전반적인 특성을 파악하기 위해 항목 간 관련성을 고려한다.

    ㉡ 표, 그림, 그래프로 등으로 작성하여 요약한다.

③ 확인 단계

    ㉠ 전반적인 지역사회 건강문제를 파악하기 위해 과거나 타 지역의 상황과 비교하여 부족한 자료를 확인

    ㉡ 지역사회 주민의 견해나 동료의 의견을 들어보거나 지리정보시스템(GIS)을 활용

④ 결론(추론) 단계

    ㉠ 위 세 단계를 통해 수집된 자료의 의미를 찾는 단계

    ㉡ 구체적 문제 요약 → 전문적 견해가 반영된 종합적인 결론 도출 → 문제로 기술

출제유형문제 최다빈출문제

지역사회 간호사정의 자료수집 방법 중 직접 자료수집 방법이 아닌 것은?

❶ 생정통계 자료

② 질문지법

③ 참여관찰법

④ 정보원면담

⑤ 차창 밖 조사

해설

기존 자료의 조사(간접 정보수집)
• 공공기관의 인구조사 자료 및 생정통계 자료
• 공식적으로 보고된 통계자료 및 의료기관의 건강기록 자료
• 연구논문자료 등의 표준화된 통계자료를 이용

3 지역사회 간호진단

지역사회 간호사정 단계에서 도출된 건강문제 중 지역사회와 관련되는 각종 법령, 규정, 기준, 지침, 업무분장표 등을 기초로 지역사회간호 문제를 확정한다. 확정된 간호문제에 대한 개인, 가족, 지역사회와 관련된 원인을 파악하여 건강문제를 밝히는 단계로 지역사회간호사가 책임 있는 성과를 달성하기 위한 수행을 선택할 것인가를 결정하는 역할이다.

(1) 지역사회 간호진단 분류체계

① 북미간호진단협회(North american nursing diagnosis association, NANDA) 간호진단 분류체계
  ㉠ 정의 : 실제 건강문제, 잠재적 건강문제 또는 삶의 과정에 대한 개인, 가족, 지역사회 반응을 임상적으로 판단하는 것이다.
  ㉡ 목적 : 급성관리 상황에 초점을 둔 진단
  ㉢ 급성관리 상황에 유리하게 개발되어, 건강증진과 안녕 등 긍정적인 건강에 대한 강조가 부족하여, 가족이나 지역사회를 대상으로 적용할 수 있는 데에는 한계가 있다.

② 오마하(Omaha) 진단분류체계
  ㉠ 개 념
    • 대상자의 다양한 건강 관련 문제들을 규명하기 위해 고안된 포괄적, 순서적, 상호 배타적, 비소모적인 분류법으로, 지역사회 보건의료팀 등이 성공적으로 사용 중이다.
    • 지역사회 건강과 관련된 진단이 포함되어 지역사회간호사가 활용하기에 유용하다.
    • 구조와 용어를 제공하고 대상자의 간호요구와 강점에 대해 자료의 수집, 분류, 기록, 분석, 검색 및 의사소통을 돕도록 단서와 실마리를 제공한다.
    • 체계적이고 융통성 있고 간단한 구성으로 실무 초보자도 쉽게 사용할 수 있다.
  ㉡ 문제분류체계(진단) : 4개의 수준이 있다.
    • 첫 번째 수준은 영역(Domain) : 실무자 우선순위 영역과 대상자 건강관련 문제를 나타내는 것으로 환경적, 심리·사회적, 생리적, 건강관련 행위 영역(4개의 영역)으로 구분된다.
    • 두 번째 수준은 영역별 문제(Problem) : 대상자의 문제, 간호요구와 강점들을 알 수 있다.
    • 세 번째 수준은 수정인자(Modifier) : 문제별 2개의 수정인자로 개별 간호대상자의 문제와 연관되어 사용된다.
      - 문제의 심각도를 규명하는 것 : 건강증진, 잠재적 결핍/손상, 실제적 결핍/손상, 장애
      - 대상자를 규명하는 것 : 개인, 가족, 지역사회
    • 네 번째 수준은 문제별 증상/징후(Signs/Symptoms) : 각 문제에 대한 실제적 징후와 증상을 말한다(378개).
      - 증상 : 대상자 혹은 가족이 말하는 주관적 증거
      - 징후 : 대상자 문제에 대한 객관적 증거
  ㉢ 중재틀(중재) : 간호중재를 강조하는 것으로 세 개의 수준으로 조직되었다.
    • 첫 번째 수준은 범주 : 교육, 안내, 상담, 처치와 시술, 사례관리, 감독 등 4가지로 분류된 간호사의 주된 기능이다.

- 두 번째 수준은 간호중재나 활동 : 분노관리, 방광간호, 배변간호 등 75개 목록으로 구성된다.
- 세 번째 수준은 구체적인 정보 : 대상자에게 제공된 간호를 계획하고 문서화할 수 있는 적절하고, 정확한 단어, 짧은 문장이다.
  ② 결과에 대한 문제등급척도 : 간호중재 과정에서 대상자의 상태를 측정하기 위한 평가 도구로 5점 척도로 구성되며, 점수가 높을수록 양호한 것을 의미한다.

[Omaha 문제분류체계의 구성]

구 성	영 역	문 제	수정인자		징후, 증상 (Sing, Symptom)
문제 분류틀	환 경	4종	대상자 - 개 인 - 가 족 - 지역사회	심각도 - 건강증진 - 잠재적 결핍/손상 - 실제적 결핍/손상	문제의 증상 및 징후
	사회심리적	12종			
	생리학적	18종			
	건강관련 행위	8종			
중재틀	1. 범주 : ① 교육, 안내, 상담 ② 처치, 시술 ③ 사례관리 ④ 감독 2. 목표 : 간호중재와 활동 내용 3. 대상자에 대한 구체적 정보				
결과에 대한 문제등급척도	서비스 전 과정을 통하여 대상자의 발전과정을 측정 지식, 행위, 상태에 대한 5점 리커트 척도로 점수가 높을수록 양호한 상태				

③ 가정간호 분류체계(Home health care classification system, HHCCS) : 가정간호가 필요한 메디케어 대상자의 간호 및 보건의료서비스에 대한 요구도를 예측하고 결과를 측정하기 위해 대상자를 사정, 분류할 목적으로 개발되었다.
  ㉠ 간호진단에 대한 정의는 북미간호진단협회(NANDA)의 정의와 동일하다.
  ㉡ 총 4단계, 20가지 간호요소, 145개의 가정간호진단으로 구성되어 있다.
④ 국제간호실무 분류체계(International classification for nursing practice, ICNP) : 1989년 국제간호협회가 개발하였는데, 간호 실무를 기술하는 데 국제적으로 통용될 수 있는 공통의 언어와 분류체계를 개발하여 간호정보를 비교하고, 간호실무와 연구를 촉진하기 위해 개발되었다.
  ㉠ 1996년 알파버전을 시작으로 1999년 베타버전, 2001년 베타버전 2, 2005년 버전 1, 2009년 버전 2를 발표하였다. 또한 계속 개정되고 연구가 진행되고 있다.
  ㉡ ICMP 버전 1은 베타버전 2가 가지고 있던 중복성과 모호성을 해결하여 7개 축을 가진 하나의 분류체계구조로 간호진단 및 간호결과, 간호중재 진술문을 만들어 낼 수 있다.

7개 축	활 동	대상자	초 점	판 단	장 소	방 법	시 간
간호진단			투약불이행	위 험	가 정		
		지역사회	고혈압 유병률	높다.			
		돌봄제공자	쓰레기 처리 서비스	손 상			
간호중재	설 명	환 자			가 정	투약지침	
			투약 이행	실 제	가 정		

(2) 간호진단의 우선순위 결정

① PATCH(Planned approach to community health) : 질병예방통제센터(Center for disease control & Prevention, CDC)에서 개발한 지역보건사업 기회모형, 우선순위 선정을 위해서는 문제의 중요성 과 그 문제해결을 위한 변화 가능성을 중요한 기준으로 제시하고 있다.

② Bryant 결정기준 : PATCH에 주민의 관심도가 추가되어 문제의 크기, 문제의 심각도, 사업의 기술적 해결 가능성, 주민의 관심도로 구성된다.

③ BPRS(Basic priority rating system)

   ㉠ Hanlon과 Pickett에 의해 지역사회의 서로 다른 건강문제의 상대적 중요성을 객관적 방식으로 제시하였다(공식에 따라 점수 계산).

   ㉡ BRPS = (A + 2B) × C(A : 문제의 크기, B : 문제의 심각도, C : 사업의 추정효과)

④ Stanhope & Lancaster(1995)가 제시한 우선순위 결정기준

   ㉠ 지역사회 건강문제에 대한 주민들의 인식 정도

   ㉡ 건강문제를 해결하려는 지역사회의 동기수준

   ㉢ 건강문제 해결에 영향을 미치는 간호사의 능력

   ㉣ 건강문제 해결에 필요한 전문가의 유용성

   ㉤ 건강문제 해결이 되지 않을 때 후속적으로 생길 결과의 심각성 및 건강문제 해결에 걸리는 시간에 따라서 결정한다.

⑤ Hanlon(1990)이 제시한 우선순위 설정 원칙(지역사회 건강 요구에 초점)

   ㉠ 문제의 크기 : 지역사회 전체 혹은 많은 수의 지역주민에게 영향을 미치는 문제

   ㉡ 문제의 심각성 : 심각한 영향을 미치는 보건 문제가 우선적

   ㉢ 질병을 치료하거나 예방할 수 있는 과학적 지식과 기술의 존재 여부

   ㉣ 자원동원성 : 효율을 높이기 위하여 경제적 측면 및 인력에 대한 고려

      • 인적자원(주민, 보건관련 요원)

      • 건물, 시설, 도구, 물품(비품)

      • 재정, 활용 가능한 시간

(3) 우선순위 결정 단계(Stanhope & Lancaster, 2008)

① 문제의 우선순위 확인을 위해 지역사회 대표자를 선정한다.

② 간호사와 지역사회 대표들이 다음의 문제에 답을 한다.

   ※ 각각의 문제가 해결되기 위해서 지역사회의 인식이 얼마나 중요한가?

③ 간호사와 지역사회 대표들이 각 문제들에 대해 1점(낮음)에서 10점(높음)까지 점수를 준다.

④ 동일한 과정을 우선순위 결정 기준들에 따라 반복한다.

⑤ 각 문제들에 대해 지역사회가 문제를 변화시킬 수 있는가를 질문한다.

⑥ 각 기준들에 대해 비중과 점수를 곱하여 합계를 낸다.

⑦ 각 점수들을 비교하여 우선순위를 정한다.

오마하 문제분류체계에 대한 설명으로 옳은 것은?

① 7개의 서로 다른 축으로 구성되어 있고 이축의 조합으로 간호
   진단 및 간호결과, 간호중재 진술문을 만들어 낸다.
② 문제분류체계의 첫 번째 수준은 5개 영역으로 환경, 사회심리,
   안전, 질병, 건강 행위 영역으로 구분된다.
③ 20가지 간호요소와 145개의 가정간호진단으로 구성되어 있다.
❹ 문제분류체계의 세 번째 수준은 문제별 2가지의 수정 인자인
   문제의 심각성 정도와 대상으로 구성되어 있다.

해설
① 국제간호실무 분류체계 버전 1 : 베타버전
   2가 가진 중복성과 모호성을 해결하여 7개
   축을 가진 하나의 분류체계 구조로 간호진
   단 및 간호결과, 간호중재 진술문을 만들
   수 있다.
② 문제분류체계의 첫 번째 수준은 4개의 영역
   (Domain)으로 환경적, 심리·사회적, 생리
   적, 건강관련 행위 영역으로 구분된다.
③ 가정간호 분류체계 : 간호진단에 대한 정의
   는 북미간호진단협회(NANDA)의 정의와
   동일하며, 총 4단계, 20가지 간호요소, 145
   개의 가정간호진단으로 구성되어 있다

4 **지역사회 간호계획**

※ 우선순위에 따른 목표설정 → 간호수단(방법) 선택 → 사업수행계획 수립 → 사업평가계획 수립

(1) 지역사회 간호사업 목표설정

① 개 요

ㄱ 목표설정 : 간호문제 해결의 실제적 단계

ㄴ 목표진술 : 기대되는 결과

ㄷ 목표는 문제를 인적·물적 자원의 동원 가능성, 지식과 기술의 제약과 관련하여 설정한다.

ㄹ 명확한 목표(사업, 일의 방향, 범위)는 수행계획, 평가기준을 제시할 수 있다.

ㅁ 목표설정에는 모든 사업관련자(보건의료팀, 지역주민 대표)의 공동 참여가 바람직하다.

② 목표설정의 기준

ㄱ 관련성 : 해결해야 하는 문제가 국가 및 지역사회 보건정책과 관련성이 있어야 한다.

ㄴ 관찰 가능성 : 사업이나 일의 성취결과를 명확히 확인할 수 있는 것으로 추상적인 표현보다 행동용어로 표현하는 것이 효과적이다.

ㄷ 측정 가능성 : 성취된 결과를 수량화할 수 있어야 한다.

ㄹ 실현 가능성 : 문제가 해결 가능한 것인가와 지역사회 자원의 동원 가능성 및 제공자의 문제해결 능력을 확인하는 것으로 목표는 구체적일수록 실현 가능하다.

ㅁ SMART 방식

• Specific(구체적, 명확성) : 목표는 구체적으로 기술되어야 한다.

• Measurable(측정 가능성) : 목표는 측정 가능해야 한다.

• Aggressive & Achievable(적극성과 성취 가능성) : 목표는 성취 가능한 수준이어야 한다. 노력 없이 성취 가능한 소극적인 목표는 안 된다.

• Relevant(연관성, 관련성) : 목적 및 문제해결과 직접적인 관련성(인과관계)이 있어야 하고, 현실적으로 달성 가능한 목표여야 한다.

• Time limited(기한) : 목표 달성을 위한 명확한 기한이 명시되어야 한다.

③ 목표의 기술방법

ㄱ 상·하위 목표 간 관계있는 기술을 한다.

ㄴ 사업 후 결과를 최종 행위로 진술한다.

ㄷ 대상자의 변화하는 것. 즉, 행동용어로 기술한다.

ㄹ 한 문장 안에 단일성과만 기술한다.

ㅁ 목표는 수단 또는 결과로 표현 가능하다.

• 수단 : 예 모든 영아에게 기본예방접종을 실시한다.

• 결과 : 예 A마을 영아사망률이 2018.1월~12월까지 12.8%에서 8%로 감소한다.

④ 목표의 구성

무 엇	변화 또는 달성해야 할 상태나 조건(생략 가능)
누 구	바람직하게 달성되어야 할 환경의 부분, 인간의 특정 집단인 대상
어디서	사업에 포함되는 지역, 장소
언 제	의도된 바람직한 상태 또는 조건이 수행되어야 할 기간, 시간
범 위	달성하고자 하는 상태나 조건의 양(생략 가능)

> 예 ○지역(어디), 영아의(누구), 예방접종률을(무엇), 2018.1~12월까지(언제), 현재보다 20% 증가시킨다(범위).

⑤ 목표의 종류

　㉠ 일반(구체적) 목표

　　• 궁극적 목표 : 사업 책임자의 가치체계에 따라 기대되는 조건으로 정부의 정책목표, 기관의 목표 등이 해당된다.

　　• 일반 목표(장기 목표) : 문제를 해결할 수 있는 목표, 구체적 목표의 상위목표이다.

　　• 구체적 목표 : 일반 목표의 하위 목표로 관련 원인을 해결할 수 있는 종속적이고 세부적인 목표이다.

　㉡ 투입-산출 모형에 의한 목표 분류

　　• 투입(Input) : 보건사업에 투입하는 인력, 시간, 장비, 시설, 예산 등

　　• 산출(Output) : 보건사업의 결과로 나타나는 활동, 이벤트, 서비스, 생산물 등이며, 목적을 성취하기 위한 활동들

　　• 결과(Outcome) : 보건사업의 결과로 나타나는 건강수준이나 건강결정 요인의 변화(사망률 저하, 행동의 변화, 평균 수명 연장, 삶의 질 변화)

　㉢ 인과 관계에 따른 목표 분류

　　• 과정 목표 : 결과 목표나 영향 목표 달성을 위한 실제 활동으로 산출(활동)의 양적 수준과 투입 및 산출의 적절성을 말한다(예 65세 이하 성인 고혈압 환자의 지속적인 투약 인구를 1년 내에 10% 증가시킨다).

　　• 영향 목표 : 건강수준 변화를 위해 요구되는 결정요인과 기여요인의 변화 등이다(예 65세 이하 성인 고혈압 유병률을 2년 내에 10% 감소시킨다).

　　• 결과 목표 : 건강수준의 변화로 사망률, 유병률 등이다(예 65세 이하 성인 뇌질환 사망률을 5년 내에 10% 감소시킨다).

　㉣ 기간에 따른 목표 분류

　　• 장기 목표 : 목표 달성에 5~10년이 소요되는 목표, 보건사업의 최종 목적을 달성을 위해 변화를 추구한다(사망, 상병 등의 건강지표, 사회적 가치의 변화).

　　• 단기 목표 : 지속적이고 장기적 변화 야기를 위해 필요한 단기적인 결과 변화에 대한 목표로 사업에 대한 지지도 변화, 지식 및 태도의 변화 등이다.

(2) 간호수단(방법)의 선택

① 각각의 장·단점을 고려하여 가장 효율적인 수단을 선택한다.

② 타당성 조사의 기준

　㉠ 기술적 타당성 : 기술적으로 가능하고 효과가 있는 것

　㉡ 경제적 타당성 : 경제적으로 시행 가능하고 분명한 효과가 있어야 한다.

　㉢ 법적 타당성 : 목표 달성 행위의 법적 보장이 되어야 한다.

　㉣ 사회적 타당성 : 사업 대상자들의 수용도

　㉤ 정치적 타당성 : 각계의 지지를 얻을 수 있는가, 보건기획에는 법률적 타당성뿐 아니라 정치적 타당성도 고려해야 한다.

(3) 수행계획(집행계획) : 간호업무 활동을 정하는 것

① 언제 : 각 업무 활동 단계마다 시작하고 끝나는 시간을 기록하여 시간표를 작성한다(연간, 월간, 주간 계획, 특별행사).

② 누가 : 어떤 지식과 기술을 갖춘 요원이 사업에 참여할 것인가를 계획하는 것(업무분담)

③ 어디서 : 장소에 대해 명확히 기술한다.

④ 무엇 : 업무 활동에 필요한 도구와 예산을 계획하는 것이다(예산 명세서).

(4) 평가계획

① 개 요

　㉠ 평가에 대한 계획을 사업을 시작하기 전에 수립하여야 한다.

　㉡ 평가내용은 누가(평가자), 언제(평가시기), 무엇(평가도구)을 가지고, 어떤 범위(평가범주)로 평가할 것인가를 의미한다.

　㉢ 평가는 사업이 완전히 끝났을 때와 사업이 진행되는 도중에 실시한다.

　㉣ 평가계획 수립 시 지역주민들의 참여는 사업의 효율성을 높인다.

② 평가대상 : 사업 대상자가 누구인지, 평가할 대상자의 일치 여부와 그 범위는 적당한지와 대상자 요구가 반영되었는지 및 대상자가 평가계획에 참여할 수 있게 되었는지를 점검한다.

③ 평가자 : 지역사회 간호사 혼자 할 것인지, 사업 참여인원 모두 할 것인지, 위원회를 구성해서 할 것인지를 결정한다.

④ 평가시기 : 사업 종료나 진행 중에 수시로 할 수 있다.

⑤ 평가도구 : 무엇을 가지고 평가할 것인가로 사업시작 전에 선정한다.

　㉠ 타당성 : 평가하고 있는 기준이 정확한 것인지를 의미한다. 즉, 평가하려는 내용을 어느 정도 정확하게 검사결과가 반영해 주는지를 보는 것이다(정확성).

　㉡ 신뢰성 : 반복 측정 시 얼마나 동일한 결과를 나타내는지를 의미한다(동일성).

⑥ 평가범위

　　㉠ 목표달성 정도 : 설정된 목표가 제한된 기간 동안 어느 정도 도달되었는가를 의미한다.

　　㉡ 투입된 노력(=투입자원)

　　　• 인적·물적 소비량을 보는 것(노력의 정도)

　　　• 예산보다는 간호사업을 위해 제공한 시간이나 가정방문 횟수, 자원 동원 횟수 등

　　㉢ 사업진행 과정 : 수행계획에 따라 일정에 맞도록 수행(수정)되었는지 혹은 되고 있는지를 파악하는 것, 수행되지 않았다면 원인을 분석하여 계획을 변경하거나 원인을 제거한다.

　　㉣ 사업성취도(=목표 달성 정도) : 설정된 목표가 제한된 기간 동안에 어느 정도 도달되었는지 구체적 목표에서 파악하는 것으로, 고혈압 유병률, 당뇨 유지율 등과 같이 측정 가능한 용어나 숫자로 제시한다.

　　㉤ 사업의 효율성 : 투입량에 대한 산출량을 보는 것으로 인적·물적 자원을 비용으로 환산하여 그 사업의 단위 목표량에 대한 투입 비용을 산출하는 것이다.

　　㉥ 사업의 적합성 : 인적, 물적 자원의 충족 정도를 파악할 수 있는 것으로, 모든 사업의 실적을 산출하고 지역사회 요구량과 비율을 계산한다.

출제유형문제 （최다빈출문제）

지역사회간호 목표설정 시 목표기술 방법으로 옳지 않은 것은?

① 최종행위를 결과로 기술한다.

❷ 목표는 수단으로만 표현이 가능하다.

③ 행동용어를 사용한다.

④ 한 문장 안에 여러 가지 성과를 기재할 수 없다.

⑤ 상·하위 목표 간에 관계있는 것을 기술한다.

해설

목표의 기술 방법

• 상·하위 목표 간에 관계있는 기술

• 결과를 최종 행위로 기술

• 행동용어로 기술

• 한 문장 안에 단일성과만 기술

• 목표는 수단 또는 결과로 표현 가능

5 지역사회 간호수행

(1) 간호수행 활동

① 중재수레바퀴 모델 : 인구중심적 보건 간호실무를 시각화하여 보여 준다. 이 모델은 각 지역사회 간호영역에서 나온 200여 개의 실무 시나리오를 분석하여 공통적으로 나타나는 17가지 간호중재를 도출하였으며, 중재 대부분이 세 가지 수준-개인, 집단, 전체로서의 지역사회 모두에 적용된다는 것을 도식화하였다.

감시	지역사회보건간호 중재를 계획, 수행, 평가하기 위해 지속적이고 체계적으로 자료를 수집, 분석, 정보를 해석하여 건강상태를 기술하고 모니터링하는 것 • 예 지역 십대 청소년의 성병 발생률을 조사하고 보고한다(지역사회 수준). • 예 초등학교 보건교사는 따돌림 예방 프로그램을 운영하고, 따돌림 발생률과 유병률 변화를 조사하고 보고한다(체계 수준).
질병과 건강문제 조사	인구집단의 건강을 위협하는 정보를 체계적으로 분석하여 원인을 확인하고, 위험 상황에 있는 대상을 찾아 관리방법을 결정하는 것 • 예 고등학교에서 성병 감염자를 발견하고 감염원을 확인하여 치료서비스를 제공한다(개인/가족 수준). • 예 지역사회 라돈 오염 정보를 모은다(체계 수준).
아웃리치	보건의료서비스 접근성이 낮은 위험 집단을 찾아 정보를 제공하는 것 • 예 주민들에게 나눠 줄 '영양성분요구도'에 대한 홍보물을 제작하여 지역사회 식료품가게에 비치한다(지역사회수준). • 예 노숙자 쉼터에서 사람들을 인터뷰하여 음식물 지원과 모아건강클리닉의 정보가 필요한 사람을 확인한다(개인/가족 수준).
스크리닝	건강위험 요인이나 증상이 없는 질병상태에 있는 개인을 찾아내는 것 • 예 고혈압 위험군을 대상으로 고혈압 스크리닝 체크를 시행한다(개인/가족 수준). • 예 지역사회에 고혈압 스크리닝 클리닉을 개소한다(지역사회 수준).
사례발견	건강위험인자를 가진 개인과 가족을 찾아내어 필요한 자원을 연결해 주는 것 • 예 다른 나라에서 온 이민자 중 결핵 발생 위험이 큰 이민자를 발견한다(개인/가족 수준).
의뢰 및 추후관리	실제적, 잠재적 문제를 예방하거나 해결하는데 필요한 자원을 찾아내고, 개인, 가족, 집단, 조직, 지역사회 등이 이러한 자원들을 이용하도록 돕는 것 • 예 집에서만 지내는 노인에게 음식배달 프로그램을 이용할 수 있는 방법을 알려주고, 일주일 후 음식배달 서비스를 받고 있는지 확인한다(개인/가족 수준). • 예 응급실을 방문했던 노인환자를 의뢰하고 추후 관리하는 과정을 응급실 간호사, 방문간호사와 함께 기획한다(체계 수준).
사례관리	각 서비스를 서로 조정하여 체계적으로 제공함으로써 서비스의 중복과 누락을 막고 개인과 가족의 자가간호능력, 체계와 지역사회 역량을 최적화하는 것 • 예 다운증후군 부모를 만나 지역사회 내 가용서비스를 알려주고 이용할 수 있도록 돕는다(개인 수준). • 예 심한 발달지연 어린이를 위해 지역사회 간호사, 학교 보건교사는 방문 서비스 및 학교보건 서비스를 조정한다(지역사회 수준).
위임	법에 보장된 간호사의 역할에 근거하여 지역사회 간호사가 수행하는 직접적인 보건업무이다. 여기에는 위임한 업무도 포함된다. • 예 의사의 정기 처방에 따라 지역사회 클리닉에서 예방접종을 시행한다(개인/가족/체계 수준). • 예 새로 발견한 당뇨 환자에게 '동년배 상담자'를 배정하고 식단을 조정하게 한다(개인/가족 수준).
보건교육	지식, 태도, 가치, 신념, 행위, 습관을 변화시키기 위해 사실이나 기술을 전달하는 것 • 예 10대 미혼모에게 신생아 돌보는 방법을 교육한다(개인/가족 수준). • 예 지역 고등학교에서 미혼모 대상 아기돌봄에 관한 프로그램을 운영한다(체계 수준).

상 담	자가간호나 대처역량 강화를 목적으로 개인, 가족, 체계, 지역사회와 지지적, 정서적 상호관계를 정립하는 것 • 예 자녀 사망 이후 부모가 잘 대처하도록 돕는다(개인/가족 수준). • 예 토네이도를 경험한 지역에 위기대응 서비스를 제공한다(지역사회 수준).
자 문	개인, 가족, 체계, 지역사회와 상호작용하며 문제를 해결하는 과정 속에서 문제 해결에 필요한 정보를 찾고, 최적의 방법을 모색하는 것 • 예 이혼한 아버지가 그의 두 자녀를 돌봐주는 대부와 협력하는 과정에서 생긴 문제를 해결하도록 돕는다(개인/가족 수준). • 예 지역사회 당뇨관리를 위해 일하는 인력들이 당뇨관리 전략을 개발하기 위하여 '동료자문집단'과 논의한다(지역사회와 체계 수준).
협 력	둘 이상의 사람 혹은 조직이 건강증진 및 유지를 위한 역량을 강화함으로써 공동의 목표를 달성하도록 하는 것 • 예 학교 흡연사업을 추진하기 위해 A고등학교와 B보건소가 협력사업팀을 구성하였다(체계와 지역사회 수준). • 예 청소년 보호시설의 청소년을 돌보기 위해 그 가족과 친구 네트워크를 통해 연락하면서 간호사와 사회복지사가 협력한다(개인/가족 수준).
협약체결	둘 이상의 기관이 공동의 목적을 달성하기 위해 협약을 통해 긴밀한 관계를 형성하고, 문제해결 및 지역사회 리더십을 강화한다. • 예 지역사회 재난대비계획을 함께 수립해야 하는 기관 간 네트워크를 수립한다(체계 수준). • 예 지역환경단체와 쓰레기 처리·재활용 조직이 협약을 체결해 재활용률을 높인다(지역사회 수준).
지역사회 조직화	공동의 문제나 목표를 설정하고 자원을 개발하며, 공동의 목표를 성취하기 위한 전략들을 개발하고 실행할 수 있도록 돕는 것 • 예 저소득 임대 가구주들이 모임을 만들어 임대 건물의 안전 상태를 향상시키기 위해 공동노력을 한다.
옹 호	지역사회간호사가 대상자를 변호하거나 그들의 이익을 위해 행동하는 것 • 예 지역사회 정신건강프로그램을 지원할 수 있도록 입법 전문가를 상대로 로비 활동을 한다(체계 수준).
사회적 마케팅	관심 집단의 지식, 태도, 가치, 행위 실천에 영향을 미치도록 디자인된 프로그램을 위해 상업적 마케팅의 원칙과 기술을 적용하는 것 • 예 임신기 동안 약물이나 알코올을 사용하면 발생하는 영향에 관하여 TV 패널토론에 참여한다(지역사회 수준).
정책 개발	지역사회 건강 수준을 향상할 수 있는 중요한 기전 중 하나이다. • 예 자동차 안전벨트 의무화는 자동차 사고 사망률을 감소시켰다.

② **직접간호** : 대상자에게 직접 수행하는 활동을 말한다(건강사정, 통상적 징후, 증상관리, 예방접종, 급·만성 질병관리 등).

③ **보건교육** : 가장 효율적이고 장기적인 효과를 가져올 수 있는 활동이다.

④ **보건관리** : 인력을 조직하여 업무를 분담해 주고 수행 과정에서 나타나는 쟁점들을 해결할 방안을 모색하는 것이다.

　ㄱ 조정활동(Coordinating) : 요원들 간의 업무를 분담 및 조정함으로써 업무가 중복되거나 누락되지 않도록 요원들 간의 관계를 명확히 한다.

　ㄴ 감시활동(Monitoring) : 사업의 목적 달성을 위해 사업이 의도한 대로 진행되는가를 체크하는 것으로 방법은 다음과 같다.

　　• 정보체제를 구축하고 목록을 만들어 기록해야 한다.

　　• 지속적인 관찰과 점검

- 요원이나 지역사회 주민 및 지도자와의 진행상 어려움에 대한 토의
ㄷ 감독활동(Supervising)
  • 직원들에게 관심을 갖고 그들의 활동을 지지하고 격려하며 학습 기회도 마련하는 것으로 사업의 목적, 수행, 직원의 동기나 능력 및 사원들을 감독하는 것이다.
  • 정기적인 지역사회를 방문을 통해 실시하는 것
  • 감독을 위해 방문 전 알아야 할 사항
    - 감독해야 할 지역사회가 도달해야 할 목표량
    - 요원들이 알아야 할 활동
    - 목표량과 관련된 사업진행 정도
    - 사업진행 동안 발생할 문제
    - 요구되는 물품
  • 감독활동
    - 각종 기록부 감사와 추후 간호활동
    - 지역주민의 요구 파악 및 토의
    - 보건교육 활동
    - 자원(도구, 장비, 물품, 약품)의 활용 상태와 공급방법
    - 비용에 대한 회계 감사

(2) 간호수행에 활용 가능한 기법

① 주민집단 : 지역사회 내 소규모 상호교류집단(반상회, 이웃, 사회활동그룹, 전문가 단체)
② 지역사회 지도자 : 지역사회 의견을 이끄는 반장, 동장, 부녀회장, 기관대표, 단체장 등
③ 대중매체 : 신문, TV, 라디오, SNS
④ 공공기관 : 행정기관(주민센터, 구청), 학교, 산업체, (보건)의료기관

(3) 간호수행 활동에 영향을 미치는 요인

① 필요한 지식 및 기술 선정 : 전문적인 부분을 수행하기 위해서 가장 적절한 인력 선정 시 도움이 된다.
② 책임규정(권위) : 수행에는 여러 인력이 포함되므로 활동과 책임 한계를 명확히 하고, 책임을 규정하는 것이 필요하다(수행에 대한 책임은 지역사회간호사에게 있음).
③ 장애요인 확인 및 수정 : 수행에 있어 영향을 줄 수 있는 장애요인을 수정, 제거하는 것이다.
④ 적절한 환경제공 : 대상자의 안위나 안전을 유지하고, 수행을 하는데 필요한 시간, 인원, 도구 등을 포함한 자원들을 제공하는 것이 유용하다.
⑤ 계획된 활동수행 : 간호계획에 따라 수행을 이행하는 것이 필요하다(책임 있는 수행).

(4) 간호수행 촉진 전략

  ① 자원 활용 전략 : 의료기관, 공공기관, 교육기관, 사회복지기관 등과 협약

  ② 지역주민 참여전략 : 사업별로 참여 정도를 구분하여 참여를 유도하도록 한다(사업 성패에 영향).

출제유형문제 _{최다빈출문제}

수행단계에서 요구되는 활동으로 옳은 것은?

❶ 조 정
② 통 제
③ 평 가
④ 간호사업의 수단선택
⑤ 문제별 목표 설정

해설

수행단계에서는 감시, 조정, 감독활동이 요구되고, 간호계획단계에서는 우선순위별 문제에 대한 목표설정, 간호사업 수단 및 방법 선택, 사업수행계획, 사업평가계획을 수립한다.

6 지역사회 간호평가

(1) 평가의 개념

① 일의 양 혹은 가치를 측정하여 앞서 설정한 기준에 따라 성취한 정도를 비교하는 것으로 사업이 끝난 후에만 하는 것이 아니라 사업계획, 수행 등 각 단계에서도 시행할 수 있다.

② 사업에 관한 의사결정을 지원하기 위해 체계적인 정보 수집과 분석, 보고하는 과정이다.

③ 간호과정의 마지막 단계인 동시에 피드백을 통해 1단계와 연결되어 있다.

④ 평가결과는 사업계획, 지침, 법령에도 영향을 줄 수 있다.

(2) 평가의 목적

① 목적과 목표달성 여부에 대한 확인을 위해 실시한다.

② 사업의 효과나 효율을 파악하기 위해 실시한다.

③ 사업의 개선방안을 모색하기 위해 실시한다.

④ 사업 책임을 명확히 하기 위해 실시한다.

⑤ 건강, 건강 결정요인, 보건사업에 대한 새로운 지식을 획득하기 위해 실시한다.

(3) 평가의 유형

① 사업과정(투입–산출 모형)에 따른 평가

　㉠ 구조평가

　　• 사업의 철학이나 목적에 비추어 사업내용과 기준의 적절성을 확인하는 평가로 사업에 투입되는 인력, 시간, 기술, 장비, 재정, 정보 등의 구조적인 요소들이 적절하게 계획되고 관리되고 있는지 파악하는 것이다.

　　• '사업목표가 명확하고 구체적이며 측정가능한가', '일정, 인력, 예산 등이 각 단계별로 구체적으로 제시되었는가', '사업대상의 범위나 규모가 적절한가', '사업을 전개할 조직구조, 담당인력, 물적 자원에 대한 준비는 적절한가' 등을 평가한다.

　㉡ 과정평가

　　• 사업에 투입될 인적·물적 자원이 계획대로 실행되고 있는지, 일정대로 진행되고 있는지, 사업의 모든 측면이 피드백되어 반영되는지 확인하는 과정이다(활동과 산출에 대한 평가).

　　• 평가 항목

　　　– 목표 대비 사업의 진행 정도

　　　– 사업 자원의 적절성과 사업의 효율성

　　　– 대상자의 건강요구도

　　　– 사업 전략 및 활동의 적합성과 제공된 서비스의 질

ⓒ 결과평가
- 보건프로그램이 종료된 상태에서 초기에 설정한 장·단기 사업목표가 얼마나 달성되었는가를 파악하는 것으로 개인, 집단, 지역사회 등에 대한 직접적인 변화 혹은 이득으로 평가할 수 있다.
- 단기적 효과로 대상자의 지식, 태도, 신념, 가치관, 기술, 행동 변화를 측정할 수 있고, 장기적 효과로 이환율, 사망률, 유병률 등의 감소로 측정할 수 있다.
- 평가 내용
  - 사업의 목적과 목표를 달성했는가
  - 사업에 의해 야기된 의도되지 않은 결과는 없는가
  - 사업이 사회적 형평성 달성에 기여하고 있는가
  - 조직과 지역사회의 문제해결 역량이 향상되었는가
  - 사업의 전략이 얼마나 효과적이며, 대안은 무엇인가

② 체계 모형에 따른 평가

투입자원평가 (투입)	투입된 전체 노력의 정도를 평가하는 것으로 인적·물적 자원의 소비량을 산출하여 효율과 효과에 대한 평가를 한다(인력동원 횟수, 가정방문 횟수).
사업진행평가 (과정/변환)	• 계획된 일정대로 사업이 수행되었는지 사업의 순서와 진행 정도를 파악하는 것이다. • 계획과 차질이 있다면 원인을 분석하여 계획의 변경 여부를 평가한다.
목표의 달성 정도 평가(산출)	• 계획된 목표수준에 도달 여부와 성취수준 평가 • 성취되지 못한 경우 이유를 파악하여 문제 여부를 확인하고, 성취 시에는 기여사항을 확인한 후 차기 계획 수립에 참고한다. • 잘못된 결과 : 지나치게 많거나, 적은 목표량, 잘못된 사정에 근거하여 목표설정 • 결과가 다 잘되었다. : 투입된 노력이 부족했을 가능성이 있다.
사업 효율성 평가 (산출/투입)	• 투입된 노력, 자원을 비용으로 환산하여 그 사업의 단위 목표량에 대한 투입된 비용이 어느 정도인가를 산출하는 것이다. • 최소의 비용으로 최대의 효과를 얻는 것 • 사업 수행 방법이 모두 효과적일 때 투입된 비용이 적은 방법을 선택할 근거가 되고, 산출된 목표량의 비용을 서로 비교할 수 있다.
사업 적합성(충족도) 평가	실적을 산출하고 그 산출한 자료로 지역사회 요구량과의 비율을 계산하며, 사업의 적합성에 대해 평가한다(예 당뇨환자 관리 사업에 참여하는 주민이 100명인데, 이 100명이 전체 당뇨환자의 몇 %인가를 산출하는 것이다).

(4) 평가의 절차(단계)

1단계 : 평가대상 및 기준의 결정	무엇을 평가할 것인지 평가내용과 측정기준을 결정하는 것으로 목표수준과 일치해야 한다(예 목표가 당뇨의 유병률 감소라면, 당뇨 유병률과 관련된 항목으로 당뇨병 환자 수의 증감을 평가해야 한다).
2단계 : 평가 자료의 수집	평가하기 위해 관련된 정보나 자료를 수집한다.
3단계 : 설정된 목표와 현재 상태의 비교	설정된 목표와 현재 이루어진 상태와 비교한다.
4단계 : 목표달성 정도의 가치판단	목표달성의 범위를 파악하고 원인을 분석한다.
5단계 : 재계획 수립	향후 미래사업 진행방향을 결정한다.

(5) 평가결과의 활용

① 프로그램 및 사업의 내용을 개선한다.

② 프로그램 제공인력의 교육과 지원에 활용한다.

③ 프로그램에 관한 정책결정에 활용한다.

④ 의사결정자나 지역사회주민의 관심을 집중시킬 수 있다.

출제유형문제 최다빈출문제

평가의 유형 중 투입요소에 대한 평가는 무엇인가?

① 과정평가　　　　　❷ 구조평가

③ 결과평가　　　　　④ 사업의 적합성평가

⑤ 목표달성 정도 평가

해설

구조평가는 투입요소에 대한 평가이다(인력, 시간, 기술, 장비, 재정, 정보, 시설).

제 **3** 장

건강형평성 이해 및 문화적 다양성의 실무적용

1 지역사회와 건강

(1) 건강권

① 개념 : 국민의 기본권적 생존 권리로 도달 가능한 최고 수준의 신체적, 정신적 건강을 누릴 권리를 말한다(국민이 건강하게 살 권리).

② 보건의료에 대한 권리는 건강상 필요한 경우 보건의료를 이용할 수 있는 기회인 보건의료의 접근성과 관계가 깊다.

③ 건강권의 평가기준

이용가능성	보건의료서비스, 시설, 물품 등은 충분한 수량으로 이용 가능해야 한다.
접근용이성	보건의료서비스, 시설, 물품에 대해 모든 사람이 차별 없이 접근할 수 있어야 한다.
수용가능성	보건의료서비스, 시설, 물품은 대상자의 비밀을 준수하고 대상자의 건강상태를 개선할 수 있도록 설계되어야 하며, 의료윤리 존중 및 문화적 적절성을 고려해야 한다.
질적 우수성	보건 시설, 물품 및 서비스는 과학적이고 적절한 방식으로 만들어지고 우수한 품질을 갖추어야 한다.

(2) 건강결정요인

① Dahlgren & Whitehead는 다양한 건강의 결정요인들을 순차적으로 배치하여 건강불평등의 기전을 제시함으로써 사회경제적 요인의 건강 결정 경로를 제시하였다. 건강불평등의 원인은 유전, 생활습관, 사회와 지역사회 네트워크, 생활과 노동의 조건, 일반 사회·경제, 문화, 환경 조건 등이다.

　㉠ 생물학적 요인 : 유전적 소인, 성별, 연령 등

　㉡ 생활습관

　㉢ 사회적 및 지역사회 네트워크

　㉣ 생활 및 작업환경 : 근로환경, 교육, 위생, 주택, 실업, 보건서비스

② 라론드(캐나다 보건부장관)

　㉠ 생물학적 요인 : 신체 내부에서 발생하는 신체, 정신적 건강 요소

　㉡ 생활습관 : 개인이 통제력을 가지며 건강에 영향을 미치는 의사결정(60% 차지)

　㉢ 환경 : 개인의 외부에 존재하는 자연적, 사회적 요인

　㉣ 보건의료조직 : 보건의료서비스를 제공하는 인력과 자원의 양, 질, 배치

(3) 건강–질병의 연속성과 질병 예방 수준

① 건강–질병의 연속성

　㉠ Terris의 건강연속선

　　• 건강상태나 질병상태는 어떤 절대치가 아니고 정도의 차이를 가지고 연속된 상태이므로 Disease보다는 Illness라는 용어가 적합하다고 하였다.

　　• 질병과 건강은 임상적으로 문제없이 공존할 수 있지만 건강과 상병(Illness)은 배타적이기 때문에 정도의 차이로 연속선에 표현하였다.

　㉡ Freshman(1979) : 불안, 노쇠, 스트레스, 환경요인들이 건강에 미치는 효과가 긍정적으로 또는 부정적으로 작용한다고 보고 이를 건강–질병 기능연속지표(Health–illness continuum)로 표현하였다.

　　• 자아인식 : 건강 문제 이해와 지식이 있는 것

　　• 대처 : 발생된 건강 문제를 해결할 수 있는 능력

　　• 성장 : 상황에 맞는 태도의 변화

　　• 자아실현 : 자신에 맞는 목표에 도달하고 유지하는 것

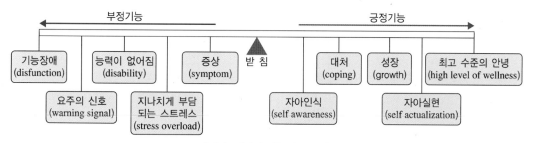

[건강–질병의 기능연속지표]

　㉢ 스프래들리(Spradley, 1996) : 건강이란 개인이 자신의 건강에 대해 가지고 있는 느낌인 주관적 영역이 환경과 상호작용하면서 어떻게 기능하는지를 보여주고 있으며, 객관적인 영역을 건강모형에 포함시켜 제시하였다.

　　• 주관적 영역에서의 건강 : 개인이 일상생활에서 생동감을 갖고, 긍정적인 건강상태인 것을 느끼는 것이다.

　　• 객관적 영역에서의 건강 : 일상 활동의 제한 정도를 개인 건강 수준의 지표로 제시하였다.

	불건강		안 녕	
완전한 불구 또는 죽음	건강하지 않다는 느낌	주관적 영역	건강하다는 느낌	적정 수준의 건강
	기능수준의 감소	객관적 영역	기능수준의 증가	

[스프래들리의 주관적 · 객관적 영역으로서의 건강]

② 질병예방 수준

㉠ 리벨과 클라크(Leavell & Clark, 1965)는 질병의 자연사를 3단계로 나누어 각 단계마다 예방적 조치를 제시하였다.

일차예방 행위	• 최적의 건강증진을 위하여 혹은 질병을 일으키는 원인으로부터 인간을 보호하기 위해 고안된 방법이다. • 질병 발생 이전에 행하는 행위로 건강증진과 건강보호의 영역을 포함한다. – 건강증진 : 적절한 주거, 근로조건의 향상, 발달 단계에 맞는 영양 섭취, 규칙적인 운동, 보건교육 등 생활조건 개선, 건강관련 지식 습득으로 생리적 기능을 향상하는 것 – 건강보호 : 예방접종, 개인 위생관리, 사고 예방 및 건강 위험요인에 노출 예방 등 특수한 대책을 세워 건강에 해로운 인자를 피하는 행위
이차예방 행위	• 조기진단 및 치료 : 집단검진을 통해 치료가 가능한 시간 내에 사례를 발견하여 적절한 치료를 하는 것 • 장애의 감소 : 지속적이고 적절한 치료를 함으로써 장애를 최소화하는 것이다.
삼차예방 행위	재활로서 질병을 앓고 난 후의 신체적·정신적 후유증을 최소화하고 발생한 장애에 대해서는 물리치료 등을 통하여 신체의 기능을 회복하는 것

(4) 건강형평성

① 건강형평성의 정의

㉠ 건강형평성(Health equity) : 누구나 차별 없이 보건의료서비스의 혜택을 누리는 것

㉡ 건강 비형평성(Health inequity)

• 1992년 Whitehead : 불필요하면서 회피 가능(Avoidable)하고, 공정하지 않은 건강상의 차이라고 정의하였다.

• 2002년 Wagstaff : 소득, 교육 등 사회적인 불평등과 관련이 있고 사회계급 간의 차이는 불평등을 초래한다.

㉢ 보건의료의 형평성(Equity in health care)

• 보건의료서비스에 대한 접근성과 의료이용, 의료비 지출과 의료자원 배분에서의 형평성을 의미한다.

• 보건의료 결과인 건강수준보다는 과정인 의료재정과 의료서비스 전달에 중점을 둔다.

• 수평적 형평성 : 동등한 의료요구에 따른 동등한 의료 이용

• 수직적 형평성 : 다른 지불능력에 따른 다른 부담 수준

② 건강형평성의 필요성

㉠ 규범적 필요성

• 건강은 누구에게나 중요한 사회권의 하나로 모든 사람에게는 건강권이 있다.

• 건강 수준의 격차를 줄이고, 최상의 건강 잠재력을 얻기 위해 필요한 기회와 자원을 국가가 보장해 주어야 함을 명시하고 있다(WHO, 1986).

㉡ 현실적 필요성

• 건강 수준이 높은 집단보다는 낮은 집단의 건강을 향상시켜 건강형평성을 유지하는 것이 필요하다.

• 취약계층의 건강 수준을 높이는 것은 의료비 절감뿐 아니라 생산 활동에 참여함으로써 국가경쟁력 향상에 도움이 된다.

③ 건강불평등 해소를 위한 노력
  ㉠ 건강을 유지하거나 질병예방을 위한 건강 문제 해결은 사회적 문제이며 사회적 책임임을 강조한다(1946년 WHO 헌장 서문).
  ㉡ 건강문제, 의식주를 포함한 다양하고 복잡한 문제를 취약집단이 가지기 때문에 공공정책과 부문간 협력이 필요하다.
  ㉢ 개인, 지역사회, 국가 수준의 영향과 상호작용을 모두 고려한 다수준적 접근이 필요하다.
  ㉣ 영 국
    • 1980년 직업 계층 간 사망률의 차이를 보고한 블랙리포트(Black report)가 알려지면서 건강불평등에 대한 논의가 시작되었다.
  ㉤ 한 국
    • 헌법 : '모든 국민은 보건에 관하여 국가의 보호를 받는다.'라고 명시
    • 1989년 전국민의료보험 : 보건의료서비스를 모든 국민이 누리도록 하였다.
    • 2005년 새국민건강증진종합계획 : 건강형평성 제고를 궁극적 목표로 제시
    • 2020 국민건강증진종합계획 : 다문화가족 건강, 취약가정 방문 건강, 장애인 건강 등 인구집단별 건강관리 사업 포함

(5) 건강도시(Health city)
  ① 건강도시의 정의
    ㉠ WHO(1998) : 물리적, 사회적 환경을 지속적으로 개선하고 창출하며, 지역사회의 자원을 증대함으로써 도시구성원들이 개개인의 능력을 모두 발휘하고 잠재능력을 최대한 개발하여 상부상조할 수 있도록 하는 도시
    ㉡ 건강도시는 시민의 건강과 안녕을 의사결정 과정 중심에 두는 도시로 결과가 아닌 과정을 의미한다.
  ② 건강도시의 특징
    ㉠ 특정 건강수준을 성취했다고 건강도시가 되는 것이 아니라, 건강을 도시의 주요한 문제로 인식하고 개선하기 위해 노력한다면 현재의 상태와 관계없이 건강도시가 될 수 있다.
    ㉡ 지금까지 하고 있던 건강관련 사업과 별도의 계획이 아니라 건강과 관련된 기존의 계획 또는 도시발전 계획에 지역주민의 건강이라는 목표를 강조하여 통합 계획으로 발전시키는 것이다.
    ㉢ 어떤 도시이든 건강에 전념하고 건강수준의 향상을 위한 과정과 조직을 가지면 건강도시라고 할 수 있다.
    ㉣ 건강도시 조건
      • 깨끗하고 안전하며, 질 높은 물리적 환경
      • 안정되고, 장기적으로 지속 가능한 생태체계
      • 상호협력체계와 비착취적인 지역사회
      • 건강 및 복지에 영향을 미치는 결정에 대한 시민 참여와 통제
      • 모든 시민을 위한 음식, 물, 주거, 소득, 안전, 직장 등의 기본 욕구 충족
      • 광범위하고 다양한 만남, 상호교류, 의사소통의 기회와 자원에 대한 접근성
      • 다양하고 활기 넘치며, 혁신적인 도시 경제

- 역사, 문화 및 생물학적 유산 혹은 지역사회 내 모임들과 개인과의 연계 도모
- 모든 시민이 접근할 수 있는 공중보건 및 치료서비스의 최적수준
- 지역주민 건강 수준이 높은 도시(낮은 이환율)
- 이상의 특성들과 양립하고 그것을 증진시키는 도시 형태

③ 건강도시와 관련된 개념적 근거

 ㉠ 모든 인류에게 건강을(Health for all, HFA)

- 알마아타선언으로 알려진 1978년 WHO 국제회의선언에서 '모든 인류에게 건강을(Health for all, HFA)' 목표로 하고 그 수단으로 일차보건의료라는 개념을 도입하였다.
- 일차보건의료는 보편적인 접근, 개인과 지역사회의 참여와 자립, 관련 분야와의 상호협력 및 적절한 기술, 비용효과라는 4가지 원칙을 천명하였다.

 ㉡ 건강증진 : 오타와 헌장(Ottawa charter)

- '모든 인류에게 건강을'이라는 목표를 달성하기 위해 오타와 헌장에서는 건강증진이라는 개념을 도입하였다.
- 건강한 공공정책 수립, 지지적 환경조성, 지역사회 활동 강화와 개인 능력 개발, 보건서비스 재순응의 다섯 가지의 활동 강령을 상정하고 있다.
- 건강도시의 궁극적 목표 : 건강한 공공정책 수립

 ㉢ UN 지역의제 21(UN Local agenda 21)

- 유엔환경개발회의에서 채택된 행동강령으로 지구의 환경을 보존하기 위한 실천적 계획이다(세계환경정책의 규범으로 채택).
- 건강도시란 살기에 적합하고, 지속적으로 개발 가능하고, 형평성이 있으며, 통합적이고, 환경의 질이 높은 수준을 유지하고, 적절하게 번영하기 위해 노력하는 그리고 때로는 상충하는 이들 가치 간의 균형을 추구하는 공동체라고 할 수 있다.

출제유형문제 최다빈출문제

소득, 교육수준, 사회적 지위 등으로 인해 발생하는 건강 불평등을 줄이고 누구나 균등하게 보건의료서비스의 혜택을 받을 수 있도록 노력하는 것을 무엇이라 하는가?

① 건강 비형평성   ② 건강증진
③ 국민의료보험   ❹ 건강형평성
⑤ 건강권

해설
- 건강 비형평성(건강불평등) : 소득, 교육, 직업, 재산, 등과 같은 사회·경제적 위치에 따른 건강상의 불평등
- 건강권 : 국민이 건강하게 살 권리, 기본적인 생존권의 건강개념

2 지역사회 간호와 문화적 다양성

(1) 다문화의 개요

① 국제교류, 세계화로 인한 이민증가로 다문화 가정이 늘어나면서 서로를 이해하고자 하는 다문화주의에 대한 관심이 증가하고 있다.

② 다문화주의

　㉠ 문화적 다양성을 인정하고 존중하는 사상이나 정책을 의미한다.

　㉡ 모든 문화의 가치는 동등하다는 문화상대주의와 서로의 지향점이 다르더라도 서로의 다름을 존중해 주는 관용의 개념에서 공통점을 찾을 수 있다.

(2) 지역사회와 다문화 간호

① 다양성에 대한 이해와 존중의 중요성

　㉠ 문화적으로 역량 있는 지역사회간호를 제공하기 위해서 다양한 개인, 가족, 집단, 지역사회의 삶의 방식, 가치체계, 건강과 질병행위를 이해하고, 다양한 가치, 생활양식을 지닌 사람들에 대해 존중하는 태도를 가지는 것이 중요하다.

　㉡ 다문화 간호를 할 때, 지역사회 간호사가 자신의 문화에 의거해서 대상자를 판단하거나 평가하지 말아야 한다.

　㉢ 타 문화 대상자의 건강에 대한 가치 및 신념을 포함한 문화적 맥락의 이해가 필요하다.

　㉣ 대상자에게 필요한 건강간호 이해

　　• 첫 번째 : 자신의 문화적인 가치관, 신념, 태도와 실천방식을 이해해야 한다(자기성찰).

　　• 두 번째 : 대상자의 문화적 집단이 건강을 정의하는 개념을 기억하고, 대상자가 가진 건강의 의미를 확인하는 것이다.

② 다문화 간호사정

　㉠ 대상자와 처음 접촉할 때 특징 파악을 위해서 일반적인 문화적 사정을 한다(인종적 배경, 종교, 가족유형, 가치관, 언어, 교육, 정책 등).

　㉡ 심도 있는 문화 사정은 2단계에 걸쳐 수행한다.

　　• 자료수집단계

　　　- 지역사회 간호사 자신에 대한 사정

　　　- 대상자가 지각하는 건강간호시스템, 질병, 이전과 앞으로의 치료에 대한 인지정보 수집을 위한 질문을 한다.

　　　- 간호진단을 한 후 효과적으로 간호를 실행하기 위한 문화적 요인을 확인한다.

　　• 조직단계

　　　- 대상자와 가족이 생각하는 최상의 치료와 관련된 자료 수집

　　　- 대상자의 문화적 요구와 목표가 다른지에 대한 정기적인 자료 수집

③ 이론 및 모형

   ⊙ 레이닝거(Leininger)의 문화, 간호, 다양성 그리고 보편성에 대한 간호이론

     • 횡문화간호 : 사람들의 건강과 안녕을 추구하고 질병예방 및 죽음을 잘 준비하도록 돕기 위해 문화적으로 의미 있는 방법을 이용하여 특수하면서도 보편적 간호실무 제공이 목표이다.

     • 7가지 요인(기술, 종교와 철학, 혈연 및 사회문화적 가치관과 삶의 방식, 정책 및 법, 경제, 교육)이 개인, 가족, 집단의 건강과 질병에 영향을 미치고, 문화적으로 적합한 간호를 제공하기 위해 구조화된 접근법 사용으로 다양한 건강 체계에서 개인, 가족, 집단, 지역사회, 기관을 사정하고 간호하는 데 적용할 수 있다.

     • 직접 간호를 담당하는 간호사에게 가장 중요한 일은 문화적 배경을 파악하는 일이며, 대상자의 문화와 요구, 삶의 방식에 영향을 미치는 요인에 대해 해박한 지식을 가져야 한다고 주장하였다.

   ⓛ 가이거와 다비드하이저(Giger & Davidhizar)의 횡문화사정 모형

     • 건강과 질환에 영향을 미치는 의사소통, 공간, 사회조직, 시간, 환경통제, 생물학적 차이의 6가지 문화현상을 제시하고 이에 대한 사정도구를 개발하였다.

     • 6가지 문화현상은 상호배타적이지 않아 서로 관련이 있고 때로는 상호작용을 한다.

④ 다문화 간호과정의 적용

   ⊙ 문화학적 사정 : 대상자의 문화적 환경 내에서 간호요구나 중재를 결정하기 위한 문화적 신념, 가치, 실천에 대한 개인, 집단, 지역사회의 체계적인 평가나 조사를 통해 지역사회간호사는 개인과 가족의 가치관에서 습득된 대상자의 문화적인 면에 대한 지식을 습득할 수 있다.

단 계	문화학적 사정
1단계	다섯 가지 감각을 사용하여 관찰한 것을 기록한다.
2단계	일반적인 민간요법을 포함한 이야기들을 집중해서 경청
3단계	문화적 표현의 유형과 서술한 것을 확인
4단계	주제와 양식을 종합
5단계	문화적으로 적합한 간호계획을 대상자와 함께 세운다.

   ⓛ 문화적 자가사정 : 건강과 관련된 태도, 가치, 신념, 실천에 대한 간호사 자신의 상태를 확인함으로써 대상자, 가족, 집단, 지역사회의 관점에서 건강과 간호의 문화적 측면을 잘 이해할 수 있다.

   ⓒ 지역문화에 대한 지식 : 문화적 집단 연구, 문헌고찰, 전문가 면담 등으로 다양한 문화에 대해 견해를 접하고 지식을 넓힌다.

   ⓡ 문화적으로 다양한 집단에 대한 정책적인 이슈 인식 : 입법제정과 재정지원에 영향을 미치는 것을 도울 수 있다.

   ⓜ 문화적 역량이 있는 간호제공

     • 다양한 문화적 상황에서 효과적으로 간호를 제공하기 위해 상호 간의 의사소통 관계 기술, 행위적 유연성을 사용할 수 있게 하는 문화적으로 일관된 행동, 실무태도, 정책들의 복합적 개념이다.

     • 지역사회 간호사 자신의 문화적 배경에서 자기 자신과 다른 사람들에 대한 감각을 개발, 형성할 수 있게 해 준다.

- 문화적 역량을 갖추려고 노력하는 지역사회 간호사는 다른 사람들의 문화나 가치관의 다양성을 존중하고, 다른 문화를 가진 대상자를 효과적으로 간호할 수 있다.
- 문화적 역량 발전 단계

관 계	문화적 역량이 없음	문화적으로 민감함	문화적 역량이 있음
인지적 측면 (Cognitive dimension)	인식하지 못 함	인지함	인식함(유식함)
정서적 측면 (Affective dimension)	무관심	공감함	변화하기 위해 헌신함
심리적 운동 측면 (Psychomotor skills)	기술이 없음	기술이 부족함	기술이 능숙함
전반적인 역량	파괴적 영향	중 립	건설적 영향

ⓑ 문화에 기반한 건강습관의 인식
- 대상자, 집단, 지역사회의 문화에 기반한 건강습관 유형과 의미의 이해는 특별한 상황에서의 적합성에 대한 결정이 가능하다.
- 도움이 되거나 중립적인 습관은 격려하고, 해로운 습관은 수정하도록 해야 한다.

출제유형문제 최다빈출문제

간호사가 자신의 상태를 확인함으로써 대상자의 건강과 간호에 대한 문화적 측면을 잘 이해하고 그에 따라 간호를 제공하는 전략은?

① 문화학적 사정
② 지역문화에 대한 인식
❸ 문화적 자가사정
④ 문화에 기반한 건강습관의 인식
⑤ 지역문화에 대한 지식

해설

문화적 자가사정의 적용은 건강과 관련된 태도, 가치, 신념, 실천에 대한 간호사 자신의 상태를 확인함으로써 대상자와 가족, 집단, 지역사회의 관점에서 건강과 간호의 문화적 측면을 더 잘 이해할 수 있다.

3 취약가족과 간호

(1) 취약가족(Vulnerable family)

① 취약가족의 분류와 발생과정

㉠ 정 의

- 특별한 요인으로 인하여 가정생활 속에서 바람직하지 않은 결과를 좀 더 많이 경험하는 가족
- 가족의 구조, 기능, 상호작용, 발달단계에서 다른 가족에 비해 더 큰 위험에 노출된 가족

㉡ 취약가족의 분류

분류 기준	취약가족의 종류
가족의 구조	불완전 가족, 한 부모 가족, 이혼·별거 가족, 조손 가족, 새싹 가족
가족의 기능	저소득 가족, 극빈 가족, 실업 가족, 취업모 가족, 만성질환자 가족, 장애인 가족
가족의 상호작용	학대부모 가족, 비행청소년 가족, 알코올중독자 가족, 다문화 가족
가족의 발달단계	미혼모 또는 미혼부 가족, 미숙아 가족
기 타	다문제성 가족, 유랑 가족, 유전적 문제가 있는 가족

㉢ 취약가족의 발생 과정

위기 발생요인 → 가족의 인식과 대응능력 → 위기가족 발생 → 가족기능 약화, 가족 불안정심화 → 취약가족 → 가족해체(위기관리가 이루어지지 않을 경우)

② 취약가족의 공통적 문제

㉠ 위험상황에 처한 가족은 한 명 이상의 가족 구성원이 없거나 분리되어 있다.

㉡ 가족 구성원의 상호작용의 변화

- 위험에 있는 가족 구성원에게만 관심이 집중되어 다른 구성원들의 신체적, 정서적 욕구가 무시되는 경우가 많다(예 장애아 가정).
- 부모가 자녀의 훈육에 어려움을 가진다.
- 자녀들은 과장된 행동을 하는 경향이 있다.

㉢ 가족 구성원의 역할변화가 빈번하다(가족 구성원의 질병, 죽음).

㉣ 가족의 경제기능 변화 : 외부의 도움이 없거나, 불충분한 재정 지원을 받을 경우 가족해체나 통합이 깨진다.

㉤ 가족의 건강수준변화 : 지속적이거나 반복적인 스트레스 사건을 경험할 경우 신체·심리적 질병 발생 가능성이 높아진다.

㉥ 위험 상황에 처한 가족은 이러한 상황이 장기화되고 많은 스트레스 사건을 경험할 경우 신체·심리적 질병발생 가능성이 높아진다.

③ 취약가족의 특성

    ㉠ 복합적인 위기상황 경험 : 한 가지 위기는 부가적인 위기상황을 유발한다(미숙아 출산은 아동 유기와 연결).

    ㉡ 취약상황 원인의 복잡성 : 가족의 취약상황을 일으키는 원인은 복잡하고 잘 드러나지 않는다.

    ㉢ 취약상황의 장기간 지속 : 대부분의 취약상황은 장기간 지속되는 특성을 가진다(가족 구성원의 정신장애는 전 생애에 영향을 미침).

    ㉣ 상황적 속성 : 문제해결을 하면서 가까워지는 가족이 있는 반면 서로 비난하는 가족도 있다.

(2) 취약가족의 유형

① 이행가족 : 변화에 관심이 많고 실행할 수 있는 가족으로 행위적 중재가 효율적이다.

② 불이행가족 : 문제를 부정하거나 해결될 것이라는 생각에 아무 행동도 하지 않는 가족으로 정서적 중재를 먼저 제공하도록 한다.

(3) 취약가족의 간호중재

① 중재전략

    ㉠ 여러 문제를 동시에 복합적으로 가지고 있기 때문에 문제를 세분화하여 접근한다.

    ㉡ 문제를 세분화하는 것은 가족이 문제를 작게 인지하여 해결하기 위함이다.

    ㉢ 취약가족에게 즉각적인 해결을 기대하지 않는다.

    ㉣ 인내심을 가지고 가족을 지지하고 존중하는 태도로 지속적인 간호를 제공한다.

    ㉤ 궁극적으로는 가족 스스로 문제해결을 할 수 있는 힘과 역량을 키울 수 있도록 한다.

② 취약가족 중재 시 고려사항

    ㉠ 취약가족에 대한 정확한 사정

    ㉡ 가족 전체가 중재 대상임을 인식한다.

    ㉢ 중재 적용 시 구성원별로 개별화한다.

    ㉣ 다양한 중재 전략 개발

    ㉤ 팀 접근법 활용

    ㉥ 중재를 통해 가족 구성원 스스로가 문제를 해결할 수 있도록 격려한다.

    ㉦ 지속적인 간호와 가족의 강점을 찾아 활용할 수 있는 간호를 제공한다.

출제유형문제 최다빈출문제

취약가족의 공통적 문제가 아닌 것은?

① 가족 구성원이 없거나 분리되어 있다.

② 자녀들의 양육에 어려움을 느낀다.

③ 가족 구성원의 역할변화가 빈번하다.

④ 위기에 처한 구성원에게만 관심이 집중된다.

❺ 외부도움과 재정지원으로 경제적 어려움은 없는 편이다.

해설
취약가족이 갖는 흔한 문제는 외부의 도움이 없거나, 불충분한 재정 지원을 받을 경우 가족 해체나 통합이 깨지기도 한다.

제**4**장

역학지식 및 통계기술 실무적용

1 역학의 이해

(1) 역학(Epidemiology)의 정의

① 역학의 어원
- ㉠ 돌림병(Epidemia)을 연구하는 학문
- ㉡ epi는 '~에 관한', demos는 '인구집단(Population)', ology는 학문(Study)으로 본다.

② 역학의 정의
- ㉠ 인구집단을 대상으로 생리적 상태 및 이상상태에 대한 빈도와 분포를 기술하고, 이러한 빈도와 분포를 결정하는 요인들을 원인적 연관성 여부를 근거로 밝혀냄으로써 효율적 예방법을 개발하는 학문이다.
- ㉡ 세부내용
  - 역학의 대상은 개인이 아닌 지역사회 인구집단(건강인과 환자) 모두를 포함한다.
  - 생리적 상태와 이상상태를 모두 포함하는 것은 인간에게 필연적으로 발생할 수 있는 자연사를 역학연구의 대상으로 한다.
  - 질병의 분포와 빈도를 기술한다는 것은 인구집단 내에서 발생하는 생리적 상태와 이상상태의 빈도와 이러한 사건이 어떤 모양으로 퍼져 있는가(분포)를 과학적으로 설명하는 것이다.
  - 빈도와 분포를 결정하는 요인과 결과의 관계를 원인적 연관성에 근거하여 밝혀냄으로써 효율적 예방법을 개발하는 학문이다.
  - 개발된 인과적 연관성 혹은 위험요인을 건강증진과 질병예방 및 관리에 이용한다.

(2) 역학의 목적과 활용

① 기술적 역할
- ㉠ 질병의 자연사(自然史)에 대한 기술 : 질병의 발생 초기부터 끝까지 진행되는 과정
- ㉡ 건강 수준과 질병양상에 대한 기술
  - 질병발생의 원인을 규명하기 위한 가설 설정의 실마리를 제공한다.
  - 해당 지역사회의 건강수준과 보건문제를 파악할 수 있으며, 이를 근거로 보건사업계획을 할 수 있는 자료를 제공한다.
- ㉢ 인구동태에 관한 기술 : 어떤 사건을 기술할 때에는 그 분모가 되는 모집단에 관하여 상세한 기술이 병행되어야 한다. 인구학적 특성은 질병양상에도 크게 영향을 미치기 때문이다.

    ㉣ 건강관련 지수의 개발(측정지표) 및 계량치(측정치)에 대한 정확도와 신뢰도의 검증 : 건강수준 및 질병양상을 기술하기 위해 계량된 자가 이용되는데, 여러 사람이 동일한 개념으로 사용할 수 있도록 표준화된 것이라야 한다. 현재 이용되고 있는 건강지수가 역학에 있어 계량자이다.

② **질병발생의 원인 규명** : 역학연구의 근본 목적이며 가장 중요한 역할인 질병발생의 원인 규명과 발생위험을 증가시키는 위험요인을 파악하여 그 질병으로 인한 이환율과 사망률을 감소시킨다.

③ **연구 전략의 개발**

④ **질병 및 유행 발생의 감시** : 질병이나 이상 상태의 발생 분포를 지속적으로 파악함으로써 이들의 변화를 조기에 감지하고 적절한 조치를 취하여 질병의 발생을 예방하고 관리하기 위한 종합적이고 체계적인 과정이다.

⑤ **보건사업의 평가** : 기존 또는 새로운 질병예방법과 치료법을 평가하고 지역사회에 새로이 도입된 보건사업과 의료공급체계의 효과나 효율성을 평가한다.

(3) 역학의 역사적 배경

① **히포크라테스(Hipocrates, BC 460~BC 370)** : 계절과 지리적인 위치, 공기, 물 등의 환경이 인간의 질병 발생에 관여한다고 주장하였으며, 풍토병과 유행병을 구분하였다.

② **린드(James Lind, 1717~1794)** : 괴혈병의 원인과 치료방법을 찾는 데 비교개념을 처음으로 적용하였으며, 레몬과 라임 등이 예방과 치료에 효과가 있을 것이라고 제안하였다.

③ **스노우(John Snow, 1813~1858)의 콜레라 역학조사** : 오염된 물에 의해 콜레라가 전파된다는 가설을 세우고, 콜레라 환자들이 거주하는 지역별 점지도를 작성하여 템즈강 하류에서 취수하는 수도회사의 물을 마시는 지역의 사망률이 높음을 찾아내어, 오염된 물이 콜레라를 전파한다는 가설을 입증하였다.

④ **루이즈 마스(Clara Louise Maass, 1876~1901)** : 간호사이면서 역학자였던 Clara는 황열의 원인균을 분리하고 동정하는 연구에서 모기가 질병의 보균자가 된다는 사실을 증명하였다.

⑤ **돌과 힐(Doll & Hill)** : 흡연과 폐암의 연관성에 대한 조사결과 통계적 유의성 인정, 비교위험도가 크다는 것, 흡연량과 반응관계가 성립됨을 증명하였다(첫 환자-대조군 연구).

⑥ **프레이밍햄 심장병 연구(Framingham Heart Study)** : 심장질환을 비롯한 만성 질환에 관한 중요한 역학적 연구결과를 내고 있다.

⑦ **모니카(MONICA) 연구** : WHO가 중심이 되어 시작되었으며, 세계 여러 곳에서 다양한 질병에 대한 역학적 연구가 이루어지고 있다.

(4) 질병발생 모형과 원인적인 연관성

① 질병발생의 다요인설 : 여러 원인(요인)들의 작용으로 질병이 생긴다는 개념으로, 질병과 건강현상은 한 가지 요인이 그 질병이나 건강현상의 필요와 충분조건인 경우는 없으며, 여러 가지 요인의 상호작용으로 발생한다는 것이다.

ㄱ 병인(병원체, Agent) – Clark(1992) : 질병의 직접적인 원인

물리적 요인	외상을 유발시키는 여러 가지 기계적인 힘, 고온, 한랭, 압력, 진동, 방사능 등을 말한다.	
화학적 요인	외인성 요인	생물학적 병원체 요인을 제외한 유해 물질, 즉 독물질, 알러젠 등 숙주의 환경에 존재하면서, 숙주와 접촉하거나 체내에 유입되었을 때 질병을 유발할 수 있는 모든 화학 물질을 말한다.
	내인성 요인	인체에서 분비되는 물질, 즉 신체 내의 대사과정에 이상이 생겼거나 간장 및 신장에 장애가 있을 경우 이들 화합물이 신체에 축적되어 질병을 발생시킨다.
영양 요인	영양의 과잉 또는 결핍은 질병을 유발한다.	
심리적 요인	스트레스, 사회적 격리, 사회적 지지 등	
생물학적 요인	세균, 박테리아, 바이러스, 곰팡이, 기생충, 원충류 등	

ㄴ 숙주(Host)

- 개인의 병인에 대한 감수성과 면역기전에 좌우되며, 내적 요인과 외적 요인의 상호작용에 의해 결정된다.
- 같은 조건의 병인과 환경이라도 숙주의 상태에 따라 질병발생 양상은 다양하다.

생물학적 요인	성, 연령, 인종, 면역 등
감수성과 저항력	유전적 요인, 생물학적 요인(성, 연령 등), 체질적 요인(과거 폭로 경험, 영양상태, 건강상태, 성격 등), 사회적 요인(사회경제적 수준, 결혼, 가족형태, 직업 등)에 따라 결정된다.
습관이나 관습	생활습관, 개인위생

ㄷ 환경(Environment) : 숙주를 둘러싸고 있는 모든 것, 질병발생에 영향을 미치는 외부 요인을 의미하며, 병원소의 전파방식을 결정한다.

생물학적 환경	동식물, 미생물, 감염성 질환의 매개체, 감염원
사회적 환경	문화적, 기술적, 정치적, 인구학적, 사회학적, 경제학적, 법적 특성이 포함
물리적 환경	고열과 한랭 및 공기, 기압, 주택시설, 음료수, 소음, 지리적 조건 등이 포함

② 질병발생의 모형

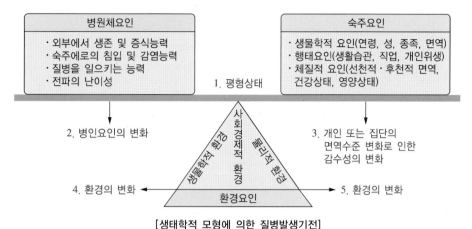

[생태학적 모형에 의한 질병발생기전]

㉠ 생태학적 모형(Ecological model) : 역학적 삼각형 모형으로 질병의 발생기전을 환경이라는 저울 받침대의 양쪽 끝에 병인과 숙주라는 추가 놓인 저울대에 비유하여 설명하는 모형으로서 숙주-병인 간의 상호작용에 의해 발생하는 질병의 발생기전을 개념적으로 쉽게 표현하고 있다.

1. 평형상태	병원체, 숙주, 환경요인들이 평형을 이루는 상태는 질병이 없는 상태이다.
2. 병인(병원체)요인의 변화	병인요인의 발병력, 감염력 등이 높아지면 질병이 발생한다.
3. 개인 또는 집단의 면역수준 변화로 인한 감수성의 변화	숙주요인의 취약성 및 감수성 증가로 인하여 질병이 발생한다.
4. 환경의 변화	숙주의 감수성을 높이는 쪽으로 환경의 변화가 일어나면 질병이 발생한다.
5. 환경의 변화	병인요인이 작용하기 쉬운 쪽으로 환경의 변화가 일어나면 질병이 발생한다.

㉡ 수레바퀴 모형(Wheel model) : 숙주와 환경 사이의 관계를 설명하는 모형
- 수레바퀴의 중심은 유전적 소인을 가진 숙주가 있고, 그 숙주를 둘러싼 환경은 생물학적, 물리·화학적, 사회적 환경으로 구분되며, 질병의 종류에 따라 각 바퀴를 구성하는 각 부분의 기여도 크기에 의해 면적의 크기가 달라진다.
- 이 모형은 질병의 병인을 강조하지 않고 다요인적 병인을 확인하는데 필요성을 강조하고 있다.
- 거미줄 모형과 차이점 : 숙주요인, 환경요인을 구분하고 있어 역학적 분석에 용이하다.
- 거미줄 모형과 유사점 : 질병의 병인보다 발생요인을 찾아내는 데 초점을 둔다.

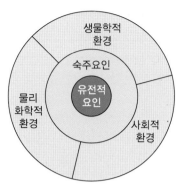

[사람과 환경 사이의 상호작용에 관한 수레바퀴 모형]

ⓒ 거미줄(원인망 모형) 모형 : 질병발생에 관여하는 여러 직·간접적 요인들이 거미줄처럼 서로 얽혀 복잡한 경로가 있다는 모형이다.

• 병인과 숙주, 환경을 구분하지 않고 모두 질병발생에 영향을 주는 요인으로 파악한다.

• 이 모형은 과거의 여러 가지 선행요소는 마치 거미줄처럼 복잡하게 얽혀 그 근원을 찾기 어렵지만 질병 발생 경로상의 몇 개의 요인을 적절히 차단시키므로 효과적으로 질병을 예방할 수 있음을 보여 준다.

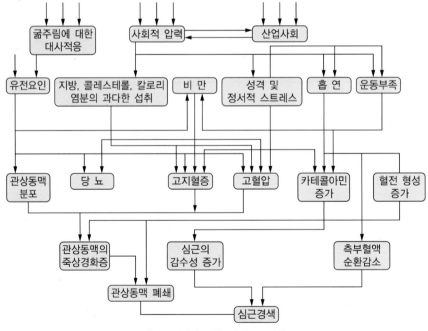

[심근경색에 대한 거미줄 모형]

③ 원인적 연관성 : 인간집단의 건강과 관련된 여러 현상이 어떤 요인과 관련이 있는지 확인하기 위한 과정이다.

   ㉠ 연관성(Association) : 시간적 전후 관계를 갖는 두 사상(Event) 간의 인과관계

   ㉡ 위험요인에 대한 노출과 질병발생 사이의 연관성을 판단하는 것이 역학의 중요한 목적이다. 그러나 위험요인에 대한 노출과 질병 사이에 관찰된 연관성이 항상 원인적 연관성 혹은 인과관계가 있는 것은 아니다.

④ 원인적 연관성과 비원인적 연관성을 판별하기 위해 사용되는 주요 조건

   ㉠ 시간적 선후관계 : 원인이라고 고려되는 사상이 결과라고 고려되는 사상보다 시간적으로 선행되어야 한다.

   ㉡ 통계적 연관성의 강도 : 통계적 연관성의 강도가 클수록 인과관계의 가능성이 높다는 증거가 된다. 두 요인 사이에 우연히 일어날 수 있는 확률(P-value)이 적을수록 통계적 연관성의 강도는 강하며 통계적으로 유의하다.

   ㉢ 기존 지식과의 일치성 : 이미 확립된 지식이나 소견과 일치할 경우, 원인적 연관성이 높아진다.

   ㉣ 생물학적 발생 빈도 : 요인에 대한 폭로의 양이나 기간에 따른 상관성이 있어야 하며, 이러한 상관성의 용량 - 반응관계(Dose response relationship)는 통계학적 상관관계로 확인이 가능하다.

   ㉤ 특이성 : 어떤 요인이 특정 질병에는 관련을 보이나 다른 질병에는 관련성을 보이지 않는 경우 특정 질병과의 인과성의 가능성이 높아지는 반면, 다른 질병과도 관련성을 보이면 인과관계의 가능성은 낮아진다.

   ㉥ 생물학적 설명 가능성 : 역학적으로 관찰된 두 변수 사이의 연관성을 분자생물학적인 기전으로 설명 가능하다면 인과관계의 가능성이 높다(예 19세기 중반까지만 하더라도 수술 전 손 씻기가 산욕열을 감소시킬 수 있다는 역학적 관찰은 생물학적 설명으로 불가능했다).

   ㉦ 일관성 : 폭로요인과 질병의 관계가 반복하여 같은 결과를 나타내는 경우

   ㉧ 실험적 증거 : 요인에 대한 인위적인 조작 혹은 실험적인 연구를 통하여 연관성의 변동을 관찰함으로써 인과성에 대한 증거를 제시하게 된다.

출제유형문제 최다빈출문제

질병발생 3요인 중 한 가지 요인의 변동으로 균형이 깨져 질병이 발생한다고 보는 이론은?

❶ 생태학적 모형   ② 수레바퀴 모형
③ 거미줄 모형   ④ 자연사
⑤ 통계적 연관성

해설
생태학적 모형(Ecological model)
• 개인 혹은 지역사회 건강 상태는 병원체, 숙주, 환경요인들이 평형을 이루어 어느 쪽으로도 기울지 않는 상태
• 두 가지 요인은 변동이 없다는 가정하에 어느 한 가지 요인이 변동을 일으켰을 때 질병이 발생

2 질병의 자연사와 예방수준

Leavell & Clark(1965)은 예방의 수준을 1,2,3차로 구분하였다. 이 모델은 보건의료 전문직이 질병 발생 이전이나 질병의 진행단계에서 보건사업을 위한 전략을 인식하는 데 유용한 지침이다.

구 분	질병의 과정	예방대책	예방수준
1단계	비병원성기 (병인–숙주–환경의 상호작용)	건강증진	1차 예방
2단계	초기 병원성기 (병인의 자극이 시작되는 질병 전기)	특수예방	
3단계	초기 병적 변화기 (병인의 자극에 대한 숙주의 반응이 시작되는 불현성 감염기, 잠복기)	조기발견(진단)과 조기치료	2차 예방
4단계	현성질환기 (임상 증상이 나타나는 현성감염기)	악화방지를 위한 치료	
5단계	회복기(재활의 단계)	재 활	3차 예방

(1) 질병의 자연사(Natural history of disease)

한 질병에 대하여 어떤 처치도 하지 않고 발생 초부터 끝까지의 경과를 다음의 5단계로 나누었다. 이 과정은 숙주, 환경, 병인의 세 요인 사이에 상호관계로 이루어지며, 이 요인 중 어느 하나에 변화가 오면 다른 요인의 상황에도 변화를 가져와 균형이 깨지고 이에 따라 질병발생이 용이해진다.

제1단계	전 발병기(감수성기)로써 질병발생에 유리한 요인이 있으나, 숙주의 저항력과 환경요인이 숙주에서 유리하게 작용하여 병인의 자극을 숙주가 극복할 수 있는 상태로 건강이 유지되는 기간이다.
제2단계	• 발병전구기(전 증상기)로써 병원체의 자극이 시작되는 시기이나 질병의 증상은 없다. • 숙주의 면역강화로 인해 질병에 대한 저항력이 요구되는 기간이다.
제3단계	• 병인의 자극에 대한 숙주의 반응이 시작되는 초기의 병적 변화기로서 정밀한 임상검사로 발견할 수 있는 증상이다. 이 변화는 임상한계선 밑에 있으므로 불현성이라고 한다. • 감염병의 경우 잠복기에 해당되고 비감염질환의 경우 자각증상이 없는 초기 단계가 된다.
제4단계	사망을 포함한 중환기로 해부학적 또는 기능적 변화가 심하여 인식할 수 있는 임상적인 증상이 나타나는 시기이며, 이 시기에 완전히 회복될 수도 있고 불능이나 결함, 사망에 이를 수도 있다.
제5단계	재활의 단계로서 회복기에 있는 환자에게 질병으로 인한 신체적·정신적 후유증이나 불구를 최소화시키고 잔여기능을 최대한 재생시켜 활용하도록 돕는 단계이다.

(2) 예방수준

① 일차예방

㉠ 질병발생을 억제하는 것으로 질병의 자연사 단계 중 1, 2단계를 위한 예방이다.

㉡ 건강증진 : 생활조건 개선, 환경에 대해 적응할 수 있는 체력 향상, 생리적 기능 향상, 보건지식 습득

㉢ 건강보호 : 예방접종, 환경개선, 영양섭취, 안전관리 등의 특수대책 강구

② 이차예방

㉠ 조기발견과 조기치료가 이루어지며 질병의 자연사 단계 중 3, 4단계를 위한 예방이다.

㉡ 감염질환의 경우 감염 기회를 최소화함으로써 질병의 전파를 막고 치료기간은 물론 경제력과 노동력의 손실을 감소할 수 있다.

㉢ 비감염성질환을 조기에 발견함으로써 치료기간을 단축시키고 생존율을 증가시킬 수 있다.

③ 삼차예방

㉠ 질병 자연사 단계 중 5단계를 위한 예방이다.

㉡ 질병으로 인한 신체적·정신적 손상에 대한 후유증을 최소화하고 장애가 남은 사람들에게 신체기능을 회복(의학적 재활)시키거나, 기능장애를 최소한으로 경감시키고, 잔존 기능을 최대한으로 활용하여 정상적인 사회생활을 영위(직업훈련)하도록 하는 것이다.

(3) 질병전파의 역동

① 감염병 질환의 개념

㉠ 감염된 사람 혹은 동물들의 병원소로부터 새로운 숙주로 병원체 또는 병원체의 산물이 전파되어 발생하는 병을 말한다.

㉡ 감염이라는 과정을 통해 새로운 숙주에 질병을 발현시키는 것으로 감염성 질환이라는 용어와 병용한다.

② 풍토병, 유행병 및 세계 대유행

㉠ 풍토병(Endemic disease) : 지역사회 혹은 집단에 지속적으로 존재하여 일정 수준의 감염을 유지하는 감염병을 말한다.

㉡ 유행병(Epidemic disease) : 한 지역사회나 집단에 평소에 나타나던 수준 이상으로 많이 발생하는 상태의 질병이다.

㉢ 세계 대유행(Pandemic) : 아시아 또는 전세계 등과 같이 넓은 지역에서 발생할 때를 말한다(예 콜레라, 페스트, 인플루엔자).

③ 감염성 질환의 발현

㉠ 감염과정

• 불현성 감염(Inapparent infection) : 감염되었음에도 불구하고 임상적으로 증상이 전혀 나타나지 않는 경우

• 현성 감염(Apparent infection) : 임상적으로 증상이 나타나는 경우

• 감염성 질환 : 숙주가 감염으로 손상을 입음으로써 질병 증상 및 징후가 나타날 때

- 잠재 감염(Latent infection) : 병원체가 숙주에 증상을 일으키지 않으면서 숙주 내에 지속적으로 존재하는 상태로 병원체와 숙주가 평형을 이루는 상태이다(예 결핵, B형 바이러스 감염, 단순포진).

ⓒ 병원체와 숙주 간의 상호작용 지표

- 감염력(Infectivity)
  - 감염을 일으킬 수 있는 최소량의 병원체 수로써 병원체가 숙주에 침범하여 증식하는 능력이나 감염된 숙주가 다른 숙주에게 전파시킬 수 있는 능력이다.
  - 소화기 감염병인 콜레라는 장티푸스보다 적은 수로도 감염을 일으킬 수 있으므로 콜레라 감염력이 장티푸스보다 높다.
  - 항체 형성 여부로 감염을 판단하거나 2차 발병률을 통해 간접적으로 감염력을 측정할 수 있다.
  - 감염력은 침입경로, 병원체의 병원소, 숙주의 감수성에 따라 다르다.

$$\text{감염력(\%)} = \frac{\text{불현성 감염자수(항체 상승자)} + \text{현성 감염자수(발병자)}}{\text{감수성자 총수}}$$

- 독력(Virulence)
  - 임상적으로 증상을 발현한 사람에게 매우 심각한 정도를 나타내는 미생물의 능력으로 현성 감염으로 인한 사망이나 후유증을 나타내는 정도를 의미한다.
  - 독력을 평가하는 지표는 치명률(Case fatality rate)이다.
  - 광견병은 100%이나 수두나 풍진은 감염력과 병원력은 높지만, 독력은 낮고 후천성 면역결핍 바이러스는 독력이 높은 바이러스이다.

$$\text{독력} = \frac{\text{(중증환자수 + 사망자수)}}{\text{총발병자수}}$$

- 병원성(Pathogenicity)
  - 병원체가 임상적으로 질병을 일으키는 능력으로 감염된 숙주 중 현성감염을 나타내는 수준이다.
  - 홍역이나 광견병 바이러스는 병원력이 거의 100%이고 백일해 60~80%, 성홍열 40%이며, 소아마비는 0.1~3%로 아주 낮다.
  - 후천성 면역결핍 바이러스는 감염력이 크지 않으나 병원력이 높다.

구 분	감염력	병원력	독 력
높다.	두창, 홍역, 수두, 폴리오	두창, 광견병, 홍역, 수두, 감기	광견병, 두창, 결핵, 한센병
중 간	풍진, 유행성이하선염	풍진, 유행성이하선염	폴리오
낮다.	결핵, 한센병	폴리오, 결핵, 한센병	홍역, 풍진, 수두, 감기

④ 감염성 질환의 생성과 전파

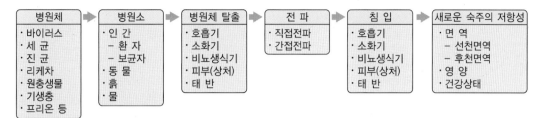

병원체	병원소	병원체 탈출	전 파	침 입	새로운 숙주의 저항성

• 바이러스
• 세 균
• 진 균
• 리케차
• 원충생물
• 기생충
• 프리온 등
	• 인 간
	  - 환 자
	  - 보균자
	• 동 물
	• 흙
	• 물
		• 호흡기
		• 소화기
		• 비뇨생식기
		• 피부(상처)
		• 태 반
			• 직접전파
			• 간접전파
				• 호흡기
				• 소화기
				• 비뇨생식기
				• 피부(상처)
				• 태 반
					• 면 역
					  - 선천면역
					  - 후천면역
					• 영 양
					• 건강상태

[감염질환 생성의 6단계와 각 단계의 종류]

㉠ 병원체(Pathogen) : 감염이나 감염성 질환을 일으킬 수 있는 유기체로 흔히 세균, 바이러스, 리케차, 곰팡이, 원충, 기생충 등이 포함되며, 이러한 병원체는 인간과 상호작용을 통해 나타나는 현상으로 감염력, 병원력, 독력 등이 있다.

세균(Bacteria)	콜레라, 디프테리아, 장티푸스, 결핵, 성병, 나병, 백일해, 세균성이질, 페스트, 파라티푸스, 성홍열 등
Virus	일본뇌염, 소아마비, 폴리오, 홍역, 수두, 풍진, 유행성 이하선염, 유행성간염, B형 간염, 에이즈, 공수병, 두창, 황열, 유행성출혈열 등
Rickettsia	발진열, 발진티푸스, 쯔쯔가무시, Q열, 로키산홍반열
Protozoa(원충류)	아메바성 이질, 말라리아, 기생충 등
Fungus(곰팡이)	무좀, 각종 피부질환, 칸디다증, 백선

㉡ 병원소(Reservoir) : 병원체가 생존하고 증식하면서 감수성 있는 숙주에 전파시킬 수 있는 생태학적 위치에 해당하는 인간, 동물, 곤충, 식물, 환경적 무생물(토양, 물) 등을 말한다. 병원체가 생존하고 증식할 수 있는 장소와 영양소를 갖고 있다는 것이 병원소의 필수조건이다(인간은 숙주인 동시에 병원소).

	환 자	병원체에 감염되어 임상 증상이 있는 사람
	무증상 감염자	임상 증상이 미약해 간과하기 쉬운 환자
인간 병원소	보균자	증상이 없으나 체내 병원체를 보유하고 균을 배출하며, 감염원이 되는 경우
	잠복기 보균자	감염된 균과 인체 방어능력이 상호평형을 이루고 있어 사멸하지도 않고 증식도 정지된 상태로 인체 방어능력이 떨어지는 경우, 평형상태가 깨져 균의 증식이 가능하고 임상 증상을 다시 나타낼 수 있다(예 매독).
동물병원소		인간과 관계있는 가축(말, 돼지, 개, 닭 등)과 쥐, 곤충이 질병의 매개체 역할을 한다.
무생물 병원소		토양, 먼지 등(예 파상풍)

㉢ 병원소에서 병원체 탈출(Exit for reservoir)
- 호흡기계 탈출 : 대화, 기침, 재채기를 통해 탈출(감기, 폐결핵, 폐렴, 백일해, 홍역, 수두, 천연두)
- 소화기계 탈출 : 분변, 구토물에 의해 체외로 배출(이질, 콜레라, 폴리오 등)
- 비뇨생식기계 탈출 : 소변이나 생식기 분비물에 의해 탈출
- 개방 병소로 직접 탈출 : 상처부위에서 병원체가 직접 탈출하는 것(한센병)
- 기계적 탈출 : 흡혈성 곤충, 주사기 등에 의한 탈출(발진열, 발진티푸스, 말라리아 등)

ㄹ 전파(Transmission) : 배출된 병원체가 새로운 숙주에 운반되는 과정을 전파라 한다.

• 전파의 구분

직접전파		• 매개물 없이 병원체가 다른 감수성 숙주로 직접 전파되는 경우 • 비말전파(기침, 재채기) • 직접 접촉 : 혈액, 체액, 성 매개 질환 • 태반감염
간접전파	공기매개전파	• 공기 내 입자가 분산되면서 미생물을 포함해 만들어지는 비말핵(Droplet nuclei)을 통한 전파 • 폐결핵이 비말핵에 의해 전파되는 가장 흔한 질환이다.
	비활성 매개체	• 식품, 물, 생활요구, 완구, 수술기구 등의 무생물을 통한 전파 • 개달물(Fomite, 물, 공기, 식품, 우유, 토양을 제외한 무생물 매개체로 장난감, 의복, 침구, 책 등)에 의한 매개체 자체는 숙주 내부에 들어가지 않고 병원체만 운반하는 것으로 안질, 트라코마, 피부병 등을 예로 들 수 있다.
	활성 매개체	• 매개 곤충에 의한 전파(동물, 모기와 같은 해충) • 기계적 매개체 전파 : 곤충(파리)은 미생물이 묻은 발이나 주둥이로 음식이나 물위에 앉아서 미생물을 전파한다. • 생물학적 매개체 전파 : 병원체가 매개 곤충 내에서 인간에게 전파되기 전에 미생물의 성장, 증식이 일어난다.
	간접전파의 성립	• 병원체를 옮기는 매개체가 있어야 한다. • 병원체가 병원소를 탈출하여 일정 기간 생존할 수 있어야 한다.

ㅁ 새로운 숙주로 침입
 • 침입경로는 병원소로부터 병원체 탈출과 비슷한 경로로 침입하는 경우가 많다.
 • 호흡기(비말, 비말핵), 위장관(오염된 음식물), 점막(성병, 눈의 결막), 피부(오염된 주사침, 피부병변의 접촉, 동물의 교상, 곤충의 자상, 오염된 혈액의 수혈 등)

ㅂ 새로운 숙주의 저항성
 • 개인의 면역성
  - 선천면역 : 병원체 종(Species) 특이성이 있는 경우 이종 간에 감염이 전파되지 않으며(종 간 면역), 같은 종이라도 병원체와 생태학적 균형 위치에 따라 감수성이 달라진다, 예를 들어 아프리카인들이 결핵에 대한 감수성과 치명률이 높다(종족 간 면역). 이러한 것들은 선천적으로 결정되므로 선천면역이라고 한다.
  - 후천면역 : 항체나 독소를 스스로 생성하는지에 따라 능동 면역과 수동 면역으로 나눈다.

능동 면역		병원체나 독소에 대해 생체 스스로가 작용해서 생기는 면역으로 효과는 늦지만 면역성이 강하고 오래 지속된다.
	자연능동면역	현성감염이나 불현성 감염 후에 성립되는 면역으로 영구적 면역이 많다(예 두창(천연두), 홍역, 수두 등).
	인공능동면역	인위적으로 백신이나 톡소이드로 감염을 일으켜 성립되는 면역(예방접종) • 백 신 - 사균 : 장티푸스, 콜레라, 주사용 소아마비, 인플루엔자, A・B간염, 유행성 출혈열, 폐구균 - 생균 : MMR(홍역, 볼거리, 풍진), 수두, BCG(결핵), 경구 소아마비, 경구용 장티푸스 • 독소 : 파상풍, 디프테리아, 보툴리눔 등

수동 면역		이미 면역을 보유한 개체가 항체를 혈청이나 기타 수단으로 다른 개체에게 주는 것으로, 효과는 빠르나 지속기간(2~4주)이 짧다.
	자연수동면역	태아가 모체로부터 받는 면역으로 4~6개월간 지속되므로 후에 예방접종이 필요하다(예 경태반 면역(소아마비, 홍역, 디프테리아)).
	인공수동면역	이미 만들어진 항체(면역혈청, 항독소 등)를 인체에 직접 주입하여 면역이 형성되게 하는 것으로 면역 반응이 즉각적이나 효과는 일시적이어서 2~3주에서 2~3개월 정도 지속된다(예 파상풍 항독소, B형간염 면역글로불린).

- 집단면역(Herd immunity)
  - 면역을 가진 인구의 비율이 높을 경우, 감염자가 감수성자와 접촉할 기회가 적어져 감염재생산수(Reproductive number)가 적어진다.
  - 감염재생산수가 1보다 적어지면(감염기간 동안에 평균 1명의 감염자를 만들지 못하면), 그 지역사회에서 유행이 지속되지 않으며 이런 상태를 집단 면역이라 한다.
  - 집단면역 수준이 한계밀도보다 크면 유행이 차단되며, 질병예방에 필요한 최소 예방접종 수준을 결정하고 질병유행 시 감염재생산수를 결정하여 유행이 확산될지, 감소될지 등을 예측하는데 사용되는 정책 수립의 중요 정보들이다.

$$집단면역 \ 수준(\%) = \frac{저항성(혹은 \ 면역)이 \ 있는 \ 사람수}{총인구수} \times 100$$

  - 한계밀도(Threshold density) : 면역이 없는 사람이 이주해 오거나 신생아가 계속 태어남으로써, 집단 면역의 정도는 점차 감소하다가 일정한 한도 이하로 떨어지면 유행이 시작되는데 이 집단 면역의 한계를 "한계밀도"라고 한다.

⑤ 감염성 질환의 관리

전파 차단	• 병원소의 제거 : 동물병원소인 인수공통감염병은 감염된 동물을 제거하고, 인간이 병소일 경우는 외과적 수술이나 약물요법으로 치료해서 환자나 보균자를 없앤다.
	• 감염력의 감소 : 적당한 치료로 감염력을 감소시킬 수 있다(매독환자의 페니실린 주사나 폐결핵 환자의 항결핵요법).
	• 병원소의 검역과 격리
	  - 건강격리(검역) : 감염병 환자와 접촉한 사람이나 유행지역, 기타 경로를 통해 감염을 받았을 가능성이 있는 사람들에 대해 일정 기간 이동을 제한하여 격리하는 것
	  - 환자격리 : 환자나 보균자를 그 상태가 해소될 때까지 격리하는 것
	• 환경위생 관리 : 환경조건을 개선하여 전파 과정을 차단하는 것이다.
	  - 소 독
	  - 매개충 관리
	  - 물의 정화 : 수인성 감염병 예방
	  - 하수 및 폐기물 처리
	  - 식품위생 : 식품의 보존과 가열
	  - 우유위생
	  - 공기소독

숙주의 면역증강	예방접종, 영양관리, 적절한 휴식과 운동, 충분한 수면 등의 관리
환자에 대한 조치	전파방지와 면역증강 방법으로도 예방되지 못한 질병이 발생되었다면, 조기진단과 조기치료로 질병의 경과를 가볍게 하거나 합병증을 줄이고 사망자를 적게 하는 2 · 3차 예방이 필요하다.

안심Touch

출제유형문제 _{최다빈출문제}

자연수동면역에 해당하는 것은?

① 파상풍 항독소

❷ 소아마비

③ B형 간염 면역글로불린

④ 두 창

⑤ 수 두

해설
• 자연능동면역 : 두창, 수두, 홍역
• 자연수동면역 : 홍역, 소아마비, 디프테리아
• 인공수동면역 : B형 간염 면역글로불린, 파상풍 항독소

3 역학적 측정지표

(1) 측정지표의 개념

① 비(Ratio) : 두 측정값(x, y)이 완전히 독립적일 때 한 측정값을 다른 측정값으로 나눈 x/y 또는 y/x의 형태로 나타내는 지표로 성비, 사산비, 상대위험비, 교차비 등이 있다.

② 분율(Proportion) : 분자가 분모에 포함되는 형태{x/(x+y)}로 그 값은 0과 1 사이에 위치하며 흔히 사용하는 것이 백분율이다. 예를 들면 시점 유병률, 치명률, 이환율 등이 있다.

③ 비율 또는 율(Rate)

ⓐ 특정 기간 동안에 한 인구집단에서 발생한 사건의 빈도를 표현하는 지표로 그 값은 0부터 무한대의 값을 가질 수 있다(시간의 개념이 포함됨).

ⓑ 분자에 해당하는 인구는 분모에 포함되는 인구(x/x+y), 분자와 분모는 동일기간, 분모는 어떤 사건을 같이 경험하는 위험집단이어야 한다.

ⓒ 필요정보 : 분모(전체모집단), 분자(모집단에서 사건수), 기본인구, 기간, 지역

ⓓ 발생률, 발병률, 기간 유병률, 조사망률, 연령별 특수사망률 등

(2) 이환지표(Morbidity rate)

① 발생률(Incidence rate) : 질병에 걸릴 확률 또는 위험도를 직접 추정가능하게 하는 측정

ⓐ 일정 기간에 새로 발생한 환자수를 단위인구로 표시

ⓑ 질병에 걸릴 확률 또는 위험도의 추정치를 제공

$$발생률 = \frac{특정기간\ 동안\ 새로\ 발생한\ 환자수}{특정기간\ 동안\ 위험에\ 노출된\ 인구수} \times 10^x (단위인구)$$

ⓒ 누적발생률

• 일정 기간 질병에 걸리는 사람들의 분율

• 특정한 기간에 한 개인이 질병에 걸릴 확률 또는 위험도를 추정한다.

$$누적발생률 = \frac{일정지역\ 특정\ 기간\ 내\ 새롭게\ 발생한\ 환자수}{동일한\ 기간\ 내\ 질병이\ 발생할\ 가능성이\ 있는\ 인구수} \times 10^x \times 시간$$

ⓓ 발생빈도(평균발생률)

• 연구대상자의 관찰 기간이 다른 것을 고려하고 가능한 모든 정보를 이용하기 위하여 어떤 일정한 인구집단에서 질병의 순간발생률을 측정한 것으로 율에 해당된다.

• 분자는 해당 집단에서 발생한 새로운 환자수가 되나 분모는 관찰된 기간의 합이 되며(개인이 질병에 걸리지 않은 상태로 남아 있던 기간의 합), 시간 단위는 인년(Person-year), 인월(Person-month) 등이 있다.

$$평균발생률 = \frac{일정\ 지역\ 특정\ 기간\ 내\ 새롭게\ 발생한\ 환자수}{총관찰\ 인년}$$

② **유병률(Prevalence rate)** : 어떤 시점 혹은 일정 기간 동안에 특정 시점 혹은 기간의 인구 중에 존재하는 환자의 비율을 의미한다.

  ㉠ 시점유병률 : 어떤 주어진 시점에서 인구 중 질병 혹은 질병을 가진 환자수의 크기를 단위 인구로 표시한 것이다.

$$시점유병률 = \frac{같은\ 시점에서의\ 환자수}{특정\ 시점에서의\ 인구수} \times 10^x$$

  ㉡ 기간유병률 : 일정 기간 인구 중에 존재하는 환자수의 크기

$$기간유병률 = \frac{그\ 기간\ 내에\ 존재하는\ 환자수}{특정\ 기간의\ 연중앙\ 인구수} \times 10^x$$

③ **발생률과 유병률의 상관관계 및 용도**

  ㉠ 급성 감염병에서와 같이 이환 기간이 대단히 짧은 경우 유병률과 발생률은 같게 되며 만성퇴행성 질환의 경우처럼 이환 기간이 길면 유병률은 높아진다. 발생률과 이환 기간이 비교적 일정한 경우 다음 관계식이 적용된다.

  ㉡ 유병률(P)= 발생률(I) × 이환기간(D)

④ **발병률** : 어떤 집단이 한정된 기간에 한해서만 어떤 질병에 걸릴 위험에 놓여 있을 때 전체 인구 중에 주어진 집단 내에 새로 발병한 총수의 비율을 의미한다.

$$발병률(\%) = \frac{질병\ 발병자수}{유행기간\ 중\ 원인요인에\ 접촉\ 또는\ 노출된\ 인구} \times 100$$

⑤ **이차 발병률(SAR)** : 어떤 질병의 최초 발단 환자(Index case)를 가진 가구의 감수성 있는 가구원 중에서 이 병원체의 최장 잠복기 내에 발병하는 환자의 비율

  ㉠ 병원체의 감염력 및 전파력을 간접적으로 측정하는데 유용하다.

  ㉡ 예방약물의 효력 원인을 모르는 질환의 전파력을 결정하는데 사용한다.

$$이차\ 발병률(\%) = \frac{환자와\ 접촉하여\ 이차적응으로\ 발병한\ 환자수}{환자와\ 접촉한\ 감수성이\ 있는\ 사람의\ 수} \times 100$$

(3) 사망지표(Mortality rate)

① **조사망률** : 인구집단에서 모든 사망원인에 의한 사망률로 주어진 기간에 중앙인구 1,000명(또는 10만 명)당 발생한 사망자수로 표시하는 비율

$$조사망률 = \frac{동일\ 기간의\ 전체\ 사망자수}{주어진\ 기간의\ 평균\ 또는\ 중앙인구} \times 10^x$$

② **특수사망률** : 주어진 기간에 인구집단에서 성, 연령, 직업 등의 인구 특성별로 구한 사망률로 연령별 사망률, 사인별 사망률 등이 있다.

$$특수사망률 = \frac{동일\ 기간\ 해당\ 질병의\ 사망자수}{주어진\ 기간의\ 특정집단의\ 연평균\ 또는\ 중앙인구} \times 10^x$$

③ 비례사망지수 : 특정 연도의 사망자수 중 50세 이상의 사망자수의 구성 비율로 조사망률, 평균수명과 함께 국가 간 건강 수준을 비교할 때 흔히 사용하는 대표적인 보건지표이다.

$$비례사망자수 = \frac{그\ 연도의\ 50세\ 이상\ 사망자수}{특정\ 연도의\ 사망자수} \times 100$$

④ 비례사망률

   ㉠ 전체 사망자 중 특정 원인에 의해 사망한 사람들의 분율이다(사인별 사망 분포).

   ㉡ 총사망자 중 특정 원인이 차지하는 비중을 나타낸다.

   ㉢ 인구기반 바탕 산출이 아니므로 조사망률에 따라 영향을 받으므로 특정 원인의 사망 위험을 비교할 목적으로 사용해서는 안 된다.

$$비례사망률 = \frac{그\ 연도의\ 특정\ 질환에\ 의한\ 사망자수}{특정\ 연도의\ 사망자수} \times 100$$

⑤ 치명률(치사율) : 일정한 기간에 특정 질병에 걸린 사람 중 그 질병에 의해 사망한 사람들의 백분율로 표시한 것으로, 어떤 질병의 위험도와 그 질병에 대한 치료법의 발달 정도를 나타내 주는 지표이다.

$$치명률 = \frac{그\ 기간\ 동안\ 동일질병에\ 의한\ 사망자수}{어떤\ 기간\ 동안\ 특정\ 질병이\ 발생한\ 환자수} \times 100$$

⑥ 표준화율(Standardized rate) : 인구 구성이 서로 다른 집단의 지표를 비교하기 위해 집단의 인구 구조를 동일하다고 가정하고 구한 비율, 비교를 위한 상대적인 비율일 뿐 그 집단의 실제적 수준은 아니다(직접법, 간접법 등).

출제유형문제 최다빈출문제

조사망률, 평균수명과 함께 국가 간 건강 수준을 비교할 때 흔히 사용되는 대표적인 지표는?

① 특수사망률
② 비례사망률
❸ 비례사망지수
④ 치명률
⑤ 조사망률

해설
- 특수사망률 : 주어진 기간에 인구집단에서 성, 연령, 직업 등의 인구 특성별로 구한 사망
- 비례사망률 : 전체 사망자 중 특정 원인에 의해 사망한 사람들의 분율
- 치명률 : 일정한 기간에 특정 질병에 걸린 사람 중 그 질병에 의해 사망한 사람들의 분율
- 조사망률 : 인구집단에서 모든 사망원인에 의한 사망률로 주어진 기간에 중앙인구 1,000명당 발생한 사망자수

안심Touch

4 건강검진의 진단검사

(1) 집단검진

① 정의 : 질병의 증상이 없는 인구집단을 대상으로 질병을 가지고 있거나, 고위험군의 사람들을 신속하고 분명하게 가려내기 위해 적절한 검사를 시행하여 조기에 질병을 알아내는 것이다.

② 집단검진의 목적

㉠ 지역사회의 유병률, 질병상태, 질병 발생에 관계되는 요소, 질병의 규모, 발생양상 등의 정보를 얻을 수 있다.

㉡ 질병의 조기파악으로 질병의 자연사나 발생 기전을 이해하는 데 도움이 된다.

㉢ 조기발견, 조기진단으로 생명의 연장과 질병 치유에 도움이 된다.

㉣ 주민에게 질병 발생에 대한 지식과 예방의 중요성을 인식시키고 정기적인 건강진단을 받도록 유도할 수 있다(보건교육).

③ 집단검진을 위한 구비조건

㉠ 선별해내려는 상태가 중요한 건강문제여야 한다(다수의 대상자에게 영향을 미침).

㉡ 질병이 발견되면 이를 치료할 수 있어야 한다.

㉢ 정확하게 진단을 내리고 치료를 할 수 있는 시설이 있어야 한다.

㉣ 어느 정도의 잠복기 또는 초기 증상을 나타내는 시기가 있는 질병이어야 한다.

㉤ 타당성과 신뢰성이 있는 검사방법이 있어야 한다(높은 민감성과 특이성).

㉥ 주민들이 검사방법을 받아들일 수 있어야 한다.

㉦ 질병의 발생 및 진행과정(자연사)이 알려진 질병이어야 한다.

㉧ 치료를 해야 할 환자로 규정하는 기준이 마련되어 있어야 한다.

㉨ 환자 진단과 치료에 드는 비용이 일상적인 의료비에 비해 부담이 되지 않아야 한다.

㉩ 환자 색출은 계속적으로 이루어져야 하며 한번으로 끝나서는 안 된다.

(2) 측정방법의 타당도와 신뢰도

① 타당도(Validity, 정확도)

ㄱ 정의 : 어떤 측정치 또는 측정법이 평가하고자 하는 내용을 얼마나 정확히 측정하였는지의 정도를 의미한다.

ㄴ 이상적인 검사법은 질병자를 양성으로 검출하는 민감도와 건강자를 음성으로 검출하는 특이도가 있다.

• 집단검진의 타당도(정확도)를 평가하기 위한 지표

검사결과	질 병		계
	있다(+)	없다(−)	
양성(+)	A 진양성	B 가양성(위양성)	A+B 총검사 양성수
음성(−)	C 가음성(위음성)	D 진음성	C+D 총검사 음성수
계	A+C 총환자수	B+D 총비환자수	총계(A+B+C+D)

ㄷ 민감도(Sensitivity) : 질병을 가진 환자의 검사가 양성으로 나타나는 경우, 즉 질병이 있는 환자 중 검사결과가 양성으로 나타날 확률

$$민감도 = \frac{검사\ 양성자수}{총환자수} = \frac{A}{A+C} \times 100$$

ㄹ 특이도(Specificity) : 질병이 없는 사람이 검사결과가 음성으로 나타나는 경우, 즉 질병이 없는 환자 중 검사결과가 음성으로 나타날 확률

$$특이도 = \frac{검사\ 음성자수}{총비환자수} = \frac{D}{B+D} \times 100$$

ㅁ 위음성률과 위양성률

• 위음성률 : 질병이 있는 사람이 검사결과 음성으로 나타날 확률

$$위음성률 = \frac{위음성자수}{질병이\ 있는\ 사람수} = \frac{C}{A+C} \times 100$$

• 위양성률 : 질병이 없는 사람이 검사결과 양성으로 나타날 확률

$$위양성률 = \frac{위양성자수}{질병이\ 없는\ 사람수} = \frac{B}{B+D} \times 100$$

ㅂ 예측도(Predictability)

• 양성예측도 : 검사결과가 양성인 사람이 실제 질병이 있을 확률

$$양성예측도 = \frac{확진된\ 환자수}{총검사\ 양성자수} = \frac{A}{A+B} \times 100$$

• 음성예측도 : 검사결과가 음성인 사람이 실제 질병이 없을 확률

$$음성예측도 = \frac{확진된\ 비환자수}{총검사\ 음성자수} = \frac{D}{C+D} \times 100$$

② 신뢰도(Reliability)

    ㉠ 정의 : 동일 대상에 대해 동일한 방법으로 반복 측정할 때 얼마나 일치된 결과를 나타내느냐를 의미한다.

    ㉡ 신뢰도에 미치는 변이

- 검사대상자 내 변이 : 검사법 자체에 기인하기보다 검사대상 자체의 생물학적 변이라 할 수 있으므로 신뢰도 향상을 위해 검사시기와 검사조건을 표준화해야 한다.
- 검사자로 인한 변이 : 검사자의 주관적인 평가방법과 숙련도에 따라 검사결과에 영향을 미치는 경우이다.

    ㉢ 신뢰도를 높이는 방법

- 측정도구를 정기적으로 점검하고, 측정기구 사용이 익숙해야 한다.
- 측정자수를 줄여 측정자 간 발생할 수 있는 오차를 줄이고, 측정도구는 사용 도중에 교체 하지 않는다.
- 측정조건이 동일한 환경일 때 측정한다.

출제유형문제 최다빈출문제

다음의 결과로 특이도를 구하는 방법은?

검사결과	질병 +	질병 −
양 성	A	B
음 성	C	D

① $\dfrac{A}{A+C} \times 100$

❷ $\dfrac{D}{B+D} \times 100$

③ $\dfrac{A}{C+D} \times 100$

④ $\dfrac{B}{A+B} \times 100$

⑤ $\dfrac{C}{C+D} \times 100$

해설

특이도 : 정확도의 다른 측면으로 질병이 없는 사람이 검사결과가 음성인 경우를 말한다. 즉, 질병이 없는 사람 중 검사결과가 음성으로 나타날 확률이다.

$특이도 = \dfrac{검사 음성자수}{총비환자수} = \dfrac{D}{B+D} \times 100$

5 **역학적 연구**

(1) 역학적 연구방법의 분류

① 관찰연구 : 연구자가 연구대상의 요인, 노출과 질병양상을 관찰하여 연관성을 규명하는 방법으로 기술역학 연구와 분석역학 연구가 있다.

② 실험연구 : 연구자가 직접요인에 노출상황을 결정하고 결과에 오차를 가져올 수 있는 연구조건을 미리 통제하여 주요 요인과 결과의 연관성을 규명하는 방법으로 임상실험과 지역사회시험이 해당된다.

(2) 기술역학(역학의 1단계)

① 정의 : 건강과 건강 관련 상황이 발생했을 때 있는 그대로의 상황을 기술하는 것이다. 인구집단을 대상으로 인적, 시간적, 지역적 변수에 따라 질병현상의 분포를 관찰하고 그 원인을 찾는데 필요한 단서를 제공하고, 새로운 가설을 도출하는 수단으로 활용될 수 있다.

② 주요 변수

㉠ 인적 변수(생물학적 변수)

타고난 특성	연령, 성별, 인종, 유전 특성 및 감수성 등
획득한 특성	면역기능, 결혼상태, 생리적 계측치 등
생활습관	흡연, 음주, 식이, 운동 등
사회경제적 환경	사회경제적 수준, 교육수준, 직업, 종교 등

㉡ 시간적 변수

• 추세변동(Secular trend, 장기 변화) : 어떤 질병을 수년 또는 수십 년간 관찰하였을 때 증가 혹은 감소의 경향을 보여주는 것이다(10년 이상의 주기, 예 장티푸스(30~40년), 디프테리아 (10~20년), 인플루엔자(약 30년)).

• 주기변동(Cyclic variation, 순환변화) : 어떤 질병의 발생률은 몇 년을 주기로 집단발생이 재현되는 양상을 보인다. 이유는 주로 해당 지역주민의 집단면역의 수준이 저하되기 때문이다 (예 유행성 독감(3~6년), 백일해 2~4년, 홍역 2~3년).

• 계절변동(Seasonal variation) : 계절에 따른 질병률, 사망률의 변화가 매번 비슷한 양상을 보이는 것이며, 넓은 의미로 주기변동에 속하나 1년을 주기로 특히 많이 발생하는 월이나 계절이 있을 때를 말한다(예 일본뇌염(여름~가을), 호흡기계 감염병(겨울), 소화기계 감염병(여름)).

• 불시유행(Irregular variation, 불규칙 변화) : 어떤 시간적 특징을 나타내지 않고 돌발적으로 질병이 발생하여 집중적으로 많은 환자가 발생하는 현상으로 잠복기가 짧고 환자발생이 폭발적이다(외래 감염병의 국내 침입, 예 콜레라, SARS, MERS, 동물인플루엔자).

㉢ 지역적 변수

• 대유행성(Pandemic, 범세계적) : 한 지역에 국한되지 않고 최소한 두 국가 이상의 광범위한 지역에 동시에 발생 또는 유행하는 것을 말한다(예 독감, 페스트).

- 유행성(Epidemic, 편재성) : 한 국가에 전반적으로 토착적 이상으로 발생하는 질환을 말하며, 질병이 외부로부터 유입될 때 외인성 유행이라 하고, 그 지역에 존재하던 질환이 토착적 이상의 수준으로 유행하는 것을 말한다(예 유행성 감기, 장티푸스).
- 토착성(Endemic, 풍토병적, 지방성) : 특정 지역의 적은 소수의 인구에게 지속적으로 감염병이 존재하고 있는 양상으로, 우리나라 낙동강 지역의 간디스토마를 예로 들 수 있고, 장티푸스의 경우 우리나라의 풍토병으로 볼 수 있다.
- 산발성(Sporadic) : 지역, 시간에 따라 질병 발생의 응집성이 관찰되지 않는 질환으로 유행이 아니라, 시간이나 지역에 따라 어떠한 경향성을 보이지 않는 질환을 말한다(지역에 상관없이 산발적으로 질병이 발생하는 양상).

※ 기초감염 재생산수와 감염재생산수

1. 기초감염 재생산수(R_0)
   - 전체 인구가 감수성이 있다고 가정할 때 전파력이 있는 환자가 그 기간 동안 직접 감염시키는 평균인원수
   - 전체 접촉자수를 분모로, 각 감염자가 전파시킨 2차 감염자수를 분자로 하여 기초감염 재생산수를 계산할 수 있다.
2. 감염 재생산수(R) : 한 인구집단 내에서 특정 개인으로부터 다른 개인으로 질병이 확대되어 나가는 잠재력
   - R < 1 : 질병이 유행하지 않고 사라진다.
   - R = 1 : 풍토병이 된다(지역사회 일정수 유지).
   - R > 1 : 질병의 유행이 일어난다.

---

③ 기술역학 연구방법

　㉠ 생태학적 연구(Ecologic study)
- 다른 목적을 위해 생성된 기존 자료 중 질병에 대한 인구집단 통계자료와 관련 요인에 대한 인구집단 통계자료를 이용하여 상관관계를 분석한다.
- 주로 질병발생의 원인에 대한 가설 유도를 위하여 시도된다.
- 장 점
  - 기존 자료를 이용할 수 있다.
  - 비교적 단시간 내에 결과를 얻을 수 있다.
  - 비교적 비용이 적게 든다.
- 단 점
  - 시간적 선후관계에 의한 오류가 있을 수 있다.
  - 생태학적 연구의 결과를 인과성으로 해석하려고 할 때 오류가 발생할 수 있다.

ⓛ 사례 연구와 사례군 연구

사례 연구 (Case study)	• 단일 환자에 관한 기술로 기존에 보고되지 않았던 특이한 질병양상이나 특이한 원인이 의심되는 경우, 원인적 노출요인과 발병에 대하여 임상적 특성을 기술하여 보고하는 것이다. • 새로운 질병뿐 아니라 치료에 대한 부작용, 특이한 치료 경과와 예후, 기존에 잘 알려진 질병이라도 특이한 질병의 자연사나 발병 양상 등이 대상이 된다. • 장점 : 기존의 지식에 부합되지 않는 예외적 사건들을 기술함으로써 새로운 가설, 인과성 등을 알 수 있다. • 단점 : 단일 환자에 대한 기술이기 때문에 질병의 발생수준을 측정하거나 노출요인과 질병 간의 가설 검증이 어렵다.
사례군 연구 (Case series study)	• 사례 연구의 연장선으로 사례 연구에서 나타난 공유 사례들을 가지고 이들의 공통점을 기술하여 가설을 수립하는 연구방법이다. • 충실히 기술된 사례군 연구는 새로운 원인 규명에서 결정적인 역할을 하는 경우가 많고, 중요한 연구이다. • 장점 : 연구대상들의 공통점이 명확할 경우 원인적 요인과 질병 간의 인과성에 대해 사례연구보다 강력한 가설을 제기할 수 있다. • 단점 : 비교군이 없기 때문에 노출요인과 질병발생 간 인과성을 밝힐 수 없다.

(3) 분석역학(역학의 2단계)

① 정의 : 질병 발생 시 그 원인을 규명하고 기술역학의 결과를 근거로 질병 발생에 대한 가설을 설정하고 그 가설의 옳고 그름을 가려내는 것이다.

② 단면 연구(Cross-Sectional study)

ⓐ 일정한 인구집단을 대상으로 특정한 시점이나 일정한 기간 내에 질병을 조사하고 각 질병과 그 인구집단의 관련성을 보는 방법으로 상관관계연구라고도 하고, 대상 집단의 특정 질병에 대한 유병률을 알아낼 수 있어 시점 조사, 유병률 조사라고도 한다.

ⓛ 한번에 대상 집단의 질병양상과 이와 관련된 여러 속성을 동시에 파악할 수 있으며, 경제적이어서 자주 활용된다.

ⓒ 장 점
• 연구결과의 모집단 적용이 가능하다.
• 동시에 여러 종류의 질병과 요인의 관련성을 연구할 수 있다.
• 시점조사로 끝나므로 비용과 시간적 측면에서 경제적이다.
• 해당 질병의 유병률을 구할 수 있다.
• 질병의 자연사나 규모를 모를 때 첫 번째 연구로 시행이 가능하다.
• 지역사회 건강평가를 위해 보건사업의 우선순위를 정하는 데 도움이 된다.
• 질병발생 시점이 불분명하거나 진단까지의 시간이 많이 걸리는 질병에 적합하다.

ⓔ 단 점
• 시간적 속발성의 정확한 파악이 어렵다. 즉, 질병과 관련된 요인의 선후관계가 불분명하다.
• 표본(인구집단)의 규모가 커야 한다.
• 복합요인들 중에서 원인에 해당하는 요인만을 찾아내기가 어렵다.
• 연구대상이 연구시점에 만날 수 있는 환자로 제한되며, 유병기간이 긴 환자가 더 많이 포함될 가능성이 있어 문제가 된다.

- 유병률이 낮은 질병과 노출률이 낮은 요인의 연구에는 어렵다.
- 치명률이 높은 질병연구에 부적합하다.

③ 환자-대조군 연구(Case-Control study)

   ㉠ 연구하고자 하는 질병에 이환된 집단을 대상으로 한 환자군과 질병이 없는 대조군을 선정하여 질병 발생과 관련이 있다고 의심되는 요인들과 질병 발생의 원인관계를 규명하는 연구방법이다.

   ㉡ 현재 질병이 있는 환자군이 과거에 어떤 요인에 노출되었는가를 조사하는 것으로 후향성 연구(Retrospective study)라고도 하며, 이 연구에서는 환자군과 대조군의 선정이 가장 중요하다.

   ㉢ 환자-대조군 연구에서는 요인과 질병 간의 연관성 지표로서 교차비(Odds ratio)를 산출한다.

   ㉣ 교차비(Odds ratio)

- 모집단이 없는 환자-대조군 연구에서 사건발생률과 비발생률의 비를 말한다.
- 유병률이 0.03% 이하로 낮고, 발생률도 낮은 질병에서 상대위험비 공식 중 A와 C는 거의 무시할 만큼 작을 경우 상대위험비를 교차비로 추정할 수 있다.
- OR = 1 : 유해요인과 건강문제는 상관관계가 없다.
- OR > 1 : 유해요인과 건강문제는 서로 연관성이 높다.
- OR < 1 : 유해요인이 아니라 건강보호 인자로 작용한다.

요인 \ 질병	환자군	대조군	계
노출됨	A	B	A+B
노출되지 않음	C	D	C+D
계	A+C	B+D	

   – 질병여부에 따른 교차비 : (A/C)/(B/D)=AD/BC
   – 노출여부에 따른 교차비 : (A/B)/(C/D)=AD/BC

   ㉤ 장 점

- 연구시간이 짧거나 표본인구가 적어도 가능하므로 시간과 경비, 노력이 절감된다.
- 기존자료의 활용이 가능하다.
- 단기간 내에 연구 수행이 가능하다.
- 희귀한 질병 및 잠복기간이 긴 질병에 대한 연구도 가능하다.
- 한 질병과 관련 있는 여러 위험요인들을 동시에 검증할 수 있다.
- 연구를 위해 피연구자가 새로운 위험에 노출되는 윤리적인 문제가 없다.
- 중도탈락의 문제가 없다.

   ㉥ 단 점

- 기억에 의존하므로 편견이 작용한다.
- 인과관계의 질을 확인할 수가 없다.
- 모집단이 없는 경우가 많아 전체 인구에 적용이 어렵다(일반화가 어렵다).
- 적절한 대조군 선정이 곤란하다.
- 위험요인과 질병 간의 시간적 선후관계가 불분명하다.
- 위험요인에 대한 노출이 드문 경우 수행하기 어렵다.

④ 코호트 연구(Cohort study, 폭로-비폭로군 연구)
  ㉠ Cohort : 공통된 특성이나 속성 또는 동일한 경험을 가진 그룹이라는 뜻이다.
  ㉡ 연구하고자 하는 질병에 이환되지 않은 건강군을 대상으로 하여 그 질병발생의 요인에 폭로된 집단(폭로군)과 폭로되지 않은 집단(비폭로군) 간의 질병 발생률을 비교·분석하는 방법이다.
  ㉢ 특성이 같은 집단을 선정하여 시간 간격을 두고 변동을 파악하는 경향연구이다.
  ㉣ 일반적으로 현시점을 기준으로 앞으로의 결과를 검토하는 전향성 연구(Prospective study)라고도 한다.
  ㉤ 코호트 연구의 분석
    • 비교위험비(RR, Relative risk ratio, 상대위험비) : 병인에 폭로된 사람이 병에 걸릴 위험도가 병인에 폭로되지 않은 사람이 병에 걸릴 위험도의 몇 배나 되는지 나타내는 것, 이 비가 클수록 폭로된 요인이 병인으로 작용할 가능성이 커진다(인과관계 추론이 가장 강력한 지표).
      - RR = 1 : 위험요인과 연관성이 없다.
      - RR > 1 : 해당 요인에 노출되면 질병의 위험도가 증가한다(질병의 원인).
      - RR < 1 : 해당 요인에 노출되면 오히려 질병위험도가 감소한다(예방효과).

질병 요인	추적조사 결과		계
	질병 있음	질병 없음	
노출됨	A	B	A+B
노출되지 않음	C	D	C+D
계	A+C	B+D	A+B+C+D

$$비교위험비 = \frac{노출군에서\ 발생률}{비노출군에서\ 발생률} = \frac{\dfrac{A}{A+B}}{\dfrac{C}{C+D}}$$

    • 기여위험도(AR, Attributable risk, 귀속위험도)
      - 질병발생 간의 차이를 산출하여 질병발생에서 특정 요인 노출이 기여하는 정도가 얼마인가를 파악하는 데 사용된다.
      - 특정 위험요인의 노출을 완전히 제거할 경우 질병발생을 얼마나 예방할 수 있는지 알 수 있어 임상이나 공중보건 영역에서 유용하다.

$$기여위험분율 = \frac{노출군의\ 발생률 - 비노출군의\ 발생률}{노출군의\ 발생률} \times 100(\%)$$

  ㉥ 장 점
    • 질병발생의 위험률, 발병확률, 시간적 속발성, 상대위험비를 정확히 구할 수 있다.
    • 편견이 적고 신뢰성이 높은 자료를 구할 수 있다.
    • 위험요인 노출에서부터 질병 진행의 전 과정을 관찰할 수 있다.
    • 질병의 자연사를 파악할 수 있다.
    • 인과관계를 구체적으로 확인할 수 있다.
    • 일반화가 가능하며, 다른 질환과의 관계를 알 수 있다.

- 위험요인의 노출수준을 여러 번 측정할 수 있다.
- 위험요인에 대한 노출이 드문 경우에도 연구가 가능하다.
- 원인-결과 해석에 시간적 선후관계가 비교적 명확하다.
  ⊗ 단 점
  - 비용(경비, 노력, 시간)이 많이 소요된다.
  - 관찰기간이 길고 대상자가 많아야 하므로 발생률이 낮은 질병에 적용이 곤란하다(발생률이 높은 질환에만 유용함).
  - 장기간의 조사로 중간 탈락자가 많아 정확도에 문제가 발생하고, 연구자의 잦은 변동으로 차질이 발생할 수 있다.
  - 진단방법과 기준, 질병분류 방법이 변화할 가능성이 있다.
  - 추적불능의 대상자가 많아지면 연구 결과에 영향을 줄 수 있다.
  ⑤ **후향적 코호트 연구** : 과거 기록에 근거를 두고 질병의 원인에 폭로된 사람과 폭로되지 않은 사람이 현재까지 질병의 발생을 비교하는 방식으로, 과거의 원인을 가지고 현재의 결과를 알고자 하는 연구 방식이다(역사적 코호트 연구).

(4) 이론역학(역학의 3단계)

① 감염병의 발생 모델과 유행 현상을 수리적으로 분석하여 이론적으로 유행 법칙이나 현상을 수식화하는 단계이다.
② 실제로 나타난 결과와 수식화된 이론을 비교하고 검토하여 그 타당성을 검정하거나 요인들의 상호관계를 수리적으로 규명해 내는 역학이다.
③ 감염병의 발생이나 유행을 예측하는 데 활용한다.

(5) 실험연구

① 개념 : 연구 대상에게 임의적인 조작을 가한 후 그것이 원인이 되어 어떤 반응이 나타나는가를 관찰하는 방법이다. 질병발생의 원인 규명에 적합한 방법이지만, 역학 조사의 대상이 인구집단이기 때문에 윤리적인 문제로 적용할 수 없는 경우가 많다.
② 종 류

임상시험 (Clinical trial)	역학에서 2차 예방효과의 측정 등을 위해 이용하는 연구방법으로 백신의 효과 측정, 새로운 치료약물, 처치 방법의 효과 등을 규명하기 위해 주로 병원에서 이루어진다.
지역사회시험	• 특정 질병의 관리 및 예방을 위해 일정 지역사회의 구성원을 대상으로 한 각종 보건 및 예방사업의 효과를 규명하기 위한 역학 연구방법의 하나이다. • 대규모의 인구집단을 대상으로 장기간 관찰을 수행하는 연구로 비용, 시간, 인력 등의 투입이 가장 크다. • 지역사회시험을 수행하는 경우 - 대상 질병의 유병률이 높을 때 - 중재개입이 여러 내용을 포함하여 동시에 이루어질 때 - 중재개입의 특성상 질병예방과 건강증진에 관한 것일 때 - 보건정책사업 수행 능력이 낮을 때

③ 방 식

단일맹검법	실험자나 피실험자가 사실을 인지함으로써 발생할 편견을 최소화하기 위해 실험대상자가 자신이 실험군에 속하는지, 피실험군에 속하는지 모르게 한 상태에서 하는 실험 방법
이중맹검법	실험군과 대조군을 무작위로 선정하여 연구대상자와 실험자 모두 실험 내용을 모르게 하는 실험 방법

④ 장 점

   ⊙ 인과관계를 정확하게 확인할 수 있다.

   ⓒ 역학연구 중 가장 결정적인 정보를 제공해 준다.

   ⓒ 시간적 속발성에 대한 판단이 용이하고 연구하고자 하는 많은 요인들의 조작이 가능하다.

⑤ 단 점

   ⊙ 윤리적 문제로 연구의 제한점이 있고, 비용이 많이 든다.

   ⓒ 적절한 표본수를 특별히 산정해야 한다.

출제유형문제 최다빈출문제

코호트 연구의 장점이 아닌 것은?

① 위험요인 노출수준을 여러 번 측정 가능하다.
② 위험요인과 질병 간의 시간적 선후관계가 비교적 분명하다.
③ 질병의 발생률과 비교위험도를 구할 수 있다.
④ 노출과 많은 질병 간의 연관성을 줄 수 있다.
❺ 위험요인에 대한 노출이 드문 경우에는 연구가 불가능하다.

해설
위험요인에 대한 노출이 드문 경우에도 연구가 가능하다.

6 인구현상의 이해

(1) 인구의 개요

① 개 념

    ㉠ 일정한 기간에 일정한 지역에 생존하는 인간집단(시간, 공간 공동체적 의미)

    ㉡ 국민 : 국적 공동체

    ㉢ 민족 : 정신적, 문화적 공동체

    ㉣ 인종 : 유전적 공동체

② 인구의 분류

이론적 인구	폐쇄 인구	인구의 유입과 유출이 없고 증감 요인 중 출생, 사망에 의해서만 수적인 변동이 있는 인구이다(↔개방인구).
	안정 인구	폐쇄 인구의 특수한 경우로 연령별 사망률과 출생률이 일정한 경우이다.
	정지 인구	안정 인구 중 출생률과 사망률이 같아 자연증가율이 '0'인 경우로 인구분포, 인구 규모가 변하지 않는 인구를 말한다.
	적정 인구	인구와 자원과의 관련성에 근거한 이론으로, 인구과잉의 원인을 식량에만 국한하지 말고 생활수준에 둠으로써 주어진 여건에서 최대의 생산성으로 최고의 생활수준을 유지할 수 있는 인구를 말한다.
실제적(귀속별) 인구	현재 인구	인구조사를 하는 시점에 해당 지역에 실제로 존재하고 있는 인구이다.
	상주 인구	인구조사를 하는 시점에 해당 지역 내에 통상적으로 주소를 둔 주민등록상에 등록된 인구이다.
	법적 인구	특정한 시점에 법적 관계에 입각하여 특정 지역에 속한 인구로 본적지 인구, 선거유권자 인구, 납세인구 등이 속한다.
	종업지 인구	어떤 산업에 종사하고 있는 장소에 따라 분류한 인구이다(지역사회 산업별 구조와 사회경제적 특성 파악).

③ 인구이론

    ㉠ 맬더스의 인구론(Thomas Robert Malthus, 1766~1834)

        • 인구는 기하급수적으로 증가하고 식량은 산술급수적으로 증가함에 따라 결국 식량부족, 기근, 질병과 전쟁 등이 발생할 것이므로, 이에 대한 대책으로 인구 억제가 필요하다는 이론, 즉 맬더스주의(Malthusianism)를 주장하였다.

        • 인구를 억제하는 방법으로 만혼, 금욕, 성순결 등의 도덕적 억제를 주장하였다.

        • 맬더스 이론의 문제점

          – 인구 이론을 인구와 식량에 국한하여 고찰하였다.

          – 만혼만으로는 인구증가가 식량증가 수준 이하로 떨어지리라는 보장은 없으며, 모든 사람에게 만혼을 기대하기도 어렵다.

          – 인구 억제의 효과적 수단인 피임을 반대하였다.

          – 반드시 인구가 기하급수적으로 증가하는 것은 아니며, 식량도 산술급수적으로만 증가하는 것도 아니다.

ⓛ 신맬더스주의(Neo-Malthusianism) : Francis Place가 주장하였고 맬더스주의와 같이 다산을
원하지는 않았지만 만혼 대신 피임을 주장하였으며, 인구위기의 원인을 자원부족에서 찾았다.
ⓒ 적정인구론 : 캐넌(Edwin Cannon, 1861~1935)은 인구문제를 생활수준에 두고, 여러 조건하에
서 최대의 생산성을 유지하여 최고 생활수준을 유지할 수 있는 인구를 적정인구라고 주장하였다.

④ 인구변천(전환)이론

블래커 (Blacker)	제1단계 (고위정지기, 다산다사)	• 고출생률과 고사망률의 인구 정지형 • 현대의학으로 인해 사망률이 낮아짐에 따라 급속한 인구증가가 예견되는 잠재력을 가진 형태 • 정치적 불안, 빈곤이 해결되지 않을 경우 사망률이 높아 인구가 증가하지 않을 수 있는 형태 • 현재 전세계 인구의 1/5이 이 단계에 있다. • 높은 영아사망률이 뚜렷한 특징으로 후진국형 인구 형태(중부아프리카 내의 국가)
	제2단계 (초기 확장기, 다산소사)	• 높은 출생률, 낮은 사망률로 높은 자연증가율을 보인다. • 살충제(DDT), 설파제, 항생제, 보건행정망 발달, 원활한 식량수급 등에 의해 사망률이 저하된다. • 현재 전세계 인구의 3/5가 이 단계에 있다. • 아시아의 국가 등에서 볼 수 있는 개발도상국가형 인구 형태
	제3단계 (후기 확장기, 소산소사형)	• 낮은 사망률, 매우 낮은 출생률로 인구성장이 둔화되어 몇 십 년간 인구 감소 상태가 유지될 것으로 예측된다. • 현재 전세계 인구의 1/5가 이 단계에 있다. • 산업발달과 핵가족화 경향이 있는 국가들의 인구형태
	제4단계(저위 정지기)	• 출생률과 사망률이 최저에 달하여 인구증가가 정지되는 형태 • 이탈리아, 중동아시아, 구소련 등
	제5단계(감퇴기)	• 출생률이 사망률보다 낮아지는 인구 감소형 • 북아메리카, 일본 및 뉴질랜드 등의 선진국
노테스틴과 톰슨 (Notestein & Thompson)		인구의 사망률과 출생률에 의한 인구의 변동과정을 산업화 혹은 근대화 과정과 결부시켜 3단계로 분류하였다(블래커의 1~3단계에 해당).
	제1단계 (고잠재적 성장단계, 다산다사)	• 출생률과 사망률이 모두 높으므로 인구의 증가는 제한된 범위에서만 일어난다. • 산업화 시작 → 사망률 감소, 평균수명 증가 • 높은 영아 사망률이 특징이며 현재 전세계 인구의 약 1/5이 이 시기에 있다고 본다.
	제2단계 (과도기적 성장단계, 다산소사)	• 높은 출생률과 의학의 발달, 환경위생 향상으로 사망률이 낮아져 급속한 인구증가를 보인다(인구변천 단계). • 사망률 저하의 원인 : 살충제, 항생제, 보건행정의 발달, 원활한 식량수급 • 현재 전세계 인구의 약 3/5이 이 시기에 있다고 본다.
	제3단계 (인구감소 시작단계, 소산소사)	• 출생률과 사망률이 낮아지는 단계 • 현재 전세계 인구의 약 1/5이 이 시기에 있다고 본다.

(2) 인구통계 자료

① 인구정태통계(Static statistics) : 인구의 어떤 특정한 순간의 상태를 말하며 인구의 크기, 구성 및 성격을 나타내는 통계이다.

　㉠ 주요 내용 : 성별, 연령별, 인구밀도, 산업별, 농촌 및 도시별, 인종별, 직업 및 직종별, 결혼 상태별, 실업상황 등 인구에 관한 통계

　㉡ 인구정태 통계 자료원

　　• 국세조사(Census) : 전수조사의 대표적인 것으로 국민 전체를 모집단으로 하여 전국민을 조사하는 것, 정기적으로 어떤 한 시점의 일정 지역에 있는 인구에 대한 개인 단위의 정보를 수집하는 것으로, 보통 5년 또는 10년 단위로 실시한다.

　　• 표본조사 : 특수한 목적을 위해 한정된 내용의 통계자료를 수집할 때 사용하며, 전수조사를 실시하면서 1~5% 범위 내에서 표본을 선정하여 실시하기도 한다.

　　• 사후표본조사, 연말 인구조사

　　• 주민등록부 등의 공적기록에 의해 산출되는 정태통계

　　• 기존의 통계자료를 분석한 인구추계

② 인구동태통계(Vital statistics) : 일정한 기간 동안 인구가 변동하는 상황을 의미한다.

　㉠ 결혼 및 이혼, 출생, 사망, 전입과 전출, 이주 신고, 인구증감, 인구이동 등에 관한 통계로 파악한다.

　㉡ 선진국일수록 정확할 수 있으나 후진국의 경우에는 제대로 신고가 되지 않고 있다.

(3) 생정통계

① 인구에 관한 측정지표

　㉠ 중앙인구(연앙인구) : 인구주택 총조사에서 나타난 인구의 중복누락 등을 보완하고 미래인구 동태율(출생, 사망 등)을 감안하여 추계한 매년 7월 1일 현재 시점의 인구를 말한다.

　㉡ 출산력 : 실제로 아이를 낳을 수 있는 능력

　㉢ 가임력 : 출산의 생리적 능력

　㉣ 출생 : 임신기간과 상관없이 태아가 모체로부터 만출되는 것

② 출생률

　㉠ 조출생률(Crude birth rate) $= \dfrac{\text{연간 총출생아수}}{\text{연 중앙인구(그 해 7월 1일 현재 총인구수)}} \times 1,000$

　㉡ 일반출생률(General fertility rate) : 가임연령의 범위가 국가에 따라 다를 수 있으므로 국가 간 비교에 유의한다(예 우리나라 15~49세, 미국 15~44세).

$= \dfrac{\text{연간 총출생아수}}{\text{가임연령(15~44세 또는 49세) 여성 인구수}} \times 1,000$

　㉢ 연령별 특수 출생률(Age-specific Fertility rate) : 15세경부터 급격히 상승하여 20대 후반에 최고에 이르고, 그 후 서서히 감소하여 50세 전후에는 0이 된다.

$= \dfrac{\text{그 해의 특수 연령층 여자에 의한 출생아수}}{\text{어떤 해 7월 1일 특수 연령층 여자수}} \times 1,000$

ⓒ 합계출산율(Total fertility rate)

- 한 명의 여자가 특정 연도의 연령별 출산율에 따라 출산을 할 때 일생 동안 모두 몇 명의 아이를 낳는지를 나타내는 지수이다.
- 연령별로 출산율을 구하여 이를 모두 합산하여 산출한다.
- 국가별 출산력 수준을 비교하는 주요 지표로 사용되고 있다.

ⓓ 총재생산율(Gross reproduction rate) : 한 세대의 여자들이 가임기(15~49세) 동안 낳은 여자아이의 수를 나타내는 지표로 각 연령별 여아출산율의 합계이다.

$$= \frac{\text{합계출산율} \times \text{여아 출생수}}{\text{총출생수}}$$

ⓔ 순재생산율(Net reproduction rate) : 각 연령에서의 여아사망률을 고려하여 계산된 재생산율을 말한다. 순재생산율이 1 이상이면 다음 세대에 인구가 증가하는 것을 의미하는 것으로 확대재생산이라고 하고, 1 이하이면 인구의 감소로 축소재생산이라고 한다.

$$= \text{총재생산율} \times \frac{\text{가임연령도달 시 생존수}}{\text{여아출생수}}$$

③ 사망률

⊙ 조사망률(Crude death rate, 일반사망률, 보통사망률)

$$= \frac{\text{연간 총사망자수}}{\text{연 중앙인구(그 해 7월 1일 현재 총인구수)}} \times 1,000$$

ⓛ 연령별 특수 사망률(Age-specific death Rate) $= \frac{\text{특정 연령군의 1년간 사망자수}}{\text{특정 연령군의 연 중앙 인구수}} \times 1,000$

ⓒ 영아사망률(Infant mortality rate) $= \frac{\text{같은 해의 1년 미만의 영아 사망아수}}{\text{특정 연도의 출생아수}} \times 1,000$

ⓓ 신생아사망률(Neonatal mortality rate) $= \frac{\text{같은 해의 신생아 사망아수}}{\text{특정 연도의 출생아수}} \times 1,000$

ⓜ 모성사망률(Maternal mortality rate)

$$= \frac{\text{같은 해 임신, 분만, 산욕으로 인한 모성 사망자수}}{\text{특정 연도의 출생수}} \times 100,000$$

ⓗ 비례사망지수(PMI, Proportional mortality rate) : 1년 동안 총사망자수 중에서 50세 이상의 사망자수를 나타내는 비율로, 한 나라의 건강수준 파악뿐만 아니라 다른 나라와 보건수준을 비교할 수도 있다(PMI ↑, 보건수준 ↑).

$$= \frac{\text{같은 해의 50세 이상의 사망자수}}{\text{특정 연도의 총사망수}} \times 1,000$$

(4) 인구구조의 유형별 특징

① 성비(Sex radio)
  ⊙ 남녀 인구의 균형을 표시하는 지수로, 여자 100명에 대한 남자의 수를 말한다.
  ○ 성비 : 남자수/여자수 × 100(가장 이상적인 성비는 100으로 본다)
  © 각 시기별 성비로서 1차 성비는 태아의 성비, 2차 성비는 출생 시의 성비, 3차 성비는 현재 인구의
    성비로 1,2차 성비는 남자가 많고, 50~54세에는 균형, 고령이 되면서 여자가 많다.

② 연령구조
  ⊙ 인구변동의 요인인 출생과 사망, 인구이동에 의해 결정된다.
  ○ 중위연령(Median age) : 전체 인구가 연령별로 분포되어 있을 때 반으로 양분되는 점의 연령으로
    어떤 인구의 연령구조를 보는 데 흔히 사용한다.
  © 출생률과 사망률이 낮아지면 중위연령이 높아지지만, 연령구조를 가지고 인구구조의 특성을 명
    확히 나타내지는 못한다.
  @ 경제활동을 기준으로 한 연령
    • 생산인구 : 15~64세
    • 비생산인구 : 0~14세의 유년인구와 65세 이상의 노년인구
  @ 부양비 : 생산인구에 대한 비생산인구의 비로서 사회경제적 구성을 나타내는 지표로 사용된다.

$$\text{• 유년부양비} = \frac{0{\sim}14\text{세의 유년인구}}{15\text{세}{\sim}64\text{세의 인구}} \times 100$$

$$\text{• 노년부양비} = \frac{65\text{세의 이상의 노년인구}}{15\text{세}{\sim}64\text{세의 인구}} \times 100$$

$$\text{• 총부양비} = \frac{0{\sim}14\text{세의 유년인구} + 65\text{세 이상 인구}}{15\text{세}{\sim}64\text{세의 인구}} \times 100$$

  ⊕ 노령화지수 : 유년인구에 대한 노년인구의 비로, 사회경제적인 면에서 큰 의의를 가지고 있는
    지수이다.

$$\text{노령화지수} = \frac{65\text{세 이상 인구}}{0\text{세}{\sim}14\text{세의 유년인구}} \times 100$$

$$\text{⊗ 실업률} = \frac{\text{실업자}}{\text{경제활동 인구}} \times 100$$

③ 인구구조의 유형

　㉠ 정형화된 유형

피라미드형(Pyramid form)	• 출생률과 사망률이 모두 높은 다산다사형(인구증가형) • 사망률보다 높은 출생률로 0~14세 인구가 50세 이상 인구의 2배 초과 • 전형적인 후진국형 구조(17~18세기 대부분 국가들)
종형(Bell form)	• 출생률과 사망률이 모두 낮은 소산소사형(인구정지형) • 0~14세 인구가 50세 이상 인구의 2배와 같아지는 선진국형이다. • 노인인구 증가로 인한 대책이 요구된다.
항아리형(Pot form)	• 사망률이 낮고 정체적이지만 출생률이 사망률보다 낮은 인구감퇴형 • 0~14세 인구가 50세 이상 인구의 2배 이하 • 유소년층 비율 < 청장년층 = 국가경쟁력 약화 우려 • 선진국 일부 국가, 심각한 노인문제

　㉡ 지역특성에 따른 유형

별형 (Star Form)	• 생산연령층 인구가 도시로 들어오는 유입형(도시형 인구구조) • 15~49세 생산 인구가 전체 도시인구의 50% 이상 차지 • 출산연령에 해당하는 청장년층의 비율이 높아 유년층의 비율도 높다.
호리병형 (Guitar form)	• 생산연령 인구가 도시로 이동하여 생기는 유출형(전출형, 농촌형) • 15~49세 인구가 전체 농촌인구의 50% 미만 • 청장년층 유출과 출산력 저하로 유년층의 비율이 낮다. • 노동력, 시설 및 자본의 부족현상 초래, 부양비 증가

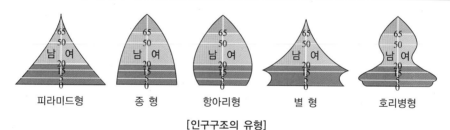

[인구구조의 유형]

(5) 우리나라 인구구조의 변화

① 1960년까지는 전형적인 피라미드형을 나타내었다. 그 후 1970년까지는 전형적인 후진국 구조를 보였다.

② 1980년 이후의 도시화, 핵가족화, 개인가치관의 변화와 정부의 적극적인 가족계획사업으로 인해 종형의 인구구조를, 1990년 이후에는 항아리형 인구구조를 나타내었다.

③ 2000년에는 밀레니엄의 영향으로 출생수가 다소 증가하였지만 점차적으로 저출산·고령화로 인하여 인구감퇴형으로 변화되고 있다.

④ 현재의 상태가 지속된다면 2030년의 총인구 5,216만 명을 정점으로 인구의 감소가 예상되며, 이에 따라 생산가능 인구의 감소로 저축, 소비, 투자위축 등 국가경쟁력이 약화될 전망이다.

⑤ 2060년에는 20대 이하는 감소하고 60대 이상이 가장 큰 비중을 차지하는 역피라미드형의 항아리 구조로 변화될 것이다.

(6) 우리나라 인구정책

① 인구정책의 개념

    ㉠ 인구정책이란 현재의 인구현상이 그 사회 존속과 발전에 적합하지 못할 경우 이를 시정하고 개선하려는 정부의 노력과 수단이다.

    ㉡ 인구정책은 실정에 맞는 이상적인 인구규모에 도달하는 것이다.

    ㉢ 인구문제 : 인구증가로 인한 문제

3P	인구(Population), 오염(Pollution), 빈곤(Poverty)
3M	기아, 영양결핍(Malnutrition), 질병이환(Morbidity), 사망(Mortality)

② 인구정책의 분류

    ㉠ 인구조정정책 : 국가가 인위적으로 개입하여 현재의 출생, 사망, 인구이동과 이상적인 인구 상태를 바람직한 방향으로 유도하는 것이다.

        • 출산조절정책 : 인구를 통제하고 제한하는 정책(가족계획사업)

        • 인구자질 향상 정책 : 인구의 질적인 향상을 위해 보건의료와 교육수준 등을 향상시키는 것이다.

        • 인구분산정책 : 지역 간 인구분포를 균형적으로 해결하기 위해 국내 혹은 국외로 인구를 이동시키는 것이다.

    ㉡ 인구대응정책 : 인구변동에 따른 식량, 주택, 고용복지, 보건의료, 교육, 사회보장, 자원개발, 경제개발 등에 관한 사회경제시책이다.

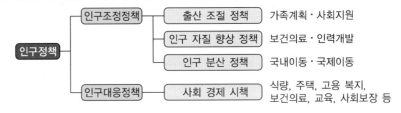

[인구정책의 기본 구도]

③ 우리나라 인구정책의 변천

출산억제 정책기 (1962~1995)	• 1962년 1차 경제개발 5개년 계획의 일부로 가족계획사업 중심으로 범국민운동을 전개한 시기이다. • 이 정책의 성공으로 1983년 저출산사회가 되었다, 따라서 1987년 이후 소산소사형태의 인구변천기를 맞게 되었다.
인구자질향상 정책기 (1996~2003)	• 1994년 인구정책 심의위원회 : 과거 출산억제정책을 '96년부터 인구자질 및 복지정책으로 전환하였다. • 이 정책은 취약계층을 위한 보건복지서비스 확대, 여성의 사회 진출을 촉진했으나, 합계출산율은 세계에서 가장 낮은 수준이 되었다(출산장려 정책 검토).
저출산·고령화 대응 정책기 (2004~　　)	• 2003년 대통령 직속 인구·고령사회대책팀 발족 • 2005년 저출산 고령사회기본법 제정 • 2011년 2차 저출산고령사회 기본계획인 새로마지플랜 2015가 수립되었다.

(7) 저출산ㆍ고령화 대책

① 저출산ㆍ고령사회 기본계획(2006~2010) '새로마지 플랜 2010' : 출산ㆍ양육에 유리한 환경 조성 및 고령사회 대응기반 구축

㉠ 일 – 가정 양립을 사회 각 부문에 확산

㉡ 결혼ㆍ출산ㆍ양육 부담 경감

㉢ 아동ㆍ청소년을 위한 건강하고 안전한 성장환경 조성 추진

② 제2차 저출산ㆍ고령사회 기본계획(2011~2015) '새로마지 플랜 2015' : 점진적 출산율 회복 및 고령사회 대응체계 확립

㉠ 베이비붐 세대의 고령화 대응체계 구축

㉡ 안정되고 활기찬 노후생활 보장

㉢ 주거, 교통사회 기반시설 전반을 고령 친화적 사회 환경으로 조성

③ 제3차 저출산ㆍ고령사회 기본계획(2016~2020) '브리지 플랜 2020(더 행복한 대한민국으로 향하는 다리)' : OECD 국가 평균수준 출산율 회복 및 고령사회에 성공적 적응

㉠ 결혼ㆍ출산 친화적 사회 시스템 확립

㉡ 생산인구 감소 대비 인구경쟁력 강화

㉢ 고령사회 삶의 질 보장

㉣ 지속발전 가능체계 구축

㉤ 저출산 고령사회 핵심 추진 방향

저출산(아이와 함께 행복한 사회)	고령사회(생산적이고 활기찬 고령사회)
청년 일자리, 주거 등 만혼 대책 강화	노후소득 보장 강화
난임 등 출생에 대한 사회책임 실현	활기차고 안전한 노후 실현
맞춤형 돌봄 확대ㆍ교육개혁	여성, 중ㆍ고령자, 외국 인력 활용 확대
일 – 가정 양립의 사각지대 해소	고령친화경제로의 도약

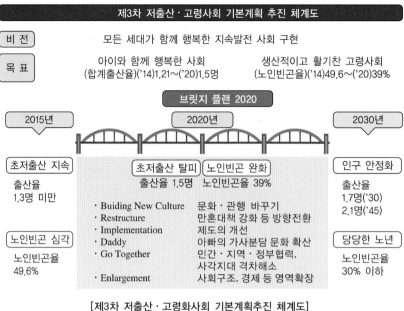

제3차 저출산·고령사회 기본계획 추진 체계도

| 비 전 | 모든 세대가 함께 행복한 지속발전 사회 구현 |

| 목 표 | 아이와 함께 행복한 사회
(합계출산율)('14)1.21~('20)1.5명 | 생산적이고 활기찬 고령사회
(노인빈곤율)('14)49.6~('20)39% |

브릿지 플랜 2020

| 2015년 | 2020년 | 2030년 |

| 초저출산 지속 | 초저출산 탈피 | 노인빈곤 완화 | 인구 안정화 |
| 출산율
1.3명 미만 | 출산율 1.5명 | 노인빈곤율 39% | 출산율
1.7명('30)
2.1명('45) |

· Buiding New Culture 　 문화·관행 바꾸기
· Restructure 　 만혼대책 강화 등 방향전환
· Implementation 　 제도의 개선
· Daddy 　 아빠의 가사분담 문화 확산
· Go Together 　 민간·지역·정부협력,
　 사각지대 격차해소
· Enlargement 　 사회구조, 경제 등 영역확장

| 노인빈곤 심각 | 당당한 노년 |
| 노인빈곤율
49.6% | 노인빈곤율
30% 이하 |

[제3차 저출산·고령화사회 기본계획추진 체계도]

출제유형문제 최다빈출문제

블래커의 이론 중 소산소사형태 인구구조에 대한 설명으로 옳은 것은?

① 출생률과 사망률이 최저에 달하여 인구증가가 정지되는 형태

❷ 인구성장이 둔화되어 몇 십년간 인구감소 상태가 유지될 것으로 예측

③ 아시아의 국가 등에서 볼 수 있는 개발도상국가형 인구형태

④ 출생률이 사망률보다 낮아지는 인구감소형

⑤ 정치적 불안, 빈곤이 해결되지 않을 경우 사망률이 높아 인구가 증가하지 않을 수 있는 형태

해설
① 제4단계 : 저위정지기
③ 제2단계 : 초기 확장기(다산소사형)
④ 제5단계 : 감퇴기
⑤ 제1단계 : 고위정지기(다산다사형)

2

보건사업 기획 및 자원 활용

간호사 국가고시

지역사회간호학

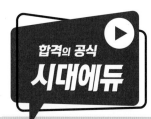

보건사업 기획

1 지역사회간호이론

(1) 체계이론(System theory, Von Bertalanffy, 1969)

① 개 념

ⓐ 간호이론 개발에 가장 많이 사용되는 원형이론 중 하나로 모든 유기체는 하나의 체계이며, 상호작용하는 여러 구성요소로 이루어진 하나의 복합물이다.

ⓑ 체계의 유형은 환경과의 관계가 상호 닫혀 있는 요소의 집합체를 폐쇄체계, 체계 내에서 경계를 통해 환경과 상호교환하는 요소들의 집합체를 개방체계라고 한다.

ⓒ 체계는 그들 간에 환경과 상호작용하는 요소들의 집합체로 부분의 합보다 크다.

ⓓ 체계이론은 부분들과 구성요소들의 조직, 상호작용, 상호의존성에 초점을 두고 있다.

ⓔ 체계는 에너지를 필요로 한다. 에너지(물질, 정보)가 체계 내로 유입되는 과정이 투입이며, 이러한 에너지(물질, 정보)를 사용하는 과정은 변환이며, 이로부터 나온 결과물을 산출이라고 하는데, 체계가 기능을 완전히 발휘하기 위해서는 회환과정이 포함되어야 한다.

② 체계의 구조 및 기능

구 조	• 경계(Boundary) : 체계를 환경으로부터 구별하는 부분으로 환경과 상호작용하는 투과성의 정도에 따라 폐쇄적이거나 개방적이게 된다. • 환경(Environment) : 경계 외부의 세계로서 속성의 변화가 이루어지게 하는 요소이다. • 계층(Hierarchy) : 체계의 배열은 계층적 질서를 가지며, 하위체계 요소들의 계속적인 교환과 활동에 의해 유지된다. • 속성(Attributes) : 체계의 부분이나 요소들을 의미한다. 체계의 기능은 체계에 의해 행해지는 활동으로, 에너지를 필요로 하며, 에너지는 물질, 정보의 형태로 존재할 수 있다.
기 능	• 투입(Input) : 에너지(물질, 정보)가 체계 속으로 유입되는 과정 • 변환(Throughput) : 체계가 에너지(물질, 정보)를 사용하는 과정 • 산출(Output) : 체계 내 보유되지 않는 에너지(물질, 정보)를 유출하는 과정 • 회환(Feedback) : 체계가 완전한 기능을 발휘하기 위해 산출의 일부가 재투입되는 과정

③ 주요 개념

ⓐ 물질과 에너지 : 물질은 질량을 갖고 공간에 존재하며, 에너지는 일할 수 있는 능력이며, 에너지는 다른 형태로 전환하거나 이전될 수 있고, 물질과 에너지는 동등하여 서로 변환할 수 있다.

• 네겐트로피(자유에너지) : 체계의 기능을 증진시키는 에너지(일할 수 있는 에너지)

• 엔트로피(무질서의 에너지) : 체계의 혼잡, 비조직화를 조장하는 에너지(일로 전환될 수 없는 에너지)

ⓒ 항상성 : 생성과 파괴가 일어나도 변하지 않고 체계 내 요소들이 균형을 유지하고 안정상태를 이루는 것(자기통제)

ⓒ 동일한 결과(균등 종국) : 시작 상태와 상관없이 과정의 장애가 있어도 동일 목표에 도달하는 것으로 개방체계의 특성이다.

ⓒ 위계질서 : 모든 체계는 질서와 양상(Pattern)이 있다. 모든 체계가 복잡한 계열, 과정을 통해 상호 연결되며, 모든 체계의 부분 또는 구성요소들 간에 순차적인 관계가 있음을 의미한다.

ⓒ 환류 : 한 체계의 산출이 환경을 통해 평가되고 이 결과가 다시 그 체계로 돌아오는 것이다.

ⓑ 경계 : 외부체계로부터 들어오고 외부체계로 나가는 에너지의 흐름을 규제하는 것이다.

ⓢ 전체성 : 부분들의 집합인 체계는 하나의 통일된 단일체로 반응한다.

ⓞ 개방성 : 체계가 환경과 에너지를 교환하는 정도

④ 체계이론의 지역사회간호 적용

구성요소	지역사회에의 적용
목표(Goal)	적정 기능수준의 향상, 건강의 유지, 증진, 삶의 질 향상
경계(Boundary)	지역사회의 경계(예 도시의 행정구역)
구성물(Component)	지역사회주민(대상자)
자원(Resource)	지역사회 내의 건강과 관련된 인적·물적·사회 환경적 자원들
상호작용(Interaction)	구성물(지역사회주민)과 자원(인적·물적·사회·환경적 자원) 및 환경의 상호작용 (주민의 지역사회 자원이용, 간호사의 가정방문 실적, 상담 횟수 등)

⑤ 지역사회체계 과정

㉠ 지역사회체계는 항상 투입변환 산출의 과정을 통해 목표를 달성한다.

㉡ 투입에서는 구성물과 자원이 체계로 들어가고, 들어온 구성물과 자원이 상호작용을 하는 일련의 현상을 변환, 구성물과 자원이 상호작용하여 만든 결과물(지역사회 간호목표)을 산출이라고 한다.

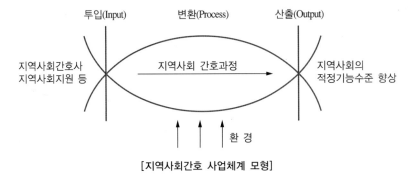

[지역사회간호 사업체계 모형]

(2) **교환이론(Exchange theory)**

① 개 념

㉠ 인간이 합리적 동물이며, 최대의 이익을 추구하려는 경향이 있다는 심리적 요인에 가정을 두고
있다.

㉡ 호만스(George C, Homans)의 교환이론

성공명제	특정 행동이 이익으로 보상되면 그러한 행동은 반복될 가능성이 높다.
자극명제	일련의 특정 자극을 포함한 과거의 행동이 보상을 받게 되면 이전과 동일하거나 유사한 행동을 많이 하게 된다.
가치명제	특정 행동 결과의 가치가 클수록 그 행동이 취해질 가능성이 크다.
박탈-포만 명제	특정한 보상을 많이 받으면 받을수록 그 이상의 보상은 점차 가치가 없는 것으로 되어 간다.
공격-승인 명제	• 한 사람이 자신의 행위에 대해 기대했던 보상을 받지 못하거나 예상하지 못한 처벌을 받게 되면, 그는 화를 낼 것이고 공격적 행동을 할 가능성이 높아지며, 이런 공격적 행동의 결과는 그에게 더 큰 가치를 갖게 된다. • 한 사람이 자신의 행위에 대해 기대했던 보상보다 더 큰 보상을 받거나, 처벌을 면한다면 그는 더욱 더 승인하는 행동을 하게 될 것이고, 그런 행동의 결과들은 그에게 더 큰 가치를 갖게 된다.

㉢ 사람들은 정신적, 시간적, 경제적으로 손해를 보거나 비용이 많이 드는 일은 피하고, 이득이
있거나 보상이 큰일을 추구하는 경향이 있다.

㉣ 사회적 교환이론은 득과 실을 따지기보다 개인의 자유의사이며, 교환에는 호의가 개재하고 있다
는 견해를 가진다. 인간의 사회적 행동 중에는 보상이 비용에 비해 적음에도 수행되는 경우도
있다.

② 교환과정의 형태

㉠ 물질적 교환과정 : 물건 값을 주고 물건을 사는 행위

㉡ 비물질적 교환과정 : 당신이 미소 지을 때 상대방도 같이 미소 지음으로써 두 사람의 관계는
원만하게 형성될 것이다.

③ 교환이론의 지역사회간호 적용

㉠ 교환은 간호과정 중 수행단계에서 가장 많이 이루어진다.

㉡ 교환이 이루어지는 양자의 관계는 서로 대등한 위치에서 함께 일어난다(수평적 관계).

㉢ 보건의료서비스와 지역사회주민 간의 상호교환이 잘 이루어지도록 교환과정(절차, 단계), 교환과
정을 위한 조직과 기준을 확립하여야 하며, 교환된 결과에 대해 회환(Feedback)이 이루어져
다음 과정에 참고해야 한다.

(3) **기획이론(Planning theory)**

① 기획의 개념

㉠ 기획이란 행동하기 전에 무엇을 어떻게 해야 하는지를 결정하는 것으로 미래를 예측하는 것이다.

㉡ 특정한 목표를 달성하기 위해 최상의 이용 가능한 미래의 방법 및 절차를 의식적으로 개발하는
조직적 · 지속적 · 동적인 과정이다.

ⓒ 기획과정은 사업을 진행하는데 있어 추진력을 주는 과정이며, 기획을 하는 절차로써 일의 궁극적인 목표를 달성하기 위한 구체적인 단계와 방법을 제시하여 준다.

ⓔ 기획은 현재보다 더 좋은 미래를 만들고, 미래의 불확실성은 경감시킬 목적을 갖는 하나의 사회적 과정이다.

ⓜ 기획은 계획을 행하는 활동과정이며, 계획은 기획의 산물이다.

ⓗ 넓은 의미로 기획은 국가 목표의 실현을 촉구하는 방안으로 정책수립, 채택 및 조절 등에 결부되는 것이며, 좁은 의미로는 관리과정의 한 단계로써 기획, 조직, 인사, 지휘, 조정, 보고 예산관리 중 첫 단계이다.

ⓢ 기획의 기본 구성요소
- 현재의 상태에 대한 이해(Where are we now?)
- 미래에 원하는 방향 또는 목적(Where do we want to go?)
- 원하는 방향으로 가기 위한 방법{전략과 세부 사업(How do we get there?)}
- 무엇을 해야 하는가(What action to take?)
- 필요한 행동을 어떻게 지원할 것인가(How to get support for that action?)

② 보건기획의 필요성 : 제한된 인력, 시설 및 예산으로 목표를 달성하기 위해서는 기획이 필요하다.

ⓐ 각종 요구와 희소자원의 배분 : 부족한 자원을 사회·경제적 중요도에 따라 우선순위를 결정하여 기대되는 요구와 자원의 배분을 상호조정해야 하기 때문이다.

ⓑ 이해대립의 조정 및 결정 : 목표달성을 위한 방법과 수단의 결정에 흔히 발생되는 갈등에 대한 문제 해결에 기획이 필요하다.

ⓒ 변화·발전하는 지식과 기술개발에 따른 적용 : 개발된 기술의 소화능력에 따라 무엇을 이용할 것인지 선택하기 위해서 기획이 필요하다.

ⓓ 합리적 결정수단 제공 : 현황, 우선순위, 목표 및 목적의 결정, 활동 계획의 선정을 통한 기획은 능률과 효율의 원칙을 기반으로 합리적인 정책결정을 내릴 수 있는 수단을 제공한다.

③ 보건기획 과정(Taylor)

기획과정	전제조건의 사정	기획을 하기 전 기획을 할 수 있는 상태인지 아닌지 결정하기 위한 준비단계
	목표의 설정	
	현황분석 및 문제점 파악	현재의 보건문제, 보건의료사업, 각종 자원들에 대한 정보수집과 연구
	우선순위결정 및 대안의 제시	각 사업이 가진 궁극적 목표를 달성하기 위해 의해 보건 현황 분석을 통해 얻은 자료를 기반으로 어느 사업을 우선적으로 할 것인지, 사업을 어느 정도에서 어떤 방법과 수단으로 수행할 것인지 가장 효과적이고 효율적인 방법을 선정하는 것이다.
	세부 계획의 작성	기획을 위한 환경 및 전략을 고려한다.
집행과정		• 사업 목표를 달성하기 위해 구체적인 수행을 계획한다(예 조직이 필요할 경우 조직의 설립계획, 요원이 필요할 경우 요원 교육이나 채용계획 혹은 자산의 활용계획 등을 시행하는 것). • 사업의 수행은 계획에 따라 요원들의 특유한 역할과 기능을 수행함으로써 이루어진다.
평가과정		기획의 마지막 단계이며 동시에 기획의 순환과정에서 첫 단계가 된다. 그러므로 평가의 결과는 다음 기획에 참고자료가 되어 재계획을 하게 되며 반드시 피드백이 필요하다.

(4) 베티 뉴만(Betty Neuman)의 건강관리체계 이론

① 개 요

㉠ 다른 간호이론과 달리 간호활동을 예방활동의 개념으로 설명한다.

㉡ 간호 대상인 인간을 총체적 존재로 접근하며 인간은 생리적, 심리적, 사회문화적, 발달적, 영적인 변수로 구성된 하나의 체계로서, 생존의 필수요소로 구성된 기본구조와 이를 둘러싸고 있는 3가지 방어선으로 구성되어 있다고 보았다.

㉢ 이 대상체계는 환경과 접하고 있으며, 이들 환경은 내적 · 외적 환경으로 이루어져 있고, 대상체계와 지속적인 상호작용을 하며, 지속적으로 영향을 미치는 스트레스들로 구성되어 있다.

㉣ 간호의 목표인 건강은 인간체계 속의 기본구조와 방어선들이 환경의 변수들인 스트레스원을 막아내어 안정 상태를 이루는 것이다.

㉤ 간호활동은 기본구조를 보호하기 위해 스트레스원을 제거 또는 약화시키거나, 유연방어선 및 정상방어선을 강화시키는 1차적 예방활동과 저항선을 강화시키고 나타나는 반응을 조기 발견하고 빠르고 정확한 처치를 하는 2차적 예방활동, 기본구조에 손상이 왔을 때 이를 재구성하도록 돕는 삼차예방활동으로 대별할 수 있다.

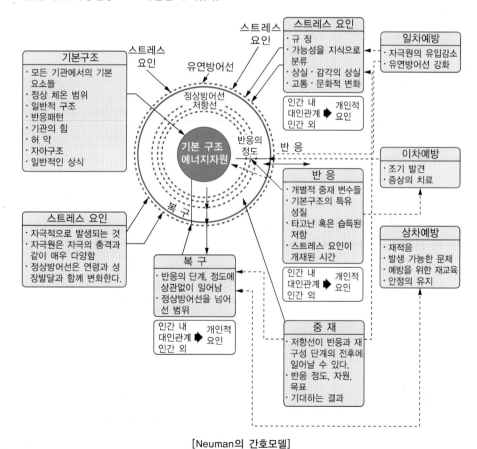

[Neuman의 간호모델]

② 주요 개념과 정의

　㉠ 기본구조 : 유기체가 생존하기 위한 필수적인 구조이고 모든 개체가 공통적으로 갖고 있는 생리적, 심리적, 사회문화적, 발달적, 영적 요소이며, 에너지 자원을 가지고 있어 외적 환경과 에너지 교환을 가능하게 한다.

　㉡ 저항선
- 기본구조를 보호하는 최후의 요인으로 신체의 면역체계를 들 수 있다.
- 이 선이 외부에서 침입하는 스트레스원에 의해 무너지면 기본구조가 손상 받게 되어 생명이나 존재에 위협을 받게 된다(증상발현).

　㉢ 정상방어선
- 한 대상체계가 오랫동안 유지해 온 평형상태로 어떤 외적 자극이나 스트레스원에 대해 나타나는 정상적인 반응의 범위를 말한다.
- 대상체계가 기능하는 동안 경험하는 모든 스트레스원에 대처하는 근본적인 방법이다.
- 개인의 일상적인 대처유형, 삶의 유형, 문제해결능력, 발달단계와 같은 행위적 요인과 신체상태, 유전적 요인 등 변수들의 복합물이라고 할 수 있다.

　㉣ 유연방어선 : 환경과 상호작용하여 시시각각 변하는 역동적 구조로, 외부자극이나 변화에 대해 신속하게 축소하거나 확장하는 등으로 대처함으로써 스트레스원이 유연방어선을 거쳐 정상방어선까지 침범하지 못하도록 완충역할을 한다(Reed, 1995).

　㉤ 스트레스원 : 스트레스원을 불균형 상황위기, 성숙위기 등의 잠재적 요인을 가진 긴장을 일으키는 자극원으로 보고 있다.
- 체계 내 요인(Intrapersonal factor) : 개체 내에서 일어나는 요소로서 다시 대상체계에 영향을 줄 수 있는 자극(예 조건반사, 통증, 불안, 상실)
- 체계 간 요인(Interpersonal factor) : 한 사람 또는 그 이상의 개인들 사이에서 일어나는 자극요인(예 역할기대)
- 체계 외 요인(Extrapersonal factor) : 체계 외부에서 일어나는 자극(예 경제적 상황, 관습의 변화)

　㉥ 반응도 : 대상자가 스트레스원에 적응하는데 필요한 에너지양

　㉦ 복구 : 스트레스원에 대한 반응을 처리한 이후 체계가 안정된 상태로 되돌아가는 것을 의미하며, 안정성은 스트레스원이 침범하기 전의 건강상태보다 높아질 수도 낮아질 수도 있다.

　㉧ 예방 중재

구 분	내 용
일차예방 (Primary prevention)	• 대상체계에서 증상이 생기지 않은 상태에서 수행되는 간호중재로 스트레스원 자체를 중재하여 없애거나 약화시키는 활동을 한다. • 스트레스 자체를 약화 또는 중재할 수 없는 경우 유연방어선을 강화함으로써 정상방어선을 보호하려는 중재
이차예방 (Secondary prevention)	• 스트레스원이 정상방어선을 침입하여 저항에 도달함으로써 증상이 나타나기 시작했을 때 시행하는 중재 • 스트레스원에 대한 반응에 대해 조기발견하고 빠르고 정확한 처치를 시행하는 중재 • 저항선을 강화하여 스트레스원이 기본구조를 손상시키지 못하도록 보호한다.
삼차예방 (Tertiary prevention)	스트레스원에 의하여 대상체계의 균형이 깨진 상태에서 체계(기본구조)의 상태를 재구성(스트레스에 대한 반응 후 역동적인 적응 과정)함으로써 안정을 되찾게 한다.

③ 이론의 간호과정 적용

㉠ 간호과정 틀 : 뉴만의 건강관리 체계이론은 간호과정을 3단계, 즉 간호진단, 간호목표, 간호결과로 체계화하였다.

1단계(간호진단)	개인, 가족 및 지역사회를 대상으로 사정한 후 스트레스원과 방어선, 반응도를 중심으로 간호진단을 한다.
2단계(간호목표)	대상자가 지각하는 문제에 따라 장·단기 목표를 설정한 후 1차, 2차, 3차 예방활동을 초점으로 중재방법을 모색한 후 3단계인 간호결과로 접근한다.
3단계(간호결과)	사정의 타당성을 평가하고, 중재를 통해 지역사회가 가능한 가장 높은 수준의 재구성에 도달하도록 도와주고 있는지를 결정한다.

㉡ 뉴만이론에 근거한 간호사정 지침

• 기본구조 : 생리적, 심리적, 사회문화적, 발달적, 영적 변수들이 상호관련성을 가지고 있는 총합체로 체계 생존의 필수요인이다.

• 스트레스원

체계 내 요인	지역사회 자체 내의 물리적 환경(상하수도, 공해, 도로 주거상태, 쓰레기관리, 질병상태, 환자수, 의료기관 및 요원수)상태는 적절한가?
체계 간 요인	• 다른 지역사회와 비교 시 기본구조에 관련된 자원들이 적절한가? • 주민들의 자원 활용에 어려움은 없는가?
체계 외 요인	• 지역사회 외부의 변화로 인해 지역사회 영향을 주는 스트레스 요인은 무엇인가? • 정부나 외부기관으로부터 적절한 자원을 제공받는가?

• 방어선

저항선	• 지역사회의 정상상태를 보호하고 안정시키기 위해 스트레스원에 대항하여 작용하는 내적 기전이다(예 청소년을 대상으로 하는 저녁 오락프로의 신설, 성병 진단 무료 클리닉, 건강과 질병에 대한 서비스 등). – 지역사회주민들의 건강에 대한 태도, 가치관, 신념은 어떠한가? – 지역사회주민들의 유대관계, 결속력은 어떠한가?
정상방어선	• 지역사회가 오랜 기간에 걸쳐 도달한 건강수준을 유지하기 위해 생활자극 요인들에 대처하는 방법으로, 예방접종률, 신생아 사망률, 생활양식, 문제해결 능력, 소득수준, 가능한 주거 및 고용 등이다. – 지역사회주민들의 건강수준, 경제수준은 어떠한가? – 지역사회의 교통 및 통신 상태는 적절한가?
유연방어선	• 체계의 경계로 작용하며 법, 정치, 갈등해결, 의사결정과 같은 과정을 통해 물질에너지와 정보 교환을 조절한다(예 중앙정부의 보건의료 비용 절감 및 재원감축, 사회적 스트레스원이나 환경적 스트레스원에 대응하는 주민의 활동 등). – 지역사회 보건의료체계는 적절한가? – 의료기관 분포상태가 적절한가? – 의료서비스 질이 양호한가?

ⓒ 뉴만(Neuman)이론을 이용한 10대 임신에 대한 간호수행

개념/대상자	개 인	가 족	지역사회
스트레스원	어린나이의 임신	10대 딸의 임신	10대 임신의 증가
기본구조	신체, 활력 기능	가족구성과 역할	인구의 연령 구성, 지역사회 기능 활력
저항선	아이에 대한 태도와 양육 기술의 정도	• 가족의 융통성 • 가족의 지지체계 • 가족의 수입 • 가족의 교육 수준	• 건강관리 시설, 서비스의 적정성과 이용 가능성 • 교육과 경제적 수준 • 건강관리시설의 접근성(교통)
정상방어선	• 급성, 만성 질병의 유무 • 영양수준과 건강에 대한 태도 • 생활유형과 습관(흡연, 음주, 운동)	• 10대 성행위에 대한 가족의 태도 • 가족의 결속력	• 10대 인구의 정도 • 피임사업의 이용 가능성 • 교육과 경제적 수준 • 통상 10대 임신율
유연방어선	타 스트레스원과의 피로 정도	가족의 타 스트레스원 유무	건강프로그램에 대한 재정 가능성

(5) 오렘(Dorothea Orem)의 자가간호이론

① 이론의 개요

ㄱ 인간을 생물학적, 사회적, 상징적으로 기능하는 하나의 통합된 개체로서 자가간호를 통해 계속적인 자기유지와 자기조절을 수행하는 자가간호를 가진 자가간호 행위자라고 보고 있다.

ㄴ 자가간호란 인간이 자신의 생과 건강과 안녕을 유지하기 위해 솔선하여 수행하는 행동으로서 인간 내부에는 자가간호를 위한 요구와 자가간호를 수행할 수 있는 역량을 동시에 가지고 있다.

② 주요 개념과 정의

ㄱ 자가간호 요구 : 자신의 건강을 회복·유지·증진시키기 위해 각 개인이 나름대로 시도하고 실행해야 할 활동이다.

분 류	내 용
일반적 자가간호 요구(Universal self-care requisite)	인간의 기본적인 욕구를 충족시키는 행동으로 공기, 물, 음식섭취, 배설, 활동과 휴식, 고립과 사회적 상호작용, 생명과 연령에 대한 위험으로부터의 예방, 정상적인 삶 등의 자가간호 요구를 의미한다. ※ 정상기능 증진에 필요한 6개의 필수요소 : 공기, 물, 음식섭취, 배설, 활동과 휴식, 고립과 사회적 상호작용
발달적 자가간호 요구(Developmental self-care requisite)	인간의 발달과정과 생의 주기별 다양한 단계에서 생기는 임신, 미숙아 출생, 가족 사망 등과 같이 성장발달과 관련된 상황에서 필요로 하는 자가간호 요구를 의미한다.
건강이탈 시 자가간호 요구(Health deviation self-care requisite)	질병이나 상해 시 개인의 자가간호 능력이 영구적 또는 일시적으로 손상되었을 때 요구되는 것으로 자아상의 정립, 일상생활 과정의 변화, 건강이탈로 인한 진단이나 치료에 대처하거나 새로운 생활로의 적응과 관련된 요구이다(예 결장루술(Colostomy)을 한 환자의 경우, 결장루술 부위의 피부간호 자아상의 변화, 가스형성 감소를 위한 식단조절, 질병의 치료와 대처하는 행동).

ㄴ 자가간호 역량 : 자가간호를 수행하는 개인의 힘이며, 대상자가 자신의 이익과 역량을 위해 스스로 실행하고 개발하는 능력이다.

ⓒ 자가간호 결핍 : 대상자 개인의 자가간호 역량이 자신의 치료적인 자가간호 요구를 충족시킬 수 없을 때 발생하는 현상이다.

ⓔ 간호 역량 : 자가간호 결핍이 일어난 대상자에게 이익과 안녕을 주고 자가간호 요구를 충족시키기 위해 치료적 간호체계를 설계, 제공, 조절하는 간호사들의 복합적인 능력이다.

ⓜ 간호체계 : 치료적인 자가간호 요구를 충족시키기 위해 필요한 간호행위들이다.

전체적 보상체계	환자가 정신적·신체적으로 완전히 무기력한 상태이거나 주변 환경을 약간만 인식하는 상태로 자가간호 활동 수행을 거의 하지 못해 간호사가 환자의 산소공급, 영양공급, 배설, 신체청결, 신체운동 및 감각자극 등의 모든 욕구를 충족시켜 주는 경우를 말한다.
부분적 보상체계	환자가 일반적인 자가간호 요구는 충족시킬 수 있으나 건강이탈 시의 자가간호 요구를 충족시키기 위해 간호사의 도움이 필요한 경우로 수술 받은 지 얼마 되지 않은 환자의 경우가 해당된다.
지지적 교육체계	• 자가간호 요구를 충족시키는 자원을 가지고 자가간호를 수행할 수 있으나, 지식이나 기술을 습득하는데 간호사의 도움을 필요로 하는 경우를 말한다. • 이 체계에서 돕는 방법은 지지, 지도교육, 발전적인 환경제공 등이 있다.

③ 이론의 간호과정 적용

ⓐ 사정 : 치료적인 자가간호 요구를 사정하고, 환자의 자가간호 역량을 파악한다.

ⓑ 간호진단 : 자가간호 결핍을 중심으로 기술한다.

ⓒ 간호계획 : 체계적인 간호계회 수립과 치료적인 자가간호를 결정하고, 간호중재 방법을 선택한다.

ⓓ 수 행

• 치료적 자가간호를 실행한다.

• 환자의 자가간호 능력을 증진시킨다.

• 자가간호 능력의 한계점을 보완해 준다.

(6) 로이(Callista Roy)의 적응이론

① 개 요

ⓐ Roy는 간호의 대상인 인간은 하나의 체계로서, 주위 환경으로부터 계속적으로 투입되는 자극을 받으며, 이러한 자극에 대해 내부과정인 대처기전을 활용하여 적응양상을 나타내고 그 결과로서 반응을 나타낸다. 이 반응은 환류(Feedback)되어 다시 자극의 형태로 투입원이 된다.

ⓑ 인간을 변화하는 환경과 끊임없이 상호작용하는 생리적, 정신적, 사회적 존재로 환경에 긍정적으로 반응하기 위해서는 인간 스스로가 환경의 변화를 효과적으로 조정해야 한다고 본다.

ⓒ 인간이 자극에 대하여 적응하는 과정에는 대처기전과 적응양상이 있다. 대처기전은 적응하는 방법이며, 이 대처기전의 활용으로 적응양상이 활성화되며 그 결과 반응을 나타내게 된다.

ⓓ 간호 목표는 인간이 통합된 총체적 상태인 적응의 상태를 유지하는 것이다.

ⓔ 간호활동은 자극 자체를 감소시키거나, 내적 과정인 적응양상에 영향을 주어 인간이 적응반응을 나타낼 수 있도록 돕는 것이다.

② 주요 개념

㉠ 자극 : 환경에 대처하기 위한 개인의 능력에 영향을 주는 자극

종 류	특 징
초점자극 (Focal stimuli)	인간의 행동유발에 가장 큰 영향을 미치고 있는 즉각적이며 직접적으로 직면하고 있는 사건이나 상황 변화이다.
연관자극 (Contextual stimuli)	초점자극에 의해 유발되는 행동에 관련된 다른 모든 자극으로 현 상태에 영향을 주고 측정될 수 있는 내·외적 세계에 존재하는 자극이다.
잔여자극 (Residual stimuli)	인간행동에 간접적으로 영향을 줄 수 있는 요인으로 현 상태와 관련되어 있지만 대부분 측정되기 어려운 신념, 태도, 성격, 과거의 경험 등 파악하기 어려운 개개인의 특성이다.

㉡ 대처기전
  • 조절기전(Regulator) : 자극이 투입될 때 중추신경계를 중심으로 하는 화학적, 내분비계 반응 등을 통해 자율적으로 반응하는 하부체계 대처기전으로 생리적 양상과 관련된다.
  • 인지기전(Cognator) : 자극이 투입될 때 인지적 정보처리 과정, 학습, 판단, 정서 등의 복잡한 과정을 통해 반응하는 하부체계 대처기전으로 자아개념, 역할기능, 상호의존 적응 양상과 관련된다.

㉢ 적응 양상 : 대처기전의 활동으로 나타나는 반응
  • 생리적 기능 양상(Physiological function mode) : 환경의 자극에 대해 인간이 신체적으로 반응하는 방법으로, 신체의 기본 욕구(수분과 전해질, 운동과 휴식, 배설, 영양, 산소공급과 순환, 체온, 감각 및 내분비계 조절)에 대해 반응하는 방법이다.
  • 자아개념 양상(Self-concept mode) : 자극에 대한 정신적 통합성을 유지하기 위해 일어나는 적응양상으로 타인들의 반응으로부터 형성되고 자신의 행동을 관리한다.

신체적 자아(Physical self)	자신의 신체에 대한 주관적인 생각으로 감각과 신체상이 포함된다.
개인적 자아(Personal self)	자신의 성격, 기대, 가치에 대한 평가로써 자아일관성, 자아이상기대, 도덕적·윤리적 자아로 구성된다.

  • 역할기능 양상(Role function mode)
    - 부여된 사회적 지위에 따른 의무의 수행을 말하며 인간의 역할수행방법은 주어진 환경 내의 타인과 상호작용에 의존한다.
    - 사회적 통합성을 유지하기 위해서는 환경 내의 타인과 상호작용을 하고 적합한 행동역할을 능숙하게 수행하여야 한다.
    - Roy는 인간의 역할을 나무에 비교하여 일차역할(나무 몸통), 이차역할(일차역할에서 나온 가지), 삼차역할(이차역할에서 나온 가지)로 구분하여, 역동적인 관계 내에서 상호 호혜적인 역할이 일어나야 된다고 하였다.
  • 상호의존 양상(Interdependence mode)
    - 의미 있는 타인이나 지지체계와의 관계, 사랑, 존경, 가치를 주고받는 것과 관련된다.
    - 사회적 통합성 중에서도 특히 상호작용에 초점을 둔 적응양상이다.
    - 이 양상에서는 양육, 애정, 사랑에 대한 욕구충족으로 심리적 통합성을 유지한다.

ㄹ 반 응
  - 적응 반응 : 생존, 성장, 생식, 성숙과 같은 인간의 통합성을 증진시킬 수 있는 긍정적 반응을 의미한다.
  - 비효율적 반응 : 적응 목적(생존, 성장, 생식, 성숙)에 도움을 주지 못하거나 방해가 되는 반응을 의미한다.

③ 이론의 간호과정 적용
  ㄱ 사 정
    - 1단계 : 생리적 기능, 자아개념, 역할기능, 상호의존
    - 2단계 : 초점자극, 연관자극, 잔여자극
    - 간호사는 대상자의 행동이 적응인지 부적응인지 판단할 것
  ㄴ 간호진단 : 비효율적 반응과 자극의 관련성을 중심으로 기술한다.
  ㄷ 간호계획 : 4가지 적응 양상을 적응반응으로 변화하도록 중재방법을 계획한다.
  ㄹ 간호수행
    - 간호사는 적응 촉진자로서 독특한 역할을 행한다.
    - 간호활동은 자극 자체를 감소시키거나(외적 과정), 적응 양상에 영향을 주어(내적 과정) 인간이 적응반응을 나타낼 수 있도록 돕는 것이다.

출제유형문제 최다빈출문제

지역사회에 체계이론을 적용할 때 지역사회 주민은 어디에 해당되는가?

① 경 계
② 목 표
❸ 구성물
④ 자 원
⑤ 상호작용

해설
지역사회간호의 체계이론 적용 중 지역사회 주민은 구성물에 해당한다.

2 보건사업 기획

(1) 지역사회 보건사업 기획의 이해

① 지역사회 보건사업 기획의 정의 : 국민의 건강을 지키기 위한 합리적인 보건 목표, 정책, 절차, 수단들을 선택하고 결정하는 제반 보건활동의 과정이다. 즉, 보건에 관한 실제적인 프로그램, 정책, 서비스가 성공적으로 수행되어 국민건강이라는 목적을 달성하기 위한 필수적 과정이다.

※ 기획(Planning) : 전략적인 의사결정 과정으로 사회나 조직을 위한 목표, 정책, 그리고 절차나 방법과 같은 수단들을 선택하고 결정하는 과정이다.

※ 계획(Plan) : 기획 과정의 결과로 나타나는 최종 산물이다.

② 지역사회 보건사업 기획의 필요성

㉠ 조직의 목표달성 : 제한된 시간과 공간에서 지휘 및 통제의 수단이 되어 업무를 효율적으로 실행하게 함으로써 조직의 목표달성을 가능하게 한다.

㉡ 환경변화에 대처 : 조직의 내적, 외적 환경변화 등 불확실한 미래와 변화에 따른 위험을 최소화하고 적절히 대처하는데 기준이 된다.

㉢ 가용 자원의 효율적 사용 : 가용 자원을 최소의 비용으로 최대의 효과를 얻도록 효율적으로 사용하게 하여 예산 절약 및 통합적인 활동으로 업무과정을 개선할 수 있다.

㉣ 업무수행 능력의 강화 : 업무수행 의욕 상승 및 의사전달 촉진, 구성원 교육을 지속하게 하여 성과를 증진하고, 구성원들의 업무수행 역량을 강화시킨다.

③ 지역사회 보건사업 기획의 대상

㉠ 인적 자원기획 : 각종 보건의료 인력의 양성 및 관리, 지역적 분포 및 활용 목표에 대한 정확한 기준, 추계 등을 기준으로 인적 자원을 기획하는 것이다.

㉡ 물적 자원기획 : 각종 보건의료 시설과 의료장비 및 소모품을 생산, 분배하고 관리하는 기획이다.

㉢ 행정기획 : 보건의료전달체계의 발전과 재원 조달, 분배 및 보건사업정보체계의 개발 등에 관한 기획이다.

㉣ 환경기획 : 쾌적한 생활환경 확보와 관련되는 보건사업, 즉 기본환경관리, 공해관리 및 상하수도 관리 등에 관한 기획이다.

㉤ 보건교육 기획 : 예방보건사업과 건강한 생활을 영위하기 위한 국민보건교육 및 홍보에 관한 기획이다.

㉥ 조사 및 연구기획 : 국민보건 실태를 분석하기 위한 제반 활동과 보건과학 및 의학기술 향상과 관련된 조사연구 기획이다.

④ **지역사회 보건사업 기획의 특성** : 기획은 사업이 최적의 수단으로 목표를 달성하기 위하여 미래의
활동에 관해 일련의 결정을 준비하는 지속적이고 동태적 과정이다.

목적성	• 지역사회 보건사업은 명확한 목적이 있고 그 목적에 맞는 내용, 활동, 절차가 이루어져야 한다. • 모든 지역사회 보건사업은 목적에 부합되게 구조화되고 체계화되어야 한다.
조직성	지역사회 보건사업의 목적을 달성하기 위해 선정한 내용, 활동, 절차가 위계적인 체계에 맞추어 조직되어 있다.
계획성	지역사회 보건사업의 구성 내용, 활동, 절차가 체계적으로 조직되어 계획적인 요소를 갖고 있다. 따라서 내용을 선정하고 조직할 때도 사전에 철저히 준비하고 완벽하게 계획해야 하며 수행하는 방법과 절차도 미리 충분히 검토하고 준비해야 한다.
통제성	지역사회 보건사업은 목적에 부합하지 않는 사항은 배제시켜 구조성과 체계성을 높이고, 누구나 용이하게 프로그램을 수행할 수 있도록 지역사회 보건사업의 수행 절차를 통제해야 한다.
공인성	지역사회 보건사업은 반드시 평가를 거쳐 프로그램의 효율성이 입증되고 공인되어야 한다.
접근성	• 지역사회 보건사업은 이를 필요로 하는 대상자가 쉽고 편리하게 접근할 수 있는 특성이 있어야 한다. • 지역사회 보건사업의 내용은 실제적이어서 잠재적 대상자의 관심과 접근을 이끌어 낼 수 있다. • 지역사회 보건사업의 가용 시간도 잠재적 대상자가 편리하게 접근할 수 있도록 다양하게 편성되어 있다.
포괄성	• 지역사회 보건사업은 대상자의 다양한 욕구를 충족시켜 주고 문제를 해결해 줄 수 있도록 포괄적이다. • 서비스 수용자의 다양한 문제를 다루기 위해서는 서로 협력하여 문제를 바람직하고 포괄적으로 해결하도록 접근해야 한다.
지속성	지역사회 보건사업은 프로그램의 전과정을 계속적으로 모니터링 하여 대상자의 요구를 충족시킬 수 있도록 지속적으로 이루어진다.

⑤ **지역사회 보건사업 기획의 원칙**

목적 부합의 원칙	해당 조직의 목적에 맞게 명확하고 구체적으로 기술해야 한다.
미래 예측의 원칙	예측자의 선입견과 주관성을 배제하고 비현실적이거나 이상적이지 않게 정확한 정보와 분석을 통한 예측으로 기획한다.
탄력성의 원칙	변화하는 상황에 대처할 수 있고, 실무 집행 부서에서 창의력을 발휘할 수 있도록 융통성 있게 기획한다.
포괄성의 원칙	포괄적인 영역에 대한 사전 검사를 철저하게 하여, 수행 시 인원, 물자, 설비, 예산 등 제반요소에 차질이 생기지 않도록 한다.
균형성의 원칙	다른 기획이나 업무 사이에 소요 자원이나 제반 요소들에 대한 상호 균형과 조화를 고려한다.
경제성의 원칙	현재 사용 가능한 자원을 최대한 활용하고 새로운 자원을 최소화하는 경제성 원칙을 고려한다(최소의 투입 최대의 목표 달성).
계층화(계속성)의 원칙	일반적이고 추상적인 하나의 기획으로부터 구체화 과정 중에 생성되는 여러 가지 기획들이 기본 기획과 계층성을 갖도록 한다.

⑥ **지역사회 보건사업 기획의 유형**

㉠ 기간별 유형

• 단기기획 : 보통 1년 내외의 기획으로 현실과의 괴리가 작아 현실성이 높지만 여건에 따라 수정, 변동되기도 한다.

• 중기기획 : 일반적으로 5년 내외의 기간에 걸친 기획으로 이미 설정된 목표와 목적을 달성하기 위해서 어떤 종류의 자원을 어디에 배정해야 할 것인지 그 방법과 수단에 더욱 관심을 기울인다.

• 장기기획 : 보통 10년 또는 그 이상의 기획으로, 인력, 하부구조, 투자 등 변화에 오랜 시간으로 소요되는 과제를 취급한다(장래 추계 또는 예후기획).

ⓛ 대상별 유형

- 경제기획 : 경제개발, 소득분배, 실업해소, 물가안정, 재정안정 등 경제 전반을 대상으로 하는 기획이며, 그 목적은 성장, 안정, 분배, 복지, 환경, 국제협약 등 시대적 조건에 따라 다양하다.
- 자연기획 : 자연 자원, 토지, 시설, 공간 등을 대상으로 하는 기획으로 도시 기획이나 국토종합개발 기획 등이 속한다.
- 사회기획 : 사회계층의 불균형과 불평등을 해소하고 나아가서 국민의 보건복지를 증진하기 위한 기획이다.
- 행정기획 : 조직을 효율적으로 관리하고 목표를 효과적으로 달성하기 위한 기획이다.

ⓒ 지역별 유형

- 지방기획 : 시·군·구 단위의 기획으로, 시·군·구 지역보건의료기획이나 건강증진사업기획이 그 예이다.
- 지역기획 : 광역 지역을 대상으로, 시·도 지역보건의료기획이나 건강증진사업기획이 그 예이다.
- 국가기획 : 국가 단위의 정책적 특성과 목표를 지닌 보건기획
- 국제기획 : 세계보건기구, 국제개발은행 등 국제기관이 담당하는 기획

(2) 지역사회 보건사업 기획의 모형

① MATCH(Multi-level approach to community health)

ⓐ 지역사회 보건사업 전략을 생태학적인 여러 차원에 단계적으로 영향을 주도록 고안된 모형으로 개인의 행동과 환경에 영향을 주는 요인들을 개인에서부터 조직, 지역사회, 국가 등의 여러 수준으로 나누어 지역사회 보건사업을 기획한다.

ⓑ 질병이나 사고에 대한 위험요인과 예방방법이 알려져 있고, 우선순위가 정해져 있을 때에, 실제 수행을 위한 보건사업을 개발할 때 적합한 방법이다.

1단계	목적설정	• 유병률과 변화 가능성을 고려하여 건강상태의 목적을 설정한다. • 그 후에 우선순위 인구집단을 선택하고 행동요인 및 환경요인과 관련된 목적을 설정한다.

2단계	중재계획	• 중재대상, 중재 목표, 중재 접근법과 활동을 모두 알맞게 조합하는 것이다.
		• 중재 대상의 수준
		  – 개인 수준 : 대상집단의 개인
		  – 개인 간 수준 : 가족 구성원, 동료, 친구, 선생님, 기타 대상 집단의 사람들과 가까운 사람
		  – 조직 수준 : 조직의 의사결정자, 규칙의 변화를 유도하는 조직의 정책
		  – 지역사회 수준 : 지역사회 지도자
		  – 정부 수준 : 정부의 의사결정자, 규칙 제정자, 집행자

3단계	지역사회 보건사업 개발	• 지역사회 보건사업의 단위 또는 구성요소를 결정한다. • 대상의 하위집단(성별, 연령별), 주제(흡연, 운동 등), 세팅, 교육 단위와 전달 방법 등으로 나누어 자세히 기술한다. • 기존의 지역사회 보건사업을 선택하거나 새로 개발한다. • 지역사회 보건사업의 각 단위별로 계획안을 세운다. • 지역사회 보건사업에 필요한 여러 자료를 수집하고 필요한 자원을 준비한다.

4단계	실 행	• 변화를 위한 계획안 작성, 지원활동 준비 • 변화를 위한 요구 준비 정도, 환경적 지지조건 등에 관한 사안 개발 • 중재가 효과적이라는 증거를 수집한다. • 중재를 통한 변화를 지지해 줄 사회적 지도자, 기관 단체를 파악하여 이를 알린다. • 사회적 의사결정권자와 협조관계를 유지한다. • 수행업무 모니터링과 지지할 수 있는 시스템 개발
5단계	평 가	• 과정 평가 : 중재계획과 과정에 대한 유용성, 실제 수행에 대한 정도와 질, 프로그램 수행 후 즉시 나타난 교육적인 효과 등 • 영향평가 : 단기적인 결과로 지식, 태도, 기술을 포함한 중간효과와 행위변화 또는 환경적인 변화 • 결과평가 : 장기적인 프로그램의 평가

② PATCH(Planned approach to community health)

㉠ 기본적으로 PRECEDE 모형에서 출발하였으며, 미국 질병통제예방센터(CDC)에서 개발한 지역 사회 보건사업의 기획 지침이다.

㉡ 주요핵심 : 지역사회 요구에 근거한 지역사회중심 접근이며 현재 널리 이용되고 있다.

㉢ 계획 수립 과정

1단계	지역사회 조직화
2단계	자료수집 및 분석
3단계	건강문제의 우선순위 선정 • 긴급히 해결하지 않으면 다수에게 영향을 주는 문제를 찾는 것이 1순위이다. • 투자하면 효과가 높은 사업 • 정부가 중요하게 강조하는 사업
4단계	건강증진사업 및 포괄적인 중재안 개발 : 어떤 전략을 이용하여 사업을 성공시킬 것인가에 대한 계획을 세우는 단계(포괄적 전략개발 강조)
5단계	평가 : 지역사회 접근을 포괄적으로 해서 계획하고 사업을 수행했는지에 더 강조점을 두고 있다.

③ MAPP(Mobilizing for action planning & partnership)

㉠ 미국 NACCHO(National association of country & City health officials)와 미국 질병통제예방 센터(CDC)가 공동 개발한 지역사회 건강증진을 위한 보건사업기획 모형이다.

㉡ 지역사회를 중심으로 구성된 지역보건체계가 총체적 체계사고를 통해 해당 지역사회의 보건현황을 파악하고, 보건 문제에 대응하는 역량 개발에 초점을 맞추고 있다.

㉢ 실제 적용에 유용성이 있고 공중보건을 둘러싼 급격한 환경변화와 도전에 직면해 있는 지역사회를 고려하여 공중보건을 향상하기 위한 전략적 기획의 하나로 인정받고 있다.

㉣ 단 계

1단계	지역사회의 조직화와 파트너십 개발	기획과정에 참여할 조직 및 단계를 파악하고 동참하는 지역사회 주도형 기획과정의 구성에서 시작하며, 그 결과 현실적으로 실현 가능한 기획안을 개발하는데 목적이 있다.
2단계	비전 제시	비전에는 건강한 지역사회의 의미와 특성이 포함되어야 하고, 5~10년 후의 변화될 모습이 포함되어야 한다.
3단계	사 정	포괄적이고 심층적으로 사정이 이루어진다. • 지역의 건강수준 사정 : 인구학적 특성, 사회경제적 특성, 보건자원 유용성, 건강위험요인, 환경지표, 정신건강, 모성건강, 사망, 질병, 부상, 감염성 질환 등을 통해서 지역사회의 건강, 삶의 질과 관련된 주요 쟁점을 확인한다. • 지역사회 핵심 주제와 장점 사정 : "지역사회에서 가장 중요한 것은 무엇인가?", "우리는 지역사회의 건강을 증진시킬 수 있는 어떤 자산을 가지고 있나요?"라는 질문을 통해 확인한다. • 지역보건체계 사정 • 변화의 역량 사정 : 지역사회 건강문제와 보건체계에 영향을 미칠 수 있는 법적, 기술적, 기타 문제를 확인한다.
4단계	전략적 이슈 확인	진단결과에 따라 지역사회 보건전략의 우선순위 이슈를 선정한다.
5단계	목표와 전략 수립	우선순위 이슈에 대한 구체적 목표와 전략을 수립한다.
6단계	순환적 활동	지역사회 보건사업을 계획하고 수행하고 평가하게 된다.

(3) 지역사회 보건사업의 기획과정

① **전제조건의 사정(기획팀의 조직)** : 기획을 할 수 있는 상태인지 아닌지 결정하기 위한 준비 단계로 기획을 위한 어떤 특정 전제조건을 사정하거나 설정한다.

② **현황분석** : '현재 어떠한 위치에 있는가?', '어디로 갈 것인가?(바람직한 상황 목표)'의 차이를 확인하여 기획의 대상이 될 문제와 그 문제의 요인을 찾아내고 지역사회 조직이 문제를 해결할 수 있는지를 분석하는 과정이다.

㉠ 지역의 건강 수준 및 건강결정요인 평가 : 문제와 문제 원인의 발견

㉡ 지역보건체계의 사업역량 평가

  • 현재 수행하고 있는 지역보건사업 평가

  • 지역보건체계의 사업역량 평가 : 지역보건체계의 능력 및 자원이 지역보건사업의 수행을 위해 적절한지를 평가하는 것이다. 지역보건체계의 역량을 평가하는 분석방법에는 SWOT 분석이 대표적이다.

㉢ SWOT 분석의 특성

  • 어떤 사업에 관한 조직 내부 환경의 강점(Strength, S)과 약점(Weakness, W), 조직을 둘러싼 외부환경의 기회(Opportunity, O), 위협(Threat, T) 요인을 확인하고 평가하는 현황 분석의 한 방법이다(전략 개발을 위한 도구).

  • 분석 : 보건기획 전 내부 환경 분석 → 기회와 위협요인 파악 → 강점 강화, 약점 감소, 기회 활용, 위협은 억제하는 방향의 지역사회 보건사업 개발

- 분석을 하는 이유 : 미래의 환경 예측, 내부역량을 감안한 적합한 사업 전략을 수립하는데 목적을 둔다.
- SWOT 분석 결과 : 핵심사업의 확정과 보건사업의 포트폴리오를 재구성하는데 활용되어야 한다.
- SWOT 분석의 요인

	강점(S, Strength)	약점(W, Weakness)

내부요인	조직 내부에 초점을 맞추며, 조직의 장점이 되는 요소 및 활동
	• 조직의 역사 및 체계
	• 직원 간의 응집력
	• 직원들의 업무에 대한 열의
	• 인적·물적 자원의 확보
	• 서비스 전달 능력
		• 조직 내의 업무를 제한, 방해하는 요소 및 활동
		  – 직원들의 고령화 및 업무 의욕 저하
		  – 지역보건 사업의 비전문성과 낙후성
		  – 인적·물적 자원의 부족
		  – 승진 기회 부족
		  – 부서 간의 조정 기능 약화
		• 조직 내부의 취약점에 초점을 둔다.
		• 조직의 모든 단점을 정리한다.

	기회(O, Opportunity)	위협(T, Threat)
외부요인	외부와의 환경적 요인이 잘 규합되면 조직의 목적달성에 혜택을 줄 수 있는 요소 및 활동 • 지역사회에서의 인지도 • 입지적 조건 • 프로그램의 성공을 위한 홍보 • 자원봉사자 확보	발생 가능한 외부여건과 실제로 발생한다면 조직에 상당한 피해를 줄 수 있는 여러 가지 요소들 • 해당 상부기관과의 갈등 • 타 기관과의 경쟁력 약화 • 경제·사회적 여파로 인한 지지기반 약화

- SWOT 분석의 전략 방향
  - SO 전략 : 기회와 강점을 결합한 공격적 전략, 사업구조, 영역, 대상(시장)을 확대하는 내용을 전략으로 수립한다.
  - ST 전략 : 위협과 강점을 결합한 다각화 전략으로 신사업 개발, 신기술, 새로운 대상 집단 개발 등의 내용으로 전략 수립한다.
  - WO 전략 : 기회와 약점을 결합한 상황 전환 전략으로 구조조정, 혁신운동 등의 내용으로 전략 수립한다.
  - WT 전략 : 위협과 단점을 결합한 방어적 전략으로 사업의 축소 또는 폐지 등의 전략으로 수립한다.

③ 우선순위 설정 : 지역사회문제 해결을 위해 긴급성 및 우선성을 가지는 것이 무엇인지 결정하는 것으로, 합리적 분배를 위해 인구집단에게 끼치는 영향력이 큰 문제에 우선순위를 두어야 한다.

BPRS
(Brief priority rating scale)
	• 지역 내 보건문제를 목록화하여 문제별 평가항목을 기준공식에 따라 점수화한 방법이다.
	• 평가항목별 점수의 계량화로 우선순위 결정에 객관적 방법으로 보이지만, B와 C는 보건사업기획가의 주관적 판단에 의한 점수부여를 배제할 수 없어 점수의 타당성 문제가 제기될 수 있다.
	• 우선순위에 영향을 미치는 정도 : 문제의 크기 < 문제의 심각도 < 사업의 추정효과
	
	$$\boxed{BRPS = (A + 2B) \times C}$$
	
	(A) 건강문제의 크기
	   – 건강문제를 지닌 인구 비율을 반영하여 0~10점까지 점수를 부여하는 방식으로 유병률(만성질환) 및 발생률(급성질환)의 크기를 점수화하는 방법이다.
	   – 건강문제를 많이 가지고 있는 인구비율이 높을수록 건강문제가 크다는 것을 의미한다.
	(B) 건강문제의 심각도
	   – 건강문제의 심각 정도를 반영하여 0~10점까지 점수를 부여하는 방식이다.
	   – 긴급성, 경중도, 경제적 손실, 타인에의 영향 변수 항목을 이용하여 매우 심각에서 심각하지 않음까지를 점수화하여 계산한다.
	   – 점수가 높을수록 문제가 심각하다고 판정한다.
	(C) 사업의 추정효과
	   – 사업의 최대, 최소효과를 추정하여 점수화하는 방법이다.
	   – 보건사업의 효과를 추정해서 점수를 부여하기 위해서는 주관성이 개입되기에 객관성 문제가 제기될 수 있다.

PEARL	• BPRS 계산 후 프로그램 수행 가능성 여부를 판단하는 기준으로 사용된다.
	• 각 척도 항목별 0점 또는 1점을 부여한 후 5가지 척도 항목을 곱한 값으로 프로그램의 시행여부를 결정하며, 5가지 기준척도 중 한 가지라도 불가판정을 받으면 사업을 할 수 없다.
	• 기준척도
	   – 적절성(Propriety) : 문제해결을 위한 프로그램의 적절성 정도
	   – 경제성(Economics) : 문제를 해결하는 것이 경제적으로 가능성이 있는지의 정도
	   – 수용성(Acceptability) : 지역사회의 문제해결을 위한 프로그램의 수용 정도
	   – 자원(Resource) : 프로그램 운영을 위한 자원의 조달 가능성
	   – 적법성(Legality) : 프로그램 운영이 법적 문제가 없는지를 보는 것(합법성)

PATCH	• 미국 질병통제예방센터(CDC)에서 개발한 보건사업기획지침서로 지역사회에서 발생하는 다양한 건강문제에 적용할 수 있다.
	• 장점 : 우선순위 평가기준이 2가지로 간단하다.
	   – 중요성 : 건강문제가 지역사회에 미치는 영향(심각성)
	   – 변화 가능성 : 건강문제를 변화시킬 경우 나타나는 건강수준의 효과 정도
	• 단점 : 기준 척도의 점수부여 기준이 객관적으로 제시되어 있지 않아 기획가가 측정 기준에 대한 척도 내지는 점수부여 기준을 결정해야 한다.

Bryant	• PATCH에 주민의 관심도 항목이 추가된 것이다.
	• 건강문제 우선순위 결정기준 4가지에 해당하는 점수를 부여한 후 총점이 높은 문제 순으로 우선순위를 매기는 방식이다.
	• 우선순위 결정기준
	   – 보건문제의 크기
	   – 보건문제의 심각도
	   – 보건문제의 기술적 해결 가능성
	   – 주민의 관심도

NIBP	• 건강문제의 크기(Need)와 해결방법의 효과를 기준으로 우선순위를 평가한다. • 우선순위 결정기준은 건강문제의 크기(Need)와 해결방법의 효과 추정 정도에 따라 반드시 수행해야 할 문제, 수행해야 할 문제, 연구를 촉진해야 하는 문제, 프로그램 수행을 금지해야 할 문제로 구분된다.

CLEAR	• NIBP 방식으로 결정된 건강문제 우선순위가 수행 가능성 측면에서도 효과가 있는지 확인하는 기준으로 이용된다.
	• 우선순위 결정기준
	   – 지역사회역량(Community capacity) : 대상자가 사업 전 과정에 참여하며 탄력적으로 대응할 능력이 있는지 확인
	   – 합법성(Legality) : 사업수행 시 법적 제한이나 문제가 없는지 확인
	   – 효율성(Efficiency) : 비용 효과적인지 확인
	   – 수용성(Acceptability) : 건강프로그램 시행 시 대상자들이 거부감 없이 참여할 수 있는지 확인
	   – 자원의 활용성 : 관련 요원들의 인적 자원, 건물, 시설, 도구, 물품, 비품 등의 물적 자원의 활용 가능 여부 확인

④ 목적 및 목표 설정(방법)

  ㉠ 투입-산출-결과 모형에 따른 목표설정 : 자원 및 정보를 특정 서비스 또는 산출을 변환시키는데 필요한 활동과 과업을 체계화시켜 보여 주는 모형으로 과정모형이라고도 한다.

    • 투입 : 사업에 투입하는 인력, 시간, 돈 장비, 시설 등의 자원을 의미한다.

    • 산출 : 사업결과 나타나는 활동, 이벤트, 서비스 생산물(의도하는 사업량), 즉 목적을 성취하기 위한 활동이다.

    • 결과 : 사업의 결과 나타나는 건강수준이나 건강결정요인의 변화를 말한다(예 사망률 저하, 행동의 변화, 평균수명 연장 등).

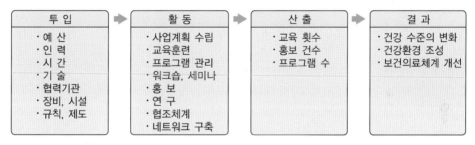

[투입-산출-결과 모형에 따른 목표 설정]

  ㉡ 인과관계에 따른 목표 설정 : 지역사회보건문제와 지역사회 보건사업의 결정요인 간의 인과관계를 근거로, 지역사회 보건사업에 직접적으로 영향을 미치는 요인을 결정요인(위험요인), 결정요인에 영향을 미쳐 지역사회 보건사업에 영향을 미치는 요인을 기여요인이라고 한다. 목표 설정 시 지역사회 보건사업으로 인한 변화만이 아니라 결정요인과 기여요인으로 인한 변화도 포함한다.

    • 결과목표 : 건강수준(사망률, 유병률, 장애 등)의 변화

    • 영향목표 : 건강수준의 변화를 위해 요구되는 결정요인, 기여요인의 변화

    • 과정목표 : 산출의 양적 수준, 투입 및 산출의 적절성

  ㉢ 소요기간에 따른 목표 설정

    • 장기목표 : 5~10년이 소요되는 목표(사망, 상병, 건강상태, 사회적 가치변화)

    • 중기목표 : 단기 및 장기목표의 중간 기간이 소요(서비스이용, 건강행동변화)

    • 단기목표 : 2~3개월부터 2년 이내 소요되는 목표(지식, 태도, 신념, 지지도의 변화)

ⓔ 목표 설정의 기준(SMART)
- 구체성(Specific) : 목표는 구체적으로 기술한다.
  - 누구(대상자), 무엇(사업지표), 얼마나(목표치), 언제까지(목표달성 시점)
- 측정 가능성(Measurable) : 목표는 측정 가능하고, 목표 수준은 숫자로 설정하며, 현 건강문제가 실제로 측정 가능한 것이어야 한다.
- 실현 가능성(Achievable) : 목표는 성취 가능하고 현실적인 것이어야 한다.
- 관련성(Relevant)
  - 사업목적 및 문제해결과 직접 관련성이 있어야 한다.
  - 해결하고자 하는 건강문제의 원인, 분석, 결과에 따른 목표를 설정한다.
- 목표달성 시기(Time limited) : 목표달성을 위한 기한, 시점을 밝혀야 한다.

⑤ 전략 및 세부계획 수립
ⓐ 지역사회 보건사업을 구체적으로 수행하기 위해서는 각 활동별로 세부계획을 수립해야 한다.
ⓑ 개인의 건강상태를 효과적으로 변화시키기 위한 전략에 개인수준, 개인 간 수준 및 지역사회수준 전략이 다양하게 포함되어야 한다.
ⓒ 수행계획을 수립할 때 고려할 점 : 누가, 언제, 어디서, 무엇을, 왜, 어떻게 수행하는가?

⑥ 수 행
ⓐ 1단계 : 지역사회 보건사업의 홍보
ⓑ 2단계 : 정책적 지지(정책적 옹호자 필요)와 재원 마련
ⓒ 3단계 : 지원조직 개발
ⓓ 4단계 : 시범사업
ⓔ 5단계 : 지역사회 보건사업 제공자의 능력 강화
ⓕ 6단계 : 타 분야와의 협력강화 계획

⑦ 평가 및 재계획
ⓐ 평가 목적 : 지역사회 보건사업 수행 후 무엇이 얼마나 성취되었는지 파악하고, 설정된 목표를 어느 정도 성공적으로 달성하였는지 결정하는 과정이다. 평가를 실시함으로써 지역사회 보건사업이 잘 진행되고 있는지 파악하고, 보다 나은 지역사회 보건사업 수행과 관리를 도모하며, 투입된 노력의 효과와 비용이 적절한지 검토할 수 있다.
ⓑ 평가 주체에 따른 구분 : 정책 평가자가 정책평가체제 내에 있느냐, 외부에 있느냐에 따라 구분된다.

구 분	내부평가	외부평가
특 징	실제 지역사회 보건사업을 수행하고 있는 실무재(수행자)에 의해 이루어지는 평가	지역사회 보건체제 밖의 전문기관이나 전문가들로 구성된 패널에 의한 평가이다.
장 점	수행자가 평가하므로 기관의 특성, 지역사회 보건사업의 독특한 성격을 반영할 수 있다.	전문지식을 가지고 객관적 평가를 할 수 있다.
단 점	평가자 자신이 관련되어 있으므로 객관적이고 공정한 평가 활동이 어려워 결과에 대한 신뢰성 문제가 제기될 수 있다.	비용과 시간이 많이 소모되고 지역사회 보건사업을 수행하는 기관이나 지역사회 보건사업의 고유한 특성을 반영하기 어렵다.

ⓒ 평가 자료에 따른 구분

구 분	질적평가(Qualitative evaluation)	양적평가(Quantitative evaluation)
특 징	검사도구로 측정하여 수량화할 수 없는 경우에 활용한다.	수량화된 자료를 가지고 적절한 통계적 방법을 이용하여 기술하고 분석하는 평가
장 점	달성 정도나 수준을 상세하게 기술 묘사할 수 있다.	
단 점	• 기준의 신뢰성 및 객관성 보장이 어렵고, 고도의 전문성이 요구된다. • 자료수집에 비용과 시간 및 노력이 많이 필요하다.	

ⓡ 평가 시기에 따른 구분

구 분	진단평가 (Diagnostic evaluation)	형성평가 (Formative evaluation)	총괄평가 (Summative evaluation)
특 징	• 사전평가로서 프로그램 시작 전 대상자들의 프로그램에 대한 이해도, 흥미, 준비도, 지식수준, 동기 여부 등을 평가한다. • 어떤 유형의 사업이 필요한지를 결정하기 위해 요구 분석 및 선행 연구 검토 등을 통하여 실시되는 평가이다.	• 사업을 수행하는 중간에 실시되는 평가이다. • 사업이 계획한 대로 진행되고 있는지, 무엇을 어느 정도 수행했는지, 수행 중 어떤 문제점이 발생했는지, 문제점의 파급 정도와 해결방안 등을 평가한다.	• 사업이 실시된 후에 진행되는 평가이다. • 투입된 노력의 대가로 무엇이 나타났는지, 목표는 달성했는지, 사업이 대상자 및 사회에 끼친 영향 등을 평가한다.

ⓜ 사업진행과정에 따른 구분

구 분	특 징	목 적
구조평가	사업에 투입되는 자료의 적절성을 평가하는 것으로 사업인력(인력의 양적 적절성, 사업수행에 필요한 전문성), 시설, 장비의 적절성에 대하여 평가한다.	모든 노력이 진행되기 전에 필요한 수정을 할 수 있도록 하고, 의사소통 활동이 시작되기 전에 프로그램 성공을 위한 기회를 최대화하는 것이다.
과정평가	• 프로그램을 수행하는 과정 중에 실시하는 평가 • 프로그램 진행 일정준수, 자원의 적절성과 효율성, 프로그램 이용자의 특성과 형평성, 프로그램 전략 및 활동의 적합성, 제공된 서비스의 질을 평가한다.	프로그램 계획과 진행 정도를 비교하여 목표달성이 가능하도록 프로그램 내용을 조정하고, 목표달성 저해요인을 조기에 발견하여 시정하는 한편, 목표달성을 촉진하는 요인은 강화하는 것이다.
영향평가	• 프로그램의 단기적 결과에 대한 평가로 즉각적으로 관찰 가능한 프로그램의 효과인 인식(사업 수용도, 접근의 용이성, 프로그램에 대한 존재인식, 위험에 대한 인식), 지식, 태도, 기술 및 행위 변화를 측정한다. • 즉각적인 프로그램의 결과에 초점을 맞추어 프로그램의 영향으로 인한 주민의 지식, 태도, 행위의 변화, 다른 프로그램에 어떤 파급 효과가 있었는지 평가한다.	
결과평가	• 프로그램의 궁극적 목표, 결과에 대한 평가로 영향평가보다 자원이나 시간이 많이 걸린다. • 프로그램 투입집단의 생리학적 측정지표, 유병률, 사망률의 변동으로 측정한다.	

ⓗ 논리모형에 따른 평가 : 지역사회 보건사업 활동을 모니터링하는 효과적인 방법으로 현재 프로그램이 제대로 수행되는 데 도움을 줄 뿐만 아니라 미래의 프로그램을 계획할 때도 도움을 준다.

투입단계의 평가	사업수행을 위해 필요한 자원, 예산, 시설, 장비 등
활동단계의 평가	사업에서 수행한 직접적인 중재, 교육, 상담, 자문, 옹호, 환경사정, 사례관리, 건강검진 등
산출단계의 평가	사업의 활동으로 직접적인 산출물, 교육 혹은 상담횟수 참가자수 등
결과단계의 평가	단기, 중기, 장기 결과로 구분하여 지역사회 보건사업 수행으로 나타난 대상자의 변화, 영향, 결과, 대상자가 습득한 새로운 지식, 기술향상 정도, 변화된 태도, 수정된 행동, 개선된 건강상태 등

ⓢ 경제성 평가

구 분	특 징
비용-효과 분석 (CEA, Cost-Effective analysis)	• 대상 프로그램에서 같은 방법으로 측정한 하나의 효과에 대해 각각의 관련 비용을 비교하여 어느 사업이 효과 단위당 비용이 덜 드는지 판단하는 것이다. • 효과로 측정하는 건강결과는 평균혈압 감소 정도, 예방접종 완료 아동수 , 증가된 수명년수 등을 예로 들 수 있다. • 평가대상 프로그램이 동일한 효과를 측정할 수 있어야 하고 프로그램에 투입된 비용을 측정할 수 있어야 적용이 가능하다. • 투입된 비용을 측정할 수 없거나, 각 프로그램의 효과 측정도구가 다르거나, 중요한 건강결과가 두 개 이상인 경우에는 적용이 곤란하다.
비용-편익 분석 (CBA, Cost-Benefit analysis)	• 프로그램들이 산출하는 건강 결과가 동일하거나 하나일 필요는 없다. • 비용과 편익은 모두 화폐단위로 측정하며 직접적인 편익뿐만 아니라 간접적인 편익을 포함하여 측정한다. • 총편익에서 총비용을 빼서 구한 순편익으로 어느 프로그램이 더 좋은지 평가한다, 따라서 어떤 프로그램이 비용 대비 더 큰 사회적 편익을 주는지 알 수 있다.
비용-효용 분석 (CUA, Cost-Utility analysis)	• 비용-편익분석과 마찬가지로 결과가 다른 프로그램을 비교할 수 있다. • 효용은 건강에 대한 개인의 선호도를 나타내며, 일반적으로 질보정생존연수(QALYs)로 측정한다(산출식=QALY당 비용). • 비교하고자 하는 프로그램들이 건강과 관련된 삶의 질이 유일하거나 중요한 산출물일 때 사용될 수 있으며, 산출물의 단위가 넓어서 공통의 측정단위를 가지게 되는 경우에 적용할 수 있다.

[경제성 평가 방법 비교]

유 형	적용 조건	기본 공식	비용측정	결과의 측정
비용-효과 분석	동일한 산출효과 비교	$\dfrac{총비용}{효과\ 단위}$	화폐단위	자연단위(예 연장 수명, 혈압변화, 예방접종 완료아동수 등)
비용-편익 분석	동일하거나 다른 형태의 산출효과 비교	순편익 =총편익-총비용		화폐단위
비용-효용 분석	동일하거나 다른 형태의 산출효과 비교	$\dfrac{총비용}{효용\ 단위}$		질보정생존연수(Quality Adjusted Life Years)

출제유형문제 ﹝최다빈출문제﹞

다음의 요인 중 SWOT 분석의 전략 방향은 무엇인가?

- 지역사회 간호사의 역량이 높다.
- 소득 수준이 낮은 지역이다.

① SO 전략 ② WT 전략
③ WO 전략 ④ OT 전략
❺ ST 전략

해설
S(Strength)와 W(Weakness)는 사업 주체가 가진 강점과 약점을 의미하며, O(Opportunity) 와 T(Threat)는 외부환경의 유리한 점과 불리한 점을 의미한다. 따라서 사업주체가 가진 특징인 높은 간호사의 역량은 강점이고 사업대상의 특징인 소득수준이 낮은 지역은 불리한 부분이다.

3 보건정보 및 기술 활용

(1) 지역보건의료정보시스템(Public healthcare information system, PHIS)

① 전국 약 3,500여 개의 보건기관(보건의료원, 보건소, 보건지소, 보건진료소)을 연계하여 보건행정 서비스의 편리를 도모하고 양질의 의료서비스를 제공하기 위해 구축한 공공보건기관 통합정보시스 템이다.

② **평생건강관리체계 마련** : 수명연장, 만성질환 증가, 양질의 보건의료 요구, 소비자 중심의 보건기관 간 연계 요구 등 보건의료 환경에 능동적으로 대응하기 위함이다.

③ **현황통계 업무의 자동화** : 데이터 웨어하우스의 구축을 통해 현황 통계자료를 자동화하여 보건기관에 제공한다.

④ **진료 및 진료자원 업무의 정보화** : 전국 보건기관의 전자의무기록 적용과 진료 관련 업무를 정보화하 여 보건기관 간 정보 공유를 통해 국민건강증진에 기여한다.

⑤ 보다 편리한 보건의료서비스 제공

  ㉠ 보건기관에서 시행하고 있는 보건사업 및 행정업무를 자동화

  ㉡ 전자의무기록(EMR) 적용과 진료 관련 업무(청구, 검사 등)의 전산화를 통한 업무의 효율성

  ㉢ 근거중심의 정책수립을 위한 각종 실적, 통계 보고자료 등을 자동화하여 제공

  ㉣ 온라인을 통한 제증명 발급, 진료내역 및 검진결과 확인 등

(2) 보건의료 분야에서의 지리정보시스템(GIS)의 활용

① **GIS의 개념** : 1960년 초반 일부 정부기관이나 대학에서 지도 자료를 처리하기 위한 컴퓨터 기반 응용프로그램으로 시작, 인간을 둘러싼 모든 자연적 및 인문 사회적 환경을 포함하는 지리정보를 저장·통합하는 데이터베이스 시스템으로 대상자의 위치를 지도 위에 좌표로 나타낸다.

② **보건의료 분야에서의 GIS의 활용 사례** : 질병관리청에서는 국민건강영양조사 자료와 성인 남성의 흡연율 지도를 만들어 게재하고 있다.

(3) 전자 자료교환(EDI)의 역할

① **정의** : 전자문서 교환의 약자로 인편이나 우편 등 기종의 서신 전달 체계를 대신하여 인터넷으로 시간과 공간의 제약 없이 편리하게 업무를 처리할 수 있는 전자민원서비스를 말한다.

② **효 과**

  ㉠ 민원신청, 주문시간 단축 및 대기비용 감소

  ㉡ 우편비용 절감, 문서처리업무 감소

  ㉢ 자료입력, 기록의 정확성 확보 및 문서교환의 효율성 증대

  ㉣ 행정업무의 전산화 및 사무자동화 가속화

  ㉤ 업무담당자의 과학적 사고와 정보시스템에 대한 새로운 의식 제공

③ 활용범위

    ㉠ 건강보험 EDI : 직장 가입자의 자격취득 상실, 내역의 변경을 신고할 수 있고, 보험료 산정이나 부과 관련 업무, 건강검진에 관한 업무 중 건강보험관련 업무를 더욱 신속하고 간편하게 처리할 수 있다.

    ㉡ 건강보험 WEB EDI 서비스 : 인터넷만을 통해 EDI 청구를 제공하는 서비스

    ㉢ 전자 처방전 전달 서비스 : 병·의원과 약국 간 원외처방전을 전자문서로 송수신할 수 있는 EDI 서비스

    ㉣ 감염병 EDI : 예방접종 후 이상반응과 법정감염병 발생 보고 시 사용되는 EDI 서비스

    ㉤ 종합적 보건의료정보서비스

(4) 보건의료 분야에서의 U-health(Ubiquitous health) 활용

① **개념** : 보건의료 제공자와 이용자의 시간과 비용을 절감하여 서비스의 접근성과 효율성을 높이기 위해 의료에 정보통신기술을 접목하여, 언제 어디서나 건강정보를 수집, 공유, 활용할 수 있는 시스템이나 환경을 말한다.

② **관련 사업**

    ㉠ 헬스케어형 : 질병의 치료 및 관리가 목적

      • U-health군 : 병의원 간 원격진료, 의료스마트카드를 이용한 병원정보 및 예약관리 등

      • 홈 & 모바일 헬스케어군 : 의료취약지역이나 저소득층을 대상으로 하는 모바일 원격관리나 만성질환 관리, 치매노인 위치추적 서비스, 모바일 처방전 등

    ㉡ 웰니스형 : 일반적인 건강증진에 맞춰진 가정 및 이동공간에서의 건강을 통합 관리할 수 있는 카운슬러 화상상담, 모바일스트레스관리, 비만관리, 운동관리 등이 해당된다.

(5) 보건의료 분야에서의 빅데이터의 활용

① **개 념**

    ㉠ 단순한 데이터의 크기가 아니라 데이터의 형식과 처리 속도 등을 함께 포함한다.

    ㉡ 기존 방법으로는 데이터의 수집, 저장, 검색, 분석 등이 어려운 데이터를 총칭한다.

② **특성** : 3V인 큰 용량(Volume), 데이터 형식의 다양성(Variety), 빠른 속도(Velocity)를 주요 특성으로 가지고 더 나아가 대량의 데이터에서 의미 있는 정보를 분석하여 가치를 창출하는 특성과 구조화되지 않은 데이터, 중복성의 문제, 데이터의 종류 확대 등으로 인한 복잡성의 특성을 가지고 있다.

③ **보건의료 분야 빅데이터 활용 사례**

    ㉠ 국민건강보험공단의 국민건강주의예보 시범서비스 : 각종 감염성 질환의 위험도를 사전 예보할 수 있도록 예방과 예측 중심의 의료서비스 제공 시도

    ㉡ 행정안전부의 국민생활안전지도 제작과 보급

출제유형문제 _{최다빈출문제}

다음 설명이 옳지 않은 것은?

① 지역보건의료정보시스템은 보건기관의 업무를 통합 운영하도록 구축한 정보시스템이다.

② 지리정보시스템(GIS)은 지리정보를 저장, 통합하는 데이터베이스를 구축하는 것이다.

③ 우리나라는 전자 자료교환(EDI)를 통해 의료기관에서 건강보험심사평가원에 의료보험 청구자료를 전송한다.

❹ 빅데이터는 데이터의 크기를 말하며, 데이터 형식, 처리속도 등을 포함한다.

⑤ U-health는 IT와 보건의료를 연결하여 시·공간의 제약 없이 보건의료서비스를 제공하는 것이다.

해설

빅데이터의 활용은 단순한 데이터의 크기가 아니라 데이터의 형식과 처리 속도 등을 포함한다.

4 보건사업 질 관리

(1) **질 관리(Quality management)**

① **질 관리(QM)** : 대상자가 쓴 비용에 대한 최적의 질적 서비스를 받도록 하는 것

② **질 보장(QA)** : 보건사업의 질을 평가하고, 문제점을 개선하여 질을 향상시키는 관리기법

③ **질 조절(QC)** : 질의 일정수준을 표준으로 선정한 후 특정 보건사업이 표준에 도달했는지를 평가하고 감시하는 것

④ **총체적 질 관리(TQM)** : 과정, 결과, 서비스 전반에 지속적인 향상을 추구하는 질 관리기법으로 PDCA(Plan Do Check Act)의 순환적 관리기법에 의해 지속된다.

⑤ **지속적 질 향상(CQI)** : 질 향상이 일시적인 활동이 아니라 지속적인 질 향상을 추구하는 질 관리기법

(2) **목적** : 대상자에게 질적인 의료전달을 보장하고, 최상의 성과를 얻기 위한 보건의료 제공자들의 노력을 증명하는 데 있다.

(3) **질 관리의 구성요소**

① **효과성** : 서비스를 통하여 목적한 바의 기대나 편익이 달성된 정도, 건강수준 향상에 기여한다고 인정된 진료행위의 수행 정도

② **효율성** : 자원이 불필요하게 소모되지 않은 정도

③ **기술수준** : 서비스의 과학적 타당성과 적절성의 정도

④ **접근성** : 시간, 거리 등의 요인에 의하여 의료 서비스 이용에 제한을 받는 정도

⑤ **가용성** : 필요한 서비스를 제공할 수 있는 여건의 구비 정도

⑥ **이용자만족도** : 보건사업서비스에 이용자의 기대 수준이 충족된 정도

⑦ **지속성** : 보건사업서비스의 시간적, 지리적, 서비스 종류 간의 연결 정도와 상관성

⑧ **적합성** : 대상 집단의 필요성에 부합하는 정도

(4) 질 관리의 접근방법

질 개선을 위하여 문제를 해결하도록 PDCA(Plan, Do, Check, Act)cycle 방법으로 접근하지만, 해결해야 할 문제를 발견하고 이해하여 해결하기 위해서 변형된 FOCUS-PDCA를 활용하기도 한다.

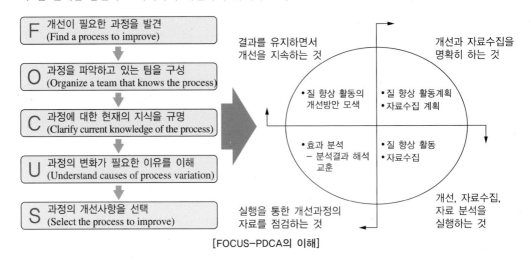

[FOCUS-PDCA의 이해]

(5) 질 관리의 수행절차

준비 단계	실무팀을 구성하고 질 향상 활동의 장·단기 목적과 목표에 대한 합의를 도출한다.
사업과정 설정	• 발견(Find) : 구성원들이 자신의 경험을 토대로 가장 문제가 많은 과정을 선정하여 우선적으로 향상시킬 대상 과정을 설정한다(브레인스토밍 활용). • 조직(Organize) : 문제가 된 작업 과정과 관련 팀을 구성한다. • 명확화(Clarify) : 작업팀이 과정도를 작성하여 해당 작업 과정을 파악하고 분석한다. • 이해(Understand) : 작업 과정 분석을 통해 문제의 주된 원인을 파악한다. • 선택(Select) : 우선순위 사업으로 판단되는 과제를 최종적으로 설정하고, 개선방안을 수립한다.
사업계획 수립 단계	계획(Plan) : 자료수집과 분석 과정을 거쳐 가설을 확정한 후, 구체적인 해결방안을 수립한다.
사업수행	• 자료수집과 분석(Do) : 변경사항을 테스트한다(개선방안 적용). 변화과정 중의 혼란을 최소화하기 위해 소규모 연구를 이행해 본다. • 점검(Check) : 자료를 검토하고, 결과를 분석하고 학습한 내용을 확인한다(결론 추출). • 조치, 조정(Act, 행동) : 개선방안의 표준화(업무 규정화)와 수준 유지, 우수팀 포상, 조정의 순서로 이루어진다.

(6) 질 관리의 평가방법

① 서비스 질 평가(SERVQUAL 모델) : 보건의료분야의 의료서비스 질 연구에 자주 이용되는 모델은 신뢰성, 반응성, 공감성, 확신성, 유형성의 5가지 차원으로 구성되어 있다.

　　㉠ 서비스의 질이 서비스에 대한 고객의 기대와 실제로 기관에서 제공된 서비스에 대한 고객의 지각 사이의 차이로 정의하였다.

ⓛ 제공된 서비스에 대한 고객의 지각이 고객의 기대와 일치하거나 그 이상일 때 서비스의 수준이 높고, 기대가 지각보다 클 때 서비스 질의 수준이 낮다고 판단하였다(예 금연상담 등 개별대상의 사업의 경우는 질 평가의 차원 중에서 반응성, 확신성, 공감성 등이 상대적으로 중요하나, 금연캠페인과 같이 집단대상의 경우는 서비스제공에 있어 물리적인 시설, 장비, 인원 등이 중요하고, 사업제공자 능력의 반영은 적어서 이를 평가할 때는 질 평가의 차원 중에서 유형성이 상대적으로 중요하다).

신뢰성	약속한 서비스를 고객의 입장에서 정확히 제공하는 능력
반응성	고객을 기꺼이 도우려는 자세와 신속한 서비스를 제공하려는 의지
공감성(동정성)	고객의 요구를 이해하고 의사소통을 하면서 고객에게 기울이는 개별적인 관심
확신성	서비스 제공자의 지식과 고객에 대한 예의, 믿음, 확신을 전달해 줄 수 있는 능력
유형성	고객들이 품질을 평가할 때 필요한 물리적 환경과 이미지를 제공하는 것으로 설비, 장비, 직원, 의사소통 도구 등 유형적인 모습

출제유형문제 최다빈출문제

총체적 질 관리(TQM)의 순서로 맞는 것은?

❶ P-D-C-A
② P-C-D-A
③ P-D-A-C
④ P-C-A-D
⑤ P-A-D-C

해설
질 관리의 수행절차
• 계획(P) : 가설 확정, 구체적 해결방안 수립
• 자료수집과 분석(D) : 개선방안 수립 전의 질적 수준을 평가한 후 개선방안 적용
• 점검(C) : 적용한 결과를 평가하여 결론 추출
• 행동(A) : 개선방안 표준화, 수준유지, 우수팀 포상, 조정의 순서로 이루어진다.

자원활용

제 **2** 장

자원활용

1 지역사회 간호수단

(1) 건강관리실 활동

① 건강관리실의 종류

    ㉠ 고정 건강관리실 : 학교 내 보건실, 보건소 내 결핵관리실, 진료실, 영유아실, 산업장의 건강관리실

    ㉡ 이동식 건강관리실 : 헌혈 이동차, 섬지역 이동진료선, 보건당국에서 운영하는 이동진료차

② 건강관리실 설치장소

    ㉠ 대상자들에게 널리 알려지고 이용이 편리한 곳에 설치한다.

    ㉡ 이동 관리실일 경우 종교 및 정치와 관련이 없는 장소가 주민들의 이용에 편리하다(응급 시 예외).

    ㉢ 대상자의 특성을 고려하여 배치하도록 하며, 상담이나 건강검진 시 비밀이 보장될 수 있는 상담실 설치가 중요하다.

        예 결핵관리실은 감염을 고려하여 예방접종실과 거리를 두고, 산전관리실, 재활치료실은 계단을 오르내리는 불편감을 줄이도록 저층에 배치하는 것이 좋다.

③ 건강관리실 운영방법 : 효율적인 운영을 위해 행정 절차를 간단하게 하며, 대상자가 명확한 수속절차를 알 수 있도록 한다.

④ 건강관리실 운영을 위한 기구 확보 및 물품관리

    ㉠ 건강관리실에 비치할 기구 및 물품은 사용량과 예비수량을 고려하여 구입한다.

    ㉡ 이동 건강관리실 : 감염관리와 효율성을 고려하여 일회용으로 준비하는 것이 편리하다.

    ㉢ 기계나 기구의 사용, 소독 방법, 소모품 관리와 준비과정 등은 함께 일하는 보건요원들과 토의하고 방법을 익히도록 한다.

    ㉣ 건강관리실 물품관리 절차

물품주문	과거 사용량을 참고로 현재 사용량을 예측하여 작성한다.
물품보관	중앙창고에 보관하며 매일 수량을 확인하고 물품대장과 일치시킨다.
물품출고	출고목록을 기록, 유지하고 서명한 뒤 출고한다.
물품통제와 유지	물품사용과 관리 방법을 주지하며 점검계획표와 점검표를 만든다.

⑤ 건강관리실 활동의 장단점

장 점	• 간호사의 시간과 비용을 절약할 수 있다. • 비치된 전문적인 시설을 이용할 수 있으며, 다른 전문인의 서비스도 활용할 수 있다. • 산만하지 않은 환경으로부터 건강관리에 집중할 수 있다. • 특수상담 및 의뢰활동을 즉각적으로 실시할 수 있다. • 같은 건강문제를 가진 대상자들끼리 정보를 공유함으로써 자신들만이 해결할 수 있는 방법을 알 수 있다. • 대상자 직접 방문으로 스스로 자신의 건강문제를 해결할 수 있는 능력을 가진다.
단 점	• 대상자가 처한 상황을 직접적으로 파악하는 것이 곤란하다. • 건강관리실 이용이 불가능한 대상자들의 접근성이 줄어든다. • 심리적으로 긴장할 경우 자신의 문제를 솔직히 드러내지 않는다. • 대상자 실제 가정환경과 상황에 적합한 간호행위 시범을 보일 수 없다. • 대상자가 건강관리실 방문 시간을 맞추기 어려울 수 있다. • 개별 공간 확보가 안 될 경우 상담이나 검진 시 비밀보장이 어렵다.

(2) 가정방문 활동

① 가정방문 활동은 보건전문 인력이 주민의 가정을 방문하여 건강문제를 가진 가구에 대해 건강인식 제고, 자가건강관리 능력 향상, 취약계층 건강상태 유지 및 개선을 목적으로 보건의료서비스를 직접 제공하거나 의뢰·연계하여 가족과 지역주민의 자가관리능력을 개선하기 위한 활동으로 지역사회간 호사업에서 가장 오래된 간호수단이다.

② 방문활동의 원리

㉠ 정확한 업무계획하에 시행되어야 한다.

㉡ 방문 시 자신의 신분을 밝히며, 대상자의 비밀을 유지한다.

㉢ 개인이나 가족의 상황을 충분히 이해하고 접근해야 한다.

㉣ 간호기술은 전문적이고 숙련되어야 하며 과학적 근거를 가져야 한다.

㉤ 지역사회 자원을 적절히 활용하며 다른 업무활동과 종횡적으로 연결성이 있어야 한다.

㉥ 여러 대상을 방문할 경우 간호사가 감염병의 매개체가 되지 않도록 비감염성 질환부터 우선순위를 정하여 방문계획을 세워야 한다.

㉦ 대상자의 방문활동 참여는 자발적이어야 하며, 대상자와 공동으로 간호계획을 세우며 평가하는 것을 원칙으로 한다.

㉧ 방문횟수는 간호인력수, 예산, 가용시간 등과 대상자의 건강상태나 조건, 대상자의 시간 등 여러 가지 조건을 고려하여 결정해야 한다.

㉨ 방문활동은 식사시간이나 휴식시간을 피하여 시간대를 정하는 것이 바람직하다.

㉩ 일반적인 방문활동의 우선순위는 개인보다 집단, 감염성 질환보다 비감염성 질환이, 만성질환보다 급성질환이, 건강한 대상자보다 문제 있는 대상자가, 구환자보다 신환이, 생활수준과 교육수준이 낮을수록 우선이다(영유아 > 청소년 > 노인 > 성인).

㉪ 방문 시 안전에 대한 주의사항을 지킨다.

㉫ 기대되는 결과는 현실성이 있어야 하며, 질적인 면의 간호제공을 중시해야 한다.

㉬ 연계방문의 경우 보건소의 상황에 따라 결정하며, 방문간호사 외 의사, 물리치료사, 사회복지사, 영양사, 운동사, 작업치료사 등이 방문하여 서비스를 제공한다.

③ 방문활동 내용

방문 전	• 대상자와 가족에 대한 전반적인 정보(가정기록부, 상담일지, 기관 및 직원)를 확인하고 대상자가 가진 문제가 무엇인지 예측하고 대비한다. • 가정방문이 가능한 날짜와 시간을 상호 협의하여 정한다(사전 연락). • 간호계획에 따라 각종 용품 등을 소독, 보충하여 방문가방을 준비한다. • 행선지, 방문 목적, 출발 시간, 돌아올 예정시간을 다른 요원에게 보고하고 명확히 기재해 둔다.
방문 중	• 방문대상자와 우호적인 상호 신뢰관계를 형성한다(자신 소개, 방문 목적을 충분히 설명하여 도움을 준다는 분위기 조성). • 대상자의 요구도 조사 • 간호문제를 포괄적(환경, 경제, 교육, 사회적 측면)으로 확인하여 건강문제 목록을 작성하고 중재 목표를 설정한다. • 동원 가능한 가족자원 및 지역사회자원을 최대한 활용하여 우선순위에 따른 방문건강관리 서비스 계획을 대상자와 함께 세운다. • 제공되는 간호내용을 이해하기 쉽도록 충분히 설명하며, 정확하고 효과적이며 능숙한 간호기술을 제공한다. • 간호수행 시 가족의 도움이 필요할 경우 함께 참여시킨다. • 간호제공 후 대상자의 만족도 확인, 다음 방문을 대상자와 협의하여 결정한다.
방문 후	• 의뢰가 필요한 경우 의뢰 기간에 연락을 하고 약품 및 물품 정리 등 방문의 후속처리를 한다. • 방문 내용, 방문 대상자의 특징 및 앞으로의 계획을 기록한다. • 필요한 경우 방문결과를 상급자나 다른 요원에게 보고하거나 함께 토의한다. • 전화통화로 지난 방문 중재에 대한 자가관리 정도를 확인, 평가하고 다음 방문 일정을 재확인하여 전화 방문 기록지에 기록한다. • 방문활동의 진행과정 적합성 목표달성 정도 등을 평가하여 다음 계획에 반영한다.

④ 방문활동 시 안전을 위한 주의사항

㉠ 우범 지역 내 가정방문 시 신변을 보호해 줄 수 있는 자와 동행한다(이장, 마을 대표자, 청년회장 등).

㉡ 애완동물이 있는 경우를 대비하여 출입문에서 먼저 확인한 후 들어가며 다음 방문을 위해 기록부에 표기해 둔다.

㉢ 가족 중 정신질환자, 만취자 등으로 인해 공포 및 위험이 생기면 꼭 필요한 간호만 제공하고 가급적 빨리 나온다.

㉣ 가능한 한 간호대상자의 가족이 함께 있도록 한다.

㉤ 대상자의 가족이 이상하거나 무리한 요구를 할 경우 일단 집에서 나온다.

㉥ 응급상황에 대비하여 출구를 미리 확인하고, 연락 가능한 개인 및 기관(경찰서, 병원, 보건소)의 전화번호를 기억해 둔다(포켓이나 옷에 부착하여 이용할 수 있는 통신활용).

⑤ 가정방문 활동의 장단점

장 점	• 건강관리실보다 긴장감이 적어 편안하게 간호서비스를 받게 된다. • 대상자의 전체적인 상황을 파악할 수 있고 각 가정의 실제 상황에 따른 적절한 교육과 상담을 제공할 수 있다. • 자신의 건강관리에 대한 동기를 부여할 수 있다. • 거동이 불편한 대상자에게도 선택의 기회를 준다. • 가족전체를 중심으로 포괄적인 건강관리가 가능하며, 가족단위의 보건교육도 가능하다. • 대상자와 함께 계획을 세울 수 있다. • 간호사에 대한 우호적인 인간관계 형성이 용이하다.
단 점	• 간호사의 비용과 시간 면에서 비경제적이다. • 다른 전문인의 서비스를 받을 수 없다. • 비슷한 경험을 가진 타인과 경험을 나눌 수 없다. • 가정이 산만하면 상담 장소로 부적절하다. • 타인의 방문으로 인한 부담감을 가질 수 있다. • 건강관리실 물품이나 기구들을 충분히 활용하지 못한다.

(3) 자원 활용 및 의뢰

① 자원의 활용은 가까운 것부터 이용하고, 이용에 편리한 자원과 이용가능한 자원에 대한 목록을 작성해 두었다가 필요시 사용할 수 있도록 한다.

② 자원의 종류

  ㉠ 지역사회 및 가족의 자원

    • 인적 자원 : 가족 구성원(교육 후 돌봄 제공자로 활용), 지역사회의 다양한 보건 의료인, 자원봉사자 등

    • 물리적 자원 : 가족이나 지역주민의 건강관리 및 문제해결을 위해 사용할 수 있는 적절한 시설, 도구, 자료 등

    • 사회적 자원 : 지역 내부의 봉사 단체, 여성 단체, 예술인 모임, 자조 모임, 종교 단체와 여러 의료기관, 요양시설 등의 다양한 공공기관, 가족 및 지역사회가 가지고 있는 건강에 대한 지식과 기술, 건강에 대한 가치관 등

    • 경제적 자원 : 가족 및 지역사회의 건강관리 지불능력을 분석(수입, 건강보험 가입 여부, 의료급여 대상)하여 재정능력이 없을 경우 사회 사업단체 등의 다른 재원을 고려해야 하나 최대한 자체 해결을 유도한다.

  ㉡ 지역사회간호사의 자원(전문적 자원) : 건강평가기술, 간호기술(분만 및 신생아 간호기술, 응급처치 기술 등), 보건교육기술

  ㉢ 가족 및 지역사회 이외의 자원 : 다른 마을이나 단체에 있는 각종 자원, 즉 공공기관, 종합병원 및 개인의원, 영리단체 및 비영리단체(자선단체) 등으로 분류할 수 있다.

③ 자원의 활용 및 의뢰

  ㉠ 자원 활용을 위한 준비

    • 이용 가능한 보건자원을 파악한다.

    • 각 보건자원의 사업목적 및 임무와 제한점 등을 파악한다.

    • 편리하고 간편한 의뢰 방법을 선택한다.

- 자원에 대한 참고 서류철을 만들어 보관한다.

ⓛ 자원 활용의 원리

- 쉽게 이용 가능한 자원, 지역사회 및 가족이 이미 가지고 있는 자원부터 활용한다.
- 가족이나 지역사회가 가지고 있는 자원은 스스로 자신의 문제를 해결하도록 하는 데 도움이 되므로 가장 우선적으로 이용한다.
- 지역사회 사정결과 간호 인력의 지식과 기술로는 해결하기 어려울 때 의뢰한다.
- 편리하고 간편한 방법을 모색한다.

ⓒ 의뢰 시 주의 점

- 의뢰하기 전에 개인, 가족, 지역사회와 의논해 그들에게 의뢰 사실을 납득하도록 하며, 의뢰 여부에 대한 결정은 반드시 대상자 본인이 내리도록 한다.
- 의뢰하는 기관과 그 담당자를 먼저 접촉하여 관련된 모든 사실을 알아둔다.
- 가능하면 먼저 연락하거나 개인적으로 방문 후 적절한 의뢰서를 사용하여 필요한 정보를 기재한 후 개인 가족에게 주어서 직접 그 기관으로 가도록 한다.
- 개인이나 가족에게 의뢰하는 기관에 대해 설명을 해 주고 필요한 정보를 제공한다.
- 담당자를 만날 시간과 위치를 정확히 알려 준다.
- 의뢰는 가능한 한 개개인을 대상으로 한다.
- 의뢰 직전에 대상자의 상태를 한번 더 확인하도록 한다.

(4) 상 담

① 상담의 목적 : 삶의 과정에 직면하는 개인적인 문제나, 반복적으로 일어날 수 있는 여러 문제를 촉진적 의사소통으로 다룸으로써 문제를 현실적으로 해결할 수 있도록 도와주는 것이다(긍정적인 방향으로 발전하고 현명한 선택을 할 수 있도록 하는 것).

② 대상자 형태에 따른 상담의 유형

개별상담	• 한명의 상담자와 대상자가 직접 대면하거나, 매체를 통해 간접적으로 만나 관계를 형성하고, 대상자가 자신과 환경에 대해 이해를 증진하도록 함으로써, 대상자의 성장과 발전을 촉진하는 심리적인 조력과정을 말한다. • 장점 : 교육의 효과가 높다. • 단점 : 비경제성 • 적용 : 개인의 비밀에 속하는 건강문제(성병, 한센병, 결핵, 에이즈, 성생활)나 사회에서 죄악시하는 문제(미혼모, 유산) 등을 교육할 때 적용한다.
가족상담	한 명 혹은 그 이상의 대상자가 가족 전체를 하나의 단위로 가족 간의 관계에 초점을 맞추고 조화로운 관계를 유지하기 위해 현재의 관계를 수정해 나가는 과정이다.
집단상담	• 10명 내외의 집단을 상대로 개개인의 문제 해결과 변화를 위한 교육의 목적으로 치료적 기능을 포함한 의식적 사고와 행동에 초점을 둔 역동적 상호관계의 과정이다. • 장점 : 시간적 경제성, 사회성 향상, 대인관계의 자신감을 갖게 한다. • 단점 : 인원이 많으면 대상자 개인적인 문제를 제대로 탐색할 기회가 없고, 상담자가 집단성원 간 상호작용을 따라가는 데 곤란하다. 반대로 인원이 적으면 집단성원 개인에게 미치는 압력이 커진다. • 집단의 크기는 2~23명까지 가능하나 7~8명이 적당하고, 횟수는 주 1~2회가 보통이다.

(5) 매체활용

① 서 신

⊙ 약속 날짜를 어겼을 경우 다음 날짜를 알려 줄 때 쓸 수 있으나, 많이 사용되는 매체는 아니다.

ⓛ 저렴한 비용, 독립성 있는 대상자에게는 문제해결을 위한 행동을 하도록 책임감을 느끼게 해 주는 장점이 있다.

ⓒ 가정상황 관찰과 파악이 불가능하며 새로운 문제를 발견할 기회가 없으며, 수신인에게 전달 여부를 확인하기가 어렵다.

② **전화** : 자주 광범위하게 이용하는 매체이며, 약속 날짜를 어긴 경우 대상자에게 즉시 연락하여 다음 약속을 정할 때 사용된다.

장 점	• 시간과 비용 면에서 경제적이다. • 일정한 시간의 구애 없이 빈번한 접촉을 할 수 있다. • 서신보다 덜 사무적이고 개인적인 느낌이 들어 가정방문 시 대상자가 갖게 되는 방문객에 대한 부담감이 없고, 가정방문이 필요한 대상자를 선별할 수 있는 방법이 될 수 있다.
단 점	가정상황에 대한 전체적인 파악은 불가능하다.

③ 유인물

장 점	• 지역주민의 보건교육 시 교육내용 이해를 돕기 위해 보조 자료로 흔히 사용한다. • 보건교육의 내용을 조직적이고 계획적으로 자세히 담을 수 있다. • 다른 매체보다 주민에게 신뢰감을 준다. • 주민이 보관하면서 필요시에 수시로 정보를 볼 수 있다.
단 점	• 글을 읽지 못하는 대상자에게 적용이 불가능하다. • 유인물 제작에 비용과 기술이 필요하다.

④ 게시판(벽보)

장 점	• 대상자의 시각을 자극하여 많은 주민에게 전파가 가능하다. • 그림, 글씨를 통해 대상자의 흥미를 유발할 수 있다.
단 점	특별한 제작 기술과 장기적으로 게시할 수 있는 장소와 시설이 필요하다.

⑤ **방송** : 긴급하게 알려야 할 지역사회주민의 건강관리에 대한 교육내용이나 전달사항이 있을 때 활용한다(예 감염병 발생 시).

장 점	• 가장 빠르게 많은 대상자에게 전달할 수 있다. • 방송에서 들은 내용은 권위자나 전문가의 의견으로 생각하므로 권위 있게 인식하여 주의집중을 할 수 있다. • 유인물과 같은 매체에 노출되지 않는 대상자에게 적합하다.
단 점	• 시간이 지나면서 기억이 상실되어 잊어버리고 방송망의 활용이 용이하지 않다. • 비용의 문제가 따른다.

⑥ SNS 메신저와 인터넷

구 분	장 점	단 점
SNS	• 신속하게 다수에게 내용을 전달할 수 있다. • 컴퓨터 활용에 대한 기술이 없어도 사용할 수 있고 이용 가능한 공간이 자유롭다. • 대상자들의 다양한 의견을 들을 수 있다.	• 잘못된 정보의 파급효과가 크다. • 정보에 대한 판단력 부재 • 정보 보호의 문제
인터넷	• 대량으로 정보를 저장하고 관리할 수 있다. • 정보에 대한 신속한 탐색과 다양한 작업으로 업무처리가 효율적이다	• 컴퓨터 활용에 대한 기술이 없으면 사용할 수 없다. • 사생활보호 및 기밀 보호를 위협 받는 가능성도 있다.

⑦ 전시 : 실물이나 모형을 이용하여 간접 경험을 하도록 하는 매체활용 방법이다(예 맞춤식 식단을 상시 교육하기 위해 고혈압 환자 식단, 당뇨병 환자 식단 등을 전시한다).

(6) **집단교육** : 보건교육이 필요한 대상자를 단체로 모아서 접근하는 것으로 보건교육 방법에는 지역사회간호사가 전문가가 되어 집단을 대상으로 강연하는 강연회, 집단 토론회, 심포지엄, 패널토의, 세미나, 워크숍, 역할극 등이 있다.

① 집단의 조직

㉠ 기존집단의 활용 : 주민자치회, 부녀회 등 기성집단을 활용할 경우 시간과 비용을 절감할 수 있으나, 보건교육 내용에 따라 활용이 불가능할 경우가 있다.

㉡ 새로운 조직 : 보건교육의 목적에 적합한 대상자들로 조직하여 시간, 장소 내용 등을 결정한다.

㉢ 집단교육 담당자의 자질 : 좋은 대인관계, 분명한 의사소통, 학습자의 참여 조장

㉣ 집단교육 내용 : 건강교실, 자조모임, 환자가족 모임

(7) **지역주민 참여**

① 지역주민 참여의 의의

㉠ 자원 확보 : 지역사회 고유의 전통, 역사, 정체성, 유·무형의 자원과 역량을 활용하기 위해 지역사회의 가장 큰 자원인 주민의 참여가 필수적이다.

㉡ 지역문제 해결 가능 : 지역주민은 그들을 둘러싸고 있는 문제에 대한 지식과 통찰력을 가진 원천이다.

㉢ 지역공동체의 건설 : 함께 성취하는 과정을 통해 공동체 정신이 만들어지며 이를 통해 지역 공동체를 형성할 수 있다. 공동체는 무한한 가능성을 가지며, 공동체가 살아있어야 건강하다.

㉣ 주민의 권리 : 삶에 영향을 미치는 의사결정에 참여하는 것은 주민의 권리로서 지역주민 참여는 이를 실현하는 수단이다.

㉤ 역량 강화 : 지역사회 기반 건강사업의 핵심 요소이다.

㉥ 공공의 수요 충족 : 공공의 수요를 확인하고 충족시키는 수단으로 삼는다.

㉦ 신속한 개발 : 보건사업을 위한 프로그램, 프로젝트를 신속하게 추진하는 원동력이 될 수 있다.

㉧ 지속가능성 : 주민의 노력과 관심으로 보건사업을 지속 가능하게 한다.

② 지역주민 참여의 형태

　㉠ 기여로서의 참여 : 미리 만들어진 보건사업 계획에 자발적 또는 다양한 방식(물질적 참여, 자원봉사 등)으로 기여하며, 보건사업 성공의 기반이 된다.

　㉡ 조직으로서의 참여 : 개발행위에 참여함으로 적절한 조직구조를 갖추고, 지역주민의 이해관계와 권력이 향상된다.

　㉢ 역량 강화로서의 참여 : 사람들을 관리하는 기술과 능력을 갖추고, 현안 문제에 대한 발언권을 가지며, 지역사회 개발에 잠재적으로 기여할 수 있는 기구나 집단과 협상을 한다.

③ 지역주민 참여의 수준

　㉠ 과정수준에 따른 분류

　　• 첫째 수준 : 제공되는 서비스와 시설을 이용하는 것

　　• 둘째 수준 : 외부기관에 의해 계획된 사업에 협조하는 것

　　• 셋째 수준 : 사업의 계획 및 운영에 참여하는 것

　㉡ 참여결과에 따른 분류 : 보건사업의 시행과정뿐만 아니라 보건사업의 계획 및 조정과정에서 지역사회주민의 의사 반영 정도에 따라 형식적 참여인지 실질적 참여인지를 구별한다.

　㉢ 참여유형에 따른 분류 : 아른스타인이 제시한 주민권력 단계에 도달하기 위해서는 정책의 계획과 조정과정에 주민의 의사가 제대로 반영될 수 있도록 제도적 장치 및 조작·기전이 필요하다. 주민의 참여 통로가 많을수록 주민의 다양한 의견을 반영할 수 있는 기회가 증가하므로 주민의 참여수준은 향상된다.

　　• 아른스타인(Arnstein)이 제시한 8단계의 모형

참여 성격	참여 단계	참여의 중심내용
비참여 단계 (Degree of non participation)	1단계	조작(Manipulation) : 주민들의 정책지지를 이끌어내기 위한 의사결정자의 책략이 이루어진다(예 주민교육, 설득, 계몽).
	2단계	임상치료(Therapy) : 참여자를 치료의 수용자로서 제한시킨다(동의하지 않는 자는 교육 또는 정보제공을 안 함).
형식적·명목적 참여 단계 (Degree of tokenism)	3단계	정보제공(Informing) : 정보의 공유는 공공성이 중요하지만 이러한 쌍방향적 정보흐름보다 일방적 정보흐름이 주류를 이룬다(예 자료제공, 문의에 대답).
	4단계	상담(Consulting) : 조사, 대중조사, 집회, 공청회를 통한 방법으로 주민의 의견과 아이디어를 수렴하는 단계이며, 이에 대한 통제는 권력을 가진 자에게 있다.
	5단계	회유(Placation) : 자문과 정책결정 또는 계획 수립 과정에서 주민의 참여를 허용하지만, 집행과 그 가능성의 판단은 여전히 권력을 가진 자에게 있다(예 위원회를 통한 의견제시, 의견수렴).
주민권력 단계 (Degree of citizen power)	6단계	협동관계(Partnership) : 주민과 정책결정자들의 협상을 통해 권력을 공유하면서 정책결정을 하며, 합동위원회를 통해 적극적인 주민의견을 투입할 수 있다.
	7단계	권한위임(Delegated power) : 주민에게 일정한 정책대안이나 프로그램의 결정권을 이양한다.
	8단계	주민통제(Citizen control) : 참여의 최고 단계로 주민이 기획, 정책입안, 프로그램관리 등 모든 업무를 관장한다.

② 주민의 주도 정도에 따른 분류

동원단계(Mobilization)	자발적 참여 정도가 아주 낮은 강요된 참여로서 주민에 대한 권한이양 정도가 가장 낮아 형식적 참여에 머무르고 있다(예 전통적 감염병 관리 사업에서의 주민 참여 형태).
협조단계(Assistance)	주민의 참여를 유도하나 제공자 측이 보건사업의 계획과 조정과정을 여전히 독점되어 있다.
협력단계(Cooperation)	협조단계보다 강제성이 약화된 주민 참여 형태로 보건사업의 계획과 조정하는 과정에서 주민들의 의사가 반영되도록 하는 것이다.
개입단계(Involvement)	주민 측에서 사업과정의 공개를 주장하고 의사결정과정에 개입하려는 형태로 주민들이 보건사업의 계획과 조정 그리고 평가에 개입하는 것이다.
주도단계(Initiative)	주민 주도적 접근이 최고조에 다다른 형태로 주민 스스로의 자조관리가 강조되는 단계이다. 그러므로 주민들이 보건사업의 계획과 조정, 그리고 평가에 개입하기를 요구하게 된다.

⑩ 기능에 따른 분류

정보제공 단계	• 정책 입안자나 사업을 주도하는 사람들이 주민에게 진행하려는 사업에 대하여 일방적으로 지식을 제공하거나 홍보하는 정보의 참여를 의미한다. • 이 방법은 참여라기보다 참여의식을 자극하고 고취시키는 기초 단계라 할 수 있다.
대민 단계	• 주민사업의 혜택을 받을 주민들이 노동력을 제공하여 사업을 성취하게 되고 행정부는 그에 대한 대가를 지불하는 방법으로 주민들에 대한 시혜사업과 겸하여 이루어지는 단계이다. • 침체된 지역사회에 도움이 되는 지역사회 개발사업 그리고 주민들의 자조의식을 고취시키기 위한 방법들이 해당된다.
관여 단계	어떤 사업이나 정책을 시행할 때 사업의 계획부터 수행에 이르기까지 주민이 함께 참여하여 진행하는 단계를 의미하나 실질적인 최종 결정권은 행정부가 가지고 있어 참여는 형식적일 수도 있다.
책임 및 권한위임 단계	주민 스스로가 정책의 계획, 입안, 수행, 평가에 이르기까지 모든 결정권을 가지는 것으로 주민들이 사업 담당자를 감독하고 사업의 결과에 대한 책임도 공유하게 되는 것이다.

④ 지역주민 참여 활성화 방안

㉠ 정보의 공개와 홍보

㉡ 여론의 정확한 수집 및 수용, 처리

㉢ 위원회의 활성화

㉣ 자생적 주민조직의 활용과 조직

㉤ 다른 지역과의 경쟁관계 유발

㉥ 사회지도층의 적극적 참여 유도

㉦ 주민의식과 자질 고취

㉧ 보건요원 양성 및 배치

㉨ 지역사회간호사의 개발 : 지식, 기술, 인격의 조화, 바른 인간관과 직업관

⑤ 지역주민 참여에 대한 가능한 문제점과 장애요인

문제점	• 사업의 전문성과 능률성 저하의 가능성 • 시간과 비용의 소모 • 지엽적 견해의 조장 • 책임회피 또는 책임소재 불분명 • 주민의 참여회피 경향 • 사용전략의 문제 : 주민들이 너무 극적이거나 호전적 또는 급진적 방법이나 수단을 선택하는 경향이 있을 수 있다.
장애요인	• 지역사회의 다양성과 집단의 대표성 부족 • 관료주의 • 보건행정가 · 보건의료인들의 동기화와 태도 부족 • 의료전문주의 : 의료전문영역을 아무도 넘을 수 없는 성역으로 생각하는 태도 • 제도적 장치의 부족 : 보건사업의 의사결정 과정에도 주민이 참여할 수 있는 제도적 장치가 필요하다. • 주민 참여의 역량 부족

출제유형문제 최다빈출문제

가정방문의 원칙으로 맞는 것은?

❶ 개인 및 가족과 공동으로 일한다.
② 감염성 질환을 가진 대상자는 먼저 방문한다.
③ 토의 주제는 대상자의 개인적 관심에 맞아야 한다.
④ 방문의 가까운 곳부터 시작한다.
⑤ 방문간호는 간호사의 판단으로 시행한다.

해설
• 방문활동은 간호사의 판단에 의해서가 아니라 업무계획에 따라 시행되어야 한다.
• 토의하고자 하는 주제는 과학적이어야 하며, 방문순서에서 지리적인 근접성은 고려되지 않는다.
• 감염대상자는 전파를 방지하기 위해 마지막에 방문하는 것을 원칙으로 한다.

안심Touch

2 사례관리

(1) 사례관리의 개념

① 사례관리의 필요성 및 도입배경

㉠ 탈시설화의 영향 : 사례관리의 필요성이 강조된 가장 중요한 배경으로 시설에 입소해 있던 대상자
들의 탈시설화 정책으로 이들의 요구를 충족시킬 수 있는 지역사회기반 프로그램이나, 가족과
함께 생활하도록 지원하는 서비스의 포괄적인 구축이 필요하게 되었다.

㉡ 서비스 전달의 지방분권화

㉢ 복잡하고 다양한 문제와 욕구를 가진 대상자의 증가

㉣ 서비스 단편성의 문제

㉤ 사회적 지원체계와 관계망의 중요성에 대한 인식의 증가

㉥ 비용 효과성에 대한 인식의 증가

㉦ 가족을 기반으로 하는 중재방법의 필요성 증가

② 사례관리의 개념

㉠ 방문건강관리사업이나 재활간호사업의 실시형태로 개인의 건강요구를 향상시키기 위해 의사소
통과 자원의 활용을 통하여 필요한 서비스를 사정, 계획, 중재, 조정, 의뢰, 감시, 평가하는 협력적
과정이다.

㉡ 사례관리자는 대상자와 복잡한 서비스 공급체계를 연결시켜 대상자가 적절한 서비스를 받도록
책임진다.

③ 사례관리의 목적 : 비공식적 자원체계가 보유하는 각종 자원을 통합하는 것

㉠ 서비스의 질 향상 : 지속적인 양질의 의료 제공, 의료의 분절화 방지, 삶의 질 향상

㉡ 비용의 통제 : 자원의 효율적 활용, 병원 입원기간의 단축

④ 사례관리자의 대상자

㉠ 복잡한 신체적, 정신적 손상을 가진 대상자

㉡ 복수의 서비스를 필요로 하거나 받고 있는 대상자

㉢ 시설입소가 검토되고 있는 대상자

㉣ 서비스가 충분히 제공되지 않는 대상자

㉤ 받고 있는 서비스가 부적절한 대상자

㉥ 돌봄을 제공해 줄 가족 구성원이 없거나 혹은 충분하지 못한 대상자

⑤ 사례관리자의 역할 및 기능

사례관리자의 역할	• 조정자 : 대상자의 욕구에 부합하는 지원이 무엇인지 결정하고 상황에 따라 서비스를 안내하고 정리하며, 서비스를 통제하는 경우이다. • 옹호자 : 대상자가 자기문제를 직면하고 해결할 수 있도록 자기직면과 자기옹호능력을 지원해 주는 것이다. 즉, 약한 위치에 있는 대상자를 위해 영향력이나 권한을 이용하여 대변하는 역할이다. • 상담가 및 교육자 - 대상자가 문제와 욕구를 스스로 파악하고 인식하도록 도우며 서비스의 질과 적합성을 판단하는 방법을 교육시키고, 책임성을 어느 정도 분담하도록 격려한다. - 사례발견부터 추후관리까지 상담가 혹은 교육자로서 역할을 충실히 수행하여야 한다.
사례관리자의 기능	• 옹호 및 교육자 : 대상자의 입장에서 지지하고 필요한 서비스와 교육을 실시한다. • 임상간호 조정 및 촉진 : 대상자의 건강을 위한 다양한 간호측면 조정 및 촉진 • 지속적인 관리자 : 필요한 간호의 질적 수준을 유지한다. • 재정 관리 : 서비스를 위한 예산 및 자원을 관리한다. • 결과 관리 : 대상자가 원하는 목적을 성취하기 위한 중재 및 관찰 • 정신사회적 관리 : 개인, 가족, 환경을 포함한 정신사회적 요구의 사정 및 관리 • 연구개발 : 간호실행의 변화를 위한 연구개발

(2) 사례관리의 원칙

① 지속성(Continuity) : 사례관리 서비스뿐만 아니라 대상자와 환경에 대한 사후관리, 지지적 관계, 그리고 재평가가 지속적으로 이루어져야 한다.

② 포괄성(Comprehensiveness) : 복합적인 욕구와 문제들을 가진 취약계층을 위한 서비스로 서비스 제공이 매우 복잡하고 세부적이어서, 이들 문제를 해결하는 데에는 포괄적인 서비스 형태로 제공되어야 한다.

③ 통합성(Integration) : 서비스 전달이 통합적으로 이루어지도록 노력해야 한다.

④ 개별성(Individualization) : 대상자는 주어진 환경과 대상자의 특성 및 문제가 다양하므로 대상자의 욕구와 환경에 맞게 개별적으로 사례관리가 이루어져야 한다.

⑤ 책임성(Responsibility) : 사례관리 전반에 관한 책임성에 근거를 두고 이루어져야 한다.

(3) 사례관리 모형

① 사례관리자의 역할에 따른 분류

단순형 모델	대상자와 지역사회 자원, 그리고 서비스를 연계시키는 데 초점을 두고 있으며 여기에서 사례관리자는 중재자의 역할 대상자 사정 및 사례계획, 서비스의 효과성을 점검하는 기능을 수행한다.
기본형 모델	공식적·비공식적으로 지역사회 기관과 원조관계를 형성하여 대상자와 서비스를 연계하는 기능을 수행하고, 개별화된 조언이나 상담 등의 직접적인 서비스를 제공하는 것이다.
종합형 모델	사례관리자는 반드시 전문가여야 하며, 기존의 전통적인 서비스 전달체계와는 별도의 독립된 부서를 설치하여 전개하는 것이 사례관리자의 전문성을 발휘하고 대상자에게 개별적으로 접근하는 데 유리하다.
전문관리형 모델	사례관리자가 직접 서비스로 분류되는 대상자의 가족이나 지역사회를 대상으로 하는 활동뿐만 아니라, 대상자를 직접 상담하고 치료서비스를 제공하는 것이다. 개별적인 접근보다는 팀 접근이 효과적이며 일반적인 영역보다 특수하고 전문적인 재활영역에 잘 적용될 수 있다.

② 자원조정과 통제에 따른 분류

연계체계 모델		전통적인 사례관리 모델을 의미하며 사례 조정과 연결 기능에 초점을 둔다.
	단일사례 모형	사례관리자가 한사람이며, 전반적인 욕구 사정, 계획 사정, 조정 및 실행, 모니터링 및 수정을 행하며 사례관리 전반에 책임을 진다.
	팀 중심사례모형	사례관리자가 속한 팀이 먼저 구성되고, 사례관리의 많은 결정들이 팀에 의해 이루어진다.
통합체계 모델		이 모델은 단순히 기능적으로나 물리적으로 통합하는 것 이상의 전달체계와 비용관리가 통합된 정도를 말하며, 장기요양서비스는 대표적인 통합체계 모델이다.

(4) 사례관리의 흐름 및 절차

초기 접촉	사례를 발견하여 스크리닝을 통하여 판단하고 사정을 위한 자료를 수집하는 접촉, 접수 단계이다.
사 정	사례관리 대상자의 발전과 성장을 가져올 수 있는 상황의 강점을 파악하기 위해 노력하는 동시에 대상자의 제한점도 함께 인식한다. • 욕구 및 문제사정 : 욕구 및 해결해야 하는 문제를 만들고 우선순위를 정한다. • 자원 사정 : 대상자의 문제를 해결하는 데 유용하게 활용할 수 있는 자원을 대상자와 함께 사정한다. • 장애물 사정 : 대상자가 자원을 활용하는 데 있어 외부 장애물, 선천적 무능력, 내부 장애물 등 상호 역동적으로 사정을 실시해야 한다.

계 획	• 사정에서 수집한 정보를 사례관리 대상자에게 도움이 되는 일련의 활동으로 전환하는 과정으로, 자세한 사정과 사례관리 활동을 위한 합리적 기초가 된다.
	• 고려할 점
	  – 계획 가운데 실행해야 할 관련 요구영역에 대한 특정화
	  – 주요 목표의 명확화
	  – 서비스와 지지적 목표에 대한 분류화와 항목화
	  – 계획된 목표달성을 위해 고안된 특정 활동을 수행할 활동자 선정
	  – 각각의 목표달성을 위한 시간 안배
	  – 각각의 목표가 달성되었을 때 기대되는 변화에 관한 진술

중재 (개입)	내부자원 획득을 위한 직접적 서비스(개별화된 상담, 치료프로그램) 제공과 외부자원의 획득을 위한 간접적 서비스(지역사회기관, 공식적·비공식적 지지) 제공으로 나눈다.
점 검	서비스와 지원이 잘 이루어지고 있는지를 모니터링 하는 것으로 사례관리의 매우 중요한 기능이다(정해진 활동이 계획대로 잘 이루어지는가).
종 결	• 사례관리 대상자에게 더 이상 서비스가 필요 없게 되었을 때 이루어지는 것으로 사례관리 대상자의 상태가 개선되었을 경우, 사례관리 대상자의 조건을 더 이상 개선시키기 어려울 경우에도 발생한다. • 종결은 모든 서류를 완료하는 것이며, 다른 서비스 제공자에게도 알리는 것이다.
평 가	• 사례관리자에 의해 형성되고 조정되는 서비스 계획, 구성요소, 활동 등이 시간을 투자할 가치가 있는지 여부를 측정하는 것이다. • 사례관리자의 활동이 사례관리 대상자의 삶에 어떤 차이점을 만들어 가고 있는지 보는 것이다.

(5) 우리나라 사례관리 운영

우리나라는 방문건강관리 사업 이외에 의료급여 수급자를 대상으로 사례관리를 제공한다. 의료급여 수급자의 합리적 의료 이용을 유도하고 자가 건강관리 능력 향상을 목적으로, 부정적인 의료 이용 행태를 보이는 대상자를 선정하여 의료 이용 정보의 제공과 약물상담, 자원연계 위험요인교육 등을 제공하고 있다.

출제유형문제 최다빈출문제

사례관리의 원칙으로 옳지 않은 것은?

① 지속성
❷ 서비스연계
③ 포괄성
④ 통합성
⑤ 개별성

해설
사례관리는 지속성, 포괄성, 통합성, 개별성, 책임성의 원칙에 따라 이루어진다.

MEMO

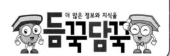

인구집단별 건강증진 및 유지

간호사 국가고시

지역사회간호학

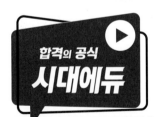

건강증진사업 운영

1 **건강증진 개념의 이해**

(1) 건강증진의 이해

① 건강증진(Health promotion)의 개념

㉠ 건강증진의 정의

- WHO : 사람들로 하여금 자신의 건강을 스스로 관리하며 개선하는 과정으로 자가건강관리(self-care)능력을 중시한다.
- O'Donell : 최적의 건강상태를 위해 생활양식을 변화시키는 과학이며 예술이다.
- "건강을 더 나은 상태로 향상시키는 것"으로 인간이 누릴 수 있는 최적의 건강상태를 유지하도록 도와주는 학문이며, 최적의 건강이란 육체, 정서, 사회, 영적, 지적 건강의 균형상태를 말한다. 건강증진은 건강회복, 질병예방, 건강유지와 함께 보건의료사업의 4대 목적 중 하나이다.
- 단순히 질병의 치료나 예방에 그치는 것이 아니라, 건강행위의 실천을 통해서 개인의 건강 잠재력이 충분히 발휘될 수 있도록 개발하고, 건강평가를 통하여 건강 위험요인을 조기에 발견하고 관리하여 건강을 유지 · 증진하기 위한 보건 교육적 · 예방의학적 · 사회제도적 · 환경 보호적 수단을 강구하는 것이다.

㉡ 건강증진의 목표

- 개인의 건강생활 실천능력 제고, 법, 제도, 공공정책 등의 체계를 건강 친화적으로 구축한다.
- 비용 효과적이며 지속 가능한 방법으로 자가건강관리 능력을 향상시킨다.
- 개인이나 지역사회가 가지고 있는 건강 잠재력을 최대한 이끌어 내도록 역량을 강화함으로써 건강한 수명을 연장한다.
- 만성 퇴행성 질환의 증가에 의한 국가의 경제사회적 부담을 경감시킨다.

㉢ 건강증진의 유사 개념

- 건강보호 : 환경의 위해요인에 대한 접촉기회와 건강에 해로운 행동을 줄이도록 할 뿐만 아니라 건강한 환경 속에서 살 기회를 확대하고 적극적인 건강증진을 위한 생활양식을 갖도록 생활환경을 조성하는 것이다(소극적 건강행태).
- 질병예방 : 불건강의 위험요인을 조기에 발견 · 관리하며 질병발생 및 악화를 예방하기 위한 활동으로 건강검진, 상담, 지도 및 예방접종 등이 포함된다(소극적 건강행태).

- 건강증진 : 보건 교육적 수단, 건강 보호적 수단, 예방의학적 수단 등을 통하여 건강잠재력을 기르고 불건강의 위험요인을 감소함으로써 건강을 유지 및 증진하려는 적극적인 건강향상이다.

② 건강증진 개념의 발전

　ⓐ Lalonde 보고서(1974) : 환경요인과 생활양식이 사망 및 상병이환에 크게 기여하므로 이들 요인을 효과적으로 관리하는 것이 건강관리의 핵심이라는 사실을 지적하고 있다. 미국 보건후생성의 사망원인을 분석한 결과 사망원인의 50%가 잘못된 건강행동 즉, 생활양식 요인으로 보고 있다.

　ⓑ 미국(Health people 2020) : 건강상태를 유지 및 증진시킬 수 있는 생활양식을 개발하는데 도움이 되는 지역사회 및 개인의 수단개발에 초점을 두고 있다.

- 건강수명 연장 및 건강형평성 제고
- 건강에 영향을 미치는 건강증진사업 대상으로 흡연, 알코올 및 약물사용, 영양, 운동, 스트레스 관리 등 5가지 건강행위를 제시하고 있다.

　ⓒ WHO(1985) : 건강목표를 달성하기 위한 전략으로 건강에 유익한 생활양식의 증진, 예방될 수 있는 질병의 감소, 적절한 건강보호 등을 위한 사업활동 정비를 권고하였다.

③ 국내 건강증진 발달과정

　ⓐ 1983년 국민건강조사

　ⓑ 1989년 보건의식 행태 조사

　ⓒ 1995년 국민건강증진법, 지역보건법 제정

　ⓓ 1998~2001년 건강증진 거점 보건소를 중심으로 한 건강증진 시범사업 실시

④ WHO 국제건강증진회의

　ⓐ 제1차 국제건강증진회의

- 1986년 캐나다 오타와(Ottawa)에서 개최, 오타와 헌장 채택
- 건강증진의 3대 원칙

옹호(Advocacy)	건강에 대한 대중의 관심을 불러일으키고, 보건의료의 수요를 충족시킬 수 있는 건강한 보건정책을 수립해야 한다는 강력한 촉구가 필요하다.
역량(Empowerment)	자신과 가족의 건강을 유지할 수 있게 하는 것을 그들의 권리로 인정하고, 이들이 스스로의 건강관리에 적극 참여하며 자신들의 행동에 책임을 느끼게 해야 한다.
연합(협력, Alliance)	모든 사람들이 건강을 위한 발전을 계속하도록 건강에 영향을 미치는 경제, 언론, 학교 등 모든 관련 분야 전문가들의 연합이 필요하다.

- 건강증진의 5대 활동요소

개인의 기술개발 (Develop personal skills)	각 개인들이 자신의 건강증진에 필요한 기술을 개발하게 하는 것이다.
지역사회 활동의 강화 (Strengthen community action)	건강증진 사업의 목적을 달성하기 위해서는 우선순위와 활동범위를 결정하고, 전략적 계획과 실천 방법을 모색하는 데 있어 효과적이고 구체적인 지역사회 활동을 통해서 결정되어야 한다.
지원적 환경의 구축 (Create supportive environment)	• 생활 양상의 변화는 건강에 유의한 영향을 끼치고 있으며 활동과 휴식은 건강을 위한 원천이 되어야 한다. • 건강에 좋은 환경을 개발하는 것이 바람직한 환경의 구축에 속한다. 환경이란 단순히 자연적, 물리적 환경만이 아니고 사회, 경제, 정치, 문화적 환경까지도 포괄하는 생태학적 의미를 내포하는 것이다.

건강 관련 공공정책의 수립 (Build healthy public policy)	건강증진에 바람직한 환경의 구축은 모든 공공정책이 건강에 이로운 정책이 될 경우에 현실화될 수 있다.
보건의료제도의 방향 재설정 (Reorient health services)	• 지역주민의 필요와 요구에 알맞은 서비스를 개발한다. • 전문 인력의 훈련에 건강증진을 포함하고, 건강과 다른 분야와 대화의 통로를 여는 것을 말한다.

  ⓒ 제2차 건강증진을 위한 국제회의
- 1988, 호주 아델레이드
- 모든 국가가 건강증진을 위한 세계적 운동에 같이 동참할 것을 촉구하면서 5개의 기본활동영역 중 건강증진을 위한 정부정책의 중요성을 강조하였다.
- 경제사회정책과 건강정책의 연계, 정부와 민간 그리고 지역사회 여러 집단들의 연합을 통한 건강한 공공정책 확립을 건강증진의 수단으로 강조하였다.

  ⓒ WHO 주최 개발도상국가 건강증진을 위한 실무회의
- 1989, 스위스 제네바
- 개발도상국가에 있어서의 건강증진 문제 토의

  ⓔ 제3차 건강증진을 위한 국제회의
- 1991, 스웨덴 선즈볼
- 5개의 기본활동영역 중 건강지향적 환경조성의 중요성을 강조

  ⓜ 제4차 건강증진을 위한 국제회의
- 1997, 인도네시아의 자카르타
- 건강증진은 가치 있는 투자라는 전제하에 건강증진을 위한 우선순위로 건강을 위한 사회적 책임 향상, 건강개발을 위한 투자 증대, 건강을 위한 동반관계 구축 및 확대, 지역사회의 능력 증대, 개인역량 강화, 건강증진을 위한 인프라 구축을 제시하였다.

  ⓗ 제5차 건강증진을 위한 국제회의
- 2000, 멕시코 멕시코시티
- 건강을 위한 사회적 책임감 증진, 건강증진 및 개발을 위한 투자의 증대, 지역사회의 역량과 개인의 능력 향상, 건강증진을 위한 과학적 근거의 강화, 보건조직과 서비스의 재구성 등 건강증진의 주요 전략을 제시하였다.

  ⓢ 제6차 건강증진을 위한 국제회의
- 2005, 태국 방콕
- 주요 의제 : 실천을 위한 정책과 파트너십. '건강 결정 요소'
- 지속 가능하고 통합된 건강증진을 위한 틀과 전략을 개발, 건강증진 정책개발 및 파트너십 구축을 위한 모형 개발, 건강의 사회적・경제적・환경적 결정요인 관리에 대한 성공 경험, 전세계적 건강증진을 위한 모니터링, 보고 및 능력 개발 등에 대해 논의되었다.

  ⓞ 제7차 건강증진을 위한 국제회의
- 2009, 케냐 나이로비
- 주요 의제 : 건강증진 수행역량 격차 해소

- 주요 내용
  - 지역사회 역량 강화
  - 건강지식과 건강행동
  - 보건체계 강화
  - 파트너십과 부문 간 협동
  - 건강증진을 위한 역량 함양

ⓩ 제8차 건강증진을 위한 국제회의

- 2013, 핀란드 헬싱키
- 주요 의제 : 국가 수준에서 건강을 위한 다부문적 활동과 모든 정책에서의 건강접근 방법의 시행을 강조하였다.
- 주요 내용
  - 건강체계의 지속 가능성
  - 건강의 사회적 결정요소들에 관한 권고사항의 실시
  - 비감염성 질병들의 예방과 관리
  - UN 새천년개발목표(MDCs, the Millenium development goals)에 대한 검토

ⓩ 제9차 건강증진을 위한 국제회의

- 2016, 중국 상하이
- 주요 의제 : 지역사회와 도시가 건강을 위해 구조화되는 것이 지속 가능한 사회건설의 가장 효과적인 지표이며, 건강 문해력(Literacy)은 건강증진을 위한 역량강화와 형평성을 가능하게 한다고 강조하였다.
- 주요 내용
  - 건강과 웰빙의 지속 가능성의 필수요건
  - 지속가능한 개발목표(SDGs, Sustainable development goals)의 실행을 통한 건강증진
  - 좋은 협치를 위한 조직(Good governance)이 건강에 필수적
  - 도시와 지역이 건강을 위해 구조화·조직화해야 한다.

(2) 지역사회 보건사업과 건강증진

① 건강증진사업의 범위

ㄱ 질병발생 이전과 발생 초기의 건강증진
- 질병발생 초기의 건강증진은 증상을 가진 환자가 조기에 병원을 방문하도록 하는 것
- 질병의 위험이 있는 대상자들이 조기검진을 받도록 유도하는 것

ㄴ 질병치료와 회복시기의 건강증진
- 만성질환의 재발 방지
- 재활 프로그램으로 환자의 삶의 방식을 변화시켜 재발을 효율적으로 통제하여 재입원 비율을 낮추고 의료비 절감

© 건강상태별 건강증진 서비스 내용

건강상태	건강인	환 자	활동 제한자
서비스 종류	건강교실, 건강상담, 건강증진	건강회복을 위한 활동	재활 지원 서비스
	건강생활실천(금연, 절주, 운동, 영양 등)		

② 건강증진사업의 필요성

㉠ 평균수명 연장, 짧은 건강수명

㉡ 만성질환 난치병 증가 등 치료중심 의료제도의 보완이 요구된다.

㉢ 의료비를 포함한 사회적 부담 증가

㉣ 개인 생활습관의 중요성

㉤ 생활양식, 식생활, 생활환경의 변화로 새로운 위험요인 증가

㉥ 환경오염에 따른 대책 요구

(3) 건강증진모형

① 타나힐(Tannahill)의 건강증진모형

㉠ 건강증진은 보건교육, 예방, 건강보호의 3가지 개념이 하나의 원으로 각자의 영역을 갖고 있고 이들 영역이 서로 중복되기도 하는 모형이다.

㉡ 3가지 개념들을 독립적 부분과 중복되는 부분으로 구분하여 7가지 영역으로 제시하였다.

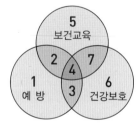

1. 예방 영역
2. 예방적 보건교육 영역
3. 예방적 건강보호 영역
4. 예방적 건강보호를 위한 보건교육
5. 적극적 보건교육 영역
6. 적극적 건강보호 영역
7. 적극적 건강보호를 위한 보건교육 영역

[타나힐의 건강증진모형]

② 펜더(Pender)의 건강증진모형

㉠ 건강증진 행위에 영향을 미치는 요인을 설명하는 것으로, 건강신념모형과 사회학습이론을 기초로 하여 개발되었다.

㉡ 건강신념모형이 질병관련 행위를 주로 설명하는 것인데 반해, 건강증진모형에서는 전반적인 건강증진행위를 설명하고 있다.

㉢ 건강증진모형은 건강행위를 유지하며 환경적 영향을 수정하는데 있어 인간의 능동적 역할을 강조하고 있다.

㉣ 건강증진모형 구성요소

개인의 특성과 경험	
이전의 관련 행위 (Prior related behavior)	• 현재와 비슷하거나 같은 행위를 과거에 얼마나 자주 했는지를 의미하는 것으로 건강 행위의 주요 예측요인이다. • 이전의 행위는 현재의 건강 증진 행위에 직·간접적으로 영향을 미쳐 주의를 기울이지 않고도 자동적으로 특정 행위를 하도록 습관화하게 한다. 습관화의 장점은 행위가 발생할 때마다 일어난다는 것이며, 축적되고 반복될 때 강화된다.
개인적 요인 (Personal factors)	• 생물학적 요인의 변수 : 나이, 성, 체중, 사춘기 상태, 폐경상태, 운동 능력, 힘, 민첩성, 균형성 • 심리적 요인의 변수 : 자존감, 자기 동기화, 개인의 능력, 지각된 건강상태, 건강의 정의 등 • 사회·문화적 요인의 변수 : 인종, 민족, 문화이입, 교육수준, 사회경제적 상태 등
행위와 관련된 인지와 감정 : 간호중재의 핵심	
지각된 유익성 (Perceived benefits of actions)	• 특정 행위에 대해 개인이 기대하는 이익이나 긍정적인 결과 • 내적 지각된 이익 : 피로감의 감소, 각성 수준의 증가 • 외적 지각된 이익 : 경제적 보상, 사회적 상호작용의 증가 • 처음에는 외적인 이익이 동기적으로 우세하지만, 건강행위를 지속시키도록 동기화시키는 데는 내적 이익이 더 강력하게 일어난다.
지각된 장애성 (Perceived barriers to action)	불가능함, 불편감, 값이 비쌈, 어려움, 시간소요가 많음, 만족감의 감소 등 어떤 행위를 하는데 장애가 되는 것으로 상상된 것일 수도 있고 실제적일 수도 있다.
지각된 자기효능감 (Perceived self-efficacy)	수행을 확실하게 성취할 수 있는 개인의 능력에 대한 판단으로 긍정적인 감정을 가질수록 자기효능감은 커지게 되며, 자기효능감이 커질수록 지각된 장애 정도는 감소된다.
행동과 관련된 감정 (Activity-related affect)	• 행위를 시작하기 전, 하는 동안, 행위 후에 일어나는 주관적 느낌으로 행동자체와 관련된 감정, 행동하는 개인과 관련된 감정, 행위가 일어나는 환경과 관련된 감정 등 3가지로 구성된다. • 감정 상태는 행위를 반복하거나 지속하는데 영향을 미치며, 긍정적인 감정을 동반한 행위일수록 반복될 가능성이 크고, 부정적 감정을 느끼는 행위일수록 피할 가능성이 크다.
인간 상호 간의 영향 (Interpersonal influences)	다른 사람의 태도, 신념, 행위를 인지하는 것으로 1차적(직접적)인 원천은 가족, 또래집단 보건의료 제공자이며, 2차적(간접적)인 원천은 규범(의미 있는 타인의 기대), 사회적 지지(도구적·정서적 격려), 모델링(특정 행위에 참여하는 타인을 관찰하여 대리 학습함) 등으로 사회적 압력이나 행동계획 수립의 격려를 통해 직·간접적으로 행위에 영향을 미친다.
상황적 영향 (Situational influences)	• 상황에 대한 개인의 지각과 인지로 행위를 촉진하거나 저해할 수 있다. • 개인은 부적합하다기보다 적합하다고 느끼고, 동떨어져 있기보다는 관련이 있으며, 불안하고 위협적인 것보다 안전하고 안심할 수 있는 환경이나 상황, 매력적이고 흥미로운 환경에서 보다 능력껏 행동할 수 있다.

행위의 결과	
행동계획 수립 (Commitment to a plan of action)	주어진 시간과 장소에서 특정한 사람과 함께 또는 혼자 구체적인 활동을 하거나 행위를 수행 또는 강화하기 위한 명확한 전략을 확인하는 인지적 과정을 포함한다.
즉각적인 갈등적 요구와 선호 (Immediate competing demands and preferences)	계획된 건강행위를 하는데 방해가 되는 행위로, 건강증진 행위를 계획하기 이전에 이미 의식 속에 자리잡고 있는 대안적 행위를 말한다. • 갈등적 요구 : 외부적 요구에 따라 예상하지 않은 일을 실행해야 하거나 좋지 않은 결과가 일어날 가능성이 높을 때 발생하므로 장애와 구분된다. • 갈등적 선호 : 긍정적인 건강행위 계획으로부터 이탈하도록 하는 선호도 순위에 기반을 둔 강력한 충동이기 때문에 장애와는 차이가 있다(예 비만 환자가 맛이 좋다는 이유로 고지방식품을 섭취하는 경우).
건강증진 행위 (Health promoting behavior)	• 개인이나 집단이 최적의 안녕 상태를 이루고 자아실현 및 개인적 욕구충족을 유지 증진하려는 행위로서 질병을 예방하는 것 이상을 의미한다. • 균형과 안정성을 지키게 하고 최적의 기능 상태로 만들며 조화를 증진시키며 적응을 강화시키고 안녕을 극대화하고 의식을 확대시키는 것이다.

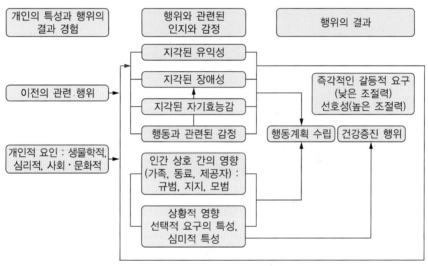

[수정된 펜더의 건강증진모형]

③ PRECEDE-PROCEED 모형

㉠ 개 요

- 1980년 그린(Green)과 크루터(Kreuter)는 PRECEDE 모형을 제시하였고, 1991년 PRECEDE 모형을 변화시켜 이전에 제시하였던 요소 이외에 정책, 법규, 조직체, 환경요소를 더 추가하여 PROCEED란 모형을 수정하여 제시하였다.
- PROCEED 모형은 보건교육을 위한 체계적이고 조직적인 모형으로, 보건교육의 마지막 결과로부터 시작하여 그러한 결과를 초래한 원인을 찾게 하는 연역적 사고 체계이다.
- PRECEDE-PROCEED 모형은 여러 차례 수정을 거쳐 현재의 틀을 갖추었으며, 생태학적 접근과 대상자 참여를 강조하고 있다.

- 2005년 개정된 모형 8단계 : PRECEDE는 1~4단계에 해당하고 프로그램의 계획에 초점을 두고 있으며, PROCEED는 5~8단계에 해당하며 프로그램의 수행과 평가에 초점을 두고 있다.

1단계 사회적 사정	• 지역사회주민을 대상으로 현재 누리고 있는 삶의 질에 영향을 미치는 사회적 문제를 사정한다. • 사회적 문제는 다수의 사람들에게 불편을 주고, 안녕을 방해하는 원인이 된다고 생각되는 상황으로 개선의 여지가 있는 것을 말한다. • 사회적 문제는 객관적인 지표나 주관적인 해석으로 표현된다. 　－ 객관적인 지표 : 고용률, 실업률, 결근율, 교육수준, 주택보급률, 인구밀도, 사회복지 수준, 범죄율 등 　－ 주관적 해석 : 대상 집단에게 삶의 질을 방해하는 주요 장애물이 무엇인지 물어본다.
2단계 역학적 사정	• 사회적 진단 단계에서 규명된 문제에서 순위를 매겨 부족한 자원을 사용할 가치가 가장 큰 건강문제를 규명하는 단계이다. • 우선순위가 높은 문제들을 개선 또는 해결하는 데에 배당될 수 있는 현재의 자원을 파악한다. • 이 단계의 최종 산물은 건강 상태를 개선할 것으로 예상되는 구체적 표현인 일련의 잘 다듬어진 건강 관련 목적들이다.
3단계 교육 및 생태학적 사정	건강상 문제를 일으키는 개인 또는 조직행동의 행동적 결정요소에 대한 답을 찾는 것이다. 즉, 규명된 특정 건강행위에 영향을 주는 소인요인, 강화요인, 가용요인을 사정하는 단계이다.

3단계 교육 및 생태학적 사정	성향(소인)요인	행위 전 내재된 요인으로 행위의 근거나 동기를 제공하는 인지이다(예 대상자의 지식·태도·신념·가치관·인식(Perception) 등).
	강화요인	사회적·신체적 유익성, 대리보상, 사회적지지, 친구의 영향, 충고, 보건의료 제공자에 의한 긍정 또는 부정적 반응(예 청소년 음주의 경우 강화요인은 친구, 환자교육에서는 간호사, 의사, 동료환자 가족에 의해 강화된다).
	가용(촉진)요인	건강행위 수행을 가능하게 도와주는 요인으로 보건의료 및 지역사회 자원의 이용 가능성, 접근성, 시간적 여유 제공성, 개인의 기술, 개인의 자원, 지역사회 자원 등 • 기술 : 신체운동, 휴식요법, 의료기기 사용 • 자원 : 보건의료시설, 인력, 학교 등이 포함(예 흡연의 경우 담뱃값)

4단계 행정적, 정책적 사정 및 중재 설계	• PRECEDE에서 PROCEED로 넘어가는 단계 • 프로그램 및 시행과 관련되는 조직적, 행정적 능력과 자원을 검토하고 평가한다(예 인력, 물자, 시설, 예산 등에 대해 보다 개선할 수 있는 방안 제시).
5단계 수 행	프로그램을 개발하고 시행방안을 마련한다. 특히 이 단계에서는 자원의 제약, 시각적 장애, 프로그램을 시행할 요원들의 자질 등을 관찰하며, 개인의 전략을 검토하고 행정적 문제를 시정하며, 자원의 배분 상태를 점검한다.
6단계 과정 평가	프로그램이 계획대로 시행되었는가를 평가함으로써 프로그램 관리에 필요한 기초정보를 얻을 수 있으며, 프로그램의 확산을 위한 판단의 단서를 제공한다.
7단계 영향 평가	프로그램의 투입에 대한 결과를 평가하는 단계로써, 보건교육 프로그램을 통해 성향요인, 강화요인, 가용요인 및 환경요인이 목표활동에 미치는 단기적인 효과를 평가한다.
8단계 결과 평가	프로그램의 수행결과인 삶의 질을 측정하는 것으로, 프로그램 시행 후 상당한 기간의 경과가 요구되며 평가하기가 어려우나, 이 분야에 대한 연구는 서비스의 최종산물에 대한 평가라는 점에서 가장 강조되어야 할 부분이다.

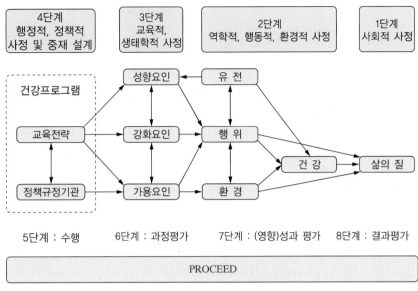

5단계 : 수행　　　6단계 : 과정평가　　　7단계 : (영향)성과 평가　　8단계 : 결과평가

PROCEED

[PRECEDE-PROCEED 모형]

(4) 우리나라 국민건강증진사업

① 개 요

　㉠ 2002년 제1차 국민건강증진종합계획(2002~2005, HP 2010) : 최초의 국가단위 종합계획으로서 건강수명 연장을 기본목표로 수립되었다.

　㉡ 2005년 제2차 국민건강증진종합계획(2006~2010, HP 2010) : 사업의 목적에 건강형평성이 추가되고, 사업의 장단기 평가가 가능하도록 목표수립 등 부족한 내용이 보완되었다.

　㉢ 2010년에는 2011~2020년에 이르는 10년 계획으로 제3차 국민건강증진종합계획(HP 2020)이 수립되었다.

　㉣ 2015년 HP 2020에 대한 중간평가를 거쳐 제3차 HP 2020의 중간 수정(보완)의 형태로 제4차 국민건강증진종합계획(2016~2020)이 수립되었다.

　　• WHO의 건강 및 건강증진 정의에 근거해 추진방향 설정

　　• 2005년 방콕 6차 건강증진국제 회의에서 채택된 방콕 헌장을 기초로 접근 전략이 제시되었다.

② 국민건강증진종합계획(HP 2020)의 기본구조

　㉠ 국민건강증진법 제4조에 근거하여 5년마다 수립하는 국가종합계획인 국민건강증진종합계획(HP 2010)을 2002년에 수립하여 건강증진 및 질병예방정책을 2010년까지 추진하였다.

　㉡ 핵심 : 개인의 주도, 정부의 지원, 건강결정요인

　　건강결정요인 중 건강행동, 보건의료서비스 제공환경, 사회물리적 환경개선에 중점을 두었다.

　㉢ 사업 분야는 건강생활 실천, 만성 퇴행성 질환과 발병 위험요인 관리, 감염질환 관리, 안전환경보건, 인구집단 건강관리, 사업체계 관리 등 6개 분야가 중심이 되었다.

안심Touch

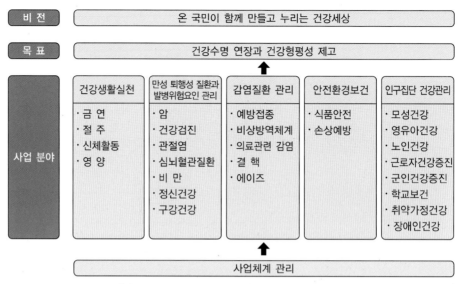

[제4차 국민건강증진종합계획(HP 2020)의 기본틀]

③ 국민건강증진종합계획의 총괄 목표

　　㉠ 비전 : 온 국민이 함께 만들고 누리는 건강세상

　　㉡ 목 표

　　　• 건강수명 연장 : 2020년까지 건강수명 75세 달성

　　　• 건강형평성 제고 : 분야별 특성에 따라 건강형평성 제고의 적용 대상과 범위가 다양하다는
점을 감안, 분야별로 건강형평성 지표를 각각 선정하였고, 특히 공통적으로 건강형평성 문제가
제기되는 취약계층은 인구집단별 건강관리 분야에서 별도의 중점과제로 추가하였다.

　　　※ 건강수명 : 평균 수명에서 질병이나 부상으로 인해 활동하지 못한 기간을 뺀 수명

　　　※ 건강형평성 : 교육수준, 직업, 재산과 같은 사회경제적 위치에 따른 건강상의 차이를
감소시키는 것이다.

④ 국민건강증진종합계획의 지표

중심과제	지표
금 연	성인 남자, 중·고등학교 남학생 현재흡연율
절 주	성인 남녀 연간음주자의 고위험음주율
신체활동	유산소 신체활동 실천율
영 양	건강식생활실천 인구비율(만 6세 이상)
암	암 사망률(인구 10만 명당)
건강검진	일반검진 수검률
심뇌혈관질환	고혈압, 당뇨병 유병률(30세 이상)
비 만	성인 남녀 비만 유병률
정신보건	자살 사망률(인구 10만 명당)
구강보건	영구치(12세) 치아우식 경험률
결 핵	신고 결핵 신환자율(인구 10만 명당)
손상예방	손상 사망률(인구 10만 명당)
모성건강	모성사망비(출생아 10만 명당)
영유아건강	영아사망률(출생아 1천 명당)
노인건강	노인 일상생활 수행능력(ADL) 장애율

출제유형문제 최다빈출문제

다음 설명이 옳지 않은 것은?

① HP 2020의 목표는 건강수명연장과 건강형평성 제고이다.
② 세계보건기구는 건강증진 대회를 통해 건강증진에 대한 방향과 원칙을 제시하였다.
③ 방콕 헌장은 우리나라 국민건강증진종합계획의 기본방향이 되었다.
❹ 오타와 헌장의 3대 원칙은 옹호, 역량, 지지적 환경구축이다.
⑤ 오타와 국제건강증진회의에서는 건강증진의 활동요소 5가지를 제시하였다.

해설
오타와 헌장의 3대 원칙은 옹호, 역량, 협력이다.

2 보건교육의 이해

(1) 보건교육의 개념

① 보건교육의 정의

㉠ 개인, 집단, 지역사회를 대상으로 하며 건강에 관한 지식, 신념, 태도, 행동을 변화시키는 모든 경험, 노력, 과정이라고 할 수 있다.

㉡ 국민건강증진법 제2조 : 개인 또는 집단으로 하여금 건강에 유익한 행위를 자발적으로 수행하도록 하는 교육

㉢ 보건교육의 궁극적인 목표인 대상자가 자신을 위한 건강한 삶을 선택하고 실천하며, 보건서비스를 적절히 이용하도록 학습과정을 적용하여, 개인의 건강문제를 예방하고 건강증진을 돕기 위한 교수-학습과정을 적용하는 것이다.

㉣ 인간이 건강을 유지, 증진하고 질병을 예방함으로써 적정기능 수준의 건강을 향상하는데 필요한 지식, 태도, 실천을 바람직하게 변화시키는 것이다.

② 보건교육의 중요성

㉠ 질병양상의 변화 : 질병양상이 만성 퇴행성으로 바뀌면서, 식습관이나 운동 등의 생활양식에서 원인을 찾게 되었고, 이러한 원인에 대한 예방과 관리는 의학적 치료보다는 보건교육을 통한 건강행위의 변화에서 해법을 찾게 되었다.

㉡ 건강 인식의 변화 : 건강개념이 질병에 초점을 둔 질병예방이나 질병치료에 국한되지 않고, 건강증진으로 그 범위가 확대되면서 보건교육을 통한 건강관리의 생활화로 변화한 점이다.

㉢ 대중들의 건강문제 및 해결에 관한 알 권리와 관심의 증대 : 현대 사회인들은 과거와 달리 건강과 관련된 결정을 의료전문가와 함께 능동적으로 내리고자 하며, 자신에게 필요한 건강지식과 정보를 추구하고자 한다.

③ 보건교육의 목적

㉠ 궁극적인 목표는 삶의 질 향상

㉡ WHO, 제1차 공중보건교육 전문위원회(1974) : 대상자로 하여금 스스로 행동하고 노력하게 만듦으로써 자신의 건강을 유지하도록 돕는다.

• 지역사회 구성원의 건강은 지역사회의 중요한 자산이자 열쇠임을 인식시킨다.

• 개인이나 지역사회 구성원들이 스스로 자신의 건강을 관리할 능력을 갖도록 한다.

• 자신들이 속한 지역사회의 건강문제를 스스로 인식하고 해결하려는 노력을 통하여 지역사회 건강을 자율적으로 유지, 증진하도록 하는 힘을 갖게 하는데 보건교육의 최종목표를 두고 있다.

• 보건사업을 발전시켜 활용하도록 한다.

(2) 보건교육 시 고려할 사항

① 보건교육은 모든 연령층을 대상으로 한다.
② 보건교육은 개인이나 집단의 건강에 관한 지식, 태도, 행위를 바람직한 방향으로 변화시키는데 목적이 있다.
③ 보건교육은 형제, 동료, 친구 사이에도 이루어진다.
④ 보건교육은 자료수집, 분석, 결론을 도출하는 사정단계의 체계화가 필요하다.
⑤ 보건교육계획을 세우려면 명확한 목표가 설정되어 있어야 한다.
⑥ 보건교육은 실제 경험과 비슷한 학습 환경에서 이루어질 때 그 효과가 매우 크다.
⑦ 보건교육은 단편적인 지식이나 기능을 전달하는 것이 아니라 일상생활에서 응용될 수 있도록 하는 것이며, 인간의 신체적, 정신적, 사회적 측면의 조화를 고려하여 실시해야 한다.
⑧ 보건교육은 개인, 가정, 지역사회주민의 요구 또는 흥미에 따라 실시해야 효과적이다. 지역사회의 보건교육에 대한 요구도 사정 시에 우선적으로 파악해야 한다.
⑨ 보건교육은 연령, 교육수준, 경제수준에 맞게 실시한다.
⑪ 보건교육은 양과 질을 측정할 수 있는 평가지표의 준비가 필요하다.
⑫ 대상자가 자발적으로 보건교육사업에 참여하도록 한다.
⑬ 보건교육은 계획 시 그 지역사회주민의 건강에 대한 태도, 신념, 미신, 습관, 금기사항, 전통 등 일상생활의 전반적인 사항을 반드시 알고 있어야 한다.
⑭ 보건교육은 목표를 달성하기 위해 다른 분야와 협조적인 노력이 있어야 한다.
⑮ 보건교육의 접근방법과 전략은 보건교육 요구사정 단계에서 교육자의 요구와 더불어 교육대상 및 대상이 속한 조직과 지역의 요구와 동기를 파악하여야 한다.
⑯ 보건교육은 그 지역사회에 위치한 학교, 지역사회, 가정 간의 접촉수단이 되어야 한다.

(3) 학습이론

① 행동주의 학습이론
  ㉠ 학습은 환경에서 일어나는 행위변화가 관찰되는 상황에서 새로운 건강습관이 결정될 때 이루어진다.
  ㉡ 어떤 행동이나 결과에 대해서 격려나 보상 및 처벌을 주느냐에 따라 행동의 지속이나 소멸이 일어난다.
  ㉢ 학습 : 적절한 환경 조성으로 학습자가 바람직한 행동의 변화를 나타내게 하는 것이다.

ⓓ 행동주의 학자와 교육적 시사점

학 자	교육적 시사점
파블로프의 고전적 조건화	• 반복을 통한 강화 • 긍정적인 정서반응 유발 • 두려움, 불안 등을 극복하기 위한 체계적 둔감법 • 나쁜 습관의 제거
손다이크의 도구적 조건화	• 연습의 법칙 • 효과의 법칙 : 행동에 따른 만족감이 클수록 결합이 강화되고 불만족할수록 결합이 약화된다. • 준비성의 법칙
스키너의 조작적 조건화	• 학습할 정보를 작은 단계로 나누어 제시할 때 효과적인 학습이 이루어진다. • 학습에 대한 피드백이 즉각적으로 이루어질 때 효과적인 학습이 이루어진다. • 학습자 자신의 속도에 맞게 학습할 수 있도록 할 때 효과적인 학습이 이루어진다.

ⓜ 학습원리
- 반복은 학습을 증진시킨다.
- 새로운 자료는 간격을 두고 제시함으로써 학습을 돕는다. 하위과제로부터 상위과제로 단계적으로 성취함으로써 최종적인 학습목표를 성취해야 한다.
- 정확하고 즉각적인 피드백은 학습을 향상 시킨다.
- 학습자의 행동결과에 상응하는 적절한 보상을 주면서 연습을 충분히 하도록 한다.
- 학습은 세분화되고 구체적이며 단계적으로 제시되어야 한다.
- 처벌은 행동을 억제하고, 긍정적인 보상은 시간 간격을 두고 적절하게 제공한다.
- 대상자가 원하는 보상일 때 행동이 증가한다.
- 행동은 강화에 의해 증가된다(ⓔ 간호사의 미소, 안심, 칭찬 격려 등).
- 불규칙적인 강화가 행동을 오래 지속하게 한다.

② 인지주의 학습이론
- ㉠ 사람의 내면에 있는 지식과 태도, 가치, 신념과 같은 인지적 요인을 행동으로 변화시키도록 교육하거나 설득하는 접근 방식이다.
- ㉡ 학습의 내적 역동과 정보처리 과정을 중시한다.
- ㉢ 인간은 능동적이고 적극적인 존재로 보며, 학습은 내적인 과정으로써 관찰이 반드시 필수적인 것은 아니며, 개인의 인지구조에 의해 통합된다.
- ㉣ 학습 : 수용적 과정이 아니라 학습자에 의해 이루어지는 능동적이고 구성적인 과정이다.
- ㉤ 교사는 학습자가 새로운 통찰력을 얻고, 삶을 재구성하는 것을 돕고자 한다.
- ㉥ 학습원리
  - 주의 집중은 학습을 증가시킨다. 주의 집중이 선행되어야 다음 단계인 파지, 재생, 동기 유발로 진행될 수 있다.
  - 정보자료를 조직화할 때 학습이 증진된다(연대순, 부분에서 일반화, 쉬운 것에서 어렵고 복잡한 것).
  - 학습결과가 아닌 학습과정에 대한 평가, 사고과정과 탐구기능 교육을 강조한다.

- 신기함이나 새로움은 파지에 영향을 준다. 특별한 자극은 사람을 매혹하여 주의를 집중하게 만들며, 이러한 주의집중은 정보의 파지를 증가시킨다.
- 우선적인 것은 파지에 영향을 미친다. 초기에 많은 에너지를 투입하고 주의를 기울이고, 끝부분은 최근의 지식이기 때문에 학습활동의 처음과 마지막을 더 잘 기억하는 경향이 있다.
- 모방은 하나의 학습방법이다.
- 이전의 학습이 새로운 학습에 영향을 준다.
- 새로이 학습한 내용을 다양한 배경에서 반복적으로 적용하는 것은 그 학습의 일반화를 도와준다.

③ 인본주의 학습이론
  ㉠ 유기체를 내적으로 자기 동기화시켜 본래적인 성향이 성장되도록 도와주고 잠재력을 실현시키려는 것이다.
  ㉡ 각 개인의 지각, 해석, 의미 등 인간의 주관적 경험을 강조하며, 긍정적 자기 지향성과 선택의 자유 및 자아의 성장과 실현을 중시한다.
  ㉢ 인간 : 자신의 삶을 스스로 결정하고 자신의 잠재력을 충분히 발달시킬 수 있는 자아 실현적인 존재
  ㉣ 학습자는 주도적인 역할을 수행하고, 교육자는 지지적이며 보조적인 역할을 수행한다.
  ㉤ 학습원리
    - 학습자가 자신의 학습과정을 스스로 조절할 때 학습이 증가한다(자율성 존중).
    - 동기화는 학습을 강화시킨다.
    - 학습과정이 역동적이며 성찰을 특징으로 하고 학습자의 적극적인 참여를 매우 중요시한다.
    - 일상생활에서는 발견적인 학습으로 주목받으며, 프로젝트 기반 학습 및 비판적 학습과 같은 형태의 학습을 운영할 수 있다.
    - 학습자의 전인적 특성을 고려하고 긍정적인 자아개념을 고취시키며 자기실현을 촉진시킬 때 학습이 증진된다.
    - 학습자로 하여금 자신의 감정을 표현하고 통찰과 행동을 통한 새로운 통합을 실행함으로써 자신의 문제를 해결하는 학습경험을 제공한다.

④ 구성주의 학습이론
  ㉠ 행동주의나 인지주의 학습이론은 객관적으로 검증된 지식이 존재한다고 보고 이를 학습하는 것이라면, 구성주의 학습은 지식을 외부에 존재하는 것이 아니라 인간에 의해 의미가 부여되는 것으로 개인별로 모두 다르게 구성되어 사람의 마음에 내재하는 것으로 본다.
  ㉡ 문제 중심, 실제 사례 제시, 근거기반 학습 등의 철학적 배경
  ㉢ 학습은 학습자의 주관적 경험과 사회적 상호작용을 통한 지식의 내적인 의미를 구성하는 과정이다.
  ㉣ 학습자 : 학습의 주체
  ㉤ 교육자 : 기존 지식의 전수자, 과제 관리자라는 역할 대신 이해를 촉진시키는 안내자, 촉진자로서의 역할이 강조된다.

ⓑ 구성주의 학습이론의 기본 관점
- 학습자 주도적인 학습을 강조한다(능동적이고 자율적인 학습 환경).
- 구성주의 학습 환경을 이루는 조건 중 하나는 협동학습의 활용이다. : 여러 사람의 협동을 요구하며 여러 문제 상황에 대한 해결능력을 배양한다.
- TBL(Team based learning), PBL(Problem based learning), 협동학습 등은 구성주의 학습이론을 근간으로 학습활동이 일어난다.
- 상황적 학습 : 구체적인 상황이 주어지면 학습자가 개인의 주관적인 경험에 근거해서 해석을 내리고 의미를 개발하는 능동적인 과정을 거친다.
- 체험적인 학습 제공 : 학습자가 생각하고 탐색, 성찰할 수 있는 학습 환경을 제공한다.

※ 학습이론을 적용하는 데 공헌한 이론가들		
행동주의 이론	**인지주의 이론**	**인본주의 이론**
• 파블로프의 조건반사 • 손다이크와 자극-반응 연합 • 스키너의 조작적 조건형성	• 레빈의 장이론 • 쾰러의 통찰학습 • 피아제의 인지발달이론	• 매슬로의 성장을 위한 교육 • 로저스의 완전한 기능을 위한 비지시적 교육

(4) 건강행위이론

① 건강신념모형(Health belief model, HBM)

㉠ 개 요
- 건강신념모형은 질병을 조기에 발견하거나 예방하기 위한 공공보건사업에 사람들이 참여하지 않는 이유를 파악하기 위해 미국의 심리학자들이 개발한 이론이다.
- 벡(Beck, 1977)에 의해 발전된 건강신념모형은 레빈(Lewin)의 장(Field)이론을 기반으로 한 건강행동을 사회심리학적으로 설명하는 모형이다.
- 이 모형은 누가 질병예방 행위를 하고, 누가 하지 않을 것인가를 예측하고 예방행위를 하지 않는 사람들에게 질병예방 행위를 하도록 하는 중재방안을 제공하는데 유용하다.
- 질병과 관련된 행위를 설명하는데 적합하게 사용되기 때문에 질병예방이나 질병의 조기발견을 위한 행위들을 설명하는데 적합하다.
- 인간의 행동은 주관적인 지각에 의존한다고 가정하였고, 1998년 자기효능감을 추가로 제시하였다.

ⓛ 개념틀

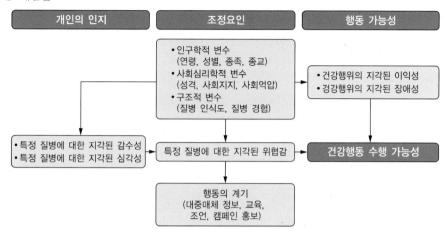

ⓒ 구성요소

구 분	특 징
지각된 감수성 (민감성, Perceived susceptibility)	자신이 어떤 질병에 걸릴 위험이 있다고 지각하는 것으로 질병에 이환된 경우 의학적 진단을 받아들이거나 재발할 위험성이 있다고 믿는 것이다(예 메르스 감염지역에 다녀온 후 메르스에 걸릴 가능성이 높다고 느끼는 것).
지각된 심각성 (Perceived seriousness)	질병에 감염되거나 질병을 치료하지 않고 방치하는 결과가 얼마나 심각한 정도인지를 지각하는 신념으로, 질병을 치료하지 않고 내버려 둘 경우 죽음이나 불구, 통증 등의 문제가 생길 것이라고 생각하는 것이다(예 실제로 메르스에 걸려 사망할 확률이 9% 정도인데 많은 사람이 자신이 메르스에 걸리면 죽는다고 믿는다면 인지된 심각성이 9%보다 훨씬 높다는 것).
지각된 이익성(유익성, Perceived benefits)	• 특정 행위를 함으로써 얻을 수 있는 혜택과 이익에 대한 지각이다. • 사람들은 그 행위가 할 만하고 효과가 있을 것이라고 생각할 때 행동 할 가능성이 높아진다(예 손 씻기 등 개인위생을 잘 지키면 메르스에 걸리지 않을 것이라 인지하고 있으면 개인위생 행위 수행 가능성이 높아지는 것).
지각된 장애성 (Perceived barriers)	특정한 건강행위를 하려고 할 때 그 건강행위를 하지 못하도록 하는 것으로 비용부담, 위험성, 불쾌감, 시간소비 등을 말한다(예 독감 예방주사를 맞으면 독감에 걸리지 않을 것이라 믿지만 비용, 시간, 주사에 대한 공포, 부작용 등으로 독감 예방접종을 주저하는 것).
지각된 위협감 (Perceived threat)	질병에 걸릴 위험에 대해 개인적으로 느끼는 위험 정도로 지각된 민감성과 심각성의 영향을 받는다(예 메르스환자의 사망 원인이 폐렴이라고 알려지면서 폐렴구균 예방접종 수요가 크게 증가하고, 메르스에 대한 위협감을 인지하는 정도가 높을수록 폐렴구균 예방접종할 가능성이 높아지는 것).
행동의 계기 (Cues to action)	• 자신의 인식 속에 적절한 신념을 불러일으킴으로써 건강행위에 관한 의사결정 시 도움을 준다(특정행위에 참여하도록 자극을 주는 중재). • 내적 요인 : 지각된 감수성, 심각성, 유익성, 장애성은 행동이 일어나게 하는 계기에 영향을 주어 건강관련 행위를 결정하게 한다. • 외적 요인 : 대중매체 홍보, 의사의 권유, 충고, 가족이나 친구의 질병 경험 등(예 독감에 대한 위협감과 예방주사 이익의 인지 정도를 증가시켜 독감 예방접종의 가능성이 높아지는 것)
자기효능감 (Self-efficacy)	• 자신이 행위를 할 수 있는 능력에 대한 확신이며, 이것은 생활습관과 같이 장기간의 변화를 요구하는 행위를 설명하는데 중요한 요인이 된다. • 건강행위를 위해 특정행위를 할 수 있다고 확신하면 특정행위를 수행할 가능성이 높아진다.

② 합리적/계획된 행동이론

㉠ 합리적 행동이론

- 인간의 행동은 개인의 의도(Intention)에 의해 결정되고, 행동에 대한 의도는 행동에 대한 태도와 주관적인 규범(Subjective norm)에 의하여 결정된다.

- 개념틀

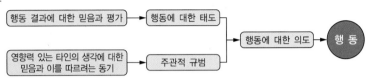

- 구성요소

구 분	특 징
행동에 대한 태도 (Attitude)	행위결과에 대한 태도를 의미하며, 행위가 특정 결과를 가져올 것이라는 개인의 신념과 이러한 결과들에 대한 개인의 평가로 결정된다.
주관적 규범 (Subjective norm)	자신이 건강행동을 하려고 하는 생각에 대한 신념으로 주변의 의미 있는 타인(부모, 배우자, 선생님, 보건의료인, 친구 등 자신의 행동과 사고에 직접적인 영향을 미치는 사람)의 기대에 대한 자신의 지각과 그 사람들 의견을 얼마나 수용하는지에 따라 영향을 받는다.
행동에 대한 의도 (Intention)	• 특정 행동에 대한 동기유발이나 준비를 의미하는 것으로 인간이 어떤 행동을 시행할 동기의 강도를 알 수 있다. • 두 가지 결정요인(행위에 대한 태도, 주관적 규범)으로 이루어지는 함수이다. 즉 개인이 어떤 행동의 결과를 보다 긍정적으로 판단할수록, 또 그 행동을 주변 사람들이 지지할 것으로 판단할수록 그 행동을 수행할 의도가 높게 형성되어, 행동을 수행할 가능성이 높아짐

㉡ 계획된 행동이론

- 합리적 행동이론(Ajzen & Fishbein, 1980)에서 발전된 이론으로 행동의도에 영향을 미치는 요소로 지각된 행동통제를 포함한다.

- 개념틀

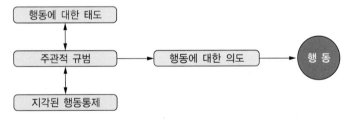

- 구성요소

구 분	특 징
행동에 대한 태도(Attitude)	특정행위에 대한 긍정적, 부정적 평가 정도
주관적 규범(Subjective norm)	행위의 수행여부에 대해 느끼는 사회적 압력
지각된 행동통제 (Perceived behavioral control)	행동을 수행하는데 있어서 지각된 어려움이나 용이함을 지각하는 정도, 과거경험 및 수행의지

※ 행동에 대한 의도(Intention)를 결정하는 요인 : 태도, 주관적 규범, 지각된 행동통제 등 세 가지 요인은 각기 다른 변수의 영향을 받으며, 이는 세 요인을 측정하는 간접적인 방법이 될 수도 있다.

③ 사회인지이론(Social cognitive theory, SCT)
  ⊙ 인간이 건강과 관련된 행동을 하게 되는 저변의 사회심리적 요소들의 역동적 관계와 행동변화를
     촉진시키는 방법을 설명하는 이론이다.
  ⊙ 인간의 행위, 인지를 포함한 개인적 요소, 환경적 영향이 서로 역동적으로 상호작용하여 개인의
     행위가 결정된다는 것으로 사람들의 인지와 이 인지가 행위에 미치는 영향을 강조한다.
  ⊙ 구성요소

구 분	내 용

개인적 요소 : 자기효능감
(Self-efficacy)
	• 특정한 상황에서 특정한 행동의 조직과 수행을 얼마나 잘할 수 있는지에 대한 주관적인
	판단을 의미한다.
	• 결과를 얻는데 필요한 행동을 성공적으로 수행할 수 있는가에 대한 신념을 뜻하는 것으로
	행동의 정확한 예측요인으로서의 역할을 한다.
	• 자기효능감을 강화하는 요소
	  − 수행경험(Performance accomplishments) : 목표가 되는 행동을 성공적으로 수행해
	    보는 경험을 갖는 것
	  − 대리경험(Vicarious experience) : 타인의 목표 행동 수행을 관찰함으로써 목표 행동
	    을 위한 기술을 배울 수 있을 뿐 아니라 자신이 수행할 수 있는 능력에 대한 자신감을
	    갖게 된다.
	  − 언어적인 설득(Verbal persuasion) : 목표 행동 수행에 대한 자신감은 타인의 격려/비
	    판의 말에 영향을 받는다.
	  − 생리적 상태(Physiological state) : 실제적인 생리적 상태(아픔, 피로, 질병)와 생리적
	    상태에 대한 인식도 자기효능감에 직접적인 영향을 미친다.
	• 자기효능감의 영향 요소
	  − 효능기대(Efficacy expectation) : 자신의 능력에 대한 신념으로 내적 표준과 자기강화
	    에 의해 형성
	  − 결과기대(Outcome expectation) : 특정 행동이 특정 결과를 가져올 것이라는 개인의
	    기대

행동요소 : 자기조절행동
(Self-regulated
behavior)
	• 인간이 타인을 관찰하거나 사회화되는 과정 속에서 세운 행동수행의 기준에 의해 자기
	자신의 행동을 평가하는 것이다(자기조절행동).
	  − 설정 기준 이상의 수행은 긍정적으로 평가되어 자기존경, 자기만족의 자기 강화로 나
	    타난다.
	  − 설정기준 이하의 수행은 부정적으로 평가되어 자기비하, 모멸, 처벌로 나타난다(우울,
	    만성적 무력감, 무가치함을 동반).
	• 자기조절행동의 단계
	  − 자기관찰(Self-observation) 단계 : 강력한 학습 경험이므로 자신들 행동의 많은 부분
	    에 좀 더 관심을 기울이게 된다.
	  − 자기평가(Self-judgement) 단계 : 자신의 행동이 어떤 일을 완성하는데 효과적이었는
	    지 나쁜 일인지 평가하는 것
	  − 자기반응(Self-reaction) 단계 : 특정한 일을 하는 자신을 관찰하고 판단한 후 보상이
	    나 처벌을 하는 과정이다.

안심Touch

구 분	내 용

환경요소 : 관찰학습
(Observational learning)
	• 개인이 다른 사람의 행동과 그 사람이 받는 강화를 관찰함으로써 이루어진다(관찰학습).
	• 관찰학습의 과정
	  – 주의집중과정(Attentional process) : 모델이 되는 행동의 중요한 특성에 주의를 집중하고 타인의 어떤 행동이 어떤 결과를 나타내는지 관찰
	  – 파지(기억)과정(Retentional process) : 기억된 정보가 지워지지 않고 인지적으로 저장되어 있는 상태
	  – 운동재생과정(Motor reproductive process) : 파지된 기억을 실제 행동으로 재연하는 것
	  – 동기화과정(Motivation process) : 관찰을 통해 학습한 행동은 강화를 받아야 동기화되어 실행에 옮겨짐
	• 외적인 보상을 하면서도 대상자의 행위 자체에 대한 내적인 강화위주의 교육프로그램이 더 효과적이다.

④ 범이론 모형(Transtheoretical model, 횡이론적 변화단계 이론, TTM)

㉠ 심리적 이론의 역동성을 행위변화에 적용하여 건강행위의 변화과정을 설명하는 모형이다.

㉡ 개인이 어떻게 건강행동을 시작하고 이를 유지하는가에 대한 행동변화의 원칙과 과정을 설명하는 통합적 모형으로 주로 금연, 저지방식이, 에이즈 예방을 위한 콘돔사용, 체중조절, 약물남용, 스트레스 관리 등의 다양한 문제행위에 적용된다.

㉢ 변화단계(Stages of change)

단 계		특 징
1단계	계획 전 단계	• 변화 계획이 없는 무관심기로, 향후 6개월 이내에 행동변화의 의지가 없는 단계이다. • 자신의 문제를 인지하지 못하는 상태로 수차례 시도했으나 실패한 경우로, 변화의 필요성이나 위험을 느끼지 않는 단계, 변화를 강요받는 느낌을 받는다. • 이 단계에서 담배가 나쁘다고 하면 화를 내거나, 자신의 건강에 대한 막연한 자신감이 있다. • 교육전략 : 문제점에 대한 정보를 주어 인식을 갖도록 하고 문제의 심각성을 일깨워 주는 홍보와 교육을 한다.
2단계	계획단계	• 향후 6개월 이내에 변할 마음이 있는 단계로 변화의 장점을 알고 있지만 단점도 분명히 알고 있으며, 오랫동안 이 단계에 머물게 되어 만성 고민이나 행동지연 단계라고도 한다. • 문제의 장단점과 해결책의 장단점을 고려하기 시작한다. • 구체적인 계획은 아직 없다. • 담배가 해롭다는 것을 인정하고 부정적으로 생각하고 있지만 당장 끊겠다는 것은 아니고 언젠가는 끊겠다. • 이점과 장애 사이에서 양가감정을 가진다. • 자기효능감은 낮으나 인지된 유익성은 높다. • 교육전략 : 금연 실천 장애요인 극복을 위한 전략과 구체적인 계획을 세울 수 있도록 긍정적인 부분을 강조하고, 개인의 의식강화와 정서적 지지를 제공한다(역할모델 제시).

단 계		특 징

3단계	준비단계	• 향후 1개월 이내에 행동변화 의지를 가지고 있으며 적극적으로 행동변화를 계획하는 단계이다.
		• 구체적인 행동실행 계획이 잡혀져 있는 단계(계획 실행날짜 검토)로 앞으로 한 달 이내에 금연할 것을 고려하고 있다.
		• 보건교육 프로그램에 참여하는 등 구체적인 계획을 가지고 있다. 담배 피는 개수를 줄인다든지 피는 것을 지연하는 노력을 보인다. 즉, 행동의 작은 변화가 보이지만 아직 금연은 하고 있지 않다.
		• 교육전략 : 기술을 알려 주고 실천계획을 세울 수 있도록 도와주며, 자신감을 심어 준다(예 금연서약서).
		  - 참여를 통한 기회 제공과 금연 실천 시작일 및 목적 설정
		  - 과거 시도의 문제점 및 해결전략 파악
		  - 금연 교실 자가 학습용 인쇄물
		  - 구체적인 금연법에 대한 정보와 기술개발

4단계	행동단계	• 건강한 생활습관을 갖기 위해 개인적인 시간과 노력을 투자하는 단계이다(건강행동 변화 실행단계).
		• 개인에 따라 1일~6개월 정도 지속되며, 이 기간 중에는 건강행동이 일정하게 지속되지는 않는다(예 이제 금연하고 있다).
		• 자율성과 자기효능감이 향상되지만 죄의식, 실패감, 자유의 제한을 느끼기도 한다.
		• 교육전략 : 칭찬, 실패를 막을 수 있는 정보제공, 이전의 행동으로 돌아가려는 자극을 조절하는 계획을 수립하도록 한다.
		  - 자기감시 강화(보상제공), 자극조절
		  - 사회적 지원 강화, 장기계획 설정과 건강행동을 지속하기 위한 구체적인 전략제공

5단계	유지단계	• 중독성 또는 습관성이던 불건전한 행동이 없어지고, 새로운 생활습관이 6개월 이상 지속되는 단계이다. • 예전의 행동으로 돌아갈 확률은 행동단계보다 낮은 단계이다(되돌아 갈 수도 있다). • 실패할 경우 준비단계부터 다시 시작해야 한다. • 담배를 피우지 않으면서 대체행동을 하는 단계이다(새로운 행동의 정착). • 교육전략 : 목표의 검토와 수정 그리고 유혹 조절에 대한 긍정적인 부분을 강조한다(협조자 만들기, 가족, 친구의 지지).
	종료단계	• 과거 건강하지 못한 습관으로 되돌아가지 않을 확신을 갖는 단계 • 사람들이 더 이상 유혹에 빠지지 않고 완전한 자기효능감(개인의 능력에 대한 신념)을 갖게 되는 단계이다.

- 변화과정(Process of change) : 변화의 한 단계에서 다음단계로 이동하기 위해 수행하는 활동으로 중재 프로그램의 계획 시 중요한 지침서를 제공한다. 초기에는 인지적 과정을 많이 사용하고 후기에는 행동적 과정을 많이 사용한다.

구 분		특 징
인지적 과정	인식제고 (Conscious raising)	• 특별한 문제행동에 대한 새로운 정보를 추구하고, 문제를 이해하며 피드백을 얻고자 하는 개인의 노력 • 중재방법 : 피드백, 대처(Confrontation), 인지유도(Awareness), 해석(Interpretation), 독서요법, 대중매체 캠페인
	정서적 각성(Emotional arousal) 혹은 극적 해소(Dramatic relief)	• 적절한 행동이 취해지는 경우 갈등이 줄어듦으로써 정서적 경험의 공유가 증가되는 것 • 중재 : 심리극, 역할극, 간증, 대중매체 캠페인
	자아 재평가 (Self-revaluation)	• 건강한 행위를 할 때 자신의 모습과 그렇지 않을 때의 자신의 모습이 미치는 영향에 대한 정서적·인지적 재평가 • 중재 : 심상 방법, 가치의 명료화
	환경 재평가 (Environmental revaluation)	• 개인의 건강행위와 불건강 행위가 물리적·사회적 환경에 어떻게 영향을 끼치는가에 대한 사회적 재평가 • 타인에게 긍정적 혹은 부정적 역할모델을 인식하게 하는 것 • 중재 : 감정 이입 훈련, 다큐멘터리 및 가족 중재
	사회적 해방 (Social liberation)	• 사회 내에서 대안적 생활양식에 대한 개인의 인식과 이용가능성을 넓혀 나가는 것(사회적 개선)인데, 특히 상대적으로 박탈당하고 억압받는 사람들을 위해 사회적 기회나 대안방법을 제공하는 것이다(사회적 개선). • 중재 : 옹호, 역량과정, 적절한 정책
행동적 과정	대체행동(역조건) 형성(Counter conditioning)	• 문제행동(건강하지 못한 행동)을 대체할 수 있는 건강한 행동의 학습 • 중재 : 휴식, 주장(Assertion), 탈감작(Desensitization), 긍정적 자기 진술
	지원 관계 형성 강화 (Helping relationship)	• 건강한 행위변화를 위해 노력하는 과정에서 타인으로부터 받은 신뢰와 지지를 받는 것 • 중재 : 라포형성을 위한 사회적 지지체계 구축, 자조모임, 상담전화
	강화 관리 (Reinforcement management)	• 긍정적인 행위변화에 대한 칭찬이나 보상을 주는 것 • 중재 : 건강계약
	자아 해방 (Self liberation)	• 변화될 수 있다는 신념과 이 신념을 건강행위로 나타내겠다고 계속 결심하고 헌신하는 것 • 중재 : 새해 결심, 타인에게 결심 말하기
	자극 통제 (Stimulus control)	• 건강하지 못한 습관을 유발하거나 방해할 수 있는 상황이나 요인에 대해 통제하고, 건강한 행동을 위한 대안, 방법을 찾는 것 • 중재 : 문제행동을 자극하는 상황과 요인 줄이기, 서로 도움을 줄 수 있는 집단 구축

- 의사결정균형(Decisional balance) : 개인이 어떤 행동을 변화시킬 때 자신에게 생기는 긍정적인 측면(Pros)과 부정적인 측면(Cons)을 비교하고 평가하는 것으로, 변화단계 중 계획 이전단계에서 계획단계로 이동하는 것을 예측하는데 특히 유용하다.

Pros	Cons
• 행동변화의 긍정적 면에 대한 인식수준 • 행동변화에 대한 촉진제를 의미	• 행동변화의 부정적 면에 대한 인식수준 • 변화에 대한 장애요인을 의미

- 자기효능감(Self-efficacy) : 자신이 직면한 상황에서 필요한 행동을 성공적으로 수행할 수 있다는 자신감으로 자기효능감이 클수록 행위변화가 성공적이다.

출제유형문제 최다빈출문제

범이론 모형의 변화단계 모형에서 완전한 자기효능감을 가진 단계로 금연홍보나 타인의 금연운동을 돕는 건강 행동을 하려는 의도를 가진 단계는?

① 유지단계
❷ 종료단계
③ 계획단계
④ 실행단계
⑤ 행동단계

해설
종료단계는 사람들이 더 이상 유혹에 빠지지 않고 완전한 자기효능감을 갖게 된 단계로 과거의 건강하지 못한 습관으로 되돌아가지 않을 것이라는 확신을 갖는다.

3 보건교육프로그램 개발

(1) 대상자 선정 및 특성 파악

① 대상자 수 : 개인, 가족, 집단, 지역사회
② 대상자의 경험 및 지식 정도
③ 지역사회 문화적 배경
④ 대상자의 태도 및 동기 정도
⑤ 교육방법에 대한 기대 정도와 경험 여부
⑥ 대상자의 교육 수용 능력
⑦ 일반적 특성 : 연령, 성별, 교육수준, 사회경제적 수준, 직업, 건강 수준, 장애 정도 등 보건교육 요구 사정의 범위
⑧ 대상자의 교육요구 유형(Bradshow, 1972)

규범적 요구 (Normative need)	• 보건교육 전문가에 의해 규정된 욕구로 전문적 판단영역이다. • 표준이나 준거에 의해 설정되고 제시된다.
내면적 요구 (Perceived need)	학습자의 개인적 생각이나 느낌에 의해 인식되는 요구로, 말이나 행동으로 나타나기 전 단계에서 학습자가 교육의 필요성이나 의문점 등을 가지고 있는 상태
외향적 요구 (Expressed need)	학습자가 내면적 요구에서 비롯되어 말이나 행동으로 나타낸 요구로 내면적 요구가 행위로 전환된 것
상대적 요구 (Relative need)	집단마다 갖는 특성에서 비롯되는 것이다. 각기 다른 집단을 대상으로 한 연구결과 각 집단마다 고유의 외향적 요구를 갖고 있다.

⑨ 대상자의 준비성 사정(PEEK) : 건강교육자는 학습자의 학습능력과 준비성을 확인하기 위해 다음 4가지 사항 PEEK요소를 파악해야 한다.

신체적 준비(Physical readiness)	• 학습자의 신체기능 정도가 건강행위를 수행할 수 있는가 • 학습자의 건강수준이 복잡한 건강행위 시범을 따라 할 수 있는가 • 신체적 기능 정도, 과업의 복잡한 정도, 환경의 영향, 건강상태 등을 사정한다.
정서적 준비(Emotional readiness)	• 건강행위에 필요한 노력을 최대한 투입하려는 학습자의 동기 • 불안수준, 지지체계, 동기화 정도, 위험행위, 마음상태, 발달단계 등을 사정한다.
경험적 준비(Experimental readiness)	• 새로운 학습과 관련된 교육 이전의 경험이나 훈련 • 학습자의 배경, 바람 정도, 과거 대처기전, 문화적 배경, 통제위, 지향점 등을 사정한다.
지식적 준비(Knowledge readiness)	• 학습자의 현재 지식기반, 학습능력 정도, 선호하는 학습유형을 의미한다. • 현재 지식 정도, 인지적 능력, 학습장애 정도, 대상자에게 적합한 학습유형 등을 사정한다.

(2) 보건교육 요구사정

① 과거에 어떤 문제가 있었는지 확인하여 기준과 표준을 정한다.

② 어떤 자료가 수집되어야 하는지, 어떤 내용으로 어디에서 수집할 수 있는지, 어떻게 수집하는 것이 좋을지를 결정한다.

③ 자료를 수집하고 분석한다.

④ 문제의 본질과 내용을 기록한다.

⑤ 요구 사정 방법

  ㉠ 1차 자료수집(직접법) : 면접, 관찰법, 설문지 조사, 델파이기법(다단계 설문조사), 초점집단 면접

  ㉡ 2차 자료수집(간접법) : 보건사업 실적에 관한 기록지, 보건소 방문 카드, 방문간호일지, 의료기관의 진료일지 및 간호 기록, 의사의 치료 경과 및 결과 기록지, 퇴원교육 내용, 학교의 출결사항 및 건강기록지, 산업체의 사고 및 산재보고서 등

⑥ 우선순위 결정

  ㉠ 보건문제의 범위 : 많은 사람에게 영향을 미치는 문제

  ㉡ 대상 집단 : 개인, 가족, 특정 집단, 지역사회 전체, 정책 결정자 등

  ㉢ 연령 : 영유아, 청소년, 성인, 노인 등

  ㉣ 보건문제 해결의 효율성 : 경제적 측면과 인력 자원을 고려한 효율성이 높은 문제

  ㉤ 대상 집단의 접근 가능성 : 교육 대상의 관심과 자발성 정도가 높은 문제

  ㉥ 이용 가능한 자원 : 문제를 해결하는데 필요한 지식이나 기술, 즉 효과적인 교육 방법

  ㉦ 전문가 협조

  ㉧ 윤리적 문제

(3) 보건교육 목적 설정

① 명확한 목적을 설정함으로써 보건교육 프로그램을 집행하기 위한 계획을 세울 수 있다.

② 보건교육 프로그램의 평가를 위한 기준을 제시할 수 있어 효율성을 높일 수 있다.

(4) 세부 목표 설정

① 교육목표 설정

  ㉠ 학습자가 교육경험을 통해 바람직하게 변화되어야 할 지식, 태도, 실천 수준을 설정하는 것이다.

  ㉡ 학습자가 변화되어야 할 방향을 제시해야 하고, 교육자는 구체적으로 학습자의 어느 영역이 변화되기를 바라는지를 목표에 제시해야 한다.

② 교육목표 분류

  ㉠ 일반적 학습목표 : 구체적 학습목표보다 상위목표로서 구체적 학습목표를 포괄할 수 있어야 한다.

  ㉡ 구체적 학습목표 : 일반적 학습목표를 성취하기 위한 수단으로 하나의 일반적 학습목표에 대해 여러 개의 구체적 학습목표가 설정될 수 있다.

ⓒ 일반적 학습목표와 구체적 학습목표의 예

구 분	내 용
일반적 학습목표	지역사회 남성흡연자의 30% 이상이 금연을 실천한다.
구체적 학습목표	• 보건교육 참여자는 흡연의 위험성에 대해 설명한다. • 보건교육 참여자는 금연실천을 위한 방법을 2가지 이상 나열한다. • 보건교육 참여자는 금연실천을 위해 금연일지를 작성한다.

(5) 이용 가능한 자원파악

① 인적 자원 : 보건교육자 및 전문가, 자조모임(성공사례 유경험자), 보조인력, 자원봉사자

② 시설 및 서비스

③ 정책과 계획

④ 교육기자재

(6) 보건교육 내용 및 방법 계획

① 보건교육 내용 선정 : 교육 내용 선정은 학습자가 배워야 할 내용으로 학습자의 수준, 요구사정, 교육의 목표 도달에 적절한 내용을 선정하여 효과적으로 학습하도록 조직화한다(계속성, 계열성, 통합성).

ⓐ 목표와 관련 있는 내용이어야 한다.

ⓑ 학습자에게 꼭 필요하며 중요한 내용이어야 한다.

ⓒ 내용의 범위와 깊이의 균형이 적절해야 한다.

ⓓ 새롭고 참신한 내용이어야 한다.

ⓔ 가장 최신의 이론, 지식, 기술을 선정해야 한다.

ⓕ 학습자의 가정과 지역사회 여건에서 요구되고 허용되는 내용이어야 한다.

② 보건교육 내용 조직 : 내용이 선정되었다 하더라도 효과적인 교육을 하려면 체계적으로 조직해야 한다. 이미 알고 있는 것에서 모르는 것으로, 직접적인 것에서 간접적인 것으로, 쉬운 것에서 어려운 것으로, 구체적인 것에서 추상적인 것, 과거 내용에서 최신 내용으로 배열하는 것이 좋다.

③ 보건교육 방법 선정 : 학습자의 연령 및 교육 수준, 흥미 정도, 대상 집단의 크기, 교육내용과 목적, 교육 시간, 교육 시기, 교육자의 학습 지도능력, 교육 장소를 고려하여 선정하고, 방법별 장점과 단점을 파악하여 적절한 방법을 선택한다.

④ 보건교육 매체 선정 : 매체 활용은 학습목표, 매체의 특성, 학습자의 특성, 교육자의 매체 활용 능력, 물리적 환경 등에 따라 달라지므로 사용 목적에 따라 적절한 교육 매체별 장점과 단점을 파악한다.

(7) 보건교육 평가계획

1단계 **보건교육 프로그램 목표의 구체화**	• 평가를 수행할 때 프로그램의 현재 상태를 있는 그대로 상세하게 기술하는 것이다. • 프로그램의 목표가 무엇인지 구체적으로 파악하는 것에 역점을 두고 기술한다. • 목표의 구체적 기술이 없는 경우 투입되는 노력에 비해 성과가 거의 없는 것으로 평가될 가능성이 많다.
2단계 **보건교육 프로그램 평가기준 결정**	프로그램의 목표가 구체적으로 기술되어 있다면 평가기준은 이미 결정된 것이나 목표에 대한 구체적 기술이 없다면 별도의 기준 개발이 필요하다(평가기준이 없는 경우 평가를 위한 자료 수집이나 측정 방법의 결정이나 결과 해석에 혼란을 야기).
3단계 **보건교육 프로그램 평가모형 선택**	• 평가기준 결정 후 어떻게, 언제 수행할 것인가 등 평가절차(모형)를 결정하는 것이다. • 평가모형 선택 시 사전조사가 필수적인 평가모형의 선택은 프로그램 계획에 평가계획이 포함되어 있을 경우에만 가능하다.
4단계 **자료수집 계획**	수행된 프로그램의 기준 달성 정도를 판단할 수 있는 자료를 어떤 방법으로 수집할지 계획하는 것으로 자료 측정상의 타당성과 신뢰성을 최대한 보장해야 하며, 이때 자료수집방법의 일관성을 유지하기 위한 방법도 고려되어야 한다.

5단계
분석 및 보고 계획
	• 분 석
	  – 분석은 수집된 자료를 기준과 어떻게 비교할 것인가에 따라 결정한다.
	  – 분석을 통해 기준을 달성한 부분과 달성 정도를 알 수 있어야 한다.
	• 보고서
	  – 평가의 수행방법, 초점, 결과물 등이 포함되어야 한다.
	  – 보고서 작성 시 전문 용어는 가급적 피하고, 프로그램의 효과와 목적달성 정도를 분명하고 구체적으로 기술하도록 계획되어야 한다.

출제유형문제 최다빈출문제

효과적인 보건교육을 위한 교육내용의 배열은?

① 추상적인 것에서 구체적인 것으로

② 아는 것에서 어려운 것으로

❸ 직접적인 것에서 간접적인 것으로

④ 전체에서 부분으로

⑤ 단순한 것에서 복잡한 것으로

해설

보건교육 내용 조직

• 구체적인 것 → 추상적인 것

• 알고 있는 것 → 모르는 것

• 쉬운 것 → 어려운 것

• 직접적인 것 → 간접적인 것

• 과거 내용 → 최신 내용

안심Touch

4 **보건교육 수행**

(1) 보건교육 계획안 작성

① 제목 : 학습대상자의 특성과 교육 상황에 따라 선택하는 것이 좋다.

㉠ 제목식 : 교육의 주제를 나타내는 명사 형태로 기술하는 것이다(당뇨 관리법).

㉡ 방법식 : 능동적으로 '무엇, 무엇을 하자'로 기술하는 것이다(당뇨를 관리하자).

㉢ 문제식 : 문제 제기 또는 질문형태로 기술하는 것이다(당뇨를 어떻게 관리할 것인가).

② 교육대상, 장소, 시간

㉠ 교육대상 : 학습자의 특성을 기록한다(연령, 성, 직업, 보건지식 수준, 학습자 수).

㉡ 장소 : 학습자가 잘 모일 수 있는 곳

㉢ 교육시간 : 교육에 필요한 시간을 기록하는데, 특정 보건교육 행사 시에는 교육 날짜와 시간을 쓰기도 한다.

③ 교육목표

㉠ 영역(by Bloom)

구 분		특 징
인지적 (지적) 영역		지적영역으로 인간의 두뇌를 움직여 기억하고, 이해하고, 적용하고, 분석하고, 합성, 평가하는 능력이다.
	지식 (Knowledge)	• 지식은 인지나 재생에 의해 과거 학습한 관념이나 정보를 기억해 내는 것으로 현실에서 적용하는 정도가 낮으므로 인지영역 중 가장 낮은 수준의 목표이다. • 행동용어 : 정의하다, 나열하다, 기억하다, 서술하다, 분류하다, 진술하다, 연결하다, 묘사하다 등 (예 흡연의 피해를 나열할 수 있다)
	이해 (Comprehension)	• 사물이나 현상을 해석하거나 판단하는 데 필요한 지식으로 새로운 상황에 적용할 수 있어 활용도가 높다. • 행동용어 : 설명하다, 묘사하다, 표현하다, 보고하다 등(예 니코틴의 작용을 설명할 수 있다)
	적용 (Application)	• 구체적이고 특수한 상황에서 규칙, 이론, 원리, 방법 등의 추상성을 사용하는 지식수준이다. • 행동용어 : 해석하다, 응용하다, 예시하다, 시범하다 등(예 심장질환과 니코틴의 작용에 대해 관련지어 말할 수 있다)
	분석 (Analysis)	• 자료를 여러 개의 구성요소로 분해하고, 각 부분 간의 관계와 조직된 방법을 발견하는 것을 말한다. • 행동용어 : 분류하다, 구별하다, 검증하다, 대조하다 등(예 흡연으로 인한 증상과 자신에게 나타나는 증상을 비교한다)
	종합 (Synthesis)	• 요소들과 부분들을 조합하여 뚜렷한 양상이나 구조를 구성하여 전체를 만드는 수준이다. • 행동용어 : 설계하다, 구성하다, 조립하다, 수립하다 등(예 자신의 금연계획을 작성한다)
	평가 (Evaluation)	• 주어진 목표에 대하여 자료나 방법적 가치를 판단하는 것으로 그 범주의 충족 정도에 대한 질적·양적인 평가 기준을 사용하여 판단할 수 있는 지식수준이다. • 행동용어 : 판단하다, 평가하다, 채점하다, 해석하다 등(예 자신이 계획한 금연 계획을 실천 가능성에 따라 평가한다)

구 분		특 징
정의적 영역		인간의 태도, 느낌, 감정으로 정확히 기술하기 어렵다.
	수용, 감수 (Receiving)	• 현상이나 자극에 대한 민감성과 그것에 대해 의식적으로 주의나 관심을 기울이는 것 • 행동용어 : 수용하다, 유의하다, 집중하다, 경청하다 등(예 대상자는 항문이 없이 태어난 자신의 아기가 다운증후군이라는 진단명을 듣고 아기를 보며 운다)
	반응 (Responding)	• 단순히 수용하는 것을 넘어서 적극적으로 반응하는 것을 말한다. • 행동용어 : 시도하다, 동의하다, 표현하다, 설명하다 등(예 대상자는 아기에게 미소를 지으며 항문수술 후 아기를 간호하는 것을 바라본다)
	가치화 (Valuing)	• 어떤 일과 현상에 대해 의의와 가치를 부여하여 이를 내면화하는 것 • 행동용어 : 행동하다, 요청하다, 토의하다, 진술하다 등(예 대상자는 아동의 현실적인 모습을 말로 표현하고 특수학교에 보낼 계획을 진술한다)
	조직화, 성격화 (Organization)	• 여러 가지 종류의 가치를 통합하여 자기 나름대로 일관성 있는 가치체계를 확립하는 단계이다. • 행동용어 : 결정하다, 정의하다, 조작하다, 통합하다 등(예 대상자는 아동을 친정어머니에게 맡기고 부부가 외출을 한다)
	인격화 (Characterization)	• 특정 가치관이 한 개인의 생활을 지배하고 생활화하게 됨으로써 그 개인의 독특한 생활방식이 형성되는 단계이다. • 행동용어 : 고수하다, 지속하다, 방어하다, 내면화하다 등(예 대상자는 아동의 간호를 나머지 가족의 요구에 통합시킨다. 혹은 어떻게 지내요? 는 질문에 장애아를 포함한 가족 구성원 각각의 활동과 관심사에 대해 언급한다)
심리·운동적 영역		인간의 기술능력을 변화시키는 부분으로 관찰이 가능하기 때문에 확인하고 측정하기가 훨씬 쉽다.
	지각 (Perception)	• 대상과 대상의 특징 및 관계를 알게 되는 과정이다. • 행동용어 : 고르다, 기술하다, 발견하다, 분리하다 등(예 대상자는 간호사의 장루 간호를 관찰한다)
	태세 (Set)	• 어떤 활동이나 경험을 위한 준비를 의미한다. • 행동용어 : 시작하다, 착수하다, 전시하다, 반응하다 등(예 대상자는 장루간호 절차 일부를 자신이 해보겠다고 표현한다)
	유도반응 (Guided response)	• 교사의 안내하에 학습자가 외형적인 행위를 하는 것으로 지시에 따른 모방과 시행착오가 포함된다. • 행동용어 : 측정하다, 조정하다, 분석하다, 조직하다 등(예 대상자는 간호사의 언어적 도움을 받아 장루를 세척한다)
	기계화 (Mechanism)	• 학습된 반응이 습관화되어 학습자는 행동수행에 대한 숙련도와 자신감이 높아 습관적으로 행동하는 것을 말한다. • 행동용어 : (자신감을 가지고) 수행하다, (습관적으로) 행동하다 등(예 대상자는 간호사의 도움 없이 장루세척을 할 수 있다)
	복합외형반응 (Complex over response)	• 고도의 기술을 습득하고 최소한의 시간과 에너지로 복합적인 운동과 활동을 수행할 수 있는 것을 말한다. • 행동용어 : (복잡한 것을 순조롭게) 수행하다 등(예 (기구가 주어지면) 대상자는 혼자서 완전하게 장루간호를 한다)
	적응	• 새로운 문제 상황에 대처하기 위해 운동 활동을 변경하는 것을 말한다. • 행동용어 : 적응하다, 바꾸다 등(예 노인들은 고무 밴드가 없는 노인 회관에서 고무 밴드 대신 끈을 이용하여 운동을 한다)
	창조	심리운동영역에서 발달한 이해, 능력, 기술로 새로운 운동 활동이나 자료를 다루는 방법을 이해, 창안해낸다.

> ※ **교육목표의 수준**
> • 인지적 영역은 지식의 암기 → 이해 → 적용 → 분석 → 종합 → 평가
> • 정의적 영역은 수용(감수) → 반응 → 가치화 → 조직화 → 인격화
> • 심리운동적 영역은 지각 → 태세 → 유도반응 → 기계화 → 복합외형반응 → 적응 → 창조 순으로 높아진다.

ⓛ 교육목표를 설정할 때 포함되어야 할 4가지 구성요소
  • 첫째, 교육 후 기대되는 최종 행동을 구체적인 행위로 나타내어야 한다.
  • 둘째, 대상자의 변화의 내용을 기술해야 한다.
  • 셋째, 변화를 요구하는 조건을 제시해야 한다.
  • 넷째, 변화의 기준을 제시해야 한다.
ⓒ 교육목표 작성요령
  • 구체적인 행동용어로 기술한다.
  • 학습자 위주로 작성한다.
  • 학습 후의 결과로 최종행위로 기술한다.
  • 한 문장에 단일성과만 기술한다.
  • 구체적 학습목표는 일반적 학습목표 범위 내에서 일관성 있게 기술한다.
④ **교육내용의 선정 및 조직**
  ㉠ 타당성 : 사회적 현실의 적절성
  ㉡ 계속성(영속성) : 다양한 상황에 활용될 수 있어야 한다.
  ㉢ 넓이와 깊이의 균형 : 너무 광범위하거나 피상적이어서는 안 되며, 제한된 내용만 깊게 다루어도 안 된다.
  ㉣ 참신성 : 가장 최신의 이론이나 정보를 선정하여야 한다.
  ㉤ 유용성 : 대상자의 건강관리에 기여하는 내용이어야 한다.
  ㉥ 계열성 : 먼저 학습할 내용과 다음에 학습할 내용이 계열을 따라 순차적으로 누적되어 학습이 이루어지도록 구성하고, 이것이 단순히 반복되는 것이 아닌 학습내용 간에 관련성, 확대성, 단계적 심화성이 있어야 한다.
  ㉦ 통합성 : 교육과정과 학습내용 조직의 횡적 관계로 학습자의 과거 경험이 학습내용과 상호 조화되고 통합되어 바람직한 행위변화를 이루고 학습목표가 달성되도록 한다.
  ㉧ 학습목표와 관련성, 다양성

⑤ 교육단계

단 계	내 용
도입단계 (Introduction)	• 학습의욕을 환기시키고 충분한 계획과 준비를 시키는 단계 • 주제, 내용, 개요, 학습목표에 대한 설명을 하거나 보건교육의 중요성 제시하기도 하고 전체 학습시간의 10~15% 정도의 시간을 배정한다. • 활동 내용 : 동기유발, 호기심 자극(사전 테스트, 영화나 슬라이드 보기, 전시하기, 실물교수 등), 과거의 학습경험과 연결하기, 긴장감 해소
전개단계 (Development)	• 계획에 따라 교육을 진행시켜 가는 교육의 중심적 부분으로 교육활동의 대부분이 이루어지는 단계이다. • 학습자가 지식, 이해, 기능 등을 습득하도록 폭넓고 다양한 활동을 활용하여 주의를 기울여 구성한다. • 전체 학습의 70~80% 정도의 시간을 배정한다. • 활동 내용 : 학습내용 제시, 전달
요약정리 단계 (Culmination)	• 앞의 단계에서 교육한 것을 정리하고 결론짓는 총괄적 또는 결정(종결)의 단계이다. • 지도한 내용을 정리하고 중요한 부분을 질문하거나 대상자와 함께 토의하기도 한다(학습에 대한 전반적인 평가). • 전체 학습의 10~15% 정도의 시간을 배정한다.

⑥ 교육평가 방법 : 교육을 계획하는 팀이 논의해 평가기준, 방법, 시기, 평가자 등을 결정해야 한다.

(2) 보건교육 방법

① 보건교육 방법 선정 : 보건교육의 효과를 높이기 위한 방법 선정의 기준으로 다음의 내용을 고려해야 한다.

교육내용	• 교육내용이 요구하는 필요 능력 : 지식, 태도, 기술 • 교육내용이 요구하는 결과 유형 : 정답, 다양한 의견, 바람직한 해결방안 등 • 교육내용의 수준 : 일반적, 전문적
교육대상	• 교육대상의 학습태도 • 교육대상의 학습경험 • 교육대상의 크기 • 교육대상의 위치 • 지속적인 교육의 필요성 • 교육대상의 학습에 대한 기대치
교육자원	• 교육기술과 경험을 갖춘 인력의 지원 • 새로운 학습자원의 개발 • 교육장소 확보 • 교육시간 할당
조직의 기대	• 조직이 선호하는 교육방법 • 조직의 구체적인 교육목표 • 조직의 특정 평가방법 또는 측정방법

② 보건교육 방법

㉠ 상담 : 대화를 통해 피상담자 자신의 문제를 되돌아보고 원인을 파악하여 스스로 문제해결 행동을
취할 수 있게 하는 방법이다.

• 장점 및 단점

장 점	• 한 사람만을 대상으로 교육하거나 문제를 해결하므로 집단교육에 비해 효과가 높다. • 대상자에 대한 이해가 용이하다. • 클리닉이나 보건실 등에서 보건교육을 실시할 수 있으므로 공간적 제약이 적다. • 보건사업이나 병원 등을 포함한 다양한 분야에 적용이 가능하다.
단 점	• 한 사람만을 대상으로 하므로 경제성이 없다. • 타인을 보고, 비교하거나 학습할 수 있는 기회가 줄어든다.

• 상담 시 주의점

– 신뢰관계를 형성한다.

– 대상자에 대한 긍정적인 태도를 갖는다.

– 현재의 문제에 초점을 둔다.

– 부드럽고 조용한 상담분위기를 조성하고, 대상자의 대답을 강요하지 않는다.

– 대상자의 부정적인 감정도 수용하고, 지시나 명령, 훈계, 설득, 충고나 권고는 피한다.

– 대상자의 비밀을 유지한다.

㉡ 강의(Lecture) : 역사적으로 가장 오래된 교육방법으로 대상자가 교육 내용에 관해 기본적인
지식이 없을 경우, 다수를 대상으로 다른 교육방법을 적용하기 어려울 때 이용한다.

• 장점 및 단점

장 점	• 동시에 많은 사람들을 교육할 수 있어 경제적이다. • 짧은 시간에 많은 양의 지식이나 정보를 제공할 수 있다. • 교육자가 자신이 준비한 자료를 조절하여 교육할 수 있다. • 다른 교육방법에 비해 대상자들의 긴장감이 적다.
단 점	• 학습자의 개인 차이를 고려하기가 곤란하여 모두를 만족시킬 수 없다. • 학습자의 참여가 없으므로 태도나 행동의 변화, 문제해결 능력을 기를 수 없다. • 정보량이 과다하여 학습자가 다 기억하지 못하며 기억이 오래 남지 않는다. • 학습자로부터 피드백이 부족하고 흥미를 지속시키기 어렵다. • 교육자의 능력과 준비가 부족할 때 학습효과를 기대하기 어렵다.

ⓒ 토론법 : 공동학습의 형태로 민주주의 원칙에 기반을 둔 학습방법이다.

집단토론 (Group discussion)	• 집단 내의 참가자들이 어떤 특정 주제에 대하여 자유로운 입장에서 상호 의견을 교환하고 결론을 내리는 방법으로 한 그룹당 5~10명이 적절하다. • 장 점 　- 학습자들이 학습목표 도달에 능동적으로 참여할 수 있는 기회를 경험할 수 있다. 　- 자신의 의사를 전달할 수 있는 의사전달능력이 배양된다. 　- 다른 사람들의 의견을 존중하는 경청능력이 배양된다. 　- 다수의 의견에 소수가 양보하고 더불어 협력하는 사회성이 배양된다. 　- 학습자 스스로 자신의 지식과 경험을 활용하므로 학습의욕이 고취된다. • 단 점 　- 소수에게만 적용할 수 있으므로 비경제적이다. 　- 초점에서 벗어나는 경우가 많고, 지배적인 참여자와 소극적인 참여자가 있을 수 있다. 　- 많은 시간이 소모된다.
분단토의 (Buzz session)	• 와글와글 학습이라고도 하며, 대상자 전체가 토론하기 곤란할 때 여러 개의 분단으로 나누어 토론한 후 다시 전체 회의에서 종합하는 방법으로 각 분단은 6~8명이 적절하다. • 장 점 　- 참석 인원이 많아도 전체 의견을 모두 교환할 수 있고 대상자들에게 참여 기회가 주어진다. 　- 문제를 다각적으로 분석, 해결할 수 있다. 　- 다른 분단과 비교되어 반성적 사고능력과 사회성이 향상된다. • 단 점 　- 참여자들이 준비가 되어 있지 않으면 비효과적이고, 소란스러운 분위기가 될 수 있어 참가자 전원의 참여가 불가능해질 수 있다. 　- 소수의 의견이 분단 전체의 의견이 될 수 있고 소심한 사람에게는 부담스러울 수 있다.
브레인스토밍 (Brainstorming)	• 갑자기 떠오른 생각을 기록하거나 정리하면서 생각을 논리화하는 방법으로 묘안착상법, 팝콘회의라고도 한다. 어떤 계획을 세우거나, 창조적인 아이디어가 필요할 때, 집단원들의 생각을 발전시키고자 할 때 사용하며, 보통 12~15명이 10~15분 정도 단기 토의가 원칙이다. • 장점 : 재미있으며 어떤 문제든지 다룰 수 있고 창조적인 아이디어나 구성원들의 의견과 생각을 이끌어내고자 할 때 유용하다. • 단점 : 고도의 기술이 필요하고 시간 소모가 많다.
심포지엄 (Symposium)	• 정해진 문제에 2~5명의 전문가가 각자의 의견을 1인당 10~15분 정도 발표하고 사회자가 청중을 공개토론 형식으로 참여시키는 방법이다. • 패널 토의와 차이점은 발표자나 사회자, 청중 모두가 전문가라는 점이다. 어떤 분야에 문제가 있을 때, 해결방법을 분석하고자 할 때, 정책이나 제도의 변화를 시도할 때 주로 사용된다. • 장 점 　- 특별한 주제에 대한 밀도 있는 접근이 가능하고, 학습자들이 알고 싶어하는 문제의 전체적인 파악은 물론 각 부분까지 이해가 가능하다. 　- 다채롭고 창조적이고 변화 있게 강의를 진행할 수 있다. • 단 점 　- 학습자가 주제에 대해 정확한 윤곽을 모르면 효과가 적다. 　- 연사의 강의 내용이 중복될 수 있다. 　- 질문시간이 제한되어 있으므로 한정된 사람만 질문에 참여할 수 있다.

패널 토의
(Panel
discussion)
	• 배심토의라고도 하며, 집단 구성원이 많아 참가가 곤란한 경우, 사전에 충분한 지식을 가진 소수의 대표자들이 다수의 청중 앞에서 그룹토의를 하는 방법으로 전문가는 4~7명으로 구성되며, 각기 5~7분간 발표한다. 사회자는 문제 소개와 대립 의견을 청중에게 설명하여 토의로 유도시키며, 청중에게 질문이나 발언의 기회를 제공한다(예 100분 토론).
	• 장 점
	  – 참가자는 비교적 높은 수준의 토론을 경험하며 타인의 의견을 듣고 비판하는 능력이 배양된다.
	  – 어떤 주제를 다각도로 분석하고 앞으로도 예측할 수 있고 연사나 참여자가 서로 마음을 털어놓고 토의함으로써 문제의 해결점을 제시할 수 있다.
	• 단 점
	  – 여러 명의 전문가를 초빙하므로 경제적 부담이 된다.
	  – 기존 지식이 없는 청중은 이해하기가 어렵다.
	  – 전문가 위촉이 어려워 토의 시 중복되는 이야기나 통상적인 발표가 되기 쉽고, 사회자의 토의 진행기술에 따라 좌우될 수 있다.

ⓒ 세미나(Seminar) : 토론 구성원이 주제에 관한 전문가나 연구자로 이루어졌을 때, 발표자가 먼저 발표를 하고 토론 참가자들이 이에 대해 토론하는 방법이다. 세미나를 실시하기 전 토론자들에게 발표주제를 미리 알려 토론 참가자들도 전문화된 지식이나 정보를 가지고 토론하는 방법이다.

• 장점 및 단점

장 점	참여자가 전문가이므로 주제에 대한 밀도 있는 접근이 가능하고, 청중이 알고자 하는 문제의 파악이 가능하며, 전문적인 정보교류가 된다.
단 점	전문지식이 없는 사람들은 내용을 이해하기 어려우므로 일반인을 대상으로 보건교육을 시행할 때 한계가 있다.

ⓜ 시범(Demonstration)

• 이론과 아울러 시각적으로 볼 수 있는 모든 실물을 사용하거나 실제 장면을 만들어 내어 지도하는 교육방법으로서, 시범은 보건교육에 가장 많이 쓰이는 방법 중 하나이다.

• 학습목표가 기술의 습득인 경우 교사가 실제로 대상자들에게 전과정을 실시해 보임으로써 관찰하고 모방하여 새로운 행위를 학습하는 방법이다.

• 장점 및 단점

장 점	• 흥미를 불러일으킨다. • 배운 내용을 쉽게 실무에 적용할 수 있다. • 대상자 수준이 다양해도 쉽게 배울 수 있다. • 개별화가 가능하고, 학습자에게 실습할 수 있는 기회를 주어 잘못된 점을 바로 수정할 수 있다. • 눈으로 배우는 것이므로 학습목표 도달이 용이하다. • 자가간호 기술 습득과 행동실천이 용이하다.
단 점	• 소수 대상자에게만 가능하므로 비경제적이다. • 교육자는 교육준비에 시간을 많이 투자해야 한다. • 시범에 필요한 장비의 구입, 유지 및 교체에 드는 비용을 고려해야 한다.

ⓗ 문제 중심 학습(Problem based learning, PBL)

• 학습자들에게 제시된 실제적인 문제를 협동적으로 해결하기 위해 학습자들이 공동으로 해결방안을 논의한 후 개별학습과 협동학습을 통해 공동의 해결안을 마련하는 과정에서 학습이 이루어지는 학습자 중심의 학습 환경이자 모형이다.

- 가상의 시나리오를 제공하면 학습자(문제 해결자)는 사례가 가지는 문제점을 스스로 발견하고, 해결하기 위한 과정을 찾아감으로써 유사한 사례에 대한 통합적인 문제해결 능력을 함양하도록 하는 방법이다.
- 이 방법의 특징은 이론적 지식을 실제 교육상황에서 응용이 가능해야 하며, 학습자 개개인이 스스로의 학습현장에서 발생한 과제를 해결해 나가는 방법을 배우는데 도움을 준다.
- 진행절차
  - 문제인식 단계 : 학습자가 선택한 문제나 해결하도록 선택시킨 문제에 대하여 자세히 검토하고 그 본질을 정확하게 인식하는 단계
  - 자료수집 단계 : 문제를 해결하기 위해 필요한 자료를 계획하여 조사하는 단계이다.
  - 해결방안 계획단계 : 해결방법과 과정을 정하고 과제를 분담한다.
  - 실행 단계 : 실제 문제해결 활동을 수행하는 단계, 학습자 주도하에 진행하며 교육자는 조언과 지원의 역할을 한다.
  - 평가 단계 : 결과에 대해 평가하고, 보고서 등을 작성하여 건설적인 방향에 적용하는 단계이다.
- 장점 및 단점

장 점	• 학습동기 유발에 효과적이다. • 실제적 상황을 통해 학습하므로 문제해결 능력이 강화된다. • 환자에게 필요한 지식, 태도, 사고, 판단, 의사소통 기술을 동시에 습득하도록 할 수 있다. • 문제해결을 통해 지식을 학습하게 되고 단순 암기에 비해 학습의 능률이 오르며 융통성 있게 지식을 활용할 수 있다. • 필요한 새로운 지식을 자율적으로 습득할 수 있는 능력이 함양된다.
단 점	• 한꺼번에 많은 대상이 참여할 수 없다. • 학습자의 사전준비 및 능력의 한계에 결과가 좌우된다.

ⓧ 팀중심학습(TBL) : 공동의 목표를 달성하기 위해 구성원들이 비전을 공유하고 효율적인 의사소통 체계를 갖추며, 상호작용함으로써 성과를 달성하는 팀 체계에 바탕을 둔 학습법이다.
- 장점 및 단점

장 점	• 개인의 문제해결 능력과 창의력을 신장시킨다. • 상호배려, 협동심, 응집력, 만족감 등을 높인다. • 학습에 대한 자기통제감과 의사소통 능력을 향상시킨다. • 반성적 사고능력이 함양된다. • 적절한 피드백으로 개인과 팀의 성장과 발전을 가져온다.
단 점	• 팀에 적응하지 못할 경우 학습능력이 저하될 수 있다. • 동료의식이 없으면 팀원 사이의 시너지 효과를 기대하기 어렵다. • 주도적 소수 참여자에게만 학습이 제한될 수 있다. • 과제 제시, 적절한 피드백의 평가 등 교육자의 역량이 요구된다.

◎ 역할극(Role playing) : 학습자들이 실제 상황의 한 인물로 연기하면서 그 상황에 처한 사람의 입장과 상황을 이해하고 상황분석을 통해 해결책을 모색하는 방법이다. 역할극을 끝내고 출연자와 관중이 함께 자유롭게 토론할 시간을 갖기도 한다. 역할극은 가치나 태도에 대한 이해를 증진시키는데 효과적이다.

• 장점 및 단점

장 점	• 실제로 활용 가능한 기술습득이 용이하다. • 학습자들이 직접 참여하므로 흥미있고 동기 유발이 잘된다. • 학습자들의 사회성이 개발된다. • 교육기교가 개발된다.
단 점	• 준비시간이 많이 필요하다. • 대상자 중에 갑자기 극중 인물을 선택하기가 어려울 수 있다. • 학습자들이 실제 상황과 거리감이 있을 때는 교육효과가 미미하고 시간낭비만 가져올 수 있다.

㉡ 프로젝트법 : 개인이나 소수 집단의 학습자에게 교육목표를 제시하고 교육지침을 알려 주어, 학습자 스스로가 자료를 수집하고 계획, 수행하여 문제해결에 필요한 지식, 태도, 기술 등을 포괄적으로 습득하게 하는 자기주도형 방법이다.

• 장점 및 단점

장 점	• 실제조사나 자료수집 과정에서 의사결정능력과 관찰능력이 함양된다. • 개인의 노력, 창의성, 탐구능력 등에 따라 목표달성 속도가 달라진다. • 학습동기와 인내심이 함양되고 성취감을 갖게 된다. • 지식, 태도, 기술을 동시에 학습할 수 있다. • 높은 수준의 학습에 유용하다. • 학습의 전이가 잘된다.
단 점	• 수동적이고 의존적인 학습자에게는 부적절하다. • 자료 수집이 불가할 경우 결과가 미비하다. • 평가의 표준설정이 어려워 평가의 신뢰도 및 객관성이 결여될 우려가 있다.

㉢ 시뮬레이션(Simulation) : 건강문제와 관련된 실제 사례가 희소하고 해결방안이 심각하여 여러 가지 교육방법으로 학습자들에게 경험시킬 수 없는 경우 가상 상황을 구현해 놓고, 학습자가 활동에 참여하여 스스로 문제를 해결해 보는 방법이다.

• 장점 및 단점

장 점	• 학습자에게 흥미를 유발하고 학습 동기유발을 촉진한다. • 역할 수행에 대한 만족감이 높다. • 실제 현장과 유사한 여건에서 안전하고 빠르게 현실을 경험하게 한다. • 윤리적 문제가 발생할 소지가 적다. • 팀 훈련에 적합하다.
단 점	• 모의 상황을 조성하는데 시간, 노력, 비용이 많이 든다. • 학습자의 학습내용 이해 정도에 따라 단순한 이벤트성 교육이 될 가능성이 높다. • 학습자의 진행 속도에 따라 시간 소모가 많다.

ⓚ 견학(Field visit or Field trip) : 현지답사, 현장을 직접 방문하여 관찰하며 배우는 교육활동이다.
  • 장점 및 단점

장 점	• 직접 관찰할 수 있어 사물을 관찰하는 능력이 배양된다. • 다각도의 경험을 하게 되므로 태도 변화가 용이하다. • 배운 내용을 실제에 적용할 수 있다.
단 점	• 시간과 경비가 많이 든다. • 세심한 계획과 평가가 필요하다. • 장소에 따라 견학장소 활용이 어려울 수 있다.

ⓔ 건강 캠페인(Health campaign) : 시간 내에 건강에 관한 지식을 증가시키거나 특별한 건강문제에 대한 태도나 가치판단을 증진시키기 위해 집중적인 반복과정을 통해 많은 사람들이 교육내용을 알 수 있도록 활용하는 방법이다.
  • 장점 및 단점

장 점	• 새로운 지식과 정보를 가장 빠른 시간 내에 많은 사람들에게 반복적으로 전달할 수 있다. • 건강에 대한 경각심을 높일 수 있다.
단 점	• 일방적 전달 방법으로 의미전달이 불확실하고 대상자들은 자기에게 유리한 방향으로 해석할 수 있다. • 학습자의 지식수준에 따라 정보의 이해도 다양하다(정보 이해 능력의 차이).

ⓟ 컴퓨터 활용교육(CAI) : 직접 컴퓨터를 수업 매체로 활용하여 보건교육 내용을 학습자에게 가르치는 방법이다. 개개인에 적합한 수준과 속도로 학습을 진행할 수 있도록 하는 개별학습의 새로운 방법이다.
  • 장점 및 단점

장 점	• 스스로의 학습속도와 수준에 맞게 선택할 수 있다. • 학습자가 컴퓨터에 익숙하여 두려움 없이 교육이 가능하며, 상호작용을 함으로써 적극적으로 참여를 유도할 수 있다. • 프로그램 진행단계마다 학습능력을 평가하여 계속 진행 또는 반복학습으로 회환이 가능하다. • 단계별로 학습자의 요구에 맞는 교육 진행이 가능하다. • 운영이 편리하고 비용 대비 효과가 크다.
단 점	• 준비된 프로그램 외에 다른 내용을 학습할 수가 없다. • 학습을 위한 프로그램 준비, 컴퓨터 파일 다운로드 등 사전에 준비해야만 가능하다. • 프로그램이나 컴퓨터를 다루는 기술이 있어야 한다. • 소요되는 비용이 적지 않다.

ⓗ 웹(WEB)기반 학습 : 특정하게 미리 계획된 방법으로 학습자의 지식이나 능력을 육성하기 위한 의도적인 상호작용을 웹을 통해 전달하는 활동이다(원격교육, e-러닝).
  • 장점 및 단점

장 점	• 학습자가 원하는 시간과 장소에서 학습이 가능하다(수준별 개별화 학습). • 교육자와 학습자 간의 실시간 상호작용이 가능하다. • 학생의 창의성과 자율성이 최대한 보장되고 수업진행이 역동적이다. • 학습동기, 성취감이 고양된다. • 웹 자체가 오늘날 가장 방대한 정보원으로써 교육적 활용이 무궁무진하다.
단 점	• 멀티미디어 웹 기본 환경을 구축해야만 가능하다. • 교육내용이 웹 기반 교육에 적당하도록 구조화되고, 재구성되어야만 한다. • 상호작용이 이루어지기는 하나, 전화나 화상 회의 정도의 상호작용을 기대할 수는 없다. • 자금이 많이 필요하다.

㉮ 전람, 전시
- 전람 : 교육적인 목적으로 다양한 실물이나 시각적 자료들을 모아놓은 것이다.
- 전시 : 수집한 자료들을 모아서 보여 주는 것이다.
- 장점 및 단점

장 점	• 주의집중을 통한 흥미유발이 용이하다. • 학습자의 이해가 쉽다. • 필요한 정보의 축적을 통해서 교육의 효과를 높일 수 있다.
단 점	• 시선을 끌 수 있도록 잘 계획되지 않으면 교육의 효과가 떨어진다. • 오랫동안 전시할 경우 학습자의 관심을 끌기 어렵다.

㉯ 면접 : 두 사람이 의도한 목적을 가지고 생각이나 정보를 교환하는 과정으로 사교적인 대화와 구별된다. 면접자는 특정 분야의 학문과 기술을 가지고 면접을 하기 때문에 전문직업적 대화자라고도 한다.
- 면접자의 자질 및 면접과정

면접자의 자질		• 도움을 필요로 하는 대상자의 인격을 존중하는 태도와 도움이 되겠다는 자세가 필요하다. • 신뢰감을 받을 수 있는 능력 • 정확한 관찰과 민감한 이해력, 좋은 청취자가 될 수 있는 능력 • 자신의 태도나 편견에 대한 자각능력과 자제력, 융통성과 적응능력 • 효과적인 의사소통 능력 • 대상의 비밀 유지 • 지역사회 자원에 대한 지식, 의뢰방법 등 • 전문영역에 대한 충분한 지식과 자원에 대한 폭넓은 이해
면접과정	면접 전	면접의 목적을 확인한 후 상대방에게 사전에 연락하여 장소와 시간을 정하고 상대방의 의견을 존중한다.
	면접 시	상대에 대한 성실한 태도, 공감적 이해, 수용의 정신이 가미된 적극적인 경청
	면접 후	면접의 계속성을 위해 기록으로 남기고, 다음 면접계획을 조정한다.

- 장점 및 단점

장 점	• 시간장소에 구애 받지 않고 자연스러운 유도가 가능하다. • 피면접자에 대해 심리적 부담이나 준비에 따르는 번거로움을 주지 않는다.
단 점	• 인원, 시간, 비용이 소용되므로 경제적이지 못하다. • 집단 상호작용이나 지지가 불가능하다.

㉰ 사례연구 : 특정 학습주제를 전달하기 위해 기존의 여러 사례들을 이용하는 방법이다. 학습자는 사례를 수집, 비교, 분석하여 해결방안을 모색하거나 일반적인 원리를 파악하는 과정에서 새로운 지식을 습득하게 된다.
- 장점 및 단점

장 점	• 학습자 중심의 활동이 많다. • 문제해결 과정에서 분석적 사고력이 향상된다. • 특정 문제해결 방법에 다양한 해결방안이 있음을 알게 된다.
단 점	교수자가 교수 지도 경험이 부족한 경우 예기치 못한 결과를 야기할 수 있다.

(3) 보건교육 매체 활용

① 교육매체의 종류 및 특성

ⓐ 실물(Real-thing) : 학습내용에 해당되는 실물을 이용하거나 실제 상황에서 건강을 교육하는 것으로 전혀 인공이 가해지지 않은 것에서부터 특별히 학습에 사용되는 실물은 모두 여기에 포함된다.

• 장점 및 단점

장 점	• 모든 감각기관을 동원하기 때문에 흥미롭고 쉽게 교육목표에 도달할 수 있다. • 교육 후 실생활에서 즉시 교육내용을 활용할 수 있다. • 단기간 내에 교육자와 학습자 간의 의사소통이 이루어질 수 있다.
단 점	• 교육목표에 맞는 실물이나 실제상황을 구하기가 어렵다. • 시간적, 계절적 제한으로 항상 가능하지 않다. • 실제 현장에 가서 보려고 하는 경우에는 경제적인 부담감이 생긴다. • 보관이 어렵고 실물이 손상되기 쉽다.

ⓑ 모형(Model) 및 표본, 유사물(Simulation device)

• 장점 및 단점

장 점	• 실물이나 실제 상황과 거의 비슷한 효과를 얻을 수 있다. • 교육목적에 맞게 모형을 제작할 수 있다. • 반복적인 검사나 관찰이 가능하다. • 실물을 축소시키거나 단면화하므로 세부적인 부분까지 볼 수 있다.
단 점	• 대부분 수입품으로 경제적 부담감이 있다. • 대상자가 많을 경우에는 사용하기가 부적절하다. • 파손되기 쉽고 보관할 공간이 필요하다. • 실제로 적용할 수 있도록 전문적인 기술을 습득하기가 어려운 면이 있다.

ⓒ 칠판(Black board) : 전통적인 학교교육에서 가장 오랫동안 흔히 사용해 온 시각보조물이다. 주로 언어적인 정보를 위해 쓰이지만 칠판에 그림을 그려서 시각적인 정보로 사용하기도 한다.

• 장점 및 단점

장 점	• 구입이 쉬우며 가격이 저렴하고 관리가 용이하다. • 누구나 부담 없이 사용할 수 있다. • 교육 시 자연스럽게 사용하므로 주의를 분산시키지 않는다. • 지우고 다시 쓸 수 있어 융통성이 있다. • 결과를 계속 보여 주거나 의견을 비교 또는 대조할 때 효과적이다. • 주제나 청중에 맞게 다양한 방법으로 사용할 수 있고 다른 보조매체에도 도움이 될 수 있다.
단 점	• 많은 양의 자료를 한꺼번에 취급할 수 없고 쓰는데 시간이 소모된다. • 세부적이고 복잡한 그림을 그리려면 기술이 필요하다. • 너무 많이 사용하면 흥미나 주의 집중이 안 된다. • 50명 이상의 다수에게는 부적절하다. • 교육자의 필체가 좋지 못할 때에는 학습자들이 알아보기 힘들다.

ⓔ 융판(Flannel board) : 무늬가 없는 융이나 모직 천에 그림을 부착하는 매체로 주로, 소그룹에 적용한다.

• 장점 및 단점

장 점	• 매우 경제적이다. • 자료를 제작하기 쉽고 특별한 조작기술이 없이도 사용 가능하다. • 교육실시 전후 변화과정을 쉽게 표현할 수 있고, 반복해서 보여주기가 용이하다. • 주의집중이 잘되어 흥미 있게 교육할 수 있다. • 생략 및 순서를 바꿀 수 있는 융통성이 있다. • 운반이 편리하며 어디서나 쉽게 활용할 수 있다. • 학습자의 반응에 따라 학습속도를 조절할 수 있다. • 전기가 없는 곳에서도 사용할 수 있다.
단 점	• 자세한 설명이 불가능하다. • 대상자가 많은 경우 사용이 곤란하다. • 자료 제작 시 기술이 요구된다.

ⓜ 게시판(벽보판, Bill board) : 일선 교육현장에서 많이 사용하는 것으로 건강관련 주요 사업내용, 건강진단 일정, 교육 일정, 클리닉 시간표 등을 포스터, 만화, 사진, 유인물로 제작하여 게시한다. 게시판은 사람들의 왕래가 빈번한 곳에 설치하는 것이 좋으며, 1주일가량 전시한 후 1~2일 정도 게시판을 비워두는 것이 좋다.

• 장점 및 단점

장 점	• 자료가 하나밖에 없을 경우에도 전체 대상자가 모두 볼 수 있어 효과적이다. • 알리고자 하는 내용을 계속적으로 많은 사람에게 알릴 수 있다. • 준비하는데 시간이 적게 들며 특별한 강의가 필요 없으므로 경제적이다. • 학습자를 모으지 않아도 되므로 활용하기가 쉽다.
단 점	• 학습자에게 정보가 전달되었는지 확인할 수가 없다. • 학습자들의 관심을 끌기가 어렵다. • 많거나 복잡한 내용에는 부적합하고, 분산되고 시대에 뒤떨어질 수 있다. • 글씨나 그림을 이해하지 못하는 사람에게는 효과가 없다. • 장기간 게시하거나 배치가 좋지 않은 경우에는 잘 보지 않는다.

ⓗ 포스터(Poster) : 큰 종이에 그것을 보는 사람들에게 정보나 방향을 제시하고 중요한 행사를 알리기 위해 사용하며, 전시를 위해서는 사람들이 쉽게 볼 수 있는 눈높이와 적당한 조명이 있는 장소를 선택해야 한다.

• 장점 및 단점

장 점	• 보관이 용이하고 여러 장을 한번에 만들어 사용할 수 있다. • 장기간 부착할 수 있어 경제적이다. • 이동이 용이하며 매력적이고 관심을 끌 수 있다.
단 점	• 함축된 내용이어야 하므로 전문적 기술이 필요하다. • 정보가 정지되어 있어서 금방 시대에 뒤처지게 된다. • 오래 게시하거나 배치가 좋지 않을 경우 쳐다보지 않게 된다.

ⓐ 인쇄물(Leaflet, Booklet flier, Pamphlet) : 한 장으로 된 전단, 몇 장으로 된 팸플릿 및 소책자는 알리고자 하는 정보를 짧고 명확하게 요약해서 그림과 함께 인쇄하는 것이다.

• 장점 및 단점

장 점	• 대상자가 이해하기 쉬운 언어로 복잡한 개념을 설명할 수 있다. • 장소와 관계없이 언제나 활용할 수 있다. • 대상자가 언제든지 교육내용을 찾아 볼 수 있다. • 대상자가 가장 쉽고 편하게 접할 수 있다. • 대상자에게 맞게 내용을 구성할 수 있다. • 휴대가 간편하고 대량 제작이 가능하다. • 제작비가 비교적 저렴하다. • 대상자 속도에 맞게 학습할 수 있다.
단 점	• 제작에 시간이 걸린다. • 비개별적이고 즉각적인 피드백을 받을 수 없다. • 분량이 많으면 대상자가 읽어보지 않을 수 있다. • 내용을 추상적으로 전달하게 된다. • 태도와 기술 영역의 변화에는 비효과적이다. • 학습자와 상호작용이 불가능하다. • 읽는 능력이 떨어지는 대상자나 시각 및 인지장애가 있는 사람에게는 사용하기가 어렵다.

◎ 그림, 사진

• 장점 및 단점

장 점	• 주변의 신문, 잡지, 책 등에서 자료를 구하여 제작이 가능하다. • 다양한 형태로 학습이 가능하다. • 구하기 쉽고, 비용이 적게 들며 손쉽게 사용할 수 있다. • 정서자극ㆍ대화촉진ㆍ의미 명료화를 시킬 수 있다.
단 점	• 입체성이 없으며 자료의 크기가 작아 대집단 대상으로 사용하기에는 어려운 점이 있다. • 대상자의 주의가 분산될 수 있다.

ⓩ 컴퓨터

• 컴퓨터 보조수업(CAI) : 교육과정에 컴퓨터를 책이나 교사매체용, 보완용으로 사용하는 것으로 다양한 교육형태로 개별적인 지도를 실시함으로써 학습자의 흥미를 유지시켜 주며 많은 대상자를 반복적으로 교육시킬 수 있어 교육자가 개별적인 교육지도에 전념하도록 도와준다.

• 컴퓨터 관리수업(CMI) : 컴퓨터를 활용해서 수업과 관련된 정보나 자료를 분석, 기록, 평가하여 교육자의 수업관리를 지원하는 형태이다.

• 장점 및 단점

장 점	• 교육시간을 절약할 수 있다. • 학습자의 흥미를 유발하고 교육내용의 현실성을 높여 준다. • 다양하고 새로운 경험을 제공해 줄 수 있다. • 교육효과를 높일 수 있다
단 점	• 정의적, 심리운동적인 교육에는 비효과적이다. • 교육자와 학습자의 대인관계가 어렵다. • 학습자의 창의성이 무시되기 쉽다. • 좋은 교육자료 제작을 위해서는 많은 노력과 경비가 필요하다. • 나이 많은 성인들은 컴퓨터화된 수업과정을 싫어할 수 있다.

ⓩ 모바일 및 스마트 기기(Mobile & Smart phone) : 이동성에 초점을 두어 휴대전화, 스마트폰, 태블릿 PC, QR코드와 같은 휴대용 무선 전자기기를 이용한 학습을 말한다. 특히 QR코드는 국제 표준으로 채택되어 무료로 쓸 수 있다.

장 점	• 언제 어디서든지 내용에 접근이 용이 • 학습자 중심 학습 • 즉각적 학습과 내용 복습이 편리 • 학습자와 교육자 간의 상호작용을 증진해 다양한 의사소통방식으로 협업 가능 • 학습자의 요구와 특성에 따라 학습의 개별화가 가능 • 교사와 학생의 문화적 장벽을 줄일 수 있음
단 점	• 스크린이 작고 저장용량의 한계 • 다른 기기와 호환이 어려움 • 무선 인터넷을 활용하지 못하는 지역에서는 사용 곤란 • 진화의 속도가 빨라 보유기기가 쉽게 구식이 된다. • 콘텐츠 개발에 장애와 충전의 문제가 발생한다.

㉠ 투시환등기

장 점	• 조명을 끄지 않아도 가능하므로 주의가 산만해지지 않는다. • 학습자와 시선을 마주보고 있으므로 학습반응 관찰이 가능하다. • 기계 조작이 간편하고 제작이 용이하다. • 다양한 색채 표현이 가능하므로 학습효과가 상승한다.
단 점	• 사전에 철저한 준비가 필요하다. 기계 운반이 불편하다. • 정적이고 평면상 요구

㉡ 대중매체

장 점	• 다수의 사람에게 많은 정보를 동시에 신속하게 전달할 수 있다. • 주의집중이 용이하며 동기부여가 강하게 유발된다. • 반복적인 축적으로 행동변화가 용이하다. • 사회적 여론을 조성하는 힘이 강하다.
단 점	• 일방적인 정보 전달로 학습자의 의견이 무시될 수 있다. • 정보에 대한 선택성이 높다.

② 교육매체 선정 및 사용 시 유의사항

㉠ 구입하기가 쉽고 가격이 적절해야 한다.

㉡ 쉽게 사용할 수 있어야 하고 보관이나 운반이 쉬워야 한다.

㉢ 유지와 수선비가 적게 들어야 한다.

㉣ 견고하고 위험성이 없어야 한다.

㉤ 교육 주제에 가장 적당한 방법을 사용한다.

㉥ 학습자에게 적합한 방법을 사용한다.

㉦ 동일한 조건의 경우에는 경제적이며 조작이 간편한 자료를 활용한다.

㉧ 학습자 중에 청각 또는 시각 장애자, 문맹자 유무를 확인한다.

㉨ 교육 자료는 모든 대상자들이 다 듣고 볼 수 있도록 한다.

㉩ 선정한 교육 자료는 실제 교육을 시작하기 전에 능숙하게 사용할 수 있도록 사용방법을 확인하여 교육진행에 차질이 없도록 한다.

ⓒ 매체활용에 필요한 장비가 있는지, 이용상의 문제가 없는지 확인한다.

ⓔ 정전이나 수업매체 사용 불능 등 예기치 못한 상황이 일어날 경우에는 신속히 대처한다.

(4) 보건교육 수행단계

① **도입단계** : 도입은 중심적인 교육단계에 들어가기 전에 학습자들과 관계를 형성하고 주의를 집중시키며, 교육동기를 유발하여 학습자들이 본격적인 교육을 받는 전개단계로 이행될 수 있도록 하는 단계이다.

② **전개단계** : 학습의 중심이 되는 단계로 강의의 본론을 실제로 전달하여 본격적인 교육활동이 이루어지는 단계이다. 대부분의 교육시간이 집중되므로 다양한 방법으로 교육을 진행하여 지루하지 않고 역동적인 교육이 되도록 한다.

③ **요약 및 정리단계** : 교육을 요약하고 교육성과를 평가하는 교육 마지막 단계로 중요 부분은 질문을 하거나 교육한 중요 내용을 요약해 주고, 대상자들이 지켜야 할 일이나 해야 할 일들을 제시해 주어 학습자들이 습득한 내용을 정리할 수 있는 학습기회를 갖게 해 주는 단계이다.

출제유형문제 최다빈출문제

시범의 장점으로 옳지 않은 것은?

① 학습자의 흥미와 동기유발이 용이하다.

② 실무 적용이 쉽다.

③ 다양한 수준의 대상자도 쉽게 배울 수 있다.

❹ 동시에 많은 사람에게 교육이 가능하다.

⑤ 개별화가 가능하다.

해설
동시에 많은 사람들을 교육할 수 있어 경제적인 것은 강의 방법의 장점이다.

5 보건교육 평가

(1) 보건교육 평가의 목적

① 학습자가 배운 것을 수행할 수 있는지를 확인하기 위함이다.

② 학습에 대한 동기를 부여하고 학습자가 더 열심히 학습하도록 격려하기 위함이다.

③ 교육과정의 강점과 약점을 파악하여 개선하기 위함이다.

④ 평가를 통해 교육자가 학습자를 올바르게 이해하기 위함이다.

⑤ 평가과정이나 결과로 학습을 촉진할 수 있으며, 교육방법이나 매체를 개선할 수 있다.

⑥ 교육목표 도달 정도를 알아보고, 다음 교육계획의 자료로 삼는다.

(2) 보건교육 평가의 대상 : 학습자, 교육자, 교육과정, 학습 환경

(3) 보건교육 평가의 유형

① 평가시기에 따른 유형

ㄱ) 진단평가 : 교육이 시작되기 전 학습자들의 지식, 태도, 행동을 변화시키는 데 있어서 우선순위와 무엇을 교육할 것인지를 알아보아 적절한 방법으로 교육전략을 세워 교육의 효과를 높이기 위함이다.

ㄴ) 형성평가 : 교육이 진행되는 동안 교육의 진행 정도를 파악하여 교육내용이나 방법을 향상시키기 위하여 조정할 사항이 있는지 확인하기 위해 실시한다. 이를 통하여 학습자들의 주의집중과 교육동기를 유발시킬 수 있으며, 교육방법을 변경할 수 있고, 교육단계에서 학습자의 건강신념이나 문제해결능력을 향상시킬 수 있다.

ㄷ) 종합평가 : 보건교육사업이 끝났을 때 목표의 도달 여부를 알아보고 실시한 교육의 장단점을 평가하여 교육을 할 때 더 좋은 교육방안을 찾기 위해 시행하는 것이다.

평가유형	진단평가(사전평가)	형성평가(중간평가)	총괄평가(종합평가)
평가시기	교육 전	교육 중	교육 후
평가목적	• 대상자들의 지식수준, 태도, 흥미, 동기, 준비도 등을 진단하고 확인하기 위함이다. • 학습장애 요인을 밝히고 학습전략 극대화 및 대상자들의 적절한 배치를 위함이다.	• 학습 진전 상황을 파악하여 현재의 위치를 개별적으로 알려 줌으로써 학습보조를 맞출 수 있도록 하기 위함이다. • 피드백을 통하여 교정학습이나 보충학습의 기회를 제공하기 위함이다. • 학습곤란이나 결손부분을 진단하고 교정하기 위함이다. • 학습동기를 촉진하고 학습방법을 개선하기 위함이다.	• 사전에 설정한 학습목표에 대한 성취도 수준을 판정하기 위함이다. • 집단 간의 성적 결과를 비교할 수 있는 정보의 제공을 위함이다. • 교육의 장기적인 질적 관리를 위함이다.
평가시기	프로그램(교육) 시작 전	프로그램(교육) 중	프로그램(교육) 후
평가도구	사전에 준비한 평가도구, 관찰, 체크리스트	쪽지시험, 퀴즈, 프로그램 진행 중 질문	중간, 기말고사

② 평가기준에 따른 유형

절대평가	• 미리 도달해야 할 목표를 설정해 놓고 교육을 실시한 후 목표에 도달된 정도를 알아보는 목표지향평가로 주로 활용된다. • 학습자를 비교하는 것이 아니라 무엇을 할 수 있는지를 알기 위한 평가이다. • 교수-학습과정 전체가 평가의 대상, 평가자는 반드시 교육자가 된다. • 물리적 측정에 기본을 둔 절대측정을 중요시하며, 타당도가 중요시 된다.
상대평가	• 초점은 무엇을 얼마나 성취하였느냐가 아니라 다른 사람에 비해 어느 정도를 했는지를 규정하는 것이다. • 개인의 상대적 위치와 우열의 파악이 가능하여 경쟁을 통한 학습동기를 유발시킬 수 있다. • 학습자가 주된 평가의 대상이다. 평가자는 교육자뿐 아니라 제3자에게도 할 수 있으며, 평가도구의 신뢰도를 중시한다.

③ 성과수준에 따른 유형

과정평가	• 프로그램을 진행하는 동안 교육의 진행에 대한 전반적인 측면을 평가한다. • 프로그램의 문제점을 파악하고 수정하여 효과적인 초기 피드백을 얻을 수 있다. • 교육주제 및 교수방법의 적절성, 투입 예산, 교육환경 등을 평가한다.
영향평가	• 프로그램을 투입한 결과로 대상자의 지식, 태도, 신념, 가치관, 기술, 행동, 또는 실천 양상에 일어난 변화를 사정하려는 데 목적이 있다. • 프로그램 후의 단기적인 영향에 대한 평가이다(예 음주에 관한 보건교육 프로그램을 평가한다면, 개인이 대상일 경우 대상자의 알코올 소비와 관련된 지식, 태도, 신념, 행동 등이 측정된다).
성과평가	• 프로그램을 시행한 결과 나타난 학습자의 건강상의 변화가 시간이 흐름에 따라 긍정적으로 나타낸 효과를 평가한다. • 건강 또는 사회적 요인의 개선, 사망률, 유병률, 삶의 질 등을 평가한다.

(4) 보건교육 평가의 단계

① 평가대상과 기준 설정

② 관련 자료 수집

③ 결과해석

④ 비교(분석) : 수집된 평가 자료를 분석하여 설정된 보건교육 목표와 현재 이루어진 상태를 비교한다.

⑤ 평가결과의 가치판단 : 보건교육 목표에 도달하였는지 혹은 어느 정도 도달하였는지 등의 범위를 판단하고 도달하지 못했다면 그 원인을 분석하도록 한다.

⑥ 재계획 : 향후 보건교육 계획 시 반영한다.

(5) 보건교육 평가의 방법

① 평가도구

질문지법	간접적인 측정법으로 질문 문항은 측정하고자 하는 주요 내용을 빠짐없이 논리적으로 작성해야 하며, 질문에 대한 문항은 보기에서 선택하는 선택형과 질문에 대하여 대상자가 답을 제시하는 서답형이 있다.
구두질문법	관찰과 함께 사용할 수 있는 방법으로 교육자가 구두 질문을 하면 학습자의 대답으로 정도를 즉시 확인할 수 있는 방법이다.
관찰법	• 행동측정에 유용한 방법으로 사전에 무엇을, 언제, 어떻게 관찰할 것인지를 계획한다. • 관찰자의 편견이 없어야 하고, 관찰 즉시 관찰한 내용을 있는 그대로 기록한다.
자가 보고서	척도법을 사용한 설문지나 개방식 질문지 등의 양식에 따라 자가 보고하는 것이다.
자기 감시	건강행위 등의 행위를 한 후 자신의 행위를 기록하게 하는 것이다.
기 타	조사기록, 면접과 회의, 건강검사, 통계자료, 전문가 의견 등

② 평가도구가 갖추어야 할 조건

　㉠ 타당도(Validity) : 교육목표나 기준을 제대로 측정하고 있는가를 의미한다. 무엇을 얼마나 어떻게 측정하는가와 관련된 사항으로 '높다', '낮다'라는 정도의 평가로 적절하다.

　㉡ 신뢰도(Reliability) : 측정하고자 하는 내용을 얼마나 정확하게 오차 없이 측정하는가와 관련된 것이다. 측정의 결과가 측정자의 주관에 흔들리지 않고, 검사횟수에 관계없이 평가의 결과가 얼마나 일치하는지 보고자 하는 것이다. 동일한 도구를 동일한 대상자에게 시간이나 상황을 달리해서 평가하더라도 동일한 결과가 나오면 신뢰도가 높은 것이다.

　㉢ 객관도(Objectivity) : 평가자의 주관, 검사횟수에 관계없이 평가의 결과가 얼마나 일치하는가와 관련된 것이다(평가자의 일관성).

　㉣ 실용도(Usability) : 평가도구의 경제성·간편성·편의성을 나타내는 것으로, 교육자나 교육대상자에게 그 평가방법이 얼마나 쉽게 적용할 수 있는가를 의미한다.

출제유형문제 최다빈출문제

보건교육 프로그램이 제대로 진행되었는지 평가하는 것은?

① 구조평가
② 결과평가
❸ 과정평가
④ 성과평가
⑤ 영향평가

해설
진행상황을 평가하는 것은 과정평가이다.

6 학교 보건교육 및 건강증진

(1) 학교 보건교육의 중요성

① 학교는 대상자가 한 곳에 모여 있어 교육의 기회로 활용하기가 좋다.

② 학생 시기는 생활습관의 형성기인 동시에 성장발달이 왕성한 시기이므로 능률적으로 습득한 건강지식과 태도는 습관화와 생활화로의 전환이 용이하다.

③ 일상생활에서의 습관이 고착화되기 전에 획득한 건강교육은 일생 동안 영향을 미친다.

④ 학교 보건교육을 통해 획득한 건강관리능력은 가정에서 지역사회로 파급효과가 있다.

(2) 학교 보건교육 계획, 수행 및 평가

① 보건교육 요구 사정

  ㉠ 정보 수집 방법 : 관찰, 면접, 기록과 문서 등

  ㉡ 수집 내용 : 학생 및 교직원의 일반적 특성, 학생 및 교직원의 건강상태, 대상자의 건강행위, 학교 내 물리적 환경, 학교주변 환경, 사회적 환경, 자원 및 학교보건 대상 간의 상호작용

② 학교 보건교육 계획

  ㉠ 보건교육 목표 설정

   • 일반적 목표 : 보건교육의 결과로 이루어질 특정한 상태나 조건을 기술한다.

   • 구체적 목표 : 일반적 목표를 달성하기 위한 종속적이고 세부적인 목표를 기술한다(예 고도비만학생 20명 중 50% 이상의 학생이 1년간의 체중조절 프로그램에 참여한다).

  ㉡ 보건교육 수행계획 : 목표달성을 위해 언제, 어디서, 누가, 무엇을 이용하여 보건교육을 수행할 것인지 구체적인 계획을 수리하고, 연간, 월간, 주간으로 나누어 세부적으로 작성한다.

  ㉢ 보건교육 평가계획 : 교육을 실시하기 전에 평가에 대한 계획도 수립한다. 언제(평가시기), 누가(평가자), 어떻게(평가방법), 무엇을(평가내용), 어떤 범위(평가점수)로 평가할 것인가를 포함해야 한다.

③ 학교 보건교육 수행

  ㉠ 보건교과 보건교육

   • 보건교사가 정규수업에서 시행하고 있는 보건교육

   • 초등학교 : 건강의 이해와 건강생활, 질병예방과 관리, 흡연, 음주, 약물 오 • 남용 예방, 성과 건강, 정신건강, 사회와 건강 등

   • 중학교 : 건강의 이해와 질병예방(건강의 기본 개념과 영향요인, 청소년기의 성장발달과 건강의 조화, 질병예방과 관리), 생활 속의 건강한 선택(약물 오 • 남용 및 흡연 • 음주 예방, 성과 건강, 정서와 정신건강, 안전과 응급처치), 건강자원의 활용과 대처기술, 건강과 사회 • 문화(건강과 안전에 대한 권리와 책임, 문화와 건강) 등

- 고등학교 : 건강의 이해와 질병예방(건강의 이해, 건강한 생활, 질병예방과 관리), 생활 속의 건강한 선택과 안전(약물 오·남용 및 흡연·음주, 성과 건강, 정서와 정신건강, 안전 및 사고예방과 응급처치), 건강자원의 활용과 대처기술, 건강과 사회·문화(건강한 권리와 사회적 책임, 문화와 건강) 등

ⓛ 관련 교과 보건교육 : 보건교사가 정기적인 수업이 불가능한 경우 체육, 가정, 생물 등 건강과 관련 있는 교과목 시간에 담당교사가 교육한다.

ⓒ 생활 보건교육 : 학생들이 환경관리, 학교급식, 건강검사, 예방접종, 체육활동 등 일상적인 학교생활을 하면서 간접적으로 받는 교육이다.

ⓔ 보건교육 참고자료 : 학생의 건강기록 결과 분석, 학생 관찰 결과, 학생의 지식·태도·습관의 테스트 결과, 학부모·교사·학생 상담 결과, 학생의 취미·관심조사 결과, 문헌고찰 결과, 지역사회 건강에 관한 연구결과 등을 참고로 하여 준비한다.

ⓜ 보건교육 방법
- 개인지도
- 집단지도
- 매체활용
- 가정통신문 및 가정방문

④ 학교 보건교육 평가

ㄱ 계획자나 교육담당자가 보건교육이 계획대로 실시되었는지, 얼마나 효과가 있었는지, 정해진 목표까지 도달하였는지 등을 판단하기 위해 행해지는 평가이다.

ㄴ 학교보건교육에서 평가는 그 자체가 끝이 아닌 목표에 대한 수단이며 보건교육의 전과정 속에서 이루어져야 한다.

ㄷ 평가도구의 활용 : 평가도구의 타당성, 신뢰성이 유지되는 것이 가장 중요하다.
- 인지적 영역 : 지식 정도를 측정(질문지나 구두질문)
- 정의적 영역 : 태도를 측정(질문지, 관찰, 태도 척도)
- 운동기술영역 : 기술 정도를 측정(직접 관찰, 실기 시범 등)

(3) 건강증진학교

① 건강증진학교 접근 원칙

ㄱ 전체 학생들의 일상생활에 관한 전반적인 내용을 포함한다.

ㄴ 학생 등 건강문제의 원인이나 결정요인에 초점을 둔 활동이다.

ㄷ 학생들의 건강유해요인을 감소시키기 위한 의사소통, 학교활동, 경제적 도움, 학교조직의 변화, 학교 개발 등의 다양한 활동을 포함한다.

ㄹ 학교건강증진은 효과적이고 학생들의 참여를 목표로 한다.

ㅁ 학교건강증진 활성화에 가장 중심적인 역할을 하는 사람은 일차 건강관리자인 보건교사가 된다.

② WHO 건강증진학교 사업내용

구성요소	사업내용
학교보건 정책	• 학생 및 교직원의 건강을 향상시키기 위한 학교건강정책 • 학교보건위원회 구성, 학교 내 금연운동, 요보호아동 건강상담 제공, 응급처치교육
학교의 물리적 환경	• 기본적인 쾌적함 • 학교환경위생관리(실내외 먼지오염, 식수위생), 학교주변 보도블록 교체, 양치질 교실 조성, 휠체어 전용도로 설치 등
학교의 사회적 환경	• 학생 및 교직원의 정신건강과 사회적 욕구지지, 특별 장애아동 지지, 학생의 개별성 존중 등을 포함한다. • 학부모 건강교육, 어린이 건강클럽 운영, 사회성 증진 프로그램, 정신건강교육
지역사회 유대관계	• 가정과 지역사회의 학교생활 참여, 학교와 지역사회의 연계 등을 포함한다. • 물리적 지원 환경(교육청, 구청 연계), 아동안전지킴이(지역사회주민), 학교금연(학교주변 담배판매업소), 학교보건요원(의사, 약사, 지역주민)
개인건강기술	• 건강문제를 연계성 있게 접근하여, 학생들이 건강에 대한 지식과 기술을 습득하고, 실천할 수 있도록 한다. • 보건교과 과정 및 교육, 교사와 학부모 교육 및 훈련을 포함한다. • 흡연, 음주예방교육, 올바른 식생활 교육, 손 씻기 체험교육, 줄넘기교육
학교보건서비스	• 응급처치 위주에서 예방과 건강생활 실천 강화 서비스 중심 • 학생 및 교직원 건강검진, 감염병 예방접종 안내, 신체검사 통계 등

출제유형문제 최다빈출문제

건강증진학교의 구성요소로 옳지 않은 것은?

① 개인건강기술
❷ 학교의 물리적·경제적 환경
③ 지역사회 유대관계
④ 학교보건서비스
⑤ 학교의 사회적 환경

해설
WHO 건강증진학교의 구성요소
• 개인건강기술
• 학교의 물리적 환경
• 학교의 사회적 환경
• 지역사회 유대관계
• 개인의 건강기술
• 학교보건서비스

일차보건의료 제공

제 2 장

1 일차보건의료

(1) 일차보건의료의 개념과 배경

① 개 념

    ㉠ 알마아타 선언(Alma-Ata declaration) 이후 WHO는 '2000년까지 모든 인류에게 건강을'이라는 목표를 달성하기 위해 일차보건의료에 대한 경험과 이론적 발전을 바탕으로 한 지역보건의료체계의 개념을 새로운 전략으로 제시하였다.

    ㉡ 신체·정신·사회적으로 최적의 안녕 상태로서의 보건을, 지역주민들이 접근이 용이하며 활용할 수 있도록 하는 지역보건의료체계이다.

    ㉢ 보건의료에 대한 일차적 혹은 가장 기초적인 부분으로 전세계적인 보건의료전략의 핵심이라 할 수 있으며, 개인, 가족, 지역사회를 위하여 건강증진, 예방, 치료 및 재활 등의 서비스가 통합된 기능이다.

    ㉣ WHO의 일차보건의료 접근에 대한 필수요소(4As)

접근성 (Accessibility)	• 지역주민이 원할 때 언제나 서비스 제공이 가능해야 한다. • 지역주민이 보건의료 이용에 지역적, 지리적, 경제적, 사회적 이유로 차별이 있어서는 안 된다. • 특히 국가의 보건의료 활동은 소외된 지역 없이 벽·오지까지 전달될 수 있어야 한다.
수용 가능성 (Acceptability)	• 지역주민이 쉽게 받아들일 수 있는 방법으로 사업이 제공되어야 한다. • 주민들이 수용가능한 과학적이고 합리적인 방법으로 접근하여 실용적인 서비스가 제공되어야 한다.
주민의 적극적인 참여 (Active participation of population)	일차보건의료는 국가보건의료의 핵심으로서 지역사회 개발정책의 일환으로 지역 내 보건의료 발전을 위해 지역주민의 적극적인 참여가 필수적이다.
지불부담 능력 (Ability to pay)	지역사회구성원의 지불능력에 맞는 보건의료수가로 제공되어야 하며, 저렴하고 양질의 서비스를 제공하여 비용-효과적이어야 한다.

② 역사적 배경

    ㉠ WHO는 1977년 'Health for all by the year 2000'이라는 인류 건강 실현목표를 설정하고, 1978년 구소련의 알마아타(Alma-Ata) 회의에서 그 목표를 실현하는 접근 방법으로 일차보건의료를 제시하였다.

    ㉡ 2000년 이후 WHO는 일차보건의료의 목표를 '모든 사람에게 보다 나은 건강을'로 제시하고 있다.

ⓒ 일차보건의료는 국가보건의료체계의 하나이며, 필수 건강관리로서 개인, 가족, 지역사회가 지역 의료와 가장 먼저 접촉하는 국가보건의료체계로 입문하는 단계이다.

(2) 일차보건의료의 철학과 접근방법

① 일차보건의료의 철학

ⓐ 건강은 인간의 기본 권리인 동시에 그 건강을 보존하고 유지하는 것은 인간의 기본 의무와 책임이기도 하다.

ⓑ 건강에 대한 기본 인권을 보호하기 위해 효과적인 보건의료서비스 전달체계가 고안되어야 한다.

ⓒ 건강은 근본적으로 자원의 분배나 가용과 관계있으며, 형평성을 보장하기 위해 보건 및 사회 가용자원의 공정한 배분에 힘쓴다.

② 접근방법

ⓐ 예방에 중점을 둔다.

ⓑ 적절한 보건의료서비스의 기술과 인력을 적극 활용한다.

ⓒ 접근성이 좋아야 한다(지역·경제·사회적 차별이 없이 누구나 쉽게 이용 가능한 프로그램).

ⓓ 지역사회의 정서에 맞는 사업으로 구성되어야 한다.

ⓔ 지역사회의 능동적, 적극적 참여가 이루어지도록 해야 한다.

ⓕ 관련 분야의 상호협력이 요구된다.

ⓖ 지역사회가 용인할 수 있는 적정 보건의료수가의 사업이 시행되어야 한다.

ⓗ 지방분권은 지역에 책임을 부여함과 동시에 주도권을 부여하므로 국가보건정책을 지역의 실정에 맞게 수정·보완하여 집행하는 것이 필수적 요소이다.

ⓘ 지역주민 스스로 문제해결능력을 향상시킬 수 있도록 지역주민의 자조·자립정신을 기반으로 해야 한다.

(3) 일차보건의료서비스의 내용(알마아타 선언, 1978)

① 지역사회가 가지고 있는 주요 건강문제와 그 예방 및 관리방법에 대한 교육

② 식량공급의 촉진과 적절한 영양의 증진

③ 안전한 식수의 공급과 기본적 위생

④ 가족계획을 포함한 모자보건사업

⑤ 지역사회의 주요 감염병에 대한 예방접종

⑥ 지역의 풍토병 예방과 관리

⑦ 통상질환과 상해의 적절한 치료

⑧ 필수 의약품의 공급

⑨ 심신장애자의 사회 의학적 재활

(4) 일차보건의료의 개혁과제(WHO, 2008)

① **보편적 의료제공을 지향** : 보건의료시스템의 건강형평성과 사회정의 실현에 기여할 수 있도록 일차적으로 보편적 접근성과 사회적 건강보호에 역점을 두도록 개혁해야 한다.

② 필요와 기대에 부응하면서 사회적으로 적합하고 변화하는 사회에 적용할 수 있도록 보건의료서비스를 조직화한다.

③ 보다 건강한 지역사회를 보장할 수 있도록 일차보건의료와 공중보건활동을 통합한다.

(5) 우리나라 일차보건의료

① **발전과정**

㉠ 1960년대 이후 국민의 기본건강관리에 관심을 가지면서 지역사회 건강서비스 사업들이 전국적으로 시도되었다.

㉡ 1969년 시블리 박사(Dr. Sibley)에 의하여 거제에 지역사회개발 보건원이 설립되면서 비로소 시작되었다.

㉢ 1975년 한국보건개발원법을 제정, 무의촌을 일소하고 저소득층에 대한 의료시혜를 개선, 확충한다는 방침 아래 면자치기구로 도시 영세민, 농어촌 저소득층이 저렴한 비용으로 의료혜택을 받을 수 있는 의료체계의 개발을 시작하였다.

㉣ 1976년 정부에서 한국보건개발연구원을 설립하여 5년간 시범사업을 실시하였다.

㉤ 1980년 농어촌 등 보건의료를 위한 특별조치법 공포 후 보건진료 전담공무원을 지역주민에 대한 일차적인 보건의료서비스 최초 접근인력으로 하는 일차보건의료를 도입하였다.

㉥ 1982년부터 면 이하 단위 벽·오지에 보건진료 전담공무원의 배치와 공중보건의를 새로운 인력으로 창출하였다.

② **우리나라 일차보건의료의 개념(1977, 한국보건개발원, KHDI)**

㉠ 전국민을 대상으로 하는 전체 보건의료 전달체계의 가장 기초가 되는 역할과 기능을 한다.

㉡ 일정 지역사회 내에서 보건의료요원과 주민의 적극적인 참여로 이루어지는 보건의료 활동이다.

㉢ 일차보건의료 활동은 지역사회의 자주적인 활동과 공공보건의료기관의 활동으로 구성된다.

㉣ 일차보건의료 활동은 지역사회의 기본적 보건의료 욕구를 충족시켜야 하므로 전체 보건의료 활동에서 예방 측면에 치중한다.

㉤ 일차보건의료 활동은 각종 보건의료요원(의사, 간호사 기타 보건요원)의 협동과 지역사회 자조요원의 협동으로 이루어지며, 각 요원에게 치료, 예방 및 기타 기능이 부여된다.

㉥ 일차보건의료(건강증진, 예방, 치료, 재활) 활동은 전체 지역사회개발 계획의 일부로 하는 것이 바람직하다.

출제유형문제 _{최다빈출문제}

일차보건의료에 대한 설명이 적절하지 못한 것은?

① 일차보건의료 접근의 필수요소는 접근성, 수용 가능성, 주민의 참여, 지불능력이다.

② 일차보건의료서비스에는 필수 의약품 공급과 정신건강증진이 포함된다.

③ 일차보건의료는 지역사회주민의 요구에 적합한 보건의료전달체계를 갖추어야 한다.

❹ 일차보건의료는 예방보다 치료가 우선이다.

⑤ 일차보건의료의 이용에 있어 지역적, 사회적, 경제적 차별이 없어야 한다.

해설
일차보건의료는 예방에 중점을 둔다.

2 보건소의 기능

(1) 보건소

① 보건소의 변천과정

　㉠ 1946년 10월 시초의 모범보건소 설립(서울시립보건소)

　㉡ 1956년 보건소법 제정, 1958년 보건소법 시행령 공포

　㉢ 1977년 의료보호제도 실시 : 보건소가 일차 보건의료기관으로 지정되어 질병예방 위주 사업에서 예방과 치료를 병합하는 포괄적인 보건의료사업을 실시하는 계기를 마련하였다.

　㉣ 1988년 보건소법과 의료법에서 병원의 요건을 갖춘 보건소를 보건의료원으로 개칭하였다.

　㉤ 1989년 전국민 의료보험 실시 : 보건소는 의료급여 대상에게는 물론 의료보험 대상자까지 보건서비스를 제공할 수 있게 되었다.

　㉥ 1991년 보건소법이 전부 개정되어 서울시 22개 보건소 중 5개 보건소는 지역보건과를 설치하고, 만성 환자 관리의 일환으로 방문간호사업을 실시하였다.

　㉦ 1995년 보건소법을 지역보건법으로 전면 개정, 국민건강증진법 제정

　㉧ 2015년 지역보건법전부개정

② 보건(지)소의 조직

　㉠ 설치기준

구 분	설치기준	설치근거
보건소	시·군·구별로 1개소씩 설치한다. 다만, 시장, 군수, 구청장이 지역주민의 보건의료를 위하여 특별히 필요하다고 인정하는 경우에는 추가로 설치·운영할 수 있다.	지역보건법
보건지소	읍·면(보건소가 설치된 읍·면은 제외)마다 1개소씩으로 한다. 다만, 시장, 군수, 구청장은 지역주민의 보건의료를 위해 특별히 필요하다고 인정하는 경우에는 필요한 지역에 보건지소를 설치·운영하거나, 여러 개의 보건지소를 통합하여 1개의 통합 보건지소를 설치·운영할 수 있다.	지역보건법

　㉡ 조직체계 : 보건소는 중앙정부조직인 보건복지부로부터 보건행정과 보건의료사업의 기능을 지도·감독받고, 행정안전부로부터 인력, 예산지원을 받는 하부행정단위로서 이원화된 지도 감독체제로 이루어져 있다.

③ 보건소의 인력

　㉠ 보건소장

　　• 의사의 면허를 가진 자와 이의 충원이 곤란한 경우 최근 5년 이상 보건 등 업무관련 근무한 경험이 있는 보건의무직군(보건, 의무, 약무, 간호, 식품위생, 의료기술직, 보건진료)의 공무원으로 임용할 수 있다(지역보건법 시행령 제13조).

　　• 보건소장은 시장·군수·구청장의 지휘·감독을 받아 보건소업무를 관장하고, 소속 공무원을 지휘·감독하며, 보건지소와 건강생활지원센터 및 보건진료소의 직원 및 업무에 대해 지도·감독한다.

ⓛ 보건지소장
- 보건지소에 보건지소장 1명을 두되, 보건지소장은 지방의무직 공무원 또는 임기제 공무원으로 임용한다.
- 보건지소장은 보건소장의 지휘·감독을 받아 보건지소의 업무를 관장하고 소속직원과 보건진료소의 직원 및 업무를 지휘·지도·감독한다.
ⓒ 보건간호사 : 지역보건의 기획 및 평가, 모성보건사업, 영유아보건사업, 가족계획사업, 보건교육사업, 구강보건사업, 학교보건사업, 영양상담과 영양조사, 일차진료사업, 약사감시, 의료감시, 급·만성 감염병관리, 예방접종사업, 방역사업, 방문간호사업, 정신보건사업, 노인보건사업, 장애자의 재활사업 등 매우 다양하고 광범위한 업무를 담당하고 있으며, 보건소 업무의 80% 이상을 간호사가 수행하고 있다.

④ 보건소의 기능
ㄱ 목적 : 지역주민의 건강요구를 스스로 충족시킬 수 있는 능력을 개발하고 건강요구를 간호하며 심각한 건강문제를 가진 대상자를 적절한 보건의료기관에 의뢰함으로써 국민의 건강권 보장을 목적으로 하며, 이를 달성하기 위해 보건소의 기능은 지역의 포괄적 건강관리를 위해 서비스를 제공해야 한다.
ㄴ 기 능
- 진료서비스 : 지역적 특성을 고려하여 일차적으로 지역의 질병관리를 담당한다.
- 보건간호서비스 : 지역주민의 포괄적 건강관리를 위해 일차보건의료 범위 내에서 보건간호사에 의해 수행된다.
- 환경보건서비스 : 지역주민의 건강과 관련된 지역환경문제를 진단하고 사전에 예방할 수 있도록 교육중심의 관리행정이 요구 된다.
- 보건행정서비스 : 담당지역 보건의료기관의 지도, 감독, 보건통계, 보건정보관리업무를 담당하는 것으로 민간의료기관을 감독하는 업무를 수행한다.

⑤ 보건소의 업무
ㄱ 보건소 업무(지역보건법 제11조)
- 건강 친화적인 지역사회 여건의 조성
- 지역보건의료정책의 기획, 조사, 연구 및 평가
- 보건의료인 및 보건의료기본법 제3조제4호에 따른 보건의료기관 등에 대한 지도·관리·육성과 국민보건 향상을 위한 지도·관리
- 보건의료 관련 기관·단체, 학교, 직장 등과의 협력체계 구축
- 지역주민의 건강증진 및 질병예방·관리를 위한 다음 각 목의 지역보건의료서비스 제공
  - 국민건강증진·구강건강·영양관리사업 및 보건교육
  - 감염병의 예방 및 관리
  - 모성과 영유아의 건강유지·증진
  - 여성·노인·장애인 등 보건의료 취약계층의 건강유지·증진
  - 정신건강증진 및 생명존중에 관한 사항
  - 지역주민에 대한 진료, 건강검진 및 만성 질환 등의 질병관리에 관한 사항

- 가정 및 사회복지시설 등을 방문하여 행하는 보건의료 및 건강관리사업
- 난임의 예방 및 관리

ⓛ 보건소 업무의 위탁
- 지역사회 건강실태조사에 관한 업무
- 감염병의 예방 및 관리에 관한 업무
- 지역보건의료계획의 시행에 관한 업무
- 지역주민에 대한 진료, 건강검진 및 만성질환 등 질병관리에 관한 사항 중 전문지식 및 기술이 필요한 진료, 실험 또는 검사 업무
- 시·도지사 또는 시장·군수·구청장은 의료인에게 지역주민에 대한 진료, 건강검진 및 만성질환 등 질병관리에 관한 사항 중 전문지식 및 기술이 필요한 진료에 관한 업무를 대행하게 할 수 있다.
- 가정 및 사회복지시설 등을 방문하여 행하는 보건의료사업에 관한 업무

⑥ 보건소 사업의 문제점
ⓐ 행정단위별 보건소의 설치 : 보건소는 관할 지역 내 사회적, 경제적, 지리적 요인과 의료자원의 분포 등을 고려하여 다양한 유형화(예 특별시형, 광역시형, 중·소도시형, 농·어촌형 등)가 이루어져야 하는데 현재 행정구역 단위와 비슷한 유형으로 되어 있어 효과적인 보건사업 수행에 어려움이 있다.
ⓑ 보건소 조직의 이원화 : 보건소 조직은 행정안전부의 직접적인 지도·감독을 받고 있으며, 보건인력이 수행해야 할 업무는 보건복지부의 지도·감독을 받고 있다.
ⓒ 국민건강요구 변화에 따른 대응력 강화 필요
ⓓ 환경위생문제에 따른 대응력 강화 필요 : 환경위생문제 급증으로 환경위생업무가 행정안전부로 이관되어 감시행정업무로 되어 있다.
ⓔ 보건의료서비스 기능의 포괄성 강화 필요 : 우리나라 보건소 대부분은 진료서비스 기능이 취약하며, 예방서비스도 실적 위주의 규제 업무에 치중해 포괄적인 업무를 적절히 수행하지 못하고 있다(지역주민 보건소 이용률 향상이 필요).
ⓕ 주민의 보건소 이용률 저조 : 서비스의 질이 떨어진다는 소비자들의 인식으로 이용률이 민간의료기관에 비해 저조하다.
ⓖ 전문인력 확보 미흡과 역량 향상 필요

⑦ 보건전문간호사
ⓐ 자격기준 : 지역보건법에 의한 보건기관, 농어촌 등 보건의료를 위한 특별조치법에 의한 보건진료소 그리고 시·도 및 보건복지부 보건업무의 3년 이상 실무경력을 소지한 자가 전문 간호과정을 이수하고 자격시험에 합격해야 자격을 취득할 수 있다.
ⓑ 역 할
- 지역사회주민과 기관을 대상으로 질병예방, 보건교육, 건강증진을 위한 사업을 계획하고 실시하며 평가한다.
- 안전관리, 사고관리, 감염관리, 환경관리 등 보건대상자에게 영향을 미치는 환경적 건강문제를 확인하고 해결방안을 모색한다.
- 개인, 가족, 지역사회 대상자의 질병예방, 보건교육사업 및 증진사업 계획 등을 수립한다.

(2) 보건진료소

① 설치근거 : 1980년 농어촌 등 보건의료를 위한 특별조치법에 근거하여 설치된 1차 보건의료 사업기관이다.

② 보건진료소의 조직

　　㉠ 설치기준 : 의료 취약지역 인구 500인 이상(도서지역은 300인 이상) 5천명 미만을 기준으로 구분하여 하나 또는 여러 개의 리(里)·동을 관할 구역으로 하여, 주민의 이용이 편리한 장소에 설치한다(농어촌 등 보건의료를 위한 특별조치법 시행규칙 제17조).

　　㉡ 목적 : 알마아타 선언의 영향을 받아 보건의료 취약지역 주민에게 1차 보건의료서비스를 효율적으로 제공함으로써 보건의료서비스의 균형과 건강수준 향상을 도모하기 위함이다.

　　㉢ 조직체계

　　　• 보건진료소장 1명과 필요한 직원을 두되, 보건진료소장은 보건진료 전담공무원으로 하며, 보건진료소의 모든 업무와 시설을 책임진다.

　　　• 보건진료소에는 보건진료소장 직위가 없으므로 지역보건기구의 명칭 및 체계를 맞추기 위해 보건진료소장 직위를 신설하고, 보건진료원의 명칭을 보건진료 전담공무원으로 변경하였다.

　　　• 보건진료소는 보건지소와 보건소장으로부터 전문 기술적인 지도와 자문을 받으며, 행정적 지도와 자문은 각 도의 보건과로부터 받는다.

③ 보건진료소의 인력

보건진료 전담공무원 자격기준	간호사 또는 조산사 면허소지자로서 보건진료직렬의 공무원 임용시험에 합격한 후, 보건복지부장관이 실시하는 24주 이상의 직무교육(이론교육 10주, 임상실습 10주, 현지실습 4주)을 받은 사람이어야 한다.
보건진료 전담공무원 신분	• 1981년 : 군수의 위촉 • 1992년 이후 : 지방공무원 • 보건진료 전담공무원은 지정받은 근무지역 안에 거주하여야 한다.
보건진료 전담공무원 임용	보건진료 전담공무원은 지방공무원으로 하며 특별자치시장·특별자치도지사·시장·군수 또는 구청장이 근무지역을 지정하여 임용한다.

　　㉠ 역할 및 기능

　　　• 보건진료 전담공무원 역할

　　　　- 지역사회 보건관리자

　　　　- 서비스 제공자

　　　　- 변화촉진자

　　　　- 교육자

　　　　- 상담 및 의뢰자

　　　　- 보건팀 요원

　　　　- 평가 및 연구자

　　　　- 정보수집 및 보존자

- 보건진료 전담공무원 업무

의료행위	그 밖의 업무
• 상병 상태를 판별하기 위한 진찰·검사 • 환자의 이송 • 외상 등 흔히 볼 수 있는 환자의 치료 및 응급을 요하는 환자에 대한 응급처치 • 상병의 악화 방지를 위한 처치 • 만성병 환자의 요양지도 및 관리 • 정상분만 시의 분만개조 • 예방접종 • 위의 의료 행위에 따르는 의약품 투여	• 환경 위생 및 영양 개선 • 질병예방 • 모자보건 • 주민의 건강에 관한 업무를 담당하는 사람에 대한 교육 및 지도 • 기타 주민의 건강증진에 관계되는 업무

- 보건진료 전담공무원 기능

지역사회 조직 및 개발 기능	• 사업대상지역의 각종 조직파악 • 지역사회 조직 활동 • 보건진료소 운영협의회 운영
사업계획 수립 기능	• 인구구조 및 특성 파악 • 보건의료자원 조사 및 활용, 보건통계자료수집 • 보건대상자 파악 및 사업 우선순위 결정 • 보건사업 평가계획 수립
지역사회 보건관리 기능	• 음료수관리를 위한 수질검사용 가검물 채취 • 화장실 위생관리 교육 • 농약관리 교육 • 지역주민 영양관리, 집단보건교육 실시 • 취약 아동들의 보건교육 실시
모자보건 기능	• 임신진단 • 산과적 진찰 및 일반적 처치 • 고위험 임산부 관리 • 정상분만의 개조 • 분만세트 사용법 지도 • 이상분만의 감별 • 임산부의 건강상태 파악 • 영유아의 관리, 예방접종 • 유아기 영양지도
통상질환 관리 기능	• 진단을 위한 병력 조사, 진찰, 임상검사 의뢰 • 기초진료 범위 내의 환자투약, 처치, 응급환자 치료 • 기초진료 범위 외의 환자(응급) 의뢰 • 질병예방을 위한 교육 실시

사업운영 관리 및 기술지도 기능	• 보건진료소 사업운영을 위한 계획서 작성 • 장비, 물품, 비품관리를 위한 대장의 비치 • 약품관리를 위한 대장의 비치 • 보건진료소 운영상황 보고서 작성 • 환자진료기록부, 조사기록부작성 • 일반관리업무(공문서, 회계기록, 활동기록) 및 기타 기록부 작성 • 보건진료소 사업평가의 실시 • 마을 건강원의 조직과 활용, 교육 및 활동지원 • 보건요원 활용 및 지도 감독
보건정보체계 개발 기능	• 보건정보수집 • 보건정보체계 개발

- 보건진료 전담공무원 개선방향
  - 지역주민의 적극적 참여를 통한 1차 보건의료사업을 강화한다.
  - 통상적인 질병예방 이외에 건강증진활동을 포함한 포괄적인 건강관리 서비스 제공에 중점을 둔다.
  - 보건사업 대상자의 질병예방, 건강증진 및 지역사회 개발을 목표로 포괄적인 1차 보건의료 사업 제공을 원칙으로 한다.
  - 업무효율 증진을 위한 업무전산화

(3) 건강생활지원센터

① 지역사회 밀착형 건강관리 전담기관으로 읍·면·동마다 1개씩 설치한다(보건소가 설치된 읍·면·동 제외).
② 지역주민 참여 지역 내 민간의료자원과의 연계, 협력을 통한 지역사회 특화형 건강증진서비스를 발굴하고 수행한다.
③ 지역주민의 질병예방 및 건강생활 실천을 추진한다.
④ 금연, 절주, 영양, 신체활동, 만성질환 예방 및 관리 사업에 중점을 둔다.

(4) 지역보건의료계획(지역보건법 제7조)

① 특별시장·광역시장·도지사(이하 "시·도지사"라 한다) 또는 특별자치시장·특별자치도지사·시장·군수·구청장(구청장은 자치구의 구청장을 말하며, 이하 "시장·군수·구청장"이라 한다)은 지역주민의 건강 증진을 위하여 다음 각 호의 사항이 포함된 지역보건의료계획을 4년마다 수립하여야 한다.
  ㉠ 보건의료 수요의 측정
  ㉡ 지역보건의료서비스에 관한 장기·단기 공급대책
  ㉢ 인력·조직·재정 등 보건의료자원의 조달 및 관리
  ㉣ 지역보건의료서비스의 제공을 위한 전달체계 구성 방안
  ㉤ 지역보건의료에 관련된 통계의 수집 및 정리

② 시·도지사 또는 시장·군수·구청장은 매년 지역보건의료계획에 따라 연차별 시행계획을 수립하여 야 한다.

③ 시장·군수·구청장(특별자치시장·특별자치도지사는 제외한다)은 해당 시·군·구(특별자치시· 특별자치도는 제외한다) 위원회의 심의를 거쳐 지역보건의료계획(연차별 시행계획을 포함한다. 이 하 이 조에서 같다)을 수립한 후 해당 시·군·구의회에 보고하고 시·도지사에게 제출하여야 한다.

④ 특별자치시장·특별자치도지사 및 관할 시·군·구의 지역보건의료계획을 받은 시·도지사는 해당 위원회의 심의를 거쳐 시·도의 지역보건의료계획을 수립한 후 해당 시·도의회에 보고하고 보건복 지부장관에게 제출하여야 한다.

⑤ 지역보건의료계획은 사회보장 기본계획, 지역사회보장계획 및 국민건강증진종합계획과 연계되도록 하여야 한다.

⑥ **지역보건의료의 세부계획(지역보건법 시행령 제4조)** : 특별시장·광역시장·도지사(이하 "시·도지 사"라 한다) 및 특별자치시장·특별자치도지사는 지역보건의료계획에 다음 각 호의 내용을 포함시켜 야 한다.

　ㄱ 지역보건의료계획의 달성 목표

　ㄴ 지역현황과 전망

　ㄷ 지역보건의료기관과 보건의료 관련기관·단체 간의 기능 분담 및 발전 방향

　ㄹ 법 제11조에 따른 보건소의 기능 및 업무의 추진계획과 추진현황

　ㅁ 지역보건의료기관의 인력·시설 등 자원 확충 및 정비 계획

　ㅂ 취약계층의 건강관리 및 지역주민의 건강 상태 격차 해소를 위한 추진계획

　ㅅ 지역보건의료와 사회복지사업 사이의 연계성 확보 계획

　ㅇ 의료기관의 병상(病床)의 수요·공급

　ㅈ 정신질환 등의 치료를 위한 전문치료시설의 수요·공급

　ㅊ 특별자치시·특별자치도·시·군·구(구는 자치구를 말하며, 이하 "시·군·구"라 한다) 지역보 건의료기관의 설치·운영 지원

　ㅋ 시·군·구 지역보건의료기관 인력의 교육훈련

　ㅌ 지역보건의료기관과 보건의료 관련 기관·단체 간의 협력·연계

　ㅍ 그 밖에 시·도지사 및 특별자치시장·특별자치도지사가 지역보건의료계획을 수립함에 있어서 필요하다고 인정하는 사항

⑦ **지역보건의료계획의 의의**

　ㄱ 보건소 사업방향이 상의하달의 방식에서 하의상달의 방식으로 사업 전환을 꾀함으로써 지방자치 제 목표에 맞는 보건행정을 펼칠 수 있다.

　ㄴ 각계각층의 주민들이 함께 계획 수립에 참여함으로써 주민건강 증진 및 건강한 지역사회를 조성 하게 하는 것이다(보건의료에 대한 인식 제고).

　ㄷ 각 보건소는 지역의 실정에 맞는 보건의료계획을 수립할 수 있고, 보건의료기관의 기획 능력의 향상과 동기부여에 도움이 된다.

출제유형문제 최다빈출문제

보건진료 전담공무원의 업무가 아닌 것은?

① 환자의 이송
② 예방접종
③ 모자보건의 업무
❹ 응급분만의 개조
⑤ 만성질환자 요양지도

해 설
정상분만 시의 분만개조

3 모자보건

(1) 모자보건사업의 개요

① 모자보건사업의 개념

㉠ WHO, 모자보건위원회 : 여성의 건강유지와 육아에 대한 기술을 터득하여 정상분만과 건강한 자녀를 갖도록 하며, 예측 가능한 사고나 질환, 기형을 예방하는 사업이라고 하였다.

㉡ 우리나라 모자보건법 : 모성과 영유아에게 전문적인 보건의료서비스 및 그와 관련된 정보를 제공하고, 여성의 생식건강관리와 임신·출산·양육 지원을 통하여 이들이 신체적·정신적·사회적으로 건강을 유지하게 하는 사업을 말한다.

② 모자보건사업의 목적 : 모성의 생명과 건강을 보호하고 건강한 자녀를 출산하고 양육하여 모자의 삶의 질을 향상시켜 국민건강 수준을 유지, 증진하는 것이다.

㉠ 지역사회 건강수준을 증진시키는 것 중 하나로 모성건강을 유지한다.

㉡ 임신과 분만에 수반되는 모든 합병증의 발생 위험을 줄인다.

㉢ 다음 번 임신에 대한 준비를 하도록 한다.

㉣ 신생아 사망률을 감소시킨다.

㉤ 불임의 예방 및 치료

③ 모자보건사업의 범위 : 임신에서부터 태아기, 영·유아기, 학령기, 사춘기, 생산기 여성의 신체·정신·사회적 건강문제를 포함한다.

④ 모자보건사업의 대상

㉠ 모성인구

• 넓은 의미 : 초경에서 폐경(15~49세)에 이르는 모든 여성

• 좁은 의미 : 임신, 분만, 산욕, 수유기(출산 후 6개월까지)의 여성

㉡ 아동인구

• 넓은 의미 : 생후부터 15~18세까지의 미성년자

• 좁은 의미 : 생후부터 미취학 아동

㉢ 우리나라 모자보건법 제2조

• 모성 : 임산부와 가임기 여성

• 임산부 : 임신 중이거나 분만 후 6개월 미만인 여성

• 신생아 : 출생 후 28일 이내의 영유아

• 미숙아 : 신체의 발육이 미숙한 채로 출생한 영유아로 임신 37주 미만의 출생아 또는 출생 시 체중이 2,500g 미만인 영유아로서 보건소장 또는 의료기관의 장이 임신 37주 이상의 출생아 등과는 다른 특별한 의료관리와 보호가 필요하다고 인정하는 자

• 영유아 : 출생 후 6년 미만인 사람

⑤ 모자보건사업의 내용

㉠ 임신의 준비 : 결혼 전 건강 상담과 임신계획

㉡ 임산부의 산전, 분만 및 산후관리와 응급처치

㉢ 신생아 관리

    ② 영유아 건강관리와 예방접종

    ⑩ 학령기와 사춘기 보건관리

    ⑭ 출산조절 : 가족계획 상담과 지도

    ⑭ 근로여성 건강관리

    ◎ 폐경기 관리

⑥ 모자보건사업의 발달과정

    ㉠ 1421년 영국의 헨리 8세 때 신생아 등록제도가 처음 생겨 생정통계를 산출하면서 시작되었다.

    ㉡ 1861년 최초의 계통적인 영아사망 조사연구가 영국을 비롯한 미국, 프랑스 등에서 시작되었다.

    ㉢ 1872년 영국에서 생활보호법이 제정되었고, 1876년 미국 뉴욕주에서는 아동복지법이 제정되었다.

    ㉣ 우리나라는 1923년 로선복 선교사에 의한 어머니 교실 및 영유아 보건사업이 시초라고 할 수 있다.

⑦ 모자보건사업의 중요성

    ㉠ 대상인구가 전체 인구의 절반 이상을 차지한다.

    ㉡ 제한된 자원과 재원의 투입으로 영구적이고 확실한 효과를 얻을 수 있어 다른 사업에 비해 적은 비용으로 건강증진에 기여하는 정도가 크다.

    ㉢ 여성과 아동의 건강은 다음 세대의 인구의 자질에 영향을 준다.

    ㉣ 지속적인 건강관리와 질병예방에 관한 예방사업에 효과가 크고 확실하다.

    ㉤ 임산부와 어린이는 질병에 이환되기 쉽고, 병에 걸리면 사망률이 높으며, 치유된 후에도 기형 및 불구의 후유증이 평생 지속될 가능성이 높다.

    ㉥ 생애주기별 단계로 볼 때 국민건강육성의 기초이다.

    ㉦ 가족에게 미치는 영향이 크다. 임신은 가정의 경제, 가족 간의 정서 및 신체적인 변화를 가져온다.

    ◎ 지역사회 및 국가에 미치는 영향력이 크다.

    ㉧ 적절한 산전관리로 예방을 하는 것이 경제적이다.

(2) 모자보건사업의 주요 지표

① 신생아 및 영아사망률

    ㉠ 신생아 사망률 : 영아의 사망기간에 따라 생후 4주(생후 28일) 이내의 사망은 신생아 사망, 4주 이후에서 1년 미만의 사망은 후기 신생아 사망이라고 한다(영아사망률에 포함).

$$= \frac{\text{생후 4주(생후 28일) 이내의 신생아 사망자수}}{\text{특정 연도의 총출생아수}} \times 1,000$$

    ㉡ 영아사망률 : 연간 출생아 1,000명당 출생 후 1년 이내의 영아사망수를 말한다. 사회·경제·환경적 특성에 민감하며, 생후 12개월 미만의 한정된 집단을 대상으로 산출하므로 정확성이 높으며, 국가 간 변동범위가 크므로 비교 시 편의성이 높아 한 국가의 건강수준을 알 수 있는 대표적인 지표이다(건강수준이 향상 → 영아사망률 감소).

$$= \frac{\text{출생 후 1년 미만의 영아사망자수}}{\text{특정 연도의 총출생아수}} \times 1,000$$

② 주산기사망률(Perinatal period mortality rate)

　ⓐ 영아나 신생아 사망은 출생아 중 사망한 경우만을 고려하므로 태아의 건강상태가 불량하여 사산일 경우 분만으로 고려되지 않을 수 있어 임신결과 또는 모성의 출산력이나 태아의 건강상태를 평가하기에 부족한 부분이 있어 이를 보완할 수 있는 지표이다.

　ⓑ 이 지표는 산모와 태아의 건강상태를 파악할 수 있는 모자보건 분야의 대표적 지표이다.

$$= \frac{\text{같은 해의 28주 이후 사산아수} + \text{생후 1주일 이내 사망자수}}{\text{특정 연도의 총출생아수}} \times 1,000$$

③ 모성사망비(Maternal mortality ratio)

　ⓐ 모성사망 측정을 위해 개발된 지표 중 가장 많이 사용되는 지표로 출생아 10만 명당 모성사망 수로 표시된다(분자가 분모에 포함되지 않음).

　ⓑ 모성사망
　　• 임신이 직접적인 원인이거나 임신이 기존 질병을 악화시킨 간접적 원인이 되어 산모가 사망한 경우로 한정되며 임신 중 감염된 감염병, 만성질환, 사고에 의한 사망은 제외된다.
　　• 산전관리, 분만처치, 산후관리 정도, 분만장소를 포함한 환경위생, 출산력 조절과 관계가 있고 사회경제적인 수준을 반영한다.

$$= \frac{\text{해당 연도의 모성사망자수(임신, 분만, 산욕으로 인한 모성사망자수)}}{\text{특정 연도의 총출생아수}} \times 100,000$$

④ 모성사망률(Maternal mortality rate)

　ⓐ 분모가 가임기 여성으로 그 해 모성사망을 모두 포함하였으므로 모성사망비와 다르게 출산 및 출생과 관계없이 모든 가임기 여성의 모성사망을 측정할 수 있는 지표이다(분자가 분모에 포함 됨).

　ⓑ 전반적인 보건수준을 나타내는 중요한 지표로 임산부의 산전, 산후관리 수준의 반영 및 지역사회 의료전달체계, 사회경제적 수준을 반영한다.

$$= \frac{\text{해당 연도의 모성 사망자수}}{\text{해당 연도의 15\~49세 가임기 여성의수}} \times 100,000$$

　※ 영아사망률과 모성사망률은 국가의 보건학적 · 경제적 · 사회적 상태를 알려주는 지수로 사용된다.

⑤ α-index

　영아사망과 신생아 사망과의 관련지표로써 그 값이 1에 근접할수록 거의 모든 영아사망이 신생아 사망으로 그 지역의 건강수준이 높다는 것을 의미하며, 값이 클수록 신생아기 이후의 영아사망이 크기 때문에 영아사망에 대한 대책이 필요하다(분자가 분모보다 큼).

$$= \frac{\text{특정 연도의 영아 사망자수}}{\text{특정 연도의 신생아 사망자수}} \times 1,000$$

(3) 모자보건 정책 및 지역사회보자보건·복지서비스

비 전	모성과 아동의 건강사회 구현
정책추진 방향	• 난임 부부 지원 등 임신 출산에 대한 사회적 지원 강화 • 영유아 사전 예방적 건강관리를 통한 차세대 인적 자원 확보 • 산후조리원 감염·안전관리 강화
추진 전략	

모성보건 사업	• 표준모자보건수첩 제공
	• 임신·출산·육아 종합정보 제공(아이사랑)
	• 모성건강 지원환경 조성 지원 사업 : 매년 임산부의 날 제정 기념 및 임산부 배려 캠페인을 통한 임신, 출산에 친화적인 환경 조성
	• 인공임신중절 예방
	  – 한국마더세이프 전문상담센터 : 임신 중 약물복용 시 부작용 및 안전한 약물 사용에 대한 무료상담
	  – 위기 임신 상담·신고 센터
	  – 인공임신중절 예방 사회협의체
	  – 생명사랑 서포터즈
	• 산후조리원 감염 및 안전관리
	  – 산후조리원 감염관리 종합대책 이행을 위한 모자보건법령 개정
	  – 산후조리원 화재피해 예방을 위한 시설기준 강화 및 위기 대응능력 제고를 위한 모자보건법령 및 안전관리지침 개정

청소년 산모 임신·출산 의료비 지원 사업	• 만 18세 이하 산모에게 개인 지정형 정부기관 법인체크카드, 국민행복카드 지급 • 지원 금액 : 임신 1회당 120만원 범위 • 지원 기간 : 카드 수령 후부터 분만예정일 이후 60일까지 • 임신, 출산 전후 산모건강관리와 관련 의료비 지원
난임 부부 시술비용 지원 사업	• 체외수정(신선배아, 동결배아), 인공수정 중 일부 본인부담금, 비급여 및 100% 전액본인부담금 지원 • 2019년 7월 연령제한 폐지

영유아 사전 예방적 건강관리사업	• 미숙아 및 선천성 이상아 의료비 지원
	• 선천성 대사이상 검사/환아 관리
	  – 선천성 대사이상 검사 : 선천성 대사이상의 유무를 조기에 발견·치료함으로써 장애발생을 예방하고 건강을 증진하기 위해 가장 먼저 시행하는 사업
	  – 환아 관리 : 18세 미만의 등록된 환아에게 특수조제 분유 등의 의료지원
	• 난청 조기진단
	• 취학 전 실명예방

고위험 임신산부 의료비지원	11대 고위험 임신질환 : 조기진통, 분만관련 출혈, 중증 임신중독증, 양막의 조기파열, 태반조기박리, 전치태반, 절박유산, 양수 과다·과소증, 경관무력증, 분만 전 출혈

(4) 모성보건

① 모성보건 관리

㉠ 혼전관리 : 가임기 모성의 건강증진사업의 일환으로 올바른 성문화를 정립하기 위하여 성교육 및 성상담 사업을 실시하고 있고, 생식건강증진을 지원하기 위하여 여성생식보건증진 프로그램을 개발·보급하고 있으며, 임신·출산·육아 등의 종합정보를 제공하고 있다.

• 건강 진단 항목
  - 흉부 X-선 촬영(결핵)
  - 혈액검사(혈액형검사, 혈색소 측정, 기본 혈액검사, B형간염 항원검사)
  - 성병검사(임질검사, 매독혈청 반응검사, AIDS)
  - 심전도
  - 소변검사(단백뇨, 당뇨)
  - 신체 계측과 전신 소견
  - 성기의 진단과 정액검사(남자)
  - 월경력과 기초체온 측정(여자)
  - 구강, 시력, 색맹 및 기타 안과질환
  - 유전질환

㉡ 산전관리

• 산전관리의 목적
  - 임산부로 하여금 최상의 건강상태에 도달하여 건강한 아이를 출산하게 한다.
  - 임신합병증을 예방하고 조기에 발견하여 관리함으로써 안전분만 및 산욕기의 회복을 촉진한다.
  - 사산율, 주산기사망률, 미숙아출산율, 모성(영아)사망률 및 유병률 감소
  - 모자 간 신체·정신적으로 만족스러운 관계를 맺도록 한다.
  - 올바른 임산부 교육

• 산전관리의 내용

임산부 등록	모자보건법 제3조 및 동법 제9조에 근거, 표준모자보건수첩의 발급과 건강기록부를 작성하고, 교육과 정보를 제공한다.
임산부의 정기 건강검진	• 임신 7개월(28주)까지 : 4주마다 1회 • 임신 8개월(29주)에서 9개월(36주)까지 : 2주마다 1회 • 임신 10개월(37주 이상)까지 : 1주마다 1회 • 임산부가 장애인복지법에 따른 장애인인 경우, 만 35세 이상인 경우, 다태아를 임신한 경우 또는 의사가 고위험임신으로 판단한 경우에는 위에서 제시한 건강진단 횟수를 넘어 건강진단을 실시할 수 있다.
산전관리 기본검사	• 임신진단(소변검사) • 임신 8~12주 : 모성검사(혈액, 소변), 풍진항체 검사 • 임신 15~20주 : 기형아 검사(쿼드테스트), 초음파 • 임신 24~28주 : 임신성 당뇨검사

고위험임산부 관리	• 고위험 모성보건 대상 　- 20세 미만과 35세 이상의 임산부 　- 저소득층 임산부 　- 유전적 소인이 있는 임산부 　- 다산임산부(특히 5회 이상의 경산부) 　- 산과적 합병증이 있는 임산부 　- 심한 빈혈증, 영양실조, 비만증이 있는 임산부 　- 고혈압 등 순환기계 및 신진대사에 이상이 있는 임산부 　- 정서적으로 문제가 있는 가족의 임산부 　- 직장을 다니는 임산부 　- 미혼 임산부
산전영양관리	하루 칼로리 섭취량은 임신 초기에는 2,000cal이고, 중기와 말기에는 2,500cal이며, 특히 단백질의 섭취는 1일 60g을 권장한다.
임산부 유방관리	• 임신 6~7개월부터 유방관리를 시작한다. • 유두준비 　- 목욕이나 샤워 후 타월로 닦는 방법이 있는데 자극과 짓무름의 원인이 될 만큼 심하게 하지 않는다. 　- 조기분만의 위험이 없다면 엄지와 검지 사이에 유두를 잡고 매일 잠깐씩 부드럽게 굴린다. 　- 매일 잠깐씩 공기 중에 노출시키고 햇볕을 쪼이는 것이 좋다.
산전운동	• 골반흔들기(Pelvic tilt) : 요통예방과 감소 • 케겔운동(Kegel's exercise) : 생식기 주위의 근육강화로 골반상의 근육이 분만 후 즉시 정상적인 기능을 회복하도록 도와준다.
철분제 및 엽산제 지원	• 철분제 : 임신 5개월부터는 태아로 유입되는 혈류량의 상승으로 전체 혈액의 45% 정도가 증가되므로 철분 보충이 필요하다. 임신 5개월 이상 보건소 등록 임산부에게 분만 전까지 1인 5개월분을 지원하고 있다(빈혈이나 다태아 등 추가복용이 필요한 경우는 본인부담). • 엽산제 : 임신 초기부터 12주까지 1인 최대 3개월분을 지원하고 있다. • 복대 지급 : 32주 이후 필요시 복대 지급
위험요인에 대한 지도	• 임신 초기의 유산과 말기의 조산 : 임신 1기에는 다양한 이유로 유산이 될 수 있고 임신 20주~37주 이전에 정상보다 경관이 더 빨리 개대되어 조산될 수 있다. • 조산의 경고 징후와 증상 　- 다른 증상 없이 또는 다른 증상과 함께 매 10분 또는 그 이상 발생되는 자궁수축 　- 하복부에 지속적으로 또는 간헐적으로 느껴지는 월경통과 비슷한 경련 　- 허리 아랫부분에서 지속적으로 또는 간헐적으로 느껴지는 둔통 　- 태아가 지속적으로 또는 간헐적으로 밀고 내려오는 것 같은 골반압력 　- 설사를 동반하거나 하지 않는 복부경련 　- 질 분비물의 농도나 색깔의 변화 및 증가 • 흡연과 음주 • 당뇨병

ⓒ 분만관리

분만 전	산모와 가족을 대상으로 분만과정 및 준비해야 할 물품에 대한 교육과 함께 분만장소를 결정하도록 지지한다.
분 만	• 분만 시작을 아는 방법의 지도 : 분만의 징후(양막 파수, 이슬, 진통 등) • 병원에 가는 시간과 의사와 조산사를 부르는 시간 등에 대한 교육 • 병원분만이 권장되는 경우 　－ 초산부 　－ 35세 이상의 고령 임산부 　－ 4회 이상 분만경험이 있는 임산부 　－ 내과적 합병증(심장병, 당뇨병, 고혈압, 결핵 등) 경험이 있는 임산부 　－ 산과적 합병증(후기 임신중독증, 돌연한 출혈, 분만 후 출혈 등) 경험이 있는 임산부 　－ 사산 및 신생아 사망 경험이 있는 임산부 　－ 현 임신 중 임신 합병증이나 임신 후유증 발병이 가능한 임산부
분만 직후	• 산후출혈, 제대 처리, 신생아 간호 • 충분한 영양섭취와 휴식 권장 • 산모와 태아에 대한 위생 관리

② 산욕기 관리 : 가족 중 간호할 사람을 선정하여 산모 및 신생아 간호법을 시범으로 보여 주고 지도·감독한다.

산후 진찰시기	• 분만 후 6~8주 　－ 혈압, 체중, 소변검사, 혈액검사(Hb) 　－ 진찰소견 : 자궁은 복부에서 촉진되지 않고, 오로는 없으며, 회음은 치유되어 있어야 하고 젖 분비가 잘되어야 한다.
영 양	산후에는 출혈이나 오로로 인해 단백질이나 철분의 손실이 크므로 충분한 수분공급과 생선, 육류, 간, 우유, 달걀, 콩, 녹황색 채소 등을 섭취한다.
산욕열	1주에 2회 이상 체온이 38℃ 이상 상승할 때는 산욕열을 의심한다.
목욕 및 산후위생	분만으로 인해 생식기에 상처가 있어 감염의 위험이 있으므로 샤워는 24시간 후부터 통목욕은 최소 4주가 지나서 하는 것이 좋고, 성생활은 6~8주 이후가 좋다.
방문객 제한	안정과 수면, 감염예방을 위해 방문객을 제한한다.
산후운동	• 산후 24시간 정도가 지난 후 간호사와 상의해 운동을 시작하되, 심호흡과 가벼운 운동부터 시작하여 점차 운동의 강도와 양을 늘려간다. 　－ 분만 시 늘어난 복벽과 골반 근육의 수축회복을 촉진시키고 체력을 길러준다. 　－ 혈액순환을 좋게 해 준다. 　－ 소변의 배출과 자궁수축을 도와준다. 　－ 산후 긴장을 풀어주고 피로회복의 효과가 있다. 　－ 모유 분비를 촉진시켜 준다. 　－ 변비 예방, 근육통 해소, 전신 휴식
가사로의 복귀	전면적인 가사복귀는 6주 후부터 가능하다.
배 변	충분한 수분 섭취와 섬유질 섭취로 변비를 예방하고 필요시 가벼운 윤활제를 사용한다.

모유수유	• 자궁 수축을 촉진한다(수유 시 옥시토신 분비).
	• 유방암의 발생 빈도가 낮아진다.
	• 모아애착이 강해지고 모아의 심리·정서적 안정을 얻는다.
	• 모유는 신선하고 우유에 비해 소화하기 쉽고, 우유 알레르기와 같은 수유 장애가 적다.
	• 많은 면역물질이 많이 함유되어 있어 질병과 감염으로부터 신생아를 보호하여 상기도염, 중이염, 위장관계 질환 등이 적게 걸린다.
	• 모유는 비타민, 철분, 무기질 등의 흡수가 더 효과적이다.
가족계획	출산간격 및 터울조절을 위해 가족계획(피임법)을 지도한다.
외 출	4주 후부터 가능하다.

출제유형문제 최다빈출문제

다음 중 분모가 출생아수가 아닌 것은?

① 신생아사망률
② 영아사망률
③ 모성사망비
❹ 모성사망률
⑤ 주산기사망률

해설
모성사망률의 분모는 15~49세의 가임기 여성이다.

4 영유아보건

(1) 영유아 건강관리의 정책추진 방향

① 모성건강과 연계하여 산전관리를 강화하고, 신생아 집중치료실을 확충하여 고위험 신생아를 관리함 으로써 영아사망률을 감소

② 선천성 대사이상 검사 및 환아 관리 강화, 신생아 난청 선별검사 확대, 미숙아 및 선천성 이상아 의료비지원 확대 등을 통해 고위험 신생아의 장애발생을 최소화

③ 모유수유 실천 향상, 보육시설 영유아 건강관리 강화를 통해 영유아 성장발달 및 건강증진을 도모

④ 취학 전 어린이의 조기시력검진을 통해 안질환을 조기에 발견·치료하여 시각장애 요인을 감소

⑤ 어린이 안보건 교육 프로그램의 개발과 시행으로 시력보호 및 눈 건강증진에 기여

(2) 영유아 건강관리

① 신생아 건강관리

  ㉠ 신생아 : 생리적으로 생후 7~10일간의 아기를 말하나 일반적으로 출생 직후에서 4주간의 아기를 의미한다.

  ㉡ 선천성 이상아 건강관리

  • 선천성 이상아 : 선천성 기형, 변형, 염색체 이상이 있는 영유아

  • 시장·군수·구청장의 의료지원 : 출생 직후 또는 신생아기에 즉시 수술 또는 치료 받지 못하면 사망하거나 장애가 발생하는 질환으로 식도폐쇄증, 장폐색증, 항문직장 기형, 선천성 횡경막 탈장, 제대 기저부 탈장 및 그 외 신생아기에 수술 또는 치료를 받아야 할 질환 등 주요 다빈도 선천성 이상아 5대 질환이 포함된다.

  ㉢ 선천성 대사이상아 건강관리

  • 선천성 대사이상 질환은 출생 시부터 일부 단백질 효소의 결함이나 부재 등으로 우유나 음식의 대사산물이 뇌나 신체에 독작용을 일으켜 회복 불가능한 손상을 주는 질환이다.

  • 검사 : 생후 48시간 후 7일 이내에 젖을 충분히 섭취한 후 2시간 이내에 발뒤꿈치에서 채혈하여 검사한다. 결과는 채혈일로부터 15일 이내에 통보한다.

  • 페닐케톤뇨증, 갑상선 기능저하증, 호모시스틴뇨증, 단풍당뇨증, 갈락토스혈증, 선천성 부신과 형성증 검사 실시

  • 환아 관리 : 등록된 환아의 치료와 관련된 정보제공 및 홍보 실시와 특수조제 분유 및 저단백식품 (선천성 갑상선 기능저하증 제외), 선천성 갑상선 기능저하증 의료비(약제비) 지원

  ※ 갑상선 기능저하증을 제외한 선천성 대사이상 질환은 희귀난치성 질환에 포함되므로 이들 질환의 치료 시 발생하는 의료비는 희귀·난치성 질환자 의료비지원사업으로 연계된다.

② 영유아 건강관리

㉠ 건강평가

모자보건법 시행규칙	신생아	수 시
	영유아	• 출생 후 1년 이내 : 1개월마다 1회 • 출생 후 1년 초과 5년 이내 : 6개월마다 1회
	미숙아	• 분만의료기간 퇴원 후 7일 이내에 1회 • 1차 건강진단 시 건강문제가 있는 경우에는 최소 1주에 2회 • 발견된 건강문제가 없는 경우에는 영유아 기준에 따라 건강진단 실시
신생아기, 영아기의 정기 건강진단 실시기준		• 1개월까지(신생아) : 1회/2주 • 2~6개월 : 1회/1개월 • 7~12개월 : 1회/2개월 • 13~30개월 : 1회/3개월

- 사정 내용
  - 가족상태, 어머니의 임신, 분만 및 산욕기 상태
  - 신생아의 건강상태
  - 아기의 수유상태 및 반응
  - 일반적인 신체 상태와 활동상태 관찰
  - 성장발달 평가
- 성장과 발달사정 도구
  - DDST(Denver developmental screening test) : 뚜렷한 증세는 없으나 발달장애가 있을 가능성이 있는 유아를 조기에 선별하는 데에 목적이 있다.
- 선별검사 시기
  - 영유아 기본 예방접종 시기 또는 건강진단 시기에 동시에 실시(생후 1, 2, 4, 6, 10, 12, 15, 18개월, 만 2세부터 매 1년에 달한 영유아)
  - 미숙아의 경우 등록관리 시(가정방문 시)
  - 영유아 보육시설 방문 시

㉡ 영양관리 및 지도

- 열량 소요량은 1세까지 110cal/kg가 필요하며 총열량의 15%는 단백질, 35%는 지방, 50%는 탄수화물로 공급하며 나이가 들어감에 따라 매년 100cal씩 더 추가된다.

• 이유식

필요성	• 모유나 우유만으로 신체발육에 필요한 영양이 부족하게 된다. 특히 체내에 저장되었던 무기질(철분, 칼슘) 등이 소모되면서 영유아 빈혈이 생기거나 질병에 대한 저항력과 면역력이 약해진다. • 모유나 우유 이외의 음식에 흥미가 생긴다. • 숟가락을 사용하여 씹고 삼키는 능력을 발달시켜 준다. • 7~8개월 이후부터는 치아가 생기고, 장내 기능이 발달하여 소화, 흡수율이 높아진다.
시작 시기	• 체중이 약 6~7kg(출생 시의 2배) 정도 되었을 때 조금씩 시작하는 것이 좋다. • 과즙이나 채소즙 등을 먹이면서 새로운 맛과 향기를 경험하도록 하고, 한 가지 곡류를 주면서 변과 건강상태를 살펴보면서 시작한다.
주의사항	• 새로운 식품을 줄 때에는 일주일의 간격을 두고, 처음에는 1~2숟갈(5~10cc)로 시작하고 조금씩 나누어 먹인다. • 소화기능이 활발한 오전 중(10시경)이나 수유와 수유 사이에 기분이 좋을 때 준다. • 이유를 하기 전에 수유시간을 규칙적(4시간 간격)으로 하는 것이 좋다. • 같은 시간과 장소에서 규칙적으로 이유하는 것이 좋다. • 다양하게 식품을 선택하지만 1일 2종류 이상의 새로운 음식을 먹이지 않도록 한다. • 설탕, 소금을 과다하게 첨가하지 않고, 단순하고 자극적이지 않은 부드러운 조리방법을 이용한다. • 먹기 싫어할 때는 강제로 먹이지 말고 기다린다. • 스푼이나 컵을 이용하여 삼키는 능력을 발달시킨다.

ⓒ 예방접종

예방접종 전 주의사항	• 접종 전날 목욕을 시키고 청결한 옷을 입히고 데리고 온다. • 집에서 체온을 측정하고 고열이 나면 예방접종을 미룬다. • 어린이의 건강상태를 잘 아는 사람이 데리고 온다. • 접종은 가능하면 오전 중에 한다. • 모자보건수첩 또는 아기수첩을 지참한다. • 예방접종을 하지 않을 어린이는 동행하지 않는다.
예방접종 후 주의사항	• 접종 후 20~30분간 접종기관에 머물러 상태를 관찰한다. • 귀가 후 적어도 3시간 이상 주의 깊게 관찰한다. • 접종 당일과 다음 날은 과격한 운동(놀이)을 삼간다. • 접종 당일은 목욕을 시키지 않도록 한다. • 접종 부위는 청결하게 하고, 접종부위에 발적, 통증, 부종이 생기면 찬 물수건을 대준다. • 최소 3일간은 특별한 관심을 가지고 관찰하며 고열, 경련이 있을 시 의사의 진찰을 받는다. • 아기는 반드시 똑바로 눕혀서 재운다(경련이나 호흡곤란 시 위험).
예방접종이 가능한 경우	• 경증, 중등도의 국소이상반응 • 열이 없거나 미열이 동반된 가벼운 급성질환 • 이전 접종 후 미열 또는 중등도 발열 • 건강한 유·소아가 검진 받은 적이 없는 경우 • 항생제 치료 시 • 질병 회복기 • 미숙아 • 최근에 전염병에 폭로된 경우 • 알레르기 : 페니실린, 물질(가족력), 면역치료, 백신성분에 대한 비아나필락시스, 비특이적 알레르기 • 모유수유

예방접종의 일반적인 금기사항	• 급성 열성질환(단, 미열, 상기도 감염, 중이염이나 경한 설사가 있을 때에는 접종 가능) • 급성기 또는 활동기에 있는 심혈관계, 간장 질환이나 신장 질환 • 홍역, 볼거리, 수두 감염 후 1개월 이상 경과하지 않은 경우 • 면역억제 치료(스테로이드, 항암제와 방사선 치료를 포함)를 받고 있는 경우 • 감마글로불린이나 혈청주사를 맞았거나 또는 수혈을 받은 경우 • 백혈병, 림프종, 기타 악성 종양이 있는 경우 • 면역 결핍성 질환이 있는 경우 • 접종 전 1년 이내 경련이 있었던 경우(열성 경련은 제외) • 과거에 알레르기 반응이나 과민 반응을 일으켰던 적이 있는 백신 • 예방접종 후 경련을 일으킨 과거력이 있는 경우 • 피부습진 등 피부병이 있는 경우
예방접종 약품의 적정보관	• 예방접종 제품은 생물학적 제재이므로 저장, 수송, 접종에 이르기까지 냉장상태를 잘 유지해야 한다. • 예방접종 약은 항상 2~8℃에 보관한다. • 얼지 않도록 하고 얼었던 약은 폐기한다. • 유효기간이 지났거나 변질된 약품은 냉장고에 저장하지 않으며, 규정에 의해 용도변경 또는 폐기한다. • 예방접종 약은 흔들어 보아 육안으로 이상한 것이 발견될 때에는 사용하지 않는다. • 출장 시 얼음박스 내에 얼음과 약이 접촉되지 않도록 한다.

어린이가 건강한 대한민국

질병관리청 | KMA 대한의사협회 | 예방접종전문위원회

표준예방접종일정표(2021)

대상 감염병	백신종류 및 방법	횟수	출생~1개월이내	1개월	2개월	4개월	6개월	12개월	15개월	18개월	19~23개월	24~35개월	만4세	만6세	만11세	만12세
결핵	BCG(피내용)	1	BCG 1회													
B형간염	HepB	3	HepB 1차	HepB 2차			HepB 3차									
디프테리아 파상풍 백일해	DTaP	5			DTaP 1차	DTaP 2차	DTaP 3차		DTaP 4차				DTaP 5차			
	Tdap/Td	1													Tdap/Td 6차	
폴리오	IPV	4			IPV 1차	IPV 2차		IPV 3차					IPV 4차			
b형헤모필루스인플루엔자	Hib	4			Hib 1차	Hib 2차	Hib 3차	Hib 4차								
폐렴구균	PCV	4			PCV 1차	PCV 2차	PCV 3차	PCV 4차								
	PPSV	-						고위험군에 한하여 접종								
홍역 유행성이하선염 풍진	MMR	2						MMR 1차					MMR 2차			
수두	VAR	1						VAR 1회								
A형간염	HepA	2						HepA 1~2차								
일본뇌염	IJEV(불활성화 백신)	5						IJEV 1~2차				IJEV 3차		IJEV 4차		IJEV 5차
	LJEV(약독화 생백신)	2						LJEV 1차				LJEV 2차				
사람유두종바이러스 감염증	HPV	2														HPV 1~2차
인플루엔자	IIV	-										IIV 매년 접종				
로타바이러스 감염증	RV1	2			RV 1차	RV 2차										
	RV5	3			RV 1차	RV 2차	RV 3차									

국가예방접종 / 기타 예방접종

ⓔ 구강관리 주요 내용
- 구강의 기형, 치아수, 위치와 형태의 이상, 질환의 조기발견을 위한 관찰과 치료 행위
- 생후 2년부터 위생적인 칫솔 사용법과 건강한 치아유지를 위한 식이 등 구강위생교육
- 치과 관련 사고에 대한 예방과 이에 대한 교육
- 유아원 및 보육시설에서 불소용액 도포사업 및 구강보건교육 실시

ⓜ 안전과 사고예방

ⓗ 장애아 관리
- 지역사회 내 장애아에 대한 실태파악과 의료 및 사회시설에 대한 사용 지도
- 장애 정도가 그 이상 진행되거나 악화되지 않도록 육체적 건강을 도모하고 정신적 건강을 유지하며 정서적으로 원만한 성장발달을 하도록 돕는다.
- 장애아의 잠재능력을 최대한으로 개발시켜 건강한 생활인이 되도록 돕는다.
- 장애아를 가진 가족 간에 많은 접촉기회를 만들어 주어 서로 이해하고 도울 수 있도록 교육과 기술을 제공한다.
- 장애아의 주변 환경개선을 통해 생활개선을 도모한다.
- 장애아 출현 빈도를 최대한 줄일 수 있는 예방사업에 적극적으로 참여한다.

출제유형문제 최다빈출문제

영유아 예방접종의 금기사항으로 옳은 것은?

① 미숙아
② 미열이 동반된 가벼운 급성질환
③ 항생제 치료 시
❹ 습진을 앓고 있는 경우
⑤ 질병의 회복기

해설
①, ②, ③, ⑤는 예방접종이 가능한 경우이다.

5 노인보건사업

(1) 노인인구의 특성

① 노인인구의 변화

ㄱ 연령별 노인인구 : 현재 인구 피라미드는 30~50대가 두꺼운 항아리 형태이나 2060년에는 60대 이상의 노인 인구층이 두터운 모습으로 변화될 것으로 예상된다.

ㄴ 성별 노인인구 : 의료기술의 발달, 건강에 대한 관심의 고조 등으로 남자노인의 사망률이 낮아지면서 2060년에는 91.3%로 크게 높아질 것으로 전망하고 있다(성비 : 여자 100명당 남자의 수).

ㄷ 노년부양비 증가 : 2060년 생산가능 인구(15~64세) 1.2명이 노인 1명을 부양해야 할 것으로 전망하고 있다.

ㄹ 인구의 노령화를 나타내는 노령화지수 증가

② 노인보건의 필요성

ㄱ 노년기가 되면 여러 가지 만성 퇴행성 질환에 이환되기 쉽다.

ㄴ 적절한 질병관리를 못해서 의료시설에 입원하게 되면 이환 일수가 길어져 자신에게 고통을 줄 뿐만 아니라 막대한 의료비로 노인을 보호하는 가족이나 국민들에게 부담을 준다.

ㄷ 체계적이고 지속적인 건강관리를 통해 예방가능한 건강수준의 하락을 방지함으로써 장기화된 노년기를 긍정적으로 받아들일 수 있을 것이다.

ㄹ 효율적인 노인보건은 노인의 활동과 대인관계를 원만하게 하고 삶의 질을 향상시킬 것이다.

ㅁ 노인의료비 증가와 노인부양형태(부양책임 의식, 가족구조)의 변화

(2) 노인의 보건의료 요구

① 노화와 건강

ㄱ 신체적 변화

근골격계	• 골실질과 골밀도의 감소의 감소로 골다공증이 오며 골절되기 쉽다. • 관절의 가동성이 감소된다.
순환기계	• 신진대사의 저하에 따라 체열의 생산이 저하되므로 체온이 하강한다. • 관상 동맥에 혈액공급이 감소되어 사지 냉감과 저림을 호소한다. • 빈혈, 기립자세에서 체위성 저혈압 증상이 나타난다. • 수축기와 이완기 혈압이 올라간다.
호흡기계	• 폐활량의 감소로 잔기량이 많아지고 호흡곤란이 있다. • 호흡기계 질환이 흔하다(폐렴, 폐결핵, 만성 기관지염, 폐기종, 폐암). • 상기도의 폐쇄로 구강호흡을 하며, 기도가 건조하고 객담 반사기능이 약해진다.
소화기계	• 미각의 저하, 치아의 문제, 부적합한 의치 등으로 음식의 섭취가 곤란하다. • 노화에 의한 소화력 변화와 식사에 의해 가슴앓이, 가스의 과다, 설사, 변비 등을 경험한다. • 타액 분비 감소
생식 비뇨기계	• 신장의 투과력 저하와 방광용적의 감소로 실금과 야뇨증이 생긴다. • 남성의 경우 전립선 비대와 생식기 경화가 있게 되고, 여성의 경우는 질의 염증이나 감염이 증가한다.

신경계	• 신경원의 기능 저하로 반사기능, 감각 및 운동능력이 저하되므로 돌발적인 상황에 대처하는 능력이 떨어진다. • 스트레스에 대한 내성이 저하되고 불면증이 생긴다.
피 부	• 전반적인 피하지방 감소로 체온에 민감하다. • 대머리, 백발, 여성에게서 턱수염이 나타난다. • 피하지방의 분포상태 변화로 얼굴, 어깨, 하지의 피하지방은 감소하고 허리와 복부에는 피하지방이 침착된다. • 주름이 생기고 피부색은 회색으로 변해간다. • 발톱이 단단해지고 두터워진다.
감각기계	• 시력저하, 눈의 조절작용 상실, 명암에 대한 반응력과 색의 식별력 저하로 사고 유발의 원인이 되기도 한다. • 청각장해 • 통증역치의 증가

ⓛ 인지능력의 변화

지 능	• 언어성 지능(일반상식, 어휘, 이해력, 산수, 공통점 찾기, 숫자)은 60세 이후가 될 때까지 별다른 쇠퇴를 보이지 않고 유지되나, 동작성 지능(빠진 곳 찾기, 모양 맞추기, 토막 짜기, 바꿔 쓰기)은 20~30대 이후 비교적 젊은 연령기부터 조금씩 쇠퇴한다. • 신체적 상태, 불안수준, 사회경제적 지위, 직업, 교육수준 등이 지능의 쇠퇴 여부와 관계된다고 본다. • 반응속도 요인 : 시간제한이 없는 역량검사에서는 노소 간에 별다른 차이가 없으나, 시간 제한을 두는 속도검사의 경우 노인 집단의 지능 쇠퇴가 많았다.
문제해결능력	노화과정에 따라 쇠퇴한다고 본다.
기억과정과 학습	• 노화과정에 따라 기억력이 쇠퇴하고 따라서 학습능률이 저하된다는 일반적인 관념이 있다. • 기억은 부호화, 저장, 인출의 세 단계로 구성되는데 부호화 과정과 저장된 기억을 인출하는 과정은 젊었을 때보다 떨어지나 저장과정은 큰 차이가 없다.

ⓒ 성격 및 행동 특성의 변화
- 신체에 대한 민감한 반응
- 시간조망(Time perspective)의 변화 : 나날이 생이 짧아져 가는 것을 느낀다. 이와 같은 연령의 역산은 수동적이고 보수적이 되도록 하며 일의 확장보다는 안전하게 현상을 유지하고 마무리하는데 초점을 맞추도록 한다.
- 우울증의 증가
- 내향성 및 수동성의 증가
- 경직성과 조심성의 증가
- 친근한 사물에 대한 애착심과 후세에 흔적을 남김

ⓔ 사회적 변화 : 교육의 기회 부재, 배우자 부재 비율 증가, 독거노인 비율 증가, 여가활동 부재와 학대받는 노인의 증가

ⓜ 경제적 변화 : 은퇴로 인한 고정 수입원의 감소와 사회적 고립감, 건강상의 문제 또는 수입원이 될 수 있는 일자리가 적다.

ⓗ 노인인구의 건강 수준
- 사망원인 : 암 > 심장질환 > 뇌혈관질환 > 폐렴 > 당뇨병
- 암 종류별 사망률 : 폐암 > 대장암 > 간암 > 위암 > 췌장암
- 성별 : 남자(폐암 > 간암), 여자(폐암 > 대장암)

② 노인성 질환의 특징

　㉠ 건강장애로 일상생활 활동에 지장을 받는 노인과 유병상태의 노인인구가 많다.

　㉡ 노인의 건강은 노화와 관계가 있고 여러 질환을 동시에 가지고 있다.

　㉢ 질병이나 장애는 만성적이고 복잡하여 원인을 알 수 없는 경우가 많고, 장기간의 관리가 필요하다.

　㉣ 노인의 질병양상과 질병과정이 다소 특이하게 나타난다.

　㉤ 노인의 질병은 경과가 길고 재발이 빈번하다(합병증 호발).

　㉥ 약에 대한 반응이 젊은 사람과 다르다(저용량 투여).

　㉦ 심리적 요인에 의해 영향을 받는다.

　㉧ 질환으로 인한 일상생활 수행능력의 저하로 와상상태가 되기 쉽다.

　㉨ 원인이 불명확한 만성 퇴행성 질환의 호발

(3) 노인장기요양보험제도

① 노인장기요양보험제도의 목적 : 고령이나 노인성 질병 등의 사유로 일상생활을 혼자서 수행하기 어려운 노인 등에게 신체활동 또는 가사활동 지원 등의 장기요양급여를 제공하여 노후의 건강증진 및 생활안정을 도모하고 그 가족의 부담을 덜어줌으로써 국민의 삶의 질을 향상하는 사회보험제도이다.

② 노인장기요양보험제도의 필요성

　㉠ 인구고령화로 치매, 중풍 등 수발보호가 필요한 노인의 급격한 증가

　㉡ 불필요한 입원으로 노인의료비 증가와 수발 비용의 과중한 부담

　㉢ 저출산, 핵가족화, 여성의 사회활동으로 인한 가족 간호의 한계

③ 노인장기요양보험제도의 주요 특징

　㉠ 건강보험제도와 별도 운영

　㉡ 사회보험방식을 기본으로 한 국고지원 부가방식

　　• 국민건강보험법의 적용을 받는 건강보험가입자의 장기요양보험료

　　• 국가 및 지방자치단체 부담

　　• 장기요양급여 이용자가 부담하는 본인 일부부담금

　㉢ 보험자 및 관리운영기관의 일원화 : 국민건강보험공단

　㉣ 노인중심의 급여(수급대상자) : 65세 이상의 노인 또는 65세 미만의 자로서 치매·뇌혈관성 질환·파킨슨병 등 노인성 질병을 가진 자 중 6개월 이상 동안 혼자서 일상생활을 수행하기 어렵다고 인정되는 자를 수급대상자로 한다. 다만, 65세 미만자 중 노인성 질병이 없는 일반적인 장애인은 제외된다.

④ 노인장기요양보험 적용

　㉠ 적용대상

　　• 국민건강보험 가입자는 장기요양보험의 가입자가 된다(법률상 강제 가입).

　　• 의료급여 수급권자 : 노인장기요양보험의 가입자에서는 제외되지만 국가 및 지방자치단체의 부담으로 장기요양보험의 적용대상으로 한다.

ⓛ 장기요양인정 및 등급판정

- 장기요양인정 : 장기요양보험 가입자 및 그 피부양자 또는 의료급여 수급권자 중 65세 이상 노인과 65세 미만자로서 치매, 뇌혈관성 질환, 파킨슨병 등 노인성 질병을 가진 자 중 장기요양 급여를 받을 수 있는 권리(수급권)가 부여되는 것이다.
- 장기요양인정 절차 : 국민건강보험공단에 장기요양인정 신청을 하면 간호사, 사회복지사, 물리치료사 등으로 구성된 공단 소속 장기요양직원의 직접 방문에 의한 인정조사와 등급판정위원회의 장기요양 등급판정에 따라 장기요양인정서와 표준장기요양 이용계획서 작성 및 송부로 이루어진다.

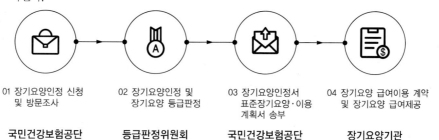

01 장기요양인정 신청 및 방문조사	02 장기요양인정 및 장기요양 등급판정	03 장기요양인정서 표준장기요양·이용 계획서 송부	04 장기요양 급여이용 계약 및 장기요양 급여제공
국민건강보험공단	**등급판정위원회**	**국민건강보험공단**	**장기요양기관**

- 장기요양인정 점수산정을 위한 영역과 항목 : 신체기능(12항목), 인지기능(7항목), 행동변화(14항목), 간호처치(9항목), 재활(10항목) 영역이다.
- 등급판정 : 주관적인 개념이 아닌 '심신의 기능 상태'에 따라 일상생활 도움(장기요양)의 필요 정도를 지표화한 장기요양인정 점수를 기준으로 등급을 판정하며, 현재는 장기요양인정 점수를 기준으로 5등급 체계로 되어 있다(일상생활 기능수준으로 평가).
- 건강상태에 따른 요양등급

등급	심신의 기능상태	장기요양인정 점수
1등급	일상생활에서 전적으로 다른 사람의 도움이 필요한 상태	95점 이상
2등급	일상생활에서 상당 부분 다른 사람의 도움이 필요한 상태	75점 이상 95점 미만
3등급	일상생활에서 부분적으로 다른 사람의 도움이 필요한 상태	60점 이상 75점 미만
4등급	심신의 기능상태 장애로 일상생활에서 일정 부분 다른 사람의 도움이 필요한 상태	51점 이상 60점 미만
5등급	치매(제2조에 따른 노인성 질병으로 한정한다)환자	45점 이상 51점 미만

⑤ 장기요양급여의 종류

종류	내용	기준
재가급여	방문요양	장기요양요원이 수급자의 가정 등을 방문하여 신체활동 및 가사활동 등을 지원하는 장기요양급여
	방문목욕	장기요양요원이 목욕설비를 갖춘 장비를 이용하여 수급자의 가정을 방문하여 목욕을 제공하는 장기요양급여
	방문간호	장기요양요원인 간호사 등이 의사, 한의사 또는 치과의사의 지시서(방문간호지시서)에 따라 수급자의 가정 등을 방문하여 간호, 진료의 보조, 요양에 관한 상담 또는 구강위생 등을 제공하는 장기요양급여
	주·야간보호	수급자를 하루 중 일정한 시간 동안 장기요양기관에 보호하여 신체활동 지원 및 심신기능의 유지 향상을 위한 교육 및 훈련 등을 제공하는 장기요양급여
	단기보호	수급자를 일정 기간(월 1일 이상 15일 이하) 동안 장기요양기관에 보호하여 신체활동 지원 및 심신기능의 유지·향상을 위한 교육·훈련 등을 제공하는 장기요양급여
	기타 재가급여	수급자의 일상생활·신체활동 지원 및 인지기능의 유지·향상에 필요한 용구를 제공하거나 가정을 방문하여 재활에 관한 지원 등을 제공하는 장기요양급여로서 대통령령으로 정하는 것(예 휠체어, 전동·수동침대, 욕창방지매트리스·방석, 욕조용 리프트, 이동욕조, 보행기 등)
시설급여	노인요양시설 노인전문요양시설	노인의료복지시설(노인전문병원 제외)에 장기간 동안 입소하여 신체활동지원, 심신기능의 유지·향상을 위한 교육·훈련 등을 제공하는 장기요양급여(장기요양등급판정서 필요)
특별현금급여	가족요양비	• 도서·벽지 등 장기요양기관이 현저히 부족한 지역으로서 보건복지부장관이 정하여 고시하는 지역에 거주하는 자 • 천재지변이나 그 밖의 이와 유사한 사유로 인하여 장기요양기관이 제공하는 장기요양급여를 이용하기가 어렵다고 보건복지부장관이 인정한 자 • 신체·정신·성격 등 대통령령으로 정하는 사유로 인하여 가족 등으로부터 장기요양을 받아야 하는 자
	특례요양비	수급자가 장기요양기관으로 지정되지 않은 장기요양시설 등의 기관과 재가 또는 시설급여에 상당한 장기요양급여를 받은 경우 장기요양급여 비용의 일부를 지급할 수 있다.
	요양병원 간병비	수급자가 의료법에 따른 요양병원에 입원할 때 대통령령으로 정하는 기준에 따라 장기요양에 사용되는 비용의 일부를 요양병원 간병비로 지급할 수 있다.

⑥ 장기요양기관
ㄱ 시설급여 제공기관 : 노인복지법상 노인요양시설 및 노인요양공동생활가정으로 시·군·구청장의 지정을 받은 장기요양기관
ㄴ 재가급여 제공기관 : 노인장기요양보험법에 의한 재가장기요양기관의 시설·인력을 갖추고 시·군·구청장에게 설치 신고를 하고 재가급여를 제공하는 장기요양기관
ㄷ 재가서비스 : 재가장기요양기관에서 장기요양요원이 급여 대상자의 가정을 방문하여 방문간호, 방문요양, 방문목욕을 제공하거나, 주야간보호, 단기보호 및 복지용구 대여 등을 제공하는 서비스를 말한다.

⑦ 장기요양인력
ㄱ 간호사, 사회복지사, 요양보호사, 간호조무사, 치과위생사, 물리치료사 등
ㄴ 간호사, 사회복지사, 물리치료사 : 장기요양관리요원, 등급판정을 위한 1차 조사를 실시하는 방문조사자로 활동 가능
ㄷ 방문목욕, 방문요양 : 요양보호사

　　　ⓡ 방문간호
　　　　• 간호사 : 간호업무경력 2년 이상인 자
　　　　• 조무사 : 간호보조 3년 이상으로 방문간호조무사교육 700시간 이수한 자
　　　ⓜ 구강위생제공 : 치과위생사
　⑧ 장기요양보험 재원
　　　ⓖ 장기요양보험료 징수 및 산정(노인장기요양보험법 제8조, 제9조) : 장기요양보험 가입자는 건강보
　　　　험 가입자와 동일하며, 장기요양보험료는 건강보험료액에 장기요양보험료율을 곱하여 산정한다.
　　　ⓛ 국가의 부담(노인장기요양보험법 제58조)
　　　　• 국민건강보험공단은 건강보험료와 장기요양보험료를 통합 징수하되 이를 구분하여 고지한다.
　　　　　국고 지원금으로는 매년 예산의 범위 안에서 해당 연도 장기요양보험료 예상 수입액의 20%(100
　　　　　의 20)를 공단에 지불한다.
　　　　• 국가 및 지방자치단체는 의료급여 수급권자에 대한 장기요양 급여비용, 소견서 발급비용, 방문
　　　　　간호지시서 발급비용 중 공단이 부담해야 할 비용 및 관리운영비의 전액을 부담한다.
　　　ⓒ 본인일부부담금(노인장기요양보험법 제40조)
　　　　• 재가 및 시설 급여비용은 다음과 같이 수급자가 부담한다.
　　　　　- 재가급여 : 해당 장기요양급여비용의 100분의 15(15%)
　　　　　- 시설급여 : 해당 장기요양급여비용의 100분의 20(20%)
　　　　• 의료급여법의 수급권자(국민기초생활보장법에 따른 의료급여 수급자 제외), 소득·재산 등이
　　　　　보건복지부장관이 정하여 고시하는 일정 금액 이하인 자(도서·벽지·농어촌 등의 지역에 거주
　　　　　하는 자에 대하여 따로 금액을 정할 수 있다), 천재지변 등 보건복지부령으로 정하는 사유로
　　　　　인하여 생계가 곤란한 자 등은 본인부담금의 100분의 60의 범위에서 보건복지부장관이 정하는
　　　　　바에 따라 차등하여 감경할 수 있다.
　　　　• 국민기초생활보장법에 따른 의료급여 수급자는 본인일부부담금 전액을 면제받아 무료서비스를
　　　　　받을 수 있다.
　⑨ 기존 건강보험제도 및 노인복지서비스 체계와의 차이점
　　　ⓖ 국민건강보험 제도와의 차이 : 국민건강보험은 진단, 입원, 치료, 재활 등을 목적으로 병원,
　　　　의원, 약국에서 제공하는 서비스를 급여 대상으로 하는 반면, 노인장기요양보험은 고령, 노인성
　　　　질환 등으로 인하여 혼자의 힘으로 일상생활을 영위하기가 어려운 대상자에게 요양기관이나
　　　　재가기관을 통해 신체활동 또는 가사지원 등의 서비스를 제공하는 것이다.
　　　ⓛ 기존 노인복지서비스 체계와의 차이 : 노인복지법상 노인요양 국민기초생활 수급자 등 특정 저소
　　　　득층을 대상으로 국가나 지자체가 공적부조방식으로 제공하는 서비스 위주로 운영되어 왔으나,
　　　　노인장기요양법상 서비스는 소득에 관계없이 심신기능 상태를 고려한 요양 필요도에 따라 장기요
　　　　양인정을 받은 자에게 제공되는 보편적인 체계로 운영된다.

ⓒ 기존 노인복지서비스 체계와의 차이

구 분	노인장기요양보험제도	기존 노인복지서비스 체계
관련법	노인장기요양보험법	노인복지법
서비스 대상	• 보편적 제도 • 장기요양이 필요한 65세 이상 노인 및 치매 등 노인성 질병을 가진 65세 미만자	• 특정 대상 한정(선택적) • 국민기초생활보장 수급자를 포함한 저소득층 위주
서비스 선택	수급자 및 부양가족의 선택에 의한 서비스 제공	지방자치단체장의 판단(공급자 위주)
재 원	장기요양보험료 + 국가 및 지방자치단체 부담 + 이용자 본인부담	정부 및 지방자치단체 부담

(4) 우리나라 노인보건복지사업

① 노인보건복지사업의 필요성

ⓐ 노인인구 및 노인가구의 증가

ⓑ 노년부양비 및 노령화지수 증가

ⓒ 노인의 보건의료 요구 증가

ⓓ 노인의료비 추이 증가

ⓔ 낮은 경제활동 참가율 등에 따른 낮은 경제수준

ⓕ 노인의 사회복지요구 증가

② 우리나라 노인복지정책

ⓐ 소득보장

공적연금	국가나 공익단체가 주축이 되어 근로자가 일을 하면서 납입한 보험료를 일정한 시기에 지급하는 것 • 특수직 연금 : 공무원연금, 군인연금, 사립학교 교원연금 • 국민연금
퇴직금 제도	
공적부조	• 생활보호 : 국민기초생활 프로그램은 65세 이상 노인을 위해 4가지 급여(생계, 의료, 주거, 장제)를 보장하고 있다. • 기초연금 : 만 65세 이상 대한민국 국민 중 소득 하위 70%를 대상으로 월 최대 30만원을 지급한다.
고용촉진 및 생업지원	• 1992년 시행된 고령자고용촉진법에 의하여 정부기관 기업체 및 사회단체에서는 일정비율의 고용자를 채용하도록 권장하고 있으나 강제성이 없어 실효성이 미비하다. • 생업지원 차원에서 노인복지법에는 국가나 지방자치단체 및 공공단체가 설치·관리하는 공공시설 내의 매점, 자동판매기 설치를 허가·위탁할 때와 노인이 담배소매 및 홍삼류 판매인 지정 신청을 하는 경우, 65세 이상 노인에게 우선 혜택이 주어지게 되어 있다. • 지역사회 시니어클럽(노인자활 후견기관) • 노인취업 알선센터 • 노인 공동작업장
여가활동 지원	노인복지법에 규정된 노인여가 시설을 지원한다(예 복지회관, 경로당, 노인교실 및 노인휴양소).

ⓒ 의료보장

건강보험	노인도 건강보험 가입자 혹은 피부양자로 혜택을 받을 수 있으며, 65세 이상 노인의 경우 의료비 부담을 완화하기 위해 본인부담금을 경감시켜 주고 있다.
의료급여	의료를 필요로 하는 저소득층을 대상으로 국가재원으로 의료서비스를 제공하는 것으로 의료급여 1종과 2종으로 나눈다.
보건의료서비스	노인건강검진, 치매관리사업, 가정방문간호서비스
노인장기요양보험	

(5) 우리나라 노인보건복지서비스 종류

① 노인요양과 건강보장

ㄱ 노인주거복지시설 : 일상생활에 지장이 없는 노인을 대상으로 급식과 그 밖에 일상생활에 필요한 편의를 제공하여 노후의 안정된 생활을 도모하기 위한 시설이다.

양로시설	노인을 입소시켜 급식과 그 밖에 일상생활에 필요한 편의를 제공한다.
노인공동생활가정	가정과 같은 주거 여건과 급식, 그 밖에 일상생활에 필요한 편의를 제공한다.
노인복지주택	단독취사 등 독립된 주거생활을 하는데 지장이 없는 60세 이상의 노인(배우자의 경우에는 60세 미만도 가능)에게 주거시설을 분양 또는 임대하여 주거의 편의·생활지도·상담 및 안전관리 등 일상생활에 필요한 각종 편의를 제공하는 시설이다.

ㄴ 노인의료복지시설 : 노인성 질환 등으로 요양을 필요로 하는 65세 이상의 노인이 입소하여 급식·요양과 그 밖의 일상생활에 필요한 편의를 제공받는 시설이다.

노인요양시설	치매·중풍 등 노인성 질환 등으로 심신에 상당한 장애가 발생하여 도움을 필요로 하는 노인을 입소시켜 급식·요양과 그 밖의 일상생활에 필요한 편의를 제공하는 시설로 입소 정원은 10명 이상이다.
노인요양공동생활가정	치매·중풍 등 노인성 질환 등으로 심신에 상당한 장애가 발생하여 도움을 필요로 하는 노인에게 가정과 같은 주거여건과 급식·요양 그 밖의 일상생활에 필요한 편의를 제공하는 시설로 입소 정원은 5명 이상 9명 이하이다.

ㄷ 노인여가복지시설

노인복지관	교양·취미생활 및 사회참여활동 등에 대한 각종 정보와 서비스를 제공하고 건강증진 및 질병예방과 소득보장·재가복지, 그 밖에 복지증진에 필요한 서비스를 제공하는 시설이다.
경로당	지역노인들이 자율적으로 친목도모·취미활동·공동작업장 운영 및 각종 정보교환과 기타 여가활동을 할 수 있도록 장소를 제공함을 목적으로 한다.
노인교실	사회활동 참여욕구를 충족시키기 위해 건전한 취미생활·노인건강 유지 소득보장, 기타 일상생활과 관련된 학습프로그램을 제공함을 목적으로 한다.

ㄹ 재가노인복지시설 : 정신적, 신체적인 이유로 독립적인 일상생활을 수행하기 곤란한 노인과 노인 부양가정에 필요한 각종 서비스를 제공함으로써, 노인이 가족 및 친지와 더불어 건강하고 안정된 노후 생활을 영위할 수 있도록 하고 노인부양으로 인한 가족의 부담을 덜어주기 위함이다.

방문요양 서비스	가정에서 일상생활을 영위하고 있는 노인으로서 신체적·정신적 장애로 어려움을 겪고 있는 노인에게 지역사회 안에서 건전하고 안정된 노후를 영위하도록 장기요양요원(요양보호사)이 가정을 방문하여 신체활동 및 가사활동 등 필요한 각종 서비스를 제공한다.
주·야간보호 서비스	부득이한 사유로 가족의 보호를 받을 수 없는 심신이 허약한 노인과 장애노인을 주간 또는 야간 동안 보호시설에 입소시켜 필요한 각종 편의를 제공하여 이들의 생활안정과 심신기능의 유지·향상을 도모하고, 그 가족의 신체적·정신적 부담을 경감하기 위한 서비스
단기보호 서비스	• 부득이한 사유로 가족의 보호를 받을 수 없어 일시적으로 보호가 필요한 심신이 허약한 노인과 장애노인을 보호시설에 단기간 입소시켜 보호함으로써 노인 및 노인가정의 복지증진을 도모하기 위한 서비스를 제공하는 것이다. • 대상자 : 월 1일 이상 15일 이하 단기간의 보호가 필요한 자
방문목욕 서비스	목욕 장비를 갖추고 재가노인을 방문하여 목욕서비스를 제공하는 것이다.
재가노인지원 서비스	경제적·정신적·신체적인 이유로 독립적인 일상생활을 영위하기 어려운 노인과 복지사각지대 노인들에게 방문요양 일상생활 지원을 비롯한 각종 필요 서비스를 제공하는 것이다.

ㅁ 치매상담센터 운영
• 치매 예방 및 치매환자 관리를 위하여 시·군·구 보건소에 설치하도록 법에 명시하고 있다.
• 사업내용

치매예방	금연, 금주, 꾸준한 운동, 건강한 식단, 정기적 건강검진과 같은 일상 속 건강한 생활습관을 강조하는 치매예방수칙 333 확산, 일반운동이 어려운 어르신을 대상으로 하는 치매예방 운동법의 확산-치매예방 실천지수 개발 및 보급
조기발견	보건소 치매상담센터를 통해 치매선별, 진단, 감별검사 실시, 만 75세 이상 독거노인이나 인지저하자 등에 대한 지속적 관리, 치매정밀검진 급여 전환
치료 및 관리	치매에 대한 꾸준한 관리를 통해 증상악화를 지연시키기 위한 치매진료, 약제비, 본인부담금 지원, 치매 가족상담 수가 신설, 치매전문병동 운영, 24시간 단기 방문요양 제공 및 장기요양 치매유닛 설치 확대, 치매노인 공공후견제도 도입
돌봄	장기요양 5등급(치매등급)을 통해 경증치매환자에게 인지활동형 프로그램을 실시하고 인지기능 저하를 지연시킨다. 요양시설과 주야간 보호시설에 치매유닛을 실시하고 치매환자에게 필요한 돌봄서비스를 제공한다.
가족지원	치매환자 가족에게 돌봄 정보나 스트레스 상담 등 제공, 가족교육 및 자조모임 운영 지원, 치매 가족 여행바우처 지원, 치매가족 온라인 심리검사 지원, 치매환자 소득공제 홍보
인식개선	치매 파트너즈 모집을 통해 치매에 대한 막연한 두려움과 부정적 인식을 개선하고 치매증상 및 돌봄 방법을 잘 이해하는 치매 친화적 사회를 구축, 치매 파트너즈 50만 명 양성, 치매안심마을 지정

ㅂ 치매검진사업 : 만 60세 이상 노인을 대상으로 치매조기검진을 실시하고 치매환자를 조기 발견·관리함으로써 치매노인 및 그 가족들의 삶의 질을 제고하기 위하여 치매환자의 등록 관리를 통해 효과적으로 치매를 치료 관리하는 사업이다.

ㅅ 치매치료 관리비 지원 사업
• 치매를 조기에 지속적으로 치료, 관리함으로써 효과적으로 치매증상을 호전시키거나 증상 심화를 방지하여 노후 삶의 질 제고 및 사회경제적 비용절감에 기여하고자 한다.

- 치매치료제를 복용 중인 치매환자를 대상으로 치매치료 관리비 보험급여분 중 본인부담금(치매 약제비 본인부담금 + 약 처방 당일의 진료비 본인부담금)에 대해 정액지원

◎ 공립요양병원 운영
- 치매노인에 대한 전문적인 치료 및 요양서비스를 제공하여 치매질환의 악화방지 및 치매노인 가족의 부담경감을 목표로 1996년부터 공립치매병원 확충을 지원한 사업이다.
- 2011년 12월 노인복지법 시행령 개정으로 노인전문병원이 폐지됨에 따라 의료법에 따른 요양병원으로만 기능을 한다. 단, 기존 노인전문병원으로 허가받은 병원의 경우 경과조치로 종전의 노인복지법 규정에 적용을 받는다.
- 치매관리법 시행에 따른 치매관리체계를 구축하고 치매환자 및 가족지원 확대를 위하여 공립 요양병원의 공공보건의료 기능을 재정립하기 위해 운영하고 있다.
- 운영원칙
  - 입원 시 치매환자, 의료급여 환자 우선 선정
  - 전체 입원환자 중 치매 환자 비율 2/3 이상 유지
  - 지역보건의료 및 사회복지 자원 연계체계 구축
  - 아래에 제시한 공공보건의료사업을 보건소 치매상담 센터와 연계하여 수행
  - 지역사회 치매환자ㆍ치매고위험군 대상 프로그램 실시
  - 치매 조기검진사업 참여
  - 저소득층 치매환자 입원비 경감
  - 권역 치매센터와의 협력 연구
  - 치매인식 개선 사업

ⓩ 노인 건강진단 : 질병의 조기발견 및 치료로 건강의 유지ㆍ증진을 도모하고 노인건강 수준 향상으로 건강하고 활기찬 노후생활 보장을 위해 실시하는 사업이다.
ⓧ 실종노인 찾기 사업
ㅋ 배회 가능 어르신 인식표 나누어 드리기 사업 : 치매로 인해 인지력이 상실되어 발생할 수 있는 노인 실종예방 사업
ㅌ 노인 실명예방 사업 : 저소득층 노인에 대한 안과검진 실시로 노인들의 실명예방 및 시력을 유지하기 위한 사업

② 노후소득 및 여가활동
  ㉠ 노인 일자리 사업 지원
  ㉡ 노인 일자리 경진대회 개최
  ㉢ 시니어클럽 운영
  ㉣ 대한노인회 취업지원센터
  ㉤ 노인자원봉사 활성화
  ㉥ 경로당 운영혁신 사업
  ㉦ 노인복지관 설치ㆍ운영

③ 소외된 노인보호

    ㉠ 노인돌봄서비스

    ㉡ 노인보호전문기관 설치·운영

      • 노인 학대 및 노인 인권 침해 문제에 대해 전문적이고 체계적으로 대처하여 노인 인권을 제고하기 위한 시설

      • 노인 학대 : 노인에 대하여 신체적·정신적·정서적·성적 폭력 및 경제적 착취 또는 가혹행위를 하거나 유기 또는 방임하는 것

    ㉢ 결식 우려 노인 무료급식 지원

    ㉣ 학대피해 노인 쉼터

④ 경로효친사상 및 노인봉양의식 제고

    ㉠ 어버이날 행사

    ㉡ 노인의 날 및 경로의 달 행사

    ㉢ 경로우대제 운영

출제유형문제 최다빈출문제

노인성질환으로 심신에 상당한 장애가 발생한 노인을 대상으로 가정과 같은 주거, 급식, 요양, 일상생활에 필요한 편의를 제공하는 노인 보건복지서비스는 무엇인가?

① 노인공동생활가정
❷ 노인요양공동생활가정
③ 노인요양시설
④ 양로시설
⑤ 경로당

해설
• 노인공동생활가정 : 노인들에게 가정과 같은 주거 여건, 급식, 일상생활 편의를 제공하는 시설
• 노인요양시설 : 치매, 중풍 등 노인성질환으로 심신에 상당한 장애가 발생한 노인을 입소시켜 급식, 요양, 일상생활 편의를 제공하는 시설
• 양로시설 : 노인을 입소시켜 급식과 그 밖의 편의를 제공하는 시설
• 경로당 : 지역노인들의 자율적으로 친목도모·취미활동·공동작업장 운영 및 각종 정보교환과 기타 여가활동을 제공하는 시설

6 가족의 이해

(1) 가족의 이해

① 가족의 정의

  ㉠ 듀발(Duvall, 1977) : 공통의 문화를 가지며, 가족 구성원들의 개발을 촉진할 목적으로 결혼, 출생 또는 입양과 같은 법적인 결속에 의해 연결되어 상호작용하는 사람들

  ㉡ 유영주(1988) : 부부와 그들의 자녀로 구성되는 기본적인 사회집단으로 이들은 이익관계를 떠난 애정적인 혈연집단으로, 동거동재 집단이고, 그 가족만의 고유한 가풍을 갖는 문화집단이며, 또한 가족생활을 통해 인간의 기본적 인성이 형성되는 인간발달의 근원적 집단이다.

  ㉢ 현대사회의 특성을 고려한다면, 가족이란 인간발달의 근원적 집단으로 가족구조가 어떤 형태이든지 간에 연대의식을 지닌 공동체집단이며, 이들은 이익관계를 떠난 애정집단이며, 반드시 같은 장소에 기거하고 취사하지 않아도 그들만의 고유한 문화를 갖는 집단

  ㉣ Murdock(1949, 기능적 입장) : 가족이란 공동의 거주, 경제적 협력, 생식의 특성을 갖는 사회집단으로서 성관계를 허용받는 최소한의 성인 남녀와 그들에게서 출생하였거나 양자로 구성된 자녀로서 이루어진다.

② 가족의 특성

  ㉠ 가족은 일차적 집단이다.

    • 가족과 친구와 같은 감정적인 유대가 깊은 사람들의 집단을 의미하며, 강한 결속력을 가지고 있다.

    • 가족 구성원으로서의 선택이나 소속이 자유롭지 못하다.

  ㉡ 가족은 공동사회 집단이다.

    • 구성원들은 서로 애정과 상호 이해로 결합되어 외부의 간섭이나 장애에도 분열되지 않는 강력한 결합관계를 지닌다(이익사회와 대립).

    • 가족관계는 매우 밀접한 관계라서 한 사람의 행동이나 생각의 변화는 다른 가족 구성원과 가족 전체에 영향을 미친다.

  ㉢ 가족은 폐쇄집단

    • 집단 구성원의 자격을 획득하거나 포기하기가 용이하지 않다.

    • 어느 가족으로 태어난 것은 자신의 의지나 선택과는 상관없이 법률적이고 자연적이며 운명적으로 결정지어진 결과이기 때문이다.

  ㉣ 가족은 형식적인 집단이다.

    • 형식집단은 객관적 조직과 특정한 관습적 절차 체계를 지니며 이것에 의해 구성원의 행동이 통제되는 집단을 뜻한다.

    • 가족은 결혼식과 혼인신고라는 사회적·법적 절차에 의해 부부관계가 성립되므로 형식적이고 제도적인 집단이다.

  ㉤ 가족은 혈연집단이다.

    • 부부라는 두 사람의 비혈연적인 존재가 성관계와 출산을 통해서 혈연집단을 형성하는 특성을 가지고 있다.

- 부부관계가 소멸되어도 부모와 자식 간의 혈연관계는 본질적으로 영구히 존재한다.
  ⓗ 가족은 매우 이질적인 구성원들로 이루어진 집단이다.

(2) 가족의 형태와 기능

① 가족의 형태

전통적 가족	핵가족	• 부부와 그들의 미혼자녀로 구성된 가족으로 현대사회에서 가장 보편적인 가족형태이다. 인간은 생애 동안 방위가족과 생식가족 두 유형의 가족을 경험한다. – 방위가족 : 자기가 출생하여 부모 밑에서 형제자매와 같이 자라며 생활하는 가족 – 생식가족 : 자기가 새로 형성한 가족
	확대가족	• 직계가족 : 자녀 중 아들(보통 장남) 가족만이 부모와 동거하는 가족 • 방계가족 : 가족이 횡적으로 확장된 것으로, 확대가족의 한 형태다. 즉, 직계세대와 방계세대의 형제들이 모두 하나의 가족을 이루어 사는 것이다. 방계란 직계에서 갈라져 나온 존속들, 형제자매, 삼촌, 이모, 고모, 조카 등을 일컫는 말이다.
비전통적 가족		• 핵가족의 한 변형으로 자녀 없이 부부로만 구성된 2인 가족이다. • 한 부모 가족 : 별거, 이혼, 사별 등으로 인해 부모 중 한 사람과 자녀들이 동거하는 형태이다. • 혼합가족 : 부부와 자녀로 구성되나, 재혼한 부부와 함께 전남편과 전처의 자녀로 구성된 가족이다. • 결혼하지 않는 한 부모 가족, 동성애 가족, 히피 등의 공동생활체 가족, 미혼의 남녀가 공동 거주하는 동거 가족, 독신 성인이 혼자 사는 독신 가족

② 가족의 기능

구 분	내적 기능 (가족 구성원 개개인에게 필요한 작용)	외적 기능 (가족이 사회전체에 대해 수행하는 기능)
애정 및 성기능	부부 사이의 성생활을 통한 성적 욕구 충족	성적 무질서의 방지와 통제
생식기능	가족 고유의 기능으로 자녀를 출산하고 교육한다.	종족을 유지하는 것(사회 구성원 제공)
경제적 기능	생산과 소비 경제적 협동과 자립	사회의 노동력 제공 및 경제 질서의 유지
교육과 사회화 기능	자녀의 사회화	부모를 통해 사회생활에 필요한 규칙, 권리, 의무, 책임감을 학습하며, 문화 유형과 사회생활을 하는데 필요한 기본적인 지식, 기술, 도덕을 학습하게 된다.
정서적 안정 및 휴식 제공 기능	사회생활로 인한 스트레스와 긴장감을 해소하는 안식처로서의 기능을 하여 가족 구성원의 정신적 건강을 유지하게 한다.	사회의 안정화

(3) 가족간호의 정의 및 목적

① 건강하거나 질환이 있는 상황에서 가족과 가족 구성원들에게 간호서비스를 제공하는 것이다.

② 가족간호가 중요한 이유

ㄱ 가족을 대상으로 간호를 제공하면 가족을 구성하는 개인뿐만 아니라 가족 전체를 간호할 수 있기 때문에 훨씬 효과적이다(Gillis & Davis, 1993).

ㄴ 가족 구성원은 밀착되어 있고 상호의존적이어서 서로 영향을 주고 받는다. 가족 한 사람의 문제는 다른 가족 구성원에도 영향을 미쳐 가족 전체의 문제가 될 수 있다.

ㄷ 우리나라의 경우 건강 결정권이 가족에게 있다.

ㄹ 개별 대상자의 건강은 전체 가족 건강에 역동적인 영향을 미친다.

ⓜ 한정된 자원으로 보건사업을 하므로 대상자 간호를 위해서는 가족 전체의 상호협조가 필요하다.

ⓗ 가족을 대상으로 간호를 제공하면 문제가 있는 다른 대상자를 발견하기 쉽다.

ⓢ 가족 내의 대상자의 위치, 역할, 기능 등을 파악하면 대상자를 보다 명확하고 포괄적으로 이해할 수 있다.

③ **가족간호의 목적** : 가족으로 하여금 그들의 건강문제를 스스로 해결할 수 있는 능력을 길러 주는 것이다.

(4) 가족간호의 대상

① 가족간호의 구분

㉠ 환경으로서의 가족 간호 : 개인의 건강을 위해 가족을 중심으로 제공되는 간호

㉡ 대상자로서의 가족 간호 : 가족 전체를 대상자로 간주하고 제공되는 간호

② 3가지 가족 접근법

㉠ 개인 환경으로서의 가족간호 : 가족을 환자나 가족 구성원에 대한 배경으로 보는 관점으로, 간호의 목표는 개인에게 초점을 맞춘다.

㉡ 대인관계체계로서의 가족간호 : 가족의 상호작용에 개입함으로써 중개자로서의 역할을 수행한다.

㉢ 전체 체계로서의 가족간호 : 가족을 환경체계 및 하위체계와 상호작용하는 구조적, 기능적 요소를 갖춘 체계로 보는 것이다. 간호대상자는 전체 체계로서의 가족이다.

(5) 가족의 발달 단계와 건강문제

① 가족의 발달 단계

㉠ 가족주기 : 가족이 결혼, 자녀출산, 자녀출가, 가계부양자의 퇴직, 배우자의 사망 등 일련의 가족생활 사건들을 단계적으로 경험하면서 형성 - 확대 - 축소 - 해체 되어가는 과정을 의미한다.

㉡ 듀발(Duvall, 1977) : 핵가족을 중심으로 결혼, 첫 자녀의 나이 및 취학을 가족생활주기의 기준으로 가족발달주기를 8단계로 제시하였다.

• 신혼기 가족(Newly married or childness family) : 결혼~첫 자녀 출산 전

• 양육기 가족(Families with very young children) : 첫 자녀 출산~30개월인 가족

• 학령전기 가족(Families with preschool children) : 첫 자녀가 30개월~6세인 가족

• 학령기 가족(Families with school age children) : 첫 자녀가 6~13세인 가족

• 청소년기 가족(Families with adolescents) : 첫 자녀가 13~19세인 가족

• 진수기 가족(Families with launching young adult) : 첫 자녀부터 마지막 자녀까지 독립한 가족

• 중년기 가족(Families with middled aged members) : 부부만 남았을 때부터 은퇴 시기까지의 가족

• 노년기 가족(Aging families) : 은퇴 시기부터 부부 사망에 이를 때까지의 가족

ⓒ 우리나라 가족생활주기 6단계(유영주)
- 형성기 : 결혼에서 첫 자녀 출산 전
- 자녀출산 및 양육기 : 자녀 출산에서 첫 자녀의 초등학교 입학할 때까지
- 자녀교육기 : 첫 자녀의 초, 중, 고 교육시기
- 자녀성년기 : 첫 자녀가 대학에 다니거나 취업, 군복무, 가사에 협조하는 시기
- 자녀결혼기 : 첫 자녀 결혼에서 막내 자녀 결혼까지
- 노년기 : 막내 자녀 결혼 이후 배우자가 사망하고 본인이 사망할 때까지

② 세계보건기구의 핵가족 생활주기 모형 : 결혼, 첫 자녀 및 막내 자녀 출산, 자녀의 결혼 및 배우자 사망 등 인구학적 사건에 따라 6단계로 구분하고 있다.
- 가족형성기
- 가족확대기
- 가족확대 완료기
- 가족축소기
- 가족축소 완료기
- 가족해체기

② 가족의 발달 단계에 따른 건강문제
ⓐ 발달과업의 성취 : 현재의 만족, 인정과 함께 미래의 과업을 성공적으로 수행할 수 있다.
ⓑ 발달과업의 실패 : 가족의 불행, 사회로부터의 불신 그리고 다음 과업의 어려움에 직면하게 된다.
ⓒ 듀발(1977)의 발달단계에 따라 이행해야 할 주요과업

단 계	발달과업
신혼기 가족	• 결혼에 적응 • 밀접한 부부관계의 수립, 가족계획, 성적 양립성, 독립성과 의존성의 조화 • 친척에 대한 이해와 관계수립 • 자녀출산에 대비 • 생활수준 향상
양육기 가족	• 부모의 역할과 기능 • 각 가족 구성원의 갈등이 되는 역할의 조정 • 산아 제한, 임신, 자녀양육 문제에 대한 배우자 간의 동의 • 모자보건서비스 요구도 증가
학령전기 가족	• 자녀들의 사회화 교육 및 영양관리 • 안정된 결혼관계의 유지 • 자녀들의 경쟁 및 불균형한 자녀와의 관계 대처
학령기 가족	• 자녀들의 사회화 • 가정의 전통과 관습의 전승 • 학업성취의 증진 • 만족스러운 부부관계의 유지 • 가족 내 규칙과 규범 확립

단 계	발달과업
청소년기 가족	• 안정된 결혼관계 유지 • 10대의 자유와 책임의 균형을 맞춤 • 자녀들의 성문제 대처 • 직업(수입)의 안정화 • 자녀들의 독립성 증가에 따른 자유와 책임의 조화 • 세대 간의 충돌 대처 • 자녀의 출가에 대처
진수기 가족	• (부부)관계의 재조정 • 늘어가는 부모들의 지지 • 자녀들의 출가에 따른 부모의 역할 적응 • 성인이 된 자녀와 자녀의 배우자와의 관계 확립, 재배열
중년기 가족	• 경제적 풍요 • 출가한 자녀가족과의 유대관계 유지 • 부부관계의 재확립 • 새로운 흥미의 개발과 참여
노년기 가족	• 은퇴에 대한 대처 • 만족스러운 생활유지 • 건강문제에 대한 대처 • 사회적 지위 및 경제적 감소에 대한 대처 • 배우자 상실, 권위의 이양, 의존과 독립의 전환

출제유형문제 최다빈출문제

Duvall의 발달주기와 주요과업에 대한 설명으로 옳지 않은 것은?

① 진수기에는 자녀의 결혼에 대비한 역할적응이 필요하다.

❷ 학령전기에는 자녀들의 사회화에 대한 발달과업이 있다.

③ 학령기에는 자녀들의 사회화에 대한 발달과업이 있다.

④ 양육기 가족은 갈등이 되는 역할조정의 과업이 있다.

⑤ 중년기 가족은 부부만 남았을 때부터 은퇴시기를 말한다.

해설

학령전기에는 자녀들의 사회화 교육, 학령기에는 자녀들의 사회화로 발달과업에 차이점이 있다.

7 가족 관련 이론

(1) 가족체계 이론

① 가족은 각 부분의 특성을 단순히 합한 것 이상의 특징을 지닌 체계이다(전체성).

② 가족에서 사건은 어떤 원인이 곧 결과가 된다는 직선적인 관계보다는 원인이 결과이며, 결과가 원인이 될 수 있는 순환적인 관계로 보는 것이 이해가 쉽다(순환성).

③ 가족은 일종의 개방체계(상호작용)로 항상성을 유지하며, 항상성은 생존을 위한 안정성과 일관성을 제공하는 균형 상태를 추구한다.

④ 가족체계 일부분이 받은 영향은 다른 부분에 영향을 미치며, 또 전체 체계에 영향을 준다(변화성).

⑤ 가족은 그 자체가 하위체계로 구성되어 있다. 또한 가족은 국가와 지역사회라는 상위체계의 하위체계가 된다(조직화).

⑥ 가족과 상호작용하는 내적, 외적 환경을 모두 파악해야 한다.

⑦ 가족 구성원 간의 상호작용을 통해 나타나는 가족역할, 권력, 의사소통 등의 역동성을 말하며 가족행동은 가족이라는 상황 아래에서 잘 이해된다(전체성).

⑧ 다른 체계와 가족, 가족 내 개인의 상호의존성과 상호작용 이해에 적합한 장점이 있다.

(2) 상징적 상호작용 이론(Symbolic interaction theory)

① 가족 구성원 개인 간의 관계를 고찰하는 방식으로 접근하는 이론이며, 가족 구성원 간의 상호작용에 대한 개인의 중요성을 강조하는 이론으로서 가족분석을 위한 개념 틀로 가장 많이 사용된다.

② 가족을 상호작용의 단위로 보면서 의사소통과정, 가족의 역할, 역할 갈등, 역할 기대, 위치, 의사결정, 문제해결과 사회화 양상을 포함하는 내적 가족역동을 이해하고자 한다.

③ 가족 상호작용은 외부관찰만으로 설명될 수 없으며 반드시 가족원이 그 상황을 지각하는 방식으로 이해되어야 한다는 점을 강조한다.

④ 가족 구성원들은 맡은 역할이 있고 그 역할에 대한 기대가 있다. 역할이 어떻게 수행되는가는 자기에 대한 개념 정의, 주어진 상황, 타인의 반응 등에 달려있다.

⑤ 부부간의 역할기대가 일치할수록, 부부의 역할수행이 잘 이루어질수록 결혼생활은 만족스러울 것이라는 명제를 갖고 있다.

⑥ 가족 단위의 변화는 가족 구성원들의 행동의 산물이며, 개인의 행위는 가족 구성원들의 상호작용을 통해 형성된다.

⑦ 타인의 반응을 통해 가족 구성원은 자신의 행동을 평가하게 되며, 그 결과로 대안적 행위를 선택하거나 기존의 역할 행위를 강화한다.

(3) 구조-기능주의 이론(Structure-function theory)

① 가족이 사회구조의 하나로서 사회 전체의 요구에 가족의 기능이 어느 정도 맞는지에 중점을 두고 있다.

② 구조-기능주의적 관점은 상호작용 과정보다 구조자체와 상호작용 결과에 초점을 둔다. 즉, 가족 구성원 간의 다양한 내적인 관계뿐 아니라 가족과 더 큰 사회의 관계를 강조하고 거시적 차원에서는 가족이 사회통합에 어떻게 기여하는가에 초점을 맞춘다.

③ 가족건강은 구조적 형태들이 사회에서 요구하는 가족의 기본 기능인 애정기능, 생식기능, 경제적 기능, 사회화기능, 보호기능을 제대로 수행하도록 조직되었는가에 연관되어 판단된다.

④ 가족을 사회체계와 상호작용하는 체계로 보며 사회, 사회체계, 사회구조가 개인의 행위를 결정하고 만든다고 본다.

⑤ 내용이 구체적인 것이 특징이며, 사정기술 자체가 잘 개발되어 가족 사정 시 쉽게 적용 가능하다. 사정도구로는 가계도와 사회지지도가 있다.

(4) 가족발달 이론(Family development theory)

① 가족도 성장발달 주기가 있으며 그 시기에 따라 요구, 역할 및 목표가 다르므로 각 발달단계의 과업을 얼마나 성취하였는가를 중심으로 가족건강을 평가하는 방법이다. 따라서 가족형태에 따라 발달단계를 먼저 사정한 후 그 시기의 발달과업 수행정도를 사정하게 된다.

② 핵가족을 중심으로 가족의 발달단계를 분류하고 있기 때문에 확대가족에 적용이 어려우며, 또한 중산층에 편중하여 설명하고 있다.

③ 다른 방법에 비해 단순하고 성장발달 과정에 따라 가족에 대한 예측이 가능하므로 짧은 시간에 사정을 요구하는 경우나 많은 가족을 관리해야 하는 지역사회간호사에게 유용한 접근법이다.

④ 듀발의 가족 발달단계를 보편적으로 활용한다.

(5) 위기 이론

① 위기의 종류

　㉠ 성숙위기(Maturational crisis, Expected crisis, Developmental crisis) : 성장발달 과정 중에 있는 사람들이 경험하고 예견할 수 있는 위기로서 발달에 따른 신체변화, 결혼, 출산 등과 관련된 위기이며 위기의 출현은 점진적이다.

　㉡ 상황위기(Situational crisis, Unexpected crisis) : 우발적으로 발생을 예견할 수 없는 위기로 흔히 사고라고 한다(예 기형아 출산, 이혼, 실직, 질병, 사고 등).

② 위기의 단계

　㉠ 충격단계 : 최고의 스트레스를 느끼고 불안, 무력감, 혼돈, 공황이 따르고 이인화의 감정을 느낌, 정서적 충격이 신체적 충격보다 지속기간이 길다.

　㉡ 현실화 단계 : 충격에서 벗어나 현실감을 느끼는 단계

　㉢ 방어적 후퇴 단계 : 현실감에 의해 다시 손상, 현실부정, 도피

　㉣ 승인 단계 : 상황에 대해 객관적으로 현실인식, 문제해결 시도 및 위기해결을 위한 계획수립

　　　　ⓜ 적응과 변화의 단계 : 재조직과 안정의 시기

　③ 가족의 대처능력에 영향을 미치는 요인

　　　　㉠ 효과적인 의사소통 양상

　　　　㉡ 가족의 통합이나 결손, 가족의 친밀감

　　　　㉢ 가족의 역할 재분배

　④ 지역사회간호사의 역할

　　　　㉠ 가족이 각자의 책임을 판별할 수 있도록 돕는다.

　　　　㉡ 건강문제 해결을 위한 자원을 알선한다.

　　　　㉢ 자극이나 위기에 대처하는 잠재력을 인식하도록 돕는다.

　　　　㉣ 환자가 현실을 직시하여 발견하도록 돕는다.

　　　　㉤ 스스로 위기관리를 할 수 있도록 도움이 필요한 경우 도움을 받아들일 수 있도록 지지한다.

출제유형문제 최다빈출문제

다음 가족이론에 대한 설명이 잘못 연결된 것은?

① 가족체계이론-가족을 개방체계로 이해하며, 체계를 상호작용하는 여러 요소의 복합체라고 정의한다.

② 상호작용이론-가족의 의사소통, 의사결정 등 가족 내적 과정에 초점을 둔 이론이다.

❸ 기능주의이론-가족의 상호작용 결과보다 상호작용 과정에 중점을 둔다.

④ 가족발달이론-가족 발달단계에 따른 과업성취도를 중심으로 가족건강을 평가하는 방법이다.

⑤ 위기이론-위기 결과는 못 된 문제해결이나 부적응 문제를 교정할 수 있는 제2의 기회를 제공한다.

해설
구조-기능주의 이론의 관점은 가족의 상호작용 과정보다 구조 자체와 상호작용의 결과에 초점을 둔다.

8 가족간호과정

(1) 사정 단계

① 개 념

㉠ 가족의 건강문제를 파악하기 위해 기초가 되는 자료를 수집하는 단계이다.

㉡ 가족의 건강, 기능, 과업수준, 가족 구성원의 상호작용 유형 등을 파악하는 것이 포함되며, 체계로서의 가족을 사정하고 대상가족과 신뢰관계를 구축한다.

㉢ 사정을 위한 자료는 가족간호과정의 전 단계에 걸쳐 계속해서 수집되어야 한다.

② 가족사정의 기본 원칙(김모임, 2002)

㉠ 가구원보다는 가족 전체에 초점을 맞춘다.

㉡ 정상가족이라는 일반적인 고정관념을 버리고 가족의 다양성과 변화성에 대한 인식을 가지고 접근한다.

㉢ 가족이 함께 사정에서부터 전 간호과정에 참여함으로써 함께 간호진단을 내리고 중재방법을 결정하는데 참여하도록 한다.

㉣ 가족의 문제점뿐 아니라 가족의 강점도 사정한다.

㉤ 가구원 한 사람에게 의존하지 말고 가구원 전체, 친척, 이웃, 의료기관이나 통·반장 등 지역자원 및 기존 자료 활용 등 다양한 곳에서 자료를 수집한다.

㉥ 가족정보 중에는 이중적 의미를 가진 정보가 존재하므로 한 가지 정보나 단편적 정보에 의존하기보다는 복합적인 정보를 수집하여 정확히 해석하고 판단하는 것이 필요하다.

㉦ 대부분의 가족 사정자료들은 질적으로 수준 높은 자료가 필요하므로 충분한 시간을 할애해야 한다.

㉧ 수집된 자료 중에 의미 있는 자료를 선택하여 기록한다.

㉨ 1회 면담시간 30분을 넘지 않으며 정보의 비밀유지 등 윤리적인 부분을 고려한다.

㉩ 사정된 자료 자체는 가족의 문제가 아니며 원인도 아니므로 사정자료는 진단이 아니다.

③ 자료수집

㉠ 자료수집 방법

- 일차자료
  - 간호사가 직접 가족 및 가족환경과 접촉하여 얻은 자료
  - 면담, 관찰, 신체사정 및 환경조사, 가정방문 등
- 이차자료
  - 가족과 관련 있는 타인, 기관, 건강기록지 등 다양한 자료원에서 간접적으로 얻은 자료이다. 이 경우 가족의 구두 또는 서면동의를 받는 것이 요구된다(비밀보장, 신뢰감 증진).
  - 이차자료는 제3자가 가족을 보는 지각 정도를 말하며, 대상자에게서 직접 얻은 정보에 비해 정확성이 떨어질 수 있으므로 신중하게 사용하는 것이 요구된다.
  - 건강진단 보고서, 각종 조사결과지, 가계도, 인터넷 등

ⓛ 자료수집 영역

영 역	내 용
가족구조/발달주기	• 가족형태 : 확대가족 또는 핵가족 여부, 동거형태 및 가족 외 동거인, 가족구조도 • 발달주기와 발달과업
가족체계 유지	• 재정 : 직업, 재정지원, 수입의 분배 • 관습, 가치관 : 일상생활과 관련된 습관, 종교, 여가활동 • 자존감(Self-worth) : 교육 정도, 관심과 목표, 삶의 질 또는 만족도
상호작용 및 교류	• 의사소통 : 방법, 빈도, 유형(사슬형, 바퀴형, Y형, 완전형) • 역할 : 역할 만족, 업무의 위임과 분배, 업무 수행의 융통성 • 사회화와 양육 : 사회 참여, 훈육 및 자녀 교육, 가치관, 가훈 • 의사결정과 권위 : 가족 권력 관계, 가족 구성원의 자율성 정도, 부부유형(남편 지배형, 부 인 지배형, 민주형) • 사회 참여와 교류
지 지	• 정서 · 영적지지 : 가족 밀착도 • 경제적 협동 • 지지지원 : 가족 내외, 친족이나 이웃, 전문 조직, 사회지지도
대처/적응	• 문제해결 : 문제해결 과정, 참여자와 지도자 • 갑작스런 생활의 변화

건강관리	• 가족의 건강력 : 유전 질환 등 가족 질병력, 심리적 문제에 대한 가족력, 질병상태
	• 생활방식 : 위험 행위(영양, 운동, 수면, 흡연, 술, 스트레스, 약물남용)
	• 자가간호능력 : 예방법, 응급처치 등 질병의 원인과 치료에 대한 지식
	• 건강관리 행위
	• 일상생활수행능력(ADL) : 식사하기, 잠자리에서 일어나기, 세수하기, 배변하기, 배뇨하기,
	  변기에 앉고 일어서기, 옷을 입고 벗기, 목욕하기, 걷기 또는 휠체어 타기, 계단 오르내리기
	• 도구적 일상생활 수행능력(IADL) : 식사 준비, 청소, 세탁, 전화사용, 쇼핑, 대중교통 이용,
	  투약, 재정관리

주거환경	• 주거지역 : 주거상태 및 주위 환경, 환경적 소음이나 공해 • 안전위험 요소 • 생활공간 : 적합성, 효율성, 사생활 보장 • 위생 : 화장실, 상 · 하수도, 환기, 조명, 부엌, 쓰레기 시설, 방충망 등

④ 가족사정도구

　　㉠ 가계도(Genogram) 또는 가족구조도(Family tree) : 3세대 이상에 걸친 가족 구성원에 관한
　　　중요한 정보와 그들 간의 관계를 도표로 나타내는 방법이다.

　　　• 가계도는 가족 전체의 구성과 구조를 포함한 가족관계를 가시화하고 이해하도록 개발된 것으로
　　　　서 가족에 관한 중요한 정보가 도식화되기 때문에 특정 기간 동안 가족의 역사와 주요한 사건을
　　　　한눈에 파악할 수 있다.

　　　• 가족의 질병력 및 가능한 상호관계를 파악하는데 도움이 된다.

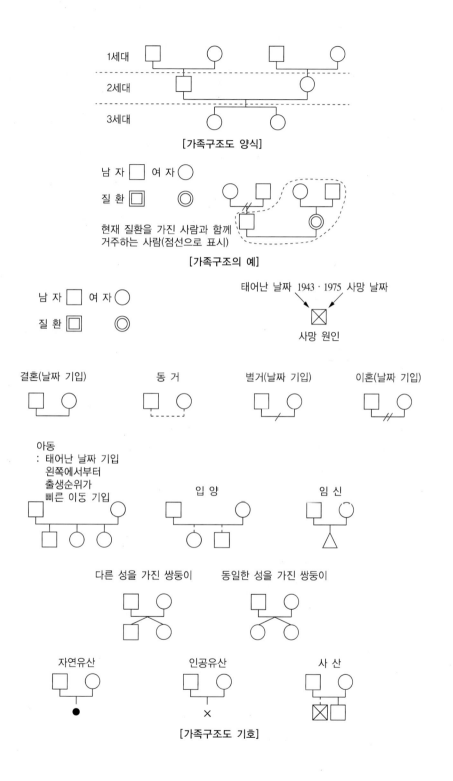

[가족구조도 양식]

[가족구조의 예]

[가족구조도 기호]

     ⓛ 가족밀착도(Family attachmentgram) : 현재 동거하고 있는 가족 구성원들 간의 밀착관계와 상호관계를 이해하는데 도움을 준다.

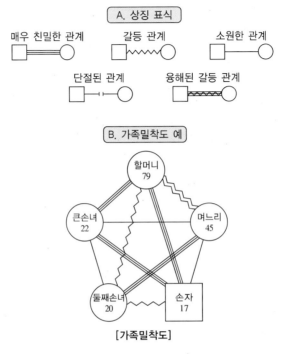

[가족밀착도]

     ⓒ 외부체계도, 생태도(Ecomap) : 가족을 둘러싼 다양한 외부체계와 가족 구성원 사이의 상호작용을 도식화한 것이다.

- 외부체계와 가족의 상호작용의 성격, 질, 지지와 자원의 흐름을 명료하게 파악할 수 있으며, 유용한 자원과 스트레스 자원, 부족한 자원 등을 확인할 수 있는 좋은 도구이다.
- 가족체계와 외부체계 간의 상호작용을 파악하여 가족에게 유용한 체계와 스트레스나 갈등을 유발하는 체계를 파악할 수 있다는 장점이 있으나, 복합적인 관계가 불분명하거나 표현이 어려운 경우는 사용이 쉽지 않다.

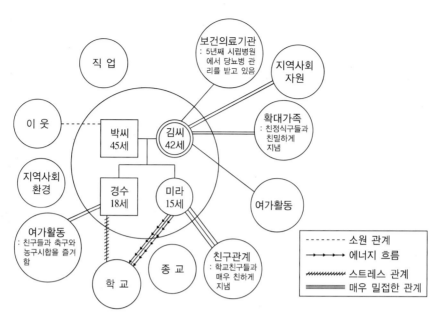

[외부체계도]

㉣ 사회지지도(Sociosupportgram) : 가족 내 가장 취약한 가구원을 중심으로 가족 내부뿐만 아니라 외부와의 상호작용을 확인할 수 있는 도구이다. 즉, 가족지지체계의 양상을 전반적으로 이해할 수 있도록 도와줄 뿐 아니라 가족의 문제를 해결할 때 누구를 중심으로 시작할 것인지, 또 어떻게 지지체계를 활용할 수 있을 것인지를 알려 준다.

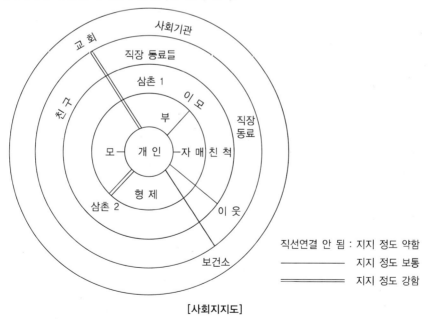

[사회지지도]

　ⓜ 가족연대기(Family-life chronology) : 가족의 역사 중에서 개인에게 영향을 주었다고 생각되는 중요한 사건을 순서대로 열거하여 그 사건들이 가족 구성원들에게 어떤 영향을 주었는지, 가족 구성원의 건강문제 발생과 사건의 관련성을 파악하고자 할 때 사용될 수 있으며 가족에게 필요한 건강행위나 건강에 대해 집중적인 관심을 쏟지 못하는 가족관계의 문제를 다룰 때 도움이 된다.

　ⓗ 가족생활 사건 : 가족이 최근에 경험하는 일상사건의 수를 표준화한 가족생활사건도구(FILE)를 사용하여 가족에게 일어나는 문제가 스트레스와 관련된 문제인지, 특정 스트레스에 잘못된 대처로 인하여 악화되고 있는지 확인하는데 사용된다.

　　• Holmes, Rahe, Masuda 등이 개발한 생의 변화 질문지(Life stress inventory)를 이용한 사회 재적응률 척도(Social readjustment rating scale, SRRS)를 사용
　　• 경험한 사건 단위가 지난 1년간 150점 이상인 사람이 150점 미만인 사람보다 질병에 대한 감수성이 높은 것으로 파악

　ⓢ 가족기능 평가도구(Family APGAR) : Smilkstein(1978)이 개발한 가족기능 사정 도구로 가족이 문제에 대처하여 해결해 나가는 가족의 자기관리능력과 가족의 기능 수준을 파악할 수 있게 한다. 가족의 일반적인 기능인 적응, 협력, 성숙도, 애정, 해결에 대한 만족도를 측정한다.

　　• 총점이 0~3점 : '문제가 있는' 가족기능
　　• 총점이 4~6점 : '중등도'의 가족기능
　　• 총점이 7~10점 : '좋은' 가족기능

문 항	항상 그렇다. (2점)	가끔 그렇다. (1점)	거의 그렇지 않다. (0점)
나는 어떤 문제에 부딪혔을 때 큰 어려움 없이 가족에게 도움을 청한다.			
여러 가지 일에 대해 우리 가족은 서로 의견을 교환하고 함께 해결한다.			
나의 가족은 내가 새로운 활동을 시작하고 진로를 변경하고자 할 때 이를 받아들이고 도와준다.			
나는 나의 가족이 애정을 표현하고 분노, 슬픔, 사랑과 같은 나의 감정을 받아 주는 것에 만족한다.			
나는 나의 가족과 함께 시간을 보내는 방식에 만족한다.			

⑤ 자료 분석 및 건강문제 도출
　ⓐ 수집된 자료는 같은 영역별로 분류
　ⓑ 영역별로 분류된 것을 다시 세분화하여 문제영역별로 분류
　ⓒ 가족건강사정도구를 이용하여 2차 사정자료를 확인
　ⓓ 가족의 강점 확인

(2) 진단 단계

① 가족 간호진단이란 실재하거나 잠재적인 가족의 건강문제를 찾아내고 이 문제를 발생시킨 원인 또는 유발요인을 규명하여 간호중재가 가능하도록 하는 단계이다.

② 가족 간호진단체계

　　㉠ 북미간호진단협회(NANDA)의 Nursing Diagnosis Texanomy : 13개 영역(Domain), 47개 범주 (Class)

　　㉡ OMAHA 문제분류체계 : 개인, 가족, 집단과 사회를 대상으로 한 지역사회 보건간호실무 영역에 적용할 수 있다. 이 분류체계는 간호진단에 해당하는 문제분류틀, 간호중재에 해당하는 중재틀, 결과에 해당하는 문제등급척도로 구성된다.

　　㉢ 가정간호 분류체계(HHCCS) : 가정간호 제공 시 필요한 자원을 결정하기 위하여 대상자를 사정, 분류하는 방법으로 개발, NANDA와 동일하게 간호진단을 정의하고 있다.

　　㉣ 국제간호실무 분류체계(ICNP) : 국제간호협회에서 간호실무를 기술하기 위하여 국제적으로 통용될 수 있는 공동의 언어와 분류체계를 개발하였다. ICNP에서 간호진단을 내릴 경우 간호실무의 초점축과 판단축 용어를 반드시 포함해야 한다.

　　㉤ 한국가족의 특성(윤순녕, 2003) 등은 ICNP 틀에 근거하여 17개의 가족현상을 제시하였다.

　　㉥ ICNP를 활용한 가족간호 진단의 예

가족 현상	가족 특성
지역사회와의 상호작용 부족	• 친한 이웃이 적다. • 친구 간의 접촉 빈도가 낮다.
사회적 고립감	• 이웃과 왕래가 없다. • 거의 모든 시간을 집에서 보낸다. • 친구가 없다.
지역사회 지지체계 부족	• 지역사회에 도움을 청할 기관이 부족하다. • 지역사회에 도움을 청할 사람이 부족하다. • 자원 이용에 대한 지불능력이 없다. • 지역사회 자원에 대한 정보가 부족하다.
부모역할 장애	• 자녀의 생활에 대해 무관심하다. • 부 또는 모가 이혼, 별거, 가출 중에 있다. • 전반적인 자녀 양육을 방치한다. • 부모가 자녀 교육에 대해 무관심하다. • 비행자녀가 있다.
부부역할 장애	• 부부 간에 잦은 욕, 공격적이고 비꼬는 말투를 사용한다. • 부부 간의 대화가 결여되어 있다. • 부부싸움이 잦다.
성생활 불만족	• 남편 또는 아내의 외도가 있다. • 성생활이 원만하지 못하다.
의사소통 장애	• 가족 구성원들이 각자의 의견만 일방적으로 주장한다. • 가장이 폐쇄적인 의사소통 양상을 보인다. • 가족들이 모여 대화할 수 있는 기회가 드물다. • 세대 간 사고방식의 차이가 있다. • 가족 내 의사결정이 비민주적이다.

가족 현상	가족 특성
부적절한 가족 대처	• 가족 구성원의 스트레스가 과다하다. • 가족 구성원들 간에 불만이 높다. • 주부에 대한 역할 편중이 과다하다. • 가족 구성원 간의 역할분배가 부적절하다. • 주부의 희생의식이 지나치다. • 자기 역할에 대한 인식이 부족하다. • 가족 구성원 간의 남녀 차별이 있다.
가족의 친밀감 부족	• 고부간의 갈등이 있다. • 떨어져 사는 자녀와의 왕래가 거의 없다. • 가족 구성원 간의 이해가 부족하다. • 세대 간 사고방식의 차이가 있다.
부적절한 권력구조	• 특정 구성원에게 권한이 집중되어 있다. • 어른들의 지도력이 없다. • 가장의 권위의식이 강하다. • 부인이 남편의 결정을 완전히 무시한다. • 가장이 가족에 대해 지나치게 엄격하다.
가족학대	• 부모가 자녀를 구타한다. • 부모가 자녀를 무시한다. • 부모를 구타한다. • 부모를 무시한다. • 남편(아내)에 대한 아내(남편)의 구타가 있다. • 남편(아내)이 아내(남편)를 무시한다. • 남편이 아내를 하인 취급한다.
부적절한 생활양식	• 가족 구성원의 비만이 심하다. • 예방접종이 부적절하다. • 식습관이 불규칙하다. • 수면이 부적절하다. • 운동이 부적절하다. • 가족 구성원 중 흡연자가 있다. • 가족 구성원이 과다한 음주를 한다. • 여가활동이 부족하다. • 정기적 검진을 하지 않는다. • 건강관리에 대한 지식이 부족하다.
비효율적 재정관리	• 지출이 과다하다. • 수입이 일정하지 않다. • 실직한 상태이다. • 재정관리가 부적절하다. • 과도한 의료비가 부담된다. • 수입원이 감소된 상태이다.
부적절한 질병관리	• 가족 구성원이 치료지시를 이행하지 않는다. • 가족 구성원의 질병 인식이 부족하다. • 가족 구성원 간에 돌봐주는 것이 부족하다. • 보건의료 자원의 활용이 부족하다. • 가족 구성원의 질병 지식이 부족하다.

가족 현상	가족 특성
부적절한 주위환경	• 주변에 악취가 발생한다. • 출입구 계단이 높고 가파르며 옆에 난간이 없다. • 쓰레기 수거가 제때에 이루어지지 않고 있다. • 골목에 안전시설(난간)이 없고 비탈지다.
부적절한 가정위생 관리	• 화장실이 비위생적이다. • 바퀴벌레, 쥐 등이 관찰된다. • 분리수거를 하지 않는다.
부적절한 주거관리	• 집 안이 정리정돈이 안 되어 있다. • 공간관리가 부적절하다. • 가족 수에 비해 공간이 부족하다. • 난방이 제대로 안 된다. • 채광이 안 좋아 낮에도 조명이 필요하다. • 통풍이 안 되어 습하다.

③ 우선순위 결정 시 고려 사항

  ㉠ 간호제공자 측면 : 시간, 비용, 유용한 자원, 접근성 등이 포함되어야 한다.

  ㉡ 가족문제의 중요성 : 문제의 특성, 문제해결 능력, 예방가능성, 문제인식의 차등성

  ㉢ 도미노 현상을 야기할 수 있는 근본적인 문제

  ㉣ 가족의 관심이 많은 문제

  ㉤ 가족의 수행이 용이한 문제

  ㉥ 실천 후 결과에 대한 효과를 느낄 수 있는 문제

  ㉦ 긴급한 응급처치가 필요한 문제

  ㉧ 가족 전체에 영향을 미치는 문제

(3) 계획 단계

① 가족을 대상으로 가족계획을 세울 때 간호사는 가족과 함께하는 것이 중요하다. 가족이 이것을 수용하지 못하거나 계획에 따라 가족이 문제해결에 참여하지 못한다면 의미가 없기 때문에 가족의 참여가 중요하며, 의사결정의 주체는 가족 구성원 전체이다.

② 목표 설정

  ㉠ 명확한 목표설정은 수행계획의 지침이 될 뿐만 아니라 사업의 평가기준을 제시하므로 매우 중요하다.

  ㉡ 일반적 목표 : 진단된 문제를 해결하는 것으로 진술한다(문제가 소멸되는 시점까지).

  ㉢ 구체적 목표 : 문제의 원인이 되는 것을 해결하는 것으로 진술하되 구체적(Specific)이고, 측정가능(Measurable)하며, 달성 가능(Achievable)하고, 가족이 해결해야 할 문제와 관련이 있어야(Relevant) 하고, 기한을 정하여(Time limited) 설정한다.

③ 간호방법 및 수단의 선택 : 간호방법으로는 직접 간호제공, 보건교육, 관리 등을 들 수 있으며, 이들 방법을 수행하기 위한 수단으로는 가정방문, 클리닉 활동, 보건교육, 상담, 의뢰 등이 있다.

④ 수행계획

  ㉠ 가족이 스스로 다룰 수 있는 문제와 간호사의 중재가 필요한 문제를 분류한다.

  ㉡ 가족이나 간호사의 활동을 구체화하고 기대하는 결과나 성과를 기술한다.

  ㉢ 인력, 예산, 장비 및 기구 등의 자원을 배치하고 간호수행의 일정을 계획한다(주별, 월별 단위 작성).

⑤ 평가계획 : 수행된 활동에 대하여 누가, 언제, 어떻게, 어느 범위에서 평가할 것인가를 계획한다.

(4) 수행 단계

① 수행 전략

  ㉠ 문제 하나하나보다는 가족 전체의 취약점에 초점을 맞춘다.

  ㉡ 표면화된 구체적 문제 아래 내재되어 있는 더 큰 문제가 있음을 기억하고 문제들과의 연계, 자료들과의 상호관련성을 검토한다.

  ㉢ 가족의 문제들은 도미노현상을 가지고 있다. 중재계획 시 도미노의 첫 단계가 무엇인가를 파악하여 중재를 시작한다.

  ㉣ 간호계획 시 가족들이 참여하여 가능한 한 대상자 스스로 문제를 해결하도록 유도한다.

  ㉤ 가족간호는 많은 경우 사정, 자료 분석, 진단, 계획, 수행, 평가의 연속선상에서 계속되는 과정으로 각 단계의 순서나 구분이 모호하다.

  ㉥ 가족의 강점을 확인해서 활용해야 한다.

② 수행 유형

  ㉠ 예측적 안내 : 가족생활환(Family lifecycle)을 통해 가족이 앞으로 부딪히게 될 문제들을 미리 안내하여 이에 대처할 수 있는 능력을 키워 주는 것이다. 문제를 미리 예측하면 문제를 다루는 방법을 의논할 수 있고, 문제 상황에 효율적인 적응을 할 수 있을 것이다.

  ㉡ 건강 상담

    • 개인이 자신의 문제를 인식하도록 돕고, 스스로 문제해결방안을 찾도록 길을 제시한다.

    • 가족상담은 개인 상담과 달리 구성원이 적어도 둘 이상이므로 문제도 다양하고 구성원별 욕구와 해결방안도 다양하다.

    • 가족 건강과 관련된 상담은 클리닉활동을 통해서보다는 가정방문을 통해서 하는 것이 효과적이다.

  ㉢ 보건교육 : 이론과 더불어 시각적으로 볼 수 있는 실물을 사용하거나 실제 장면을 만들어 지도하는 방법이다(예 시범, 사례연구, 가족집담회, 역할극 등).

  ㉣ 직접적인 간호제공 : 가족의 건강증진을 향상시키는 간호활동이라기보다는 만성질환자를 위한 가정간호활동에 주로 활용될 수 있다.

  ㉤ 의 뢰

    • 가족이 해결해야 할 문제가 복합적이어서 간호사 이외의 다른 전문 인력이 필요할 때 하는 행위이다.

    • 간호사는 여러 기관이나 시설, 인력에 대한 정보를 가지고 필요시 활용하고, 가족의 문제를 의뢰할 때는 사전에 가족에게 알리고 동의를 구해야 한다.

ⓑ 가족의 자원 강화 : 가족의 경제적, 물리적, 인적 자원에 대해 사정하며, 이러한 가족자원의 적절성을 유지하고 강화하여 가족문제를 해결한다.

(5) 평가 단계

① 평가 내용

구조평가	• 가족간호가 제공된 환경에 초점을 맞추고 사업철학이나 목적에 비추어 사업내용과 기준의 적절성을 확인하는 평가 • 사업에 투입되는 인력, 시간, 물품 및 장비, 가족간호사업 조직체계 등의 구조적인 요소들이 적절한가를 평가
과정평가	• 가족간호가 실행되는 중간에 실시하는 평가로 가족간호사업에 투입된 인적, 물적 자원이 계획대로 실행되고 있는지, 일정대로 진행되고 있는지를 파악하는 것이다. • 사업이 목표를 향해 가고 있는지를 기술하고, 목표달성에 장애가 되는 요소를 제거하고 개선방안을 마련하는 데 필요하다.
결과평가	• 가족간호가 종료된 상태에서 계획된 목표가 얼마나 달성되었는지를 효과성과 효율성 측면에서 평가한다. 효과는 가족건강관리에 대한 지식, 태도, 행위의 변화로 측정하고, 효율은 가족간호의 비용효과적인 측면을 고려하는 것이다. • 결과평가의 기록은 법적인 근거가 되므로 반드시 간호사가 기술한다.

② 가족간호 종결 조건

㉠ 가족의 문제 해결

㉡ 새로운 문제가 없음

㉢ 재발 위험 없음

㉣ 최대기능 수준에 도달

출제유형문제 최다빈출문제

가족사정 도구 중 가장 취약한 구성원 한 명을 중심으로 가족 내부와 외부와의 상호작용을 확인할 수 있는 도구는?

① 가계도

② 가족밀착도

③ 외부체계도

④ 가족연대기

❺ 사회지지도

해설
• 외부체계도는 가족을 둘러싼 다양한 외부체계와 가족 구성원 사이의 상호작용을 그림으로 나타낸 것으로, 가족 전체의 양상을 보여 준다.
• 그림에서 외부체계도는 원 안에 구성원 전체가 들어 있고, 사회지지도는 가장 취약한 구성원 한 명을 중심으로 그리고 있다.

⑨ 우리나라 가족

(1) 우리나라 가족의 변화

① 가족의 변화요인

　ㄱ 사회적 요인 : 세계화, 정보화, 도시화, 산업화 등

　ㄴ 인구학적 요인 : 초혼연령 상승, 혼인 감소, 소자녀 수 선호, 평균수명 연장 등

　ㄷ 가치관적 요인 : 혼인 가치관, 자녀 가치관, 부부관계 가치관, 가족부양 가치관, 양성평등 가치관, 여성 자아욕구 상승 등

② 우리나라 가족의 변화양상

　ㄱ 가족구조의 변화

- 소가족화와 가족규모 축소
- 세대구성의 단순화와 핵가족의 증대
- 비정형적인 가족형태의 출현 : 비혈연가족, 다문화가족, 노인단독 가구, 1인 가구 등

　ㄴ 가족기능의 변화

- 경제적 기능
  - 가정과 일터가 공간적으로 분리됨에 따라 변화가 일어나 농경사회에서 가족이 수행하던 생산기능은 약화 또는 상실되고 소비기능은 강화되었다.
  - 정보화 기술의 발달로 원격 근무나 온라인 영업 확대 등으로 인해 산업화 과정에서 분리되었던 생산의 공간과 가족이라는 사적 생활공간의 경계도 불분명해지고 있다.
- 성적 및 재생산 기능의 약화 : 현재 출산은 선택으로 변화되고, 성적규범 및 가치관의 변화와 성개방 풍조의 만연으로 가족의 성규제 기능이 약화되었다.
- 정서적 기능의 약화 : 최신 정보기술 습득이 상대적으로 늦은 부모 세대와의 의사소통이 줄어들게 되어 부모-자녀 간 거리가 멀어진다(가족 유대감 약화).
- 여가와 휴식의 기능 미약 : 가족 구성원 간의 이질적 문화 차이를 최소화할 수 있는 가족 간의 교제와 여가생활의 기술 및 프로그램 개발이 부족하다.
- 가족의 교육적인 기능
  - 산업사회 이후 직업 관련 교육은 전문교육기관이 담당하게 되어 가족의 교육기능이 축소되었다.
  - 학교교육의 강화, 다양한 교육시설의 등장으로 가족의 자녀양육 및 사회화기능은 가족 이외의 교육기관에서 대체하게 되어 가족의 교육기능은 축소되었다.
  - 가족의 교육기능은 한 개인이 사회 구성원으로서 사회화되는 전 과정에 개입하므로 가족이 가진 기본적인 교육기능은 더욱 부각되고 있다(일차적인 사회화 기관으로 중요).
- 가족의 복지기능 : 가족의 규모가 줄고 가족 구성원 간의 유대가 약해져 가족 돌봄(부양기능)역할을 수행하는 가족의 역량은 점점 줄어들고 있다.

(2) 가족변화에 따른 정책적 대응 방안

① **가족정책** : 정부가 가족을 위해 실시하는 모든 사항으로서 일반·통일·종합적 관점에서 가족생활의 유지 및 강화를 도모하는 여러 시책이라 할 수 있다.

㉠ 비전 : 함께 만드는 행복한 가정, 함께 성장하는 건강한 사회

㉡ 목표 : 개인과 가정의 전 생애에 걸친 삶의 만족도 제공과 가족을 위한 가족을 통한 사회적 자본 확충

② **핵심과제**

㉠ 가족가치의 확산 : 전국 152개 건강가정지원센터 주관으로 자녀의 성장 발달단계를 고려한 생애주기별 부모교육을 실시하고 있다. 건강지원센터를 통해 수요자 중심의 서비스 전달체계를 갖추고 지역주민의 특성을 고려한 맞춤형 가족지원서비스를 제공함으로써 가족의 안정성을 강화하고 가족관계를 증진시키고자 한다(가족교육, 가족상담, 가족친화적 문화조성, 가족돌봄 지원서비스 등 다양한 가족 통합서비스를 운영).

㉡ 자녀 돌봄지원 강화 : 현재 12세 이하 대상 시간제 아이 돌봄서비스와 3~24개월 영아의 종일 돌봄서비스를 시행하고 있으며, 방과 후 홀로 방치되는 아동에게는 연 480시간에서 720시간으로 확대하여 범죄예방과 건전한 성장을 지원하고 있다.

㉢ 다양한 가족의 역량 강화

- 한 부모가족 자녀에게 아동 양육비를 연차적으로 확대하고 가족복지시설 입소 미혼모나 모자·부자 가족은 소득금액의 40%까지 자립준비금으로 인정하여 퇴소 유예가 되도록 조치하였다.
- 다문화가족의 안정적인 정착과 가족생활을 지원하기 위한 다문화가족지원센터가 현재 217개소로 확대되었다.

㉣ 가족 친화적인 사회 환경 조성 : 가족친화 사회 환경의 조성 촉진에 관한 법률에 따라 가족친화 우수기업 인정제를 확대하고 내실화한다.

㉤ 가족정책 인프라 강화와 전문성 제고 : 건강가정지원센터 및 다문화 가족지원센터의 역량을 강화하고 가족과 지역사회의 소통과 연대를 강화할 예정이다.

출제유형문제 최다빈출문제

우리나라 가족의 변화양상에 대한 설명으로 옳지 않은 것은?

❶ 부부와 자녀중심의 핵가족이 증가하고 있다.

② 성에 대한 규범, 가치관의 변화로 가족의 성규제 기능이 약화되었다.

③ 산업화와 정보화로 인해 소비 단위로서의 가족의 중요성이 강조되고 있다.

④ 가족은 개인의 일차적인 사회화 기관으로 가족의 기본적인 교육기능은 더욱 부각되고 있다.

⑤ 가족의 정서적 유대기능이 저하되고 있다.

해설
가족형태의 다양화로 핵가족이 감소하고 한 부모 가족, 1인 가구, 기러기 가족, 다문화 가족 등 다양한 유형의 가족이 증가하고 있다.

10 학교보건의 이해

(1) 학교보건의 개념

① 정의 : 학교간호의 상위개념으로 지역사회 학교의 안녕과 건강증진을 위한 모든 활동을 의미한다.

　　㉠ 학생과 교직원이 건강하고 안전하게 생활할 수 있도록 질병을 예방하고 건강을 보호·증진함으로써 건강한 학교생활을 유지하기 위함이다.

　　㉡ 학생, 가족, 교직원 더 나아가서 지역사회를 대상으로 학생, 가족, 보건의료 전문가가 참여하여 보건관리와 환경관리 및 보건교육을 제공함으로써 각자의 건강문제를 해결할 수 있는 신체적, 정신적, 사회적 기능수준을 향상시켜 안녕 상태에 이르도록 하는 것이며, 궁극적으로는 신체적, 정신적, 사회적으로 건전한 국민을 육성한다.

　　㉢ 학교보건사업의 범위는 학생 및 교직원의 건강관리를 위한 직접적인 학교 보건봉사, 보건교육과 상담, 환경관리, 지역사회와의 연계로 정의될 수 있다.

② 목 적

　　㉠ 학교보건법 제1조 : 학교의 보건관리에 필요한 사항을 규정하여, 학생과 교직원의 건강을 보호·증진함을 목적으로 한다.

　　㉡ 학교보건의 대상자가 신체적, 정신적, 사회적으로 안녕 상태에 도달하도록 하는 데 있다(적정기능수준 향상).

③ 학교보건의 필요성

　　㉠ 학교보건 대상자인 학생과 교직원은 전체 인구의 1/4 정도에 달하므로 학교보건 대상자의 건강을 향상시키는 것은 전국민 건강수준 향상에 반드시 필요하다.

　　㉡ 학교에서 집단생활을 하는 학생들은 질병에 대한 감수성이 높은 취약집단이다.

　　㉢ 학령기 및 청소년기는 행동변화가 용이한 시기로 이때 형성된 건강에 대한 신념, 태도 및 행위는 건강한 일생을 보낼 수 있는 밑거름이 된다.

　　㉣ 학교보건 대상자는 학교라는 장소에 모여 있고 또한 조직화되어 있어 보건사업을 추진하는데 유리한 여건을 가지고 있다.

　　㉤ 학생은 배우려는 의욕이 강하기 때문에 보건교육의 효과가 빨리 나타나고, 건강에 관한 지식의 생활화가 용이하다.

　　㉥ 학교는 지역사회의 중심적인 조직으로 학교에서 실시한 보건사업은 학생과 교직원을 통하여 가족과 지역사회로 파급될 수 있다(간접교육의 효과).

④ 학교보건의 범위

　　㉠ 학교보건서비스(보건봉사)

　　　• 학생, 교직원의 건강검사

　　　• 학생, 교직원의 건강평가 결과에 대한 건강문제 파악 및 관련 인사와의 협의

　　　• 질병, 결함교정

　　　• 학교 내 질병과 사고예방, 예방접종

　　　• 응급처치

　　　• 학교급식(학교급식법)

ⓛ 학교보건교육 : 보건지도 및 보건학습

ⓒ 건전한 학교환경 조성(교내・외)

ⓔ 학교와 지역사회 연계 : 학교는 지역사회의 중심으로 지역사회와 긴밀한 관계 속에서 자원의 활용이 필요하다. 이 관계는 학부모와 지역사회의 지도자들이 포함되어야 한다. 이는 학교 보건교육이 기술적인 지식인으로부터 일상의 생활에서 인간의 행위에 필요한 지식과 기술을 적용할 수 있는 능력을 개발하는데 역점을 두기 때문이다.

(2) 학교간호의 개념

① 학교간호는 학생과 교직원에게 간호활동을 제공하여 그들의 적정 기능수준을 향상시키는 것이다.

② 학교간호활동으로는 보건실활동으로 대표되는 직접간호활동과 보건교육 및 상담, 보건관리(예산, 시설, 학교보건조직 운영 등) 등의 활동이 있다.

③ 학교간호는 다양한 수단을 통하여 적정 기능수준 향상이라는 간호목표를 달성하도록 하며, 대상자가 어느 정도의 간호목표를 달성하였는지는 기능연속지표로 측정할 수 있다.

(3) 학교보건의 역사

① 학교보건 변천

ⓐ 감염병 관리기 : 학생예방접종

ⓑ 신체검사기 : 질병의 조기발견, 조기치료가 강조되면서 건강평가를 위한 신체검사와 각종 검사위주로 학교보건사업이 시행되었다.

ⓒ 포괄적 건강관리기 : 학생 및 교직원의 건강관리, 보건교육, 환경위생관리 등으로 다양하게 시행하였다.

② 우리나라의 학교보건 역사

연 도	내 용
1949	(교육법) 학교보건사업 실시의 법적 근거 마련
1953	교육공무원법 제정에 따라 교사의 자격기준에 양호교사가 제도화됨
1961	양호교사 배치
1967	학교보건법 제정
1969	학교보건법 시행령 공포
1986	전국 양호교사회 창설
1993	양호교사의 직무 삽입
2002	• 학교보건법 시행규칙 제정 • 양호교사 명칭이 보건교사로 변경
2003	보건장학사 배치
2005	학생 신체검사가 학생 건강검사로 변경(학교보건법 개정)
2007	학교보건법 개정(보건교과의 설치, 보건교사의 확대 배치)
2009	초, 중, 고등학교에서 보건교육이 체계적으로 실시

연 도	내 용
2010	중등학교에서 보건교과가 선택과목으로 설치·운영
2013	학교보건법 개정(보건실의 설치기준), 보건교사 교감 승진 법안 통과
2016	학교보건법에 감염병 발생현황에 관한 정보 공유와 감염병 예방대책 마련에 관한 조항 신설

(4) 학교보건 인력

① 보건교사

ㄱ. 개 요

- 대학의 간호학과 졸업자로 교직학점을 이수하고 간호사 면허를 취득한 자로 학교에 상주하는 유일한 의료인이다.
- 학교간호사의 법적 자격부여 후 초·중등교육법 개정으로 양호교사에서 보건교사로 개칭

ㄴ. 보건교사의 직무(학교보건법 시행령 제23조 3항)

> 1. 학교 보건계획의 수립
> 2. 학교 환경위생의 유지·관리 및 개선에 관한 사항
> 3. 학생 및 교직원에 대한 건강진단의 준비와 실시에 관한 협조
> 4. 각종 질병의 예방조치 및 보건지도
> 5. 학생 및 교직원의 건강관찰과 학교의사의 건강상담, 건강평가 등의 실시에 관한 협조
> 6. 신체가 허약한 학생에 대한 보건지도
> 7. 보건지도를 위한 학생 가정 방문
> 8. 교사의 보건교육 협조와 필요시의 보건교육
> 9. 보건실의 시설, 설비 및 약품 등의 관리
> 10. 보건교육자료의 수집·관리
> 11. 학생건강기록부의 관리
> 12. 다음의 의료 행위(간호사 면허를 가진 사람만 해당한다)
>   가. 외상 등 흔히 볼 수 있는 환자의 치료
>   나. 응급을 요하는 자에 대한 응급처치
>   다. 부상과 질병의 악화를 방지하기 위한 처치
>   라. 건강진단 결과 발견된 질병자의 요양지도 및 관리
>   마. 가에서 라까지의 의료행위에 따르는 의약품의 투여
> 13. 그 밖의 학교 보건관리
> ※ 학교보건법 15조의2 : 사전에 학부모의 동의와 전문의약품을 처방한 의사의 자문을 받아 보건
>   교사 또는 순회 보건교사로 하여금 제1형 당뇨로 인한 저혈당쇼크 또는 아나필락시스 쇼크로
>   인하여 생명이 위급한 학생에게 투약행위 등 응급처치를 제공하게 할 수 있다.

ⓒ 보건교사 배치기준

학교보건법 시행령 제23조제1항
1. 18학급 이상의 초등학교에는 학교의사 1명, 학교약사 1명 및 보건교사 1명을 두고, 18학급 미만의 초등학교에는 학교의사 또는 학교약사 중 1명을 두고, 보건교사 1명을 둘 수 있다.
2. 9학급 이상의 중학교와 고등학교에는 학교의사 1명, 학교약사 1명 및 보건교사 1명을 두고, 9학급 미만인 경우에는 학교의사 또는 학교약사 중 1명과 보건교사 1명을 둔다.
3. 대학(3개 이상의 단과대학을 두는 대학에 있어서는 단과대학), 사범대학, 교육대학, 전문대학에는 학교의사 1명 및 학교약사 1명을 둔다.
4. 고등기술학교, 공민학교, 고등공민학교, 특수학교, 유치원 및 각종 학교는 제1호부터 제3호까지에 규정된 해당 학교에 준하여 학교의사, 학교약사 및 보건교사를 둔다.

② 학교의사, 학교약사의 직무(학교보건법 시행령 제23조제3항)

학교의사	• 학교 보건계획 수립에 관한 자문 • 학교 환경위생의 유지·관리 및 개선에 관한 자문 • 학생과 교직원의 건강진단과 건강평가 • 각종 질병의 예방처치 및 보건지도 • 학생 및 교직원 건강 상담 • 그 밖에 학교 보건관리에 관한 지도
학교약사	• 학교 보건계획의 수립에 관한 자문 • 학교 환경위생의 유지·관리 및 개선에 관한 자문 • 학교에서 사용하는 의약품 및 독극물의 관리에 관한 자문 • 학교에서 사용하는 의약품 및 독극물의 실험·검사 • 그 밖에 학교 보건관리에 관한 지도

③ 교육관리자의 직무

교육감	• 교육환경보호구역의 설정 • 감염병예방과 학교보건을 위한 휴교명령 • 보호구역 내 금지 시설 및 행위에 대한 철거 또는 정화 조치를 행정기관장에게 건의할 의무
학교 설립자 경영자	학교보건시설의 구비 및 설치 의무
학교장	• 학교환경위생, 식품위생 유지 관리 • 학생 및 교직원의 신체검사 실시 의무 • 신체검사 결과 감염병에 감염되었거나, 의심되거나, 감염의 우려가 있는 학생 및 교직원에 대한 등교 중지 • 질병에 감염되었거나 우려가 있는 학생에 대한 질병의 치료, 예방에 필요한 조치 및 신고의 의무(교육청에 보고, 보건소 신고) • 학생 및 교직원의 보건관리 의무 • 예방접종 완료여부의 검사(초, 중등) • 학생의 안전관리 • 심폐소생술 등 응급처치 교육 실시 • 질병의 예방 : 감염병 예방과 학교보건에 필요한 때에는 휴교할 수 있다.

출제유형문제 채다빈추문제

학교보건교사의 직무와 의료행위의 범위로 옳은 것은?

① 학교보건 계획 수립에 관한 자문

② 학교보건 관리에 관한 지도

③ 학생 및 교직원의 건강 상담

❹ 외상 등 흔히 볼 수 있는 환자의 치료

⑤ 의약품 및 독극물 관리에 대한 자문

해설

①, ② 학교의사, 학교약사의 직무

③ 학교의사의 직무

⑤ 학교약사의 직무

11 **학생건강관리**

(1) 학생건강검사

① 개 념

ㄱ 건강검사는 신체발달 상황, 신체의 능력, 건강조사, 정신건강 상태 및 건강검진으로 구분하여 실시한다.

ㄴ 교직원의 건강검사는 국민건강보험법 제52조에 따른 건강검진으로 갈음할 수 있다.

ㄷ 신체의 발달상황, 신체의 능력, 건강조사 및 정신건강 상태 검사는 해당 학교의 장이 실시하고, 건강검진은 건강검진기본법 제14조에 따라 지정된 검진기관에서 실시한다.

ㄹ 건강검진을 실시하는 학생에 대한 신체의 발달상황 및 건강조사는 검진기관에서 실시하되, 건강조사는 문진표의 작성으로 갈음할 수 있다.

② 신체발달 상황

ㄱ 키와 몸무게 측정하여 비만도를 산출한다.

ㄴ 실시대상 및 기관

• 검진기관 : 초등학교 1, 4학년, 중학교 1학년, 고등학교 1학년

• 해당 학교 : 초등학교 2, 3, 5, 6학년, 중학교 2, 3학년, 고등학교 2, 3학년

③ 건강조사

ㄱ 예방접종 및 병력, 식생활 및 비만, 위생관리, 신체활동, 학교생활 및 가정생활, 텔레비전·인터넷 및 음란물의 이용, 안전의식, 학교폭력, 흡연·음주 및 약물의 사용, 성 의식, 사회성 및 정신건강, 건강 상담 등에 대하여 실시한다.

ㄴ 실시대상 및 기관

• 검진기관 : 초등학교 1, 4학년, 중학교 1학년, 고등학교 1학년

• 당해 학교 : 초등학교 2, 3, 5, 6학년, 중학교 2, 3학년, 고등학교 2, 3학년

④ 정신건강 상태 검사 : ADHD, 우울, 자살, 불안 등 정서·행동문제에 대한 설문 및 면접 조사(초 CPSQ, 중·고 AMPQ-Ⅱ)

⑤ 건강검진

ㄱ 목적 : 건강검진을 통해 질병을 예방하고, 질병이나 신체적인 이상이 발견된 학생에 대해서는 적절한 조치와 지도 및 건강 상담 실시, 통계 및 보건사업의 성과를 확인한다.

ㄴ 실시대상 및 기관

• 검진기관 : 초등학교 1, 4학년, 중학교 1학년, 고등학교 1학년

ㄷ 항목 : 근·골격 및 척추, 눈, 귀, 코, 목, 피부, 구강, 기관능력, 병리검사 등에 대하여 검사 또는 진단하여야 한다.

⑥ 신체능력 검사

ㄱ 실시 대상 : 초등학교 5, 6학년, 중·고등학생

ㄴ 검사항목 : 달리기, 오래달리기-걷기, 제자리멀리뛰기, 팔굽혀펴기(중·고등학교 남학생에 한함), 팔굽혀 매달리기(중·고등학교 여학생에 한 함), 윗몸일으키기 및 앉아 윗몸 앞으로 굽히기 등을 교직원이 검사한다.

⑦ 별도 검사

  ㉠ 소변검사

   • 검진대상 : 초등학교·중학교 및 고등학교의 학생 중 교육감이 지정하는 학년의 학생

   • 당, 단백, 잠혈, 유로빌리노겐, 빌리루빈을 측정한다.

  ㉡ 시력검사

   • 검진대상 : 초등학교·중학교 및 고등학교의 학생 중 교육감이 지정하는 학년의 학생

   • 공인 시력표에 의한 검사

  ㉢ 결핵검사

   • 검진대상 : 고등학교의 학생 중 교육감이 지정하는 학년의 학생

   • 흉부 X-선 촬영 : 폐에 많이 감염, 중·고등학교 1학년에 한하여 건강검진 시 함께 실시, 고등학교 2, 3학년 학생들은 별도 검사로 실시한다.

  ㉣ 구강검사

   • 검진대상 : 중학교 및 고등학교의 학생 중 교육감이 지정하는 학년의 학생

   • 문진표를 이용한다.

   • 우식치아, 우식발생 위험치아, 결손치아 등 치아상태 파악, 구내염 및 연조직 질환, 부정교합, 구강위생상태를 조사한다.

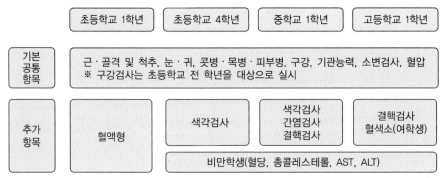

[시기(학년)별 건강검진내용]

⑧ 건강검사 추후관리

  ㉠ 학교장은 건강검사 실시 결과를 교육부령이 정하는 기준에 따라 작성·관리한다.

  ㉡ 2006학년도부터 건강검사 결과는 교무업무시스템(NEIS)을 활용하여 전산처리하며, 입력은 담임교사가, 관리는 보건교사가 담당한다.

  ㉢ 학교장은 소속 학생이 타학교로 전출가거나 고등학교까지의 상급학교에 진학할 때에는 해당 학교장에게 자료를 이관한다.

  ㉣ 고등학교장은 해당 학생이 고등학교를 졸업할 때 학생 건강기록부를 교부해야 한다.

  ㉤ 중학교는 고등학교에 진학하지 아니하거나 휴학 또는 퇴학 등으로 졸업하지 못하는 경우에는 그 학생이 최종적으로 소속되었던 학교에서 5년간 보존하도록 한다.

  ㉥ 신체발달상황, 신체능력검사 결과는 학생건강기록부로 작성하여 관리하고, 건강검진 결과 및 별도검사 결과는 검진기관이 통보한 자료를 학생건강기록부와 별도로 관리한다.

ⓐ 학교장은 건강검사결과에 대한 조치로 건강 상담, 예방조치, 기타 적정한 보호 혹은 양호 대책을 강구한다.

(2) 학교간호과정

① 학교간호 사정

㉠ 자료수집

- 새로운 자료수집(1차 자료) : 직접관찰, 설문조사, 면담, 공청회 등 보건교사가 직접 수집한 자료
- 기존자료의 활용(2차 자료) : 학생출석부, 보건일지, 학교보건사업 관련 공문, 학생건강기록부, 보건교육 평가서, 물품관리 대장, 건강행태 보고서 등 기존의 활동기록이 학교간호문제 파악을 위한 자료로 활용될 수 있다.

㉡ 자료수집내용

학교의 특성	• 인구통계 : 성별인구, 학생 및 교직원 수, 연령, 이동상태에 관련된 것. 학년·일별·주별·월별 결석률, 장기결석자 파악, 결석사유 및 결근율, 전학률 등
	• 학교환경
	  - 물리적 환경 : 학교 부지, 통학거리, 주위 환경, 급수원, 쓰레기 처리, 화장실, 옥상, 복도, 계단, 지하실, 시설의 설비 등등 보건 위생적인 면을 파악한다.
	  - 사회적 환경 : 행정체계, 학부모의 교육 정도, 지역사회와의 조직체계 등
	  - 학교주변 환경 : 보호구역을 설정하고 이용 가능한 지역사회 자원을 파악한다.
	  - 학교보건사업 실태 : 보건교사와 학생의 상호작용 정도, 보건실 이용률, 예방접종률, 보건교육 횟수, 학교급식 실태 등

건강수준	• 사망률, 유병률, 발생률(감염병, 사고) • 신체발달, 신체능력, 건강조사, 건강검진 및 각종 검사결과 • 건강행위 : 흡연 상태, 약물복용 상태, 식습관, 여가활용 등

자 원	• 인적 자원 : 보건교사, 교의, 학교약사, 영양사, 학부모, 교직원 등
	• 물적 자원
	  - 보건의료 시설 및 건물 : 보건실, 식당 등의 위치, 시설, 관리상태, 학교지정 병의원, 약국 등
	  - 기기와 기구, 자료 : 학교간호사업에 사용될 수 있는 약품, 각종 기구 및 도구자료(참고서적, 보건 교육자료, 학교건강관리 지침, 각종 기록부, 보고서)
	  - 예산 : 학교간호사업에 사용될 수 있는 예산 및 출처 등
	  - 시간 : 보건교사 및 학교보건인력이 학교간호사업을 위하여 사용할 수 있는 시간
	  - 상호작용 : 보건실 이용률, 보건교육 횟수, 예방접종률 등 학교보건대상 인구와 환경 간의 상호작용과 교직원과 교직원, 교직원과 학생 간의 상호작용

법적 기준과 지침 확인	학교보건법, 시도교육위원회와 교육부의 업무방향이나 지침, 학교 교육목표, 교내 규범, 학교건강검사 규칙 등을 확인한다.

② 학교간호문제 진단

㉠ 자료분석

㉡ 간호진단 : 자료분석을 통해 확인된 학교간호 문제를 관련 있는 것끼리 묶어서 간호진단을 내린다. NANDA 진단틀, ICNP 진단체계를 가장 많이 사용한다.

ⓒ 우선순위 결정 시 고려사항
- 건강문제의 영향 범위 : 감염병 > 만성병
- 대상자의 취약성 : 취약성이 높은 저학년 집단을 우선으로 한다.
- 자원 동원 가능성
- 실천가능성(수용성)
- 보건교사의 준비도 및 문제해결 능력
- 대상자의 관심도
- 법적 의무사항 여부 : 기준과 지침을 확인한다.

③ 학교간호사업 계획

목표설정	• 학교간호의 목표는 학교간호에서 의도하는 성취의 결과로 학교간호를 집행하기 위한 계획을 세우고 이루어진 사업을 평가하기 위한 기준이 되므로 목표설정은 중요하다. • 기 준 　- 관련성 : 해결해야 하는 문제와의 관련성이 있어야 한다. 　- 실현 가능성 : 문제를 해결할 수 있어야 한다. 　- 관찰 가능성 : 성취된 결과를 눈으로 보아서 확인할 수 있어야 한다. 　- 측정 가능성 : 성취된 결과를 숫자로 표시할 수 있어야 한다. • 구성요소 　- 언제 : 의도한 바람직한 상태가 이루어져야 하는 시기 　- 어디서 : 학교간호사업이 이루어지는 장소 　- 누가 : 학교간호사업에서 바람직하게 변화되어야 할 대상 　- 무엇 : 바람직하게 달라지거나 변화되어야 할 상태, 조건 　- 범위 : 달성하고자 하는 상태나 조건의 양 • 학교보건사업의 궁극적 목표 : 학생 및 교직원의 건강을 유지, 증진한다. • 학교간호사업의 궁극적 목표 : 적정기능 수준의 향상 • 일반적 목표 : 학교간호사업의 결과로 이루어지는 특정한 상태나 조건을 기술한다(예 00초등학교 비만학생의 비만율은 학교 체중조절 프로그램을 통해서 0년 0월까지 10%로 감소할 것이다). • 구체적 목표 : 일반적인 목표를 달성하기 위한 종속적이고 세부적인 목표를 기술한다(예 중등도 비만 학생 50명 중 50% 이상 학생이 3개월간의 체중조절 프로그램에 참여한다).
방법과 수단 선택	• 방법 : 간호제공, 보건교육, 관리활동 • 수단 : 보건실활동, 방문활동, 면접 및 상담, 집단지도 자원 활용 및 의뢰, 매체활용, 학교보건조직 및 각종 조직활동 등 • 선택절차 : 목표달성을 위한 방법 및 수단을 탐색 → 자원의 조정 → 최선의 수단과 방법 선택 → 구체적인 활동 기술
수행계획	• 누가, 어디서, 언제, 무엇을 가지고 학교간호를 수행할 것인지 계획을 세운다. • 학교간호를 수행하기 위해서는 학교 인구 모두가 참여하는 것이 좋다. • 연간계획, 월간계획, 주간계획으로 작성한다.
평가계획	• 누가, 언제, 어떻게, 무엇을 어떤 범위로 할 것인지 결정한다. • 평가범주 　- 투입된 자원 : 인적, 물적 자원의 투입을 확인한다. 　- 사업진행 정도 : 사업계획이 기준에 맞게 수행되고 있는지 확인한다. 　- 사업성취도(목표달성 정도) : 설정한 목표가 기간 내에 얼마나 이루어졌는지 확인한다. 　- 사업의 효율성 : 투입된 자원과 목표량의 비를 확인한다. 　- 사업의 적합성 : 사업의 실적을 산출하고 학교간호사업 요구량과의 비율을 계산한다.

④ 학교간호사업 수행

ⓐ 직접 간호 : 보건실 활동, 방문활동, 자원 활용 및 의뢰, 면접, 집단지도, 응급처치, 상담, 보건교육 실시, 예방접종, 신체검사 등 의료인인 간호사만 할 수 있는 업무

ⓑ 간접 간호 : 시설, 장비, 예산작성, 기록과 보고, 직무관계 수립, 학교보건 조직운영 통계자료 등을 정리

- 조정자의 역할 : 계획을 상황에 맞게 조정하고 집행한다.
- 감시자의 역할 : 계획대로 진행되고 있는지 수행의 질적인 부분까지 확인한다.
- 지도감독자의 역할 : 기술지도 및 조언을 제공한다.

⑤ 학교간호사업 평가

ⓐ 평가의 단계 : 평가대상과 기준 선정 → 자료수집 → 계획과 실적 비교 → 결과분석(사업의 가치 판단) → 재계획

ⓑ 효과 평가 : 사업 목적 달성, 사업 진행에 대한 평가

ⓒ 효율 평가 : 사업 결과와 관련되어 사용된 자원에 대한 평가(인력, 자원)

(3) 건강문제별 직접간호서비스

① 일반적인 건강문제

건강문제	관 리
복 통	• 일상생활 상태, 식사나 배변 등 규칙적인 생활을 할 것을 지도한다. • 만성 재발성 복통인 경우에는 원인 질환을 알기 위해 진료를 받도록 권고한다. • 정서적인 문제가 원인인 경우 정신과 의사에게 상담을 받도록 지도한다.
두 통	• 합병증으로 의식장애가 수반되거나 편두통 발작으로 구토가 계속될 경우 응급상황으로 판단한다. • 원인 질환의 치료가 우선이며, 대증적 요법으로 여러 가지 진통제가 사용된다. • 심인성 두통이나 등교 거부 시에는 상담 치료가 필요하다.
설 사	• 복통을 전혀 수반하지 않는 설사의 경우는 과민성 대장 증후군과 같은 기능성 설사를 생각할 수 있으며, 심한 구역질과 구토를 동반하는 설사의 경우는 식중독 혹은 화학물질에 의한 중독을 의심해야 한다. • 안정을 취한다. • 정맥을 통해 수분과 전해질을 공급하거나 이온음료 또는 포도당 식염수 용액을 마시게 한다. • 세균성이질, 아메바성이질의 경우에는 항생제나 항균제를 사용하나 일반적 식중독의 경우 항생제를 오래 사용하면 위막성 대장염 등과 같은 합병증을 유발할 수 있음을 유의한다.
변 비	• 정상 배변습관을 키우기 위해 수주 내지 수개월 간의 꾸준한 치료가 필요하므로 정상 배변습관을 가질 때까지 약물요법을 수주간 임시적으로 사용해 본다. • 장기간의 관장이나 설사제, 항문 좌약의 사용은 의존성을 갖게 하므로 주의한다. • 섬유질이 많은 음식, 야채나 과일 등을 충분히 섭취하도록 권고한다. • 하루에 한번씩 일정한 시간에 화장실에 가는 습관을 가지도록 지도한다. • 다이어트 등으로 음식섭취가 극단적으로 줄어들지는 않았는지 확인한다. • 변비로 인해 장폐색 증상이 일어나서 구토를 할 수 있으며, 경구 섭취를 할 수 없는 경우에는 응급상황으로 볼 수 있으므로 빠른 조치가 필요하다.

건강문제	관 리
구 토	• 구토물을 삼키지 않도록 측와위나 복와위를 취하게 한다. • 구토가 계속될 때는 윗부분을 차게 해 준다. • 수분은 반드시 조금씩 제공한다. • 중독이 의심되는 급성 복통 증상을 수반하는 구토 시에는 구급차를 불러 후송한다. • 반복적인 구토를 할 경우에는 심리적인 배경도 영향을 미칠 수 있음을 고려한다. • 구토물을 학생에게 보이면 오랫동안 심리적인 영향을 미치므로 주의한다.
발 열	• 체온 상승기에는 오한이 있으므로 몸을 보온하고 편안하게 한다. • 해열제 투여 : 아스피린은 소아에게 사용하면 라이 증후군(Reye syndrome)의 위험성이 있으므로 금기하고 아세트아미노펜 또는 부루펜을 사용한다. • 해열제 이외의 방법 : 주위의 온도 및 습도를 조절하고 수분공급을 충분히 주며 미지근한 물수건을 가볍게 문질러서 열을 발산시킨다. • 심리적인 스트레스를 조절하고 신체적 활동을 제한하여 안정을 취하게 한다.
비출혈	• 출혈 쪽의 비강을 탈지면으로 막고 앉은 자세로 고개를 앞으로 약간 숙이고 5분 정도 압박하게 한다. • 비익(특히 Kieselbach's area)을 가볍게 압박하는 것도 효과가 있다. • 인두로 넘어가는 코피는 뱉어내도록 한다. • 탈지면으로 너무 심하게 압박하면 오히려 출혈부위 주변의 비점막을 손상시키기 쉬우므로 주의하며, 5~10분 동안은 탈지면을 교환하지 않도록 한다. • 비출혈이 금방 멈추었다 해도 당일은 심한 운동을 삼가고, 코를 풀거나 코로 숨을 세게 들이마시지 않도록 지도한다. • 타박 등의 외상에 의한 경우는 의료기관으로 보낸다. • 원인 질환이 있는 학생은 운동 등에 대한 주치의의 처방을 참고로 한다.

② 응급을 요하는 건강문제

건강문제	관 리
찰과상	• 넘어지거나 충돌로 인해 소량의 출혈이 있으면 상처를 비눗물로 씻고 생리식염수로 세척하고 이물질도 함께 제거한다. • 지혈한 후에는 감염방지에 관심을 가져야 한다.
절 상	• 칼이나 종이에 베어서 생기는 경우가 대부분이며, 소독 후 1회용 반창고를 붙여 두면 쉽게 치유된다. • 상처부위가 깊고 넓어서 출혈이 심하거나 흉터가 생길 가능성이 있는 경우는 봉합을 위해 병원으로 후송한다.
자 상	• 송곳이나 못에 찔리거나 연필, 샤프심 등으로 장난하다가 찔리는 경우와 마룻바닥, 목재, 책상, 의자, 문틈 등의 나뭇가지에 찔리는 경우가 많다. • 상처가 깊거나 녹슨 못일 경우에는 병원으로 후송한다.
타박상	• 넘어지거나 충돌 등으로 피하조직이 손상된 것으로 두부, 흉부, 복부 타박 시 뇌나 내장의 손상 등 합병증에 유의하도록 한다. • 타박상 부위에 냉찜질을 하고 얼굴을 제외한 다른 신체부위는 소염진통제를 바르거나 상처부위를 올려서 안정을 취한다.
골 절	• 환자를 따뜻하게 하고 안정시킨다. • 환자가 의식이 없을 경우 쇼크에 대한 간호를 실시한다. • 출혈이 있으면 출혈에 대한 간호를 실시한다. • 골절된 뼈가 움직여서 인접한 관절이나 근육을 손상시키지 않게 한다. • 골절부위에 부목을 대고 붕대를 감은 후 골절부위를 받쳐서 움직이지 않게 하고 안전하게 옮긴다. • 골절부위를 고정할 때에는 체간에 가까운 곳은 체간과 함께, 장관절은 양쪽의 관절과 함께, 손가락은 나머지 손가락 여러 개와 고정하며 다리 부분은 싸듯이 고정한다.

건강문제	관리
화 상	• 화상환자는 우선 통증감소, 감염예방, 쇼크에 대한 예방책이 기본 간호원칙이다. • 1도, 2도 화상인 경우 먼저 차가운 물로 열기를 식힌 후 바셀린연고 또는 화상연고를 바르고 소독된 거즈 등을 덮어 오염된 공기접촉을 막는다. • 3도 화상인 경우 감염 우려로 찬물로 식히지 않고 소독된 젖은 거즈로 화상부위를 느슨하게 드레싱한 후 바로 병원으로 방문한다. • 3도 이상의 화상과 넓은 범위의 중한 화상을 입었을 경우에는 의복을 느슨하게 하되 상처부위는 억지로 벗기려 들지 말고 몸을 따뜻하게 해 준다. • 소독 거즈나 탈지면 등을 직접 상처에 대지 않는다. • 물집이 형성된 화상부위는 터뜨리지 않도록 주의한다. • 환자를 안정시키고 쇼크에 대한 예방을 하며 의식이 있으며 물을 조금씩 주어 수분을 보충시킨다. • 머리 부분에 화상을 입은 경우 기도가 부어올라 막힐 우려가 있으므로 인공호흡 준비를 한다. • 화학약품에 의한 화상은 화학약품으로 젖은 의복을 빨리 벗기고 다량의 물로 즉시 계속해서 씻어 희석해야 하며, 소독한 후 연고를 바르고 청결한 거즈로 덮는다. • 응급조치가 끝나면 병원으로 옮긴다.

눈의 외상과 이물	• 안구 좌상
	  – 안구가 파열되기도 하므로 환자를 병원으로 후송하여 정밀검사를 실시한다.
	  – 전방출혈이 있거나 안구파열이 있는 경우는 양쪽 눈을 붕대로 감고 후송해야 한다.
	• 안구 천공상
	  – 눈을 무리하게 벌리면 안구가 압박되어 천공상을 통해 안구 내용물이 탈출되므로 즉시 양쪽 눈에 느슨하게 붕대를 감아 병원으로 후송한다.
	  – 만약 안대가 있으면 상처 입은 눈에 안대를 덮고 붕대를 하면 좋다.
	• 화학적 화상 : 안구세척이 가장 중요하다. 충분한 양의 물로 안구세척을 적어도 30분 이상 한 후 병원으로 후송한다.
	• 결막 이물
	  – 절대로 눈을 비비지 않는다.
	  – 눈을 아래로 보게 하고 상안검을 뒤집은 후에 소독된 면봉으로 제거한다. 각막 이물의 경우는 제거하려 하지 말고 병원으로 후송한다.

귀의 외상과 이물	• 외상성 고막천공
	  – 항생제를 투여하고 심하게 코를 풀거나 귓속으로 물이 들어가지 않도록 주의한다.
	  – 이차감염 예방을 위해 절대 손을 대면 안 되고, 이차감염이 없으면 대개 2~3주 내에 회복된다.
	• 귓속의 이물 : 예리한 기구를 사용하여 억지로 빼내려다 손상시킬 수 있으므로 가능한 한 전문의료인에게 보이도록 한다.

구강 외상	• 악골 골절 : 입의 개·폐구 시 동통의 유무를 확인하고, 어금니를 꽉 다물었을 때 심한 동통이 있는지 확인한다. 입을 벌리지 못하게 하고 탄력붕대로 턱을 고정한 후 병원에 후송한다.
	• 치아 탈구
	  – 치아가 완전히 빠진 경우에는 치아의 치관부를 손가락으로 잡고 식염수를 흐르게 하여 치근부의 이물을 제거한다.
	  – 빠진 치아를 재이식하여 살릴 수 있도록 입에 물거나, 식염수나 우유에 담근 상태 또는 젖은 거즈에 싸서 30분 이내에 치과에 후송한다.

천 식	원인물질로부터의 격리, 충분한 수분 섭취 및 약물요법을 시행

③ 응급상황 관리

  ㉠ 상황판단(Check) : 응급상황 여부 확인하기, 환자상태 파악하기

  ㉡ 도움요청(Call) : 응급구조 요청하기, 응급환자 관리체계 가동하기

  ㉢ 응급처치(Care) : 안전한 장소로 환자 옮기기, 응급처치 시행하기, 병원으로 환자 이송하기, 기록 및 추후 결과 확인하기

(4) 학교 감염병 예방 및 관리

① 학교 감염병 관리의 중요성

㉠ 학교는 일반사회에 비해 밀집해서 장시간 공동생활을 하므로 전파가 쉽게 된다.

㉡ 성인보다 저항력이 약해 쉽게 질병에 이환된다.

㉢ 이환된 학생의 가정을 통해 지역사회로 감염병이 확산될 우려가 있다.

② 감염병 예방 전략

㉠ 보건교육 실시

• 교육과정을 통한 감염병 예방교육을 실시한다.

• 가정통신문, 학교 홈페이지를 통한 감염병 예방교육 내용을 발송·고지한다.

• 인근 학교 감염병 발생 시 긴급 방송교육을 통하여 예방교육을 실시한다.

• 나이에 맞게 정확한 양과 방법으로 예방접종을 실시한다.

㉡ 개인건강관리 및 시설

• 비누를 이용한 손 씻기 실천을 지속적으로 교육한다.

• 학교 신·개축 및 보수 시 손 씻는 시설을 확충하고(복도, 식당입구, 화장실 등), 특히 동절기 온수 공급으로 충분한 손 씻기가 이루어지도록 한다.

• 교실 환기를 자주하여 집단 감염성질환이 생기지 않도록 교육한다.

• 규칙적인 식사, 충분한 수면, 운동으로 건강을 유지하도록 한다.

③ 예방접종

㉠ 예방접종은 보건소 및 병의원을 방문하여 개별적으로 받는다. 학교에서의 단체 예방접종은 일절 금하고 있다.

㉡ 가정통신문 발송 : 예방접종에 대한 필요성, 효과, 접종 후 부작용, 금기사항 등에 대한 설명을 가정통신문으로 발송하여 적기에 예방접종 받을 수 있도록 안내한다.

㉢ 예방접종 금기 대상

• 열이 있는 급성 질환자

• 현재 질병을 앓고 있거나 병후 쇠약자 및 영양장애자

• 홍역, 볼거리, 수두 등 병후 1개월이 경과하지 않은 자

• 알레르기성 체질자 및 과민성 환자

• 스테로이드 계통의 면역억제 치료약품을 현재 복용 중이거나 최근에 복용한 자

• 생백신(MMR, BCG, 소아마비) 투여 후 1개월이 경과하지 않은 자(소아마비, 장티푸스 간 예방접종은 4주 간격에서 제외)

• 의사가 예방접종이 부적당하다고 인정한 자

ⓔ 예방접종의 이상반응

국소반응	• 접종 부위 농양 • 림프선염(화농성 림프선염 포함) : 거의 대부분 BCG 접종에 의해 발생할 수 있으며, 접종 후 2~6개월 사이에 접종부위와 같은 쪽(대부분 액와)에 나타날 수 있다. • 접종부위를 중심으로 발적, 부종 : 접종부위에서 가장 가까운 관절부위 너머까지 부종이 나타날 수 있으며, 통증, 발적, 부종 등이 3일 이상 지속될 수 있다.
중추신경계	급성 마비, 뇌증, 뇌염, 수막염, 발작 등
기타 이상반응	• 알레르기 반응 : 피부 병변(두드러기, 습진), 안면부종 또는 전신부종 • 아나필락시스성 쇼크 : 관절염, 발열, 골염 혹은 골수염, 독소 쇼크 증후군, 패혈증, 저혈압-저반응 증후군

ⓜ 결과처리 : 예방접종 증명서를 학교에 제출하도록 하며, 그 결과를 건강기록부에 입력한다.

④ 감염병 발생 시 관리

ⓖ 학교의 대비 및 대응

• 예방단계 : 학교 내 감염병이 없거나 감기 혹은 단순한 설사 등 특이사항 없이 일반적인 상황을 유지하는 경우에 감염병 환자 발생에 대비하여 대응체계 구축(조직 구성, 계획수립) 및 예방활동을 수행한다.

– 학생 감염병 예방·관리 계획 수립

– 학생 감염병관리조직 구성

– 예방접종 관리

– 감염병 예방교육 실시

– 수동감시체계 운영

– 방역활동

• 대응단계

단 계	상 황	시작 시점	종료 시섬	후속 조치
대응 1단계	감염병 유증상자 존재	유증상자 발견	의료기관 진료 결과 감염병(의심)환자 발생을 확인	대응 2단계
			감염병이 아닌 것으로 확인	예방 단계
대응 2단계	의료기관으로부터 확인받은 감염병(의심)환자 존재	의료기관 진료 결과 감염병(의심)환자 발생을 확인	추가 (의심)환자 발생 확인을 통해 유행의심 기준을 충족	대응 3단계
			기존 (의심)환자가 완치되고 추가 (의심)환자가 미발생	예방 단계
대응 3단계	감염병(의심)환자 2명 이상 존재	추가 (의심)환자 발생 확인을 통해 유행의심 기준 충족	기존의 모든 (의심)환자가 완치되고 추가 (의심)환자가 미발생	복구 단계

• 복구단계 : 기존(의심) 환자가 모두 완치되고 최대 잠복기까지 추가(의심) 환자 발생이 없을 때부터 사후조치가 완료될 때까지 유행종료 보고 및 사후조치를 실시한다.

ⓛ 보고와 신고

• 보고 : 보건교사는 환자 발생 현황을 교육청에 즉시 유선보고 후 교무업무 시스템으로 보고하며, 학교장은 감염병 환자 또는 의사 환자 발생 시 전자문서를 통해 보건소에 신고한다.

- 보고 내용 : 병명, 최초 발생 일시, 장소, 이환자수, 치료 중인 환자수, 학교에서의 조치 상황, 참고 사항 등
- 신고 내용 : 보건소에 환자의 인적 사항, 주요 증상, 발병 연월일 등을 신고한다.

ⓒ 역학조사
- 감염 원인을 규명하고 감염원을 파악하며 감염경로를 추적한다.
- 음식물로 인한 감염병의 경우 음식물과 조리과정, 조리자 뿐만 아니라 부식 제공업체에 대한 추적조사도 필요하다.

ⓔ 방역조치
- 재학생과 환자 가족 및 환자와의 접촉자에 대한 보균 검사를 실시한다.
- 학교 내외부에 살균소독 및 학교 주변 일대에 방역소독을 실시한다.
- 가정통신문을 배부하고 인근 학교에 대한 홍보전단을 배부한다.
- 학생들에게 개인위생과 공중위생에 대한 교육 실시한다.
- 조리환경에 대한 철저한 위생관리를 한다.
- 조리종사자에 대한 건강진단과 보건교육을 실시한다.
- 특히 소화기계 감염병인 경우 학교급식의 중단, 음료수의 철저한 소독, 환자의 배설물 및 토사물에 대한 철저한 소독 등을 실시하며, 설사환자 신고센터를 통한 설사환자 모니터링 운영을 한다.

ⓜ 환자관리
- 균이 검출된 환자는 의료기관에서 치료를 받도록 하며, 감염병 환자에게 등교 중지를 명할 수 있다. 등교 중지를 명할 때는 그 사유와 기간을 명시해야 한다.
- 질병의 증상이나 질병 유행의 양상에 따라 필요한 경우 그 기간을 단축하거나 연장할 수 있다.

ⓗ 휴업 및 휴교 조치 : 감독청의 장은 감염병예방과 학교보건이 필요할 때 휴업을 명할 수 있으며, 학교의 장은 다음과 같은 명확한 이유가 있을 때 휴교조치를 명할 수 있다.
- 계속적인 교내 접촉이 감염원이 될 우려가 있을 때
- 각종 조치에도 불구하고 환자가 계속 발생할 때
- 휴교를 하면 환자가 감소하리라는 충분한 이유가 있을 때

(5) 학교보건실 운영

① 보건실 관리

ⓖ 보건실은 학생 및 교직원의 응급처치 등이 신속히 이루어질 수 있도록 이용이 쉽고 통풍과 채광이 잘되는 학교의 중심에 위치하는 것이 좋다.

ⓛ 보건실 면적은 일반교실($66m^2$) 1칸 이상을 확보해야 하나, 학생 수 등을 고려하여 학생 및 교직원의 건강관리에 지장이 없는 범위 안에서 그 면적을 완화할 수 있다.

ⓒ 건강관리 및 건강 상담을 위한 독립된 공간이 있어야 하며, 내부는 안정실과 처치실 및 상담실로 구분하며, 그렇지 못할 경우 커튼, 칸막이를 사용해서 구분한다.

  ㉣ 침대를 설치하여 안정을 취할 수 있도록 해야 하며, 초등학교에서는 커튼이나 칸막이로 남녀의
    침대를 구분해도 되나, 중학교 이상에서는 각각 별도의 안정실을 만들어야 한다.

  ㉤ 안정실의 넓이는 보건실의 1/3 내지 1/4이 적당하다.

  ㉥ 냉난방, 수도, 컴퓨터, 수납장, 전기시설의 설비가 절대적으로 요구되며 충분한 조명시설 및
    환기시설을 갖추어야 한다.

  ㉦ 벽은 흰색보다는 대상자의 기분을 온화하게 해 주는 엷은 녹색으로 하는 것이 좋다.

  ㉧ 연·월·주간계획표를 부착하여 건강관리에 필요한 자료를 게시하는 것이 좋다.

② 보건실 비품 및 약품관리

 ㉠ 비품관리

  • 일반 비품, 구급조치 및 질병예방 처치용 비품, 건강진단 및 건강상담용 비품, 환경위생 검사용
   비품 등이 필요하며, 비품의 청구, 반납, 수리, 보관 등의 업무는 보건교사가 담당한다.

  • 관리상 유의점

   − 구입하고자 하는 물품은 그 용도와 성능을 잘 확인한다.

   − 물품구입 및 출고의 기록관리를 철저히 한다.

   − 주기적으로 재고확인을 하여 물품수급에 차질이 없도록 한다.

   − 결함이 있을 때는 즉시 처리하여 사용에 지장이 없도록 한다.

   − 안전하고 효율적으로 보관한다.

   − 전근, 이동 시 정확히 점검하고 인수인계하며, 인수자와 인계자가 함께 서명한다.

 ㉡ 약품관리

  • 종 류

   − 내과용 약품 : 해열제, 진통제, 진정제, 진해제, 건위제, 소화제, 지사제, 항히스타민제,
    감기약 등의 약품은 사용이 편리한 알약이 좋으며, 다량 구입보다는 최저 필요량을 준비한다.

   − 외과용 약품 : 과산화수소수(3%, 더럽혀진 환부소독), 베타딘(열상, 화상, 창상), 소독용
    알코올(75% 개방성 상처는 점막을 자극하므로 사용이 곤란하다), 붕산수, 암모니아수,
    바셀린 거즈, 물파스, 각종 연고 등을 준비하며 상처세척에 필요한 생리식염수 등을 준비
    한다.

   − 위생재료 : 붕대, 거즈, 반창고, 탈지면, 안대, 얼음주머니, 더운물주머니, 생리대 등

  • 관 리

   − 보건실의 모든 약품은 보건교사가 책임지고 관리한다.

   − 내과용품과 외과용품은 따로 정리하는 것이 좋다.

   − 약품 보관 장소는 빛에 노출되지 않으며 건조하고 시원한 곳을 선택한다(냉암소, 차광).

   − 약품 보관 용기는 약품명을 정확히 기록한다. 특히 불소 같은 위험한 약은 이중 잠금장치를
    이용하여 보관에 주의한다.

   − 체육대회나 수학여행 등을 위해 휴대용 약품을 별도로 준비한다.

   − 정확한 건강사정과 기록 없이 약품을 사용하지 않는다.

   − 약품의 특성에 따라 유효성이 떨어지지 않도록 적절하게 보관한다.

③ 보건실 문서관리와 예산관리

㉠ 문서관리

- 기록부로는 보건일지, 건강상담 일지, 학생건강기록부, 건강관리자 카드 및 건강 검사 통계표, 별도검사 결과 통계표, 학교보건시설 관리 카드, 보건실 비품대장 등이 있다.
- 학생건강기록부는 교무정보시스템을 이용하여 처리하며, 학생이 전출하거나 고등학교까지의 상급학교에 진학할 경우 그 학교장에게 자료를 이관한다.
- 가정통신문의 사용
    - 학생의 건강관리를 위해 학부모나 관련자들의 의견을 문의할 때
    - 학교의 보건행사 및 학생의 건강상태를 알릴 때
    - 과거 및 현재의 병력조사 시
    - 학부모 교육이나 협조 요청 시
- 보 고
    - 보고는 학교보건활동 결과를 학교의 상급자에게 알리거나 또는 학교의 상위기관인 교육청에 보고하는 것 등이다.
    - 보고내용 : 학교에서 실시한 각종 보건관련 활동결과를 보건교사가 학교장에게 보고하여 자체 내 처리되는 경우와 보고형식에 맞추어 상급기관인 교육청에 보고하는 경우 등이 있다.

㉡ 예산관리 : 학교보건사업비, 환경개선비 및 보수비, 비품비, 약품비 등을 책정한다.

(6) 학교환경 관리

① 교내 환경

㉠ 교지 : 대지와 운동장

- 학생수 600인까지는 초등학교 $4,600m^2$, 중등학교 $6,000m^2$, 고등학교 $6,700m^2$로 하고 600인 초과 1,800인까지는 초과 학생 1인당 $4m^2$씩 가산한다.
- 교지선정의 이상적인 조건
    - 충분한 면적과 통학에 편리하고 안전한 장소
    - 공기가 맑고 통풍이 잘되며 한가하고 자연적인 조건과 풍치지구
    - 땅은 경사지고 물이 잘 빠지고 모래 섞인 곳
    - 수질이 좋아 음용수나 기타 용수를 구하기 쉬운 곳
    - 소음, 매연, 유해가스 등이 없는 곳
    - 유흥가 혐오시설이 없는 곳

㉡ 교실 : 기준 면적 : $66m^2$ 이상, 학생 수 25인 이하는 $15m^2$ 이상, 학생 1인당 최저 면적은 $1.32m^2$

㉢ 방향 : 남향 또는 동향이 좋으며, 남동향이 이상적이다.

㉣ 조 도

- 교실의 조명도는 책상면을 기준으로 300Lux 이상이 되도록 할 것
- 최대조도와 최소조도의 비율 : 3:1을 초과하지 않을 것
- 인공조명에 의한 눈부심이 발생되지 않도록 하고 조명의 방향은 좌후방이 좋다.

ⓜ 채 광
- 창의 면적은 전체 바닥면적의 20~25% 이상이 되도록 할 것
- 최대조도와 최소조도의 비율이 10대 1을 넘지 않도록 할 것
- 창의 색깔은 무색투명하고 채광은 좌측 또는 좌후방이 이상적이다.

ⓗ 실내온도(18~28℃) : 난방 18~20℃, 냉방 26~28℃로 유지한다.

ⓢ 습도 : 30~80%

ⓞ 소음 : 55dB 이하

ⓩ 1인당 환기량 : 시간당 21.6m^3 이상이 되도록 한다.

ⓒ 책상과 의자
- 책상 : 높이(앉은 키의 1/3 + 의자높이), 경사(1/6 혹은 수평)
- 의자 : 높이(무릎 길이 – 1.5cm), 전후경(상퇴길이), 좌우경(전후경의 2/3)

ⓚ 교실 내 공기오염 기준
- 미세먼지 : 직경 2.5μm 이하는 35 이하, 직경 10μm 이하는 75 이하
- 이산화탄소 : 1,000ppm 이하
- 포름알데히드 : 80μm/m^3 이하
- 총부유세균 : 800 CFU/m^3 이하

② 교외 환경

㉠ 절대보호구역 : 학교 출입문으로부터 50m까지인 지역

㉡ 상대보호구역 : 절대보호구역을 제외한 학교 경계선으로부터 직선거리 200m까지의 지역

㉢ 금지행위 및 시설 : 폐기물 처리장소, 소음·진동을 배출하는 시설, 대기오염물질을 배출하는 시설, 담배 자동판매기, 게임업체, 당구장, 청소년 유해업소 등

㉣ 보호구역 관리
- 보호구역이 설정된 해당 학교장이 관리한다.
- 학교 간 보호구역이 중복된 경우
  - 상·하급 학교 간의 보호구역이 서로 중복될 경우에는 하급학교의 장(하급학교가 유치원일 경우 상급학교)이 관리한다.
- 같은 급의 학교 간에 보호구역이 서로 중복될 경우에는 학생수가 많은 학교의 장이 관리한다.
- 학교 간 절대보호구역과 상대보호구역이 서로 중복될 경우에는 절대보호구역이 설정된 학교의 장이 관리한다.

출제유형문제 최다빈출문제

학생 건강검사의 구성요소가 아닌 것은?

① 신체발달 상황
② 건강조사
③ 건강검진
❹ 별도검사
⑤ 신체능력검사

해설
학생 건강검사는 초·중·고등학교에서 학교보건법 및 학교건강검사규칙에 의거하여 신체발달 상황, 신체의 능력, 건강조사, 정신건강 상태, 건강검진으로 구분하여 실시한다.

12 산업간호의 이해

(1) 산업보건과 산업간호(직업건강 간호)의 개념

① 산업보건의 정의 및 중요성

ㄱ) 산업보건의 정의(ILO, WHO) : 모든 직업에서 일하는 근로자들의 신체적, 정신적, 사회적 건강을 고도로 유지·증진시키며, 작업조건으로 인한 질병을 예방하고, 건강에 유해한 취업을 방지하며, 근로자를 생리적으로나 심리적으로 적합한 작업환경에 배치하여 일하도록 하는 것

ㄴ) 중요성
- 산업의 발달로 산업장의 노동 인구 증가
- 노동력의 유지·증진을 통해 생산성과 품질 향상에 기여
- 산업보건관리가 노동자들의 인권문제로 대두

② 산업간호의 정의 및 목표

ㄱ) 산업간호의 정의 : 근로자의 신체적, 정신적, 사회적 건강을 고도로 유지·증진하기 위해 산업공동체를 대상으로 근로자의 건강관리, 산업위생관리, 보건교육을 일차보건의료 수준에서 제공함으로써 산업체의 자기건강관리능력을 적정기능 수준까지 향상시키는 목표를 달성하고자 하는 과학적인 실천이다.

ㄴ) 산업간호의 목표(ILO)
- 근로자들의 신체적·정신적·사회적인 안녕 상태를 최고도로 증진하는 것
- 산업장의 작업조건에 의해 건강을 해치지 않도록 예방하는 것
- 취업으로 인해 근로자들이 건강을 해치는 일이 없도록 예방하는 것
- 취업으로 인해 근로자들이 건강을 해지는 유해인자에 노출되지 않도록 보호하는 것
- 신체적·심리적 적성에 맞는 직장에서 일하게 함으로써 작업능률을 증가시켜 노동의 재생산성 확보하는 것

③ 우리나라 산업보건의 역사

1960~1970년대 보건관리요원 시대	• 1961년 근로보건관리 규칙 : 보건관리자는 의사로 규정, 보건관리요원은 한의사를 제외한 의료업자, 고등학교 졸업자 또는 동등 이상의 학력소지자, 초등학교 이상의 졸업자로서 종합병원, 보건소, 보건진료소, 산업장에서 5년 이상 위생 실무에 종사한 경험이 있는 자로 규정 • 1962년 산업간호사의 산업장 배치 시작
1980년대 보건관리 담당자 시대	• 1981년 산업안전보건법 제정 공포 : 안전보건관리 책임자를 두도록 하고 이들의 감독하에 산업보건활동을 하는 안전 및 보건관리자와 건강관리 보건담당자, 산업위생 보건담당자를 배치하도록 하였다. • 건강관리 담당자의 역할은 산업간호사가 하도록 하였는데 구체적인 직무규정은 없고 보건관리자인 의사를 보조하도록 언급하고 있다.

1990년대
보건관리자 시대
	• 1990년 산업안전보건법 개정
	  – 산업간호사가 보건관리자로서 의사의 지시나 감독 없이 직무를 수행하였다.
	  – 보건관리 대행업체를 통한 소규모 산업장에서의 보건관리가 실질적으로 가능하도록 법적 사항이 마련되었다.
	• 2000년 산업안전보건법 개정, 5인 미만 사업장의 안전보건관리가 강화되었다.
	• 2003년 산업전문간호사 제도 도입

(2) 산업보건체계 및 산업보건 관련 인력

① 산업보건조직

㉠ 사업장 내 조직 : 사업장 내의 보건관리체계는 의사(산업의, 촉탁의), 간호사, 산업위생관리기사(환경관리기사) 등으로 구성된 전임 산업보건 관리조직에 의해 이루어진다. 사업장 내의 보건관리 조직은 보건관리자와 안전관리자로 구성되어 있다. 보건관리자는 사업장의 보건에 관한 업무를 담당하고, 안전관리자는 안전에 관한 업무를 수행한다.

㉡ 사업장 외 조직

• 공공조직

종 류	업 무
고용노동부	• 노사관계, 근로기준, 산업안전보건, 고용정책, 고용서비스, 직업능력정책, 고용평등, 국제협력 등 노동에 관한 전반적인 업무를 담당한다. • 산업보건 간호 업무는 산재예방보상정책국에서 업무를 담당하고 있다.
근로복지공단	근로자의 업무상 재해를 신속 공정하게 보상하고 이에 필요한 보험시설을 설치, 운영하며, 재해근로자의 복지후생 사업 등의 업무를 수행하고 있는 근로복지 전담기관이다.
한국산업안전 보건공단	• 한국산업안전공단법에 의해 산업재해 예방에 관한 사업을 효율적으로 수행함으로써 근로자의 안전과 보건을 유지·증진하고 사업주의 재해예방을 촉진하며 국민경제 발전에 기여함을 목적으로 1987년에 설립하였다. • 주요업무 - 사업장의 산업재해 예방기술 지도 - 분야별 기준 제정위원회 구성 운영 - 유해위험작업 도급인가, 안전보건 평가 - 유해위험 기계·기구 등의 검사 업무 - 보호구의 검정 - 유해위험방지 계획서 심사 - 산업재해 예방시설 자금 융자 - 산업안선 보건에 관한 연구 - 무재해 운동 추진 - 산업안전에 관한 정보 및 자료의 수집, 발간, 홍보

• 민간조직 : 대한산업보건협회, 한국산업간호협회, 한국직업건강간호학회, 대한작업환경의학회, 대한산업안전협회, 산업보건 관련 연구소, 특수건강진단기관 등

② 산업보건인력

㉠ 안전보건관리책임자 : 사업장의 자율적인 재해예방활동을 촉진시키기 위하여 해당 사업장을 실질적으로 총괄·관리하는 자로서 산업안전보건업무를 총괄·관리하는 자를 말한다.

㉡ 관리감독자 : 사업장 내 부서단위에서의 산재예방활동을 촉진시키기 위하여 경영조직에서 생산과 관련되는 해당 업무와 소속 직원을 직접 지휘·감독하는 부서의 장이나 그 직위를 담당하는 자로서 해당 직무와 관련된 안전·보건상의 업무를 수행하는 자를 말한다.

㉢ 안전관리자 : 사업장 내 산업안전에 관한 기술적인 사항을 관리하고 사업주와 안전보건관리책임자를 보좌하며, 관리감독자 및 안전담당자에 대하여 지도·조언한다(산업안전지도사, 산업안전기사, 산업안전산업기사, 건설안전기사, 건설안전산업기사, 산업안전 관련학과 졸업자 등).

ⓒ 보건관리자
- 사업장의 유해인자, 작업방법 및 업무부담 등으로 인하여 발생할 수 있는 각종 질병으로부터 근로자를 보호하기 위해 사업주 또는 관리책임자를 보좌하고 관리감독자에게 조언·지도하는 업무를 수행할 수 있도록 사업장에 보건관리자를 두어야 한다.
- 300인 이상 사업장의 보건관리자는 보건관리업무를 전담해야 하며, 300인 미만 사업장의 보건관리자는 보건관리업무에 지장이 없는 범위 안에서 다른 업무의 겸직이 가능하다.

ⓜ 보건관리자의 자격
- 의료법에 따른 의사, 간호사
- 법 제143조제1항에 따른 산업보건지도사
- 국가기술자격법에 따른 산업위생관리산업기사 또는 대기 환경산업기사 이상의 자격을 취득한 사람
- 국가기술자격법에 따른 인간공학기사 이상의 자격을 취득한 사람
- 고등교육법에 따른 전문대학 이상의 학교에서 산업보건 또는 산업위생 분야의 학위를 취득한 사람(법령에 따라 이와 같은 수준 이상의 학력이 있다고 인정되는 사람 포함)

ⓑ 보건관리자의 직무(산업안전보건법 시행령 제22조)
- 산업안전보건위원회 또는 노사협의체에서 심의·의결한 업무와 안전보건관리규정 및 취업규칙에서 정한 업무
- 안전인증대상 기계 등과 자율안전 확인 대상 기계 등 중 보건과 관련된 보호구 구입 시 적격품 선정에 관한 보좌 및 조언·지도
- 물질안전보건자료의 게시 또는 비치에 관한 보좌 및 조언·지도(비치에 관한 행정적 책임은 사업주)
- 위험성 평가에 관한 보좌 및 조언·지도
- 산업보건의의 직무(보건관리자가 의사에 해당하는 사람인 경우로 한정)
- 해당 사업장 보건교육계획 수립 및 보건교육 실시에 관한 보좌 및 조언·지도
- 해당 사업장의 근로자를 보호하기 위한 다음에 해당하는 의료행위(의료법에 따른 의사, 간호사만 해당)
  - 외상 등 흔히 볼 수 있는 환자의 치료
  - 응급처치가 필요한 사람에 대한 처치
  - 부상·질병의 악화를 방지하기 위한 처치
  - 건강진단 결과 발견된 질병자의 요양 지도 및 관리
  - 위 내용의 의료행위에 따르는 의약품 투여
- 작업장 내에서 사용되는 전체 환기장치 및 국소 배기장치 등에 관한 설비의 점검과 작업방법의 공학적 개선에 관한 보좌 및 조언·지도
- 사업장 순회점검·지도 및 조치의 건의
- 산업재해 발생의 원인 조사·분석 및 재발 방지를 위한 기술적 보좌 및 조언·지도
- 산업재해에 관한 통계의 유지·관리·분석을 위한 보좌 및 조언·지도
- 법 또는 법에 따른 명령으로 정한 보건에 관한 사항의 이행에 관한 보좌 및 조언·지도

- 업무수행 내용의 기록·유지
- 그 밖에 보건과 관련된 작업관리 및 작업환경관리에 관한 사항으로서 고용노동부장관이 정하는 사항

  ⓐ 산업보건의
- 자격 : 의료법에 의한 산업의학전문의, 예방의학전문의 또는 산업보건에 관한 학식과 경험이 풍부한 의사로 한다.
- 산업보건의를 두어야 하는 사업의 종류와 규모 : 상시 근로자 50인 이상으로서 의사가 아닌 보건관리자를 선임하여야 하는 사업장으로 한다. 다만, 보건관리업무를 보건관리대행기관에 위탁한 사업은 산업보건의를 위촉하지 않아도 된다.
- 산업보건의를 선임·신고 : 산업보건의를 채용 또는 위촉한 사업주는 14일 이내에 관할 지방노동관서의 장에게 이를 증명할 수 있는 서류를 제출
- 산업보건의의 직무 : 건강진단 실시 결과의 검토 및 그 결과에 따른 작업배치, 작업 전환, 근로시간 단축 등 근로자의 건강보호조치, 근로자의 건강장해의 원인조사와 재발방지를 위한 의학적 조치 등의 직무를 수행하여야 한다.

③ 산업안전보건위원회
  ㉠ 사업장에서 근로자의 위험 또는 건강장해를 예방하기 위한 계획 및 대책 등 산업안전보건에 관한 중요한 사항에 대하여 노사가 함께 심의·의결하기 위한 기구로서 산업재해예방에 대하여 근로자의 이해 및 협력을 구하는 한편 근로자의 의견을 반영하는 역할을 수행한다.
  ㉡ 산업안전보건위원회 설치대상 사업장
- 상시근로자 100인 이상을 사용하는 사업장
- 유해·위험업종은 상시근로자 50인 이상 100인 미만을 사용하는 사업장
- 건설업의 경우 공사금액이 120억원(건설산업기본법 시행령 별표 1의 규정에 의한 토목공사업에 해당하는 공사의 경우에는 150억원) 이상인 사업장
  ※ 유해·위험업종 : 토사석 광업, 목재 및 나무제품 제조업(가구 제조업 제외), 화합물 및 화학제품 제조업(의약품·의료용화합물·생약제제 제조업, 비누·세정광택제·화장품 제조업 및 화학섬유 제조업 제외), 비금속 광물제품 제조업, 제1차 금속산업, 조립 금속제품 제조업(기계 및 가구 제외), 자동차 및 트레일러 제조업, 기타 기계 및 장비제조업, 기타 운송장비 제조업

(3) 산업간호사의 역할 및 업무

직접간호제공자	• 응급처치 및 간호, 일차보건의료 제공 • 이차보건의료에 의한 의사의 처방에 따른 간호 및 처치를 실시한다. • 근로자 건강검진을 운영한다. • 근로자의 상병 및 결근에 대한 감독과 가정간호를 제공한다. • 유해 작업환경 및 환경위생에 대한 일차적 조치를 실시한다.	
교육자	• 고용주에게 산업장 보건교육사업의 중요성을 설명하여 보건교육사업이 개발되도록 한다. • 근로자들의 건강습관을 개발하기 위해 교육을 실시한다. • 근로자 개인 및 집단에 대해 일반 보건교육을 실시한다. • 안전 및 건강보호기구 사용을 장려하고 보호구 성능을 유지하도록 교육한다. • 산업간호인력 및 보건인력을 교육한다.	
상담자	근로자의 신체·정신·정서적·사회적 건강문제 상담	
대변자	근로자의 건강상태를 책임자, 인사 관리자에게 설명하고 또는 근로자의 건강관리를 지속적으로 관리할 사람들에게 근로자를 대신하여 설명하고 의뢰한다.	
관리자	산업간호사업 관리	• 근로자의 건강상태 및 작업환경 상태에 대한 지속적이고 체계적인 정보를 수집한다. • 각종 지침서 개발, 의뢰체계 구축, 사업에 대한 지도·감독을 한다. • 상해 및 질병예방활동을 위한 보호구 및 안전수칙 개발과 건강문제별 특정 사업을 개발한다. • 산업위생의 일차적 조치 및 의뢰에 대한 지침을 개발하고 지도·감독한다. • 건강관리실 운영을 위한 지침을 마련한다. • 산업장보건교육사업의 지도, 감독, 교육재료 및 매체를 개발한다. • 각종 기록유지 및 보관과 근로자의 재활 및 복지사업을 개발한다. • 산업간호사업을 평가한다.
	인력관리	• 근로자 및 관계요원을 산업간호사업에 맞게 조정한다. • 산업간호인력의 확보, 활성화를 위한 방안 개발과 지도·감독체계를 구축한다. • 산업간호인력에 대한 보수교육의 기회를 확대하고 지속적으로 운영, 지도, 감독한다. • 보조원, 자료봉사원, 응급처치요원 등 각종 요원을 조직하여 활용할 뿐만 아니라 이들을 훈련하고 지도·감독한다. • 산업안전보건위원회를 조직하고 활성화하며, 인력관리에 대한 정보를 수집해 이를 기초로 평가한다.
의뢰자, 알선자	근로자의 건강과 복지를 위하여 적합한 기관으로 의뢰, 산업재해 및 직업병 보상보험 관련 기관에도 근로자를 의뢰한다.	
연구자	산업보건사업, 산업장 근로자에 대한 제반 연구자로서의 역할을 한다.	
변화촉진자	건강문제 해결 능력을 위한 동기조성, 당면한 근로환경 개선을 위해서 능동적으로 접근하도록 근로자를 촉진한다.	
협력자(팀요원)	다른 요원들과 하나의 팀이 되어 기능을 하고, 근로자의 직업병 진료를 위한 보건의료 전문가의 일원으로 일한다.	
정보수집자·보존자	직업병, 산업재해, 산업보건사업에 대한 정보를 수집, 보존하는 역할을 한다.	
평가자	산업장 간호사업에 대한 평가자로서의 역할을 한다.	

(4) 산업전문간호사

① 산업체를 대상으로 그들의 건강을 스스로 지켜나갈 수 있는 자가건강관리 능력을 개발하기 위하여 근로자의 건강관리, 보건교육, 산업유해 환경관리를 산업일차보건의료수준에서 제공하는 산업간호 영역을 담당하는 전문인이다.

② 자격조건

  ㉠ 전문간호사 교육과정(2년)을 마치거나 보건복지부장관이 인정하는 외국의 해당 분야 전문간호사 자격이 있는 자로서 보건복지부장관이 실시하는 전문간호사 자격시험에 합격한 자

  ㉡ 전문간호사 교육과정을 신청할 수 있는 자는 교육을 받기 전 10년 이내 해당 분야 기관에서 3년 이상 간호사로서 실무경력이 있는 자

(5) 보건관리 대행 업무 : 상시 근로자 300명 미만을 사용하는 사업 및 외딴 곳으로 고용노동부장관이 정하는 지역에 소재하는 사업장에서는 보건관리자의 업무를 보건관리전문기관에 사업을 위탁할 수 있다. 즉, 중·소규모 사업장을 대상으로 보건관리를 효율적으로 수행할 수 있도록 산업보건사업 전문기관이 사업장 보건관리 업무를 지도, 지원해 주는 제도이다.

① 보건관리 대행사업의 추진배경 및 필요성

  ㉠ 산업의 다양화로 유해물질의 제조와 사용이 급증하고 근로자들의 건강에 대한 관심과 요구가 높아졌다.

  ㉡ 중·소규모의 사업장 보건관리를 산업보건 사업전문기관의 인력과 시설을 공동으로 활용하여 종합관리를 함으로써 근로자에게는 건강증진의 효과가 나타남과 더불어 사업주에게는 경제적 부담을 덜어주는 효과가 있다.

② 보건관리 대행사업의 업무내용

  ㉠ 보건정보관리

  ㉡ 작업환경과 작업관리

  ㉢ 근로자 건강관리

  ㉣ 건강상담과 건강증진

  ㉤ 보건교육

  ㉥ 응급처치

(6) 산업간호과정

① **산업간호사정** : 근로자 건강의 각종 조건이나 상태에 관한 자료를 계속적이고 조직적이며 순차적으로 정확히 수집하고 분석하여 해석하는 것

  ㉠ 사정 영역

   • 산업장 특성

    – 인구학적 특성 : 근로자들의 연령, 성별 분포, 결혼상태, 직종의 종류, 이직률, 이직상태, 교육 정도, 임금수준 등이다.

- 작업 관련 특성 : 근무부서, 과거 근무경력, 결근율, 이직률, 임금수준, 보호구 착용률, 근무연한 등을 사정한다.
- 작업 환경 특성 : 주로 순회를 통해 사정, 작업하는 환경, 작업공정, 작업의 특수성, 질환과의 연계성, 현장 구급약품의 활용 실태 등을 파악한다.

• 근로자 건강 수준
- 사망과 상병 통계 : 결근율, 결근 원인, 질병발생률, 유병률, 질병발생 양상, 직업병 발생률 평균손실일수, 사고 발생률, 산업재해통계(강도율과 빈도율, 건수율 등), 사망률과 사망원인 등에 관한 내용
- 근로자의 신체검진 결과와 건강증진행위(흡연율, 식습관, 운동 상태, 스트레스 관리 등)에 대한 자료

• 자원 및 환경에 대한 정보

종 류	내 용
인적 자원	• 산업장 내에 있는 산업보건 관리자와 요원 • 산업장과 근접하고 있는 지역사회 보건사업에 종사하고 있는 간호사, 약사, 조산사, 의사, 한의사 등의 분포와 수를 파악하고 공공분야와 민간분야 종사자로 구별하고 조사, 기록한다.
건물(의료자원)	• 각 산업장 내에 있는 의무실과 기타 건물 • 산업장과 인접한 보건소, 병원, 의원, 조산소, 약국, 한의원 등
기구 및 도구	일반적으로 의무실에 비치된 기구 등과 산업위생 보호구(예 : 호흡용 마스크, 눈 보호구) 등
자 료	각종 참고서적, 건강진단 결과표, 보건일지, 병상일지, 환자일지, 기록대장, 보고서, 지침서 등
사회 · 물리적 자원	• 자연적 환경 : 대상 산업체가 위치한 지역의 기후, 지형 등 • 인위적 환경 : 환기 문제, 환경위생 상태, 근로자들이 마시는 음료수, 안전도구 사용 빈도, 산업체의 안전도, 근로자들이 주로 이용하는 교통수단, 작업의 구조, 유해환경요인 등 • 사회적 자원 : 근로자와 경영자의 산업보건에 대한 태도 및 인식, 정부의 지원
재 정	산업간호사 책정예산 또는 기타 재원
시 간	간호사의 행정 참여시간, 실무교육 활동시간, 여행시간, 기타 시간 등

• 근로자와 자원, 환경 간의 상호작용 : 근로자 집단과 그들을 둘러싸고 있는 환경(자원) 간의 관계를 산업장의 건강과 관련된 측면으로 분석하고 근로자들의 건강관리실 이용률을 파악함으로써 이루어진다(예 근로자들 주위의 작업환경을 파악하여 유해인자의 종류, 양, 접촉 빈도, 형태 등을 파악).
ⓛ 사정 방법
• 산업장 시찰 : 정기적으로 생산현장 · 사무실 · 기숙사 · 휴게실 · 매점 · 소각장 · 화장실 등 사업장 모든 곳을 점검하고 작업공정별로 체크리스트를 활용하여 취급물질 처리, 물리적 유해요인, 작업 자세, 보호구 착용상태 등을 파악한다.
• 산업장 보건 관련자 면담 : 산업체의 장, 산업체의 안전관리자나 위생지도사 등의 보건관련자, 관련 건강보험 및 산재보험 관련자 등과 개별적으로 접촉하여 자료를 수집한다.
• 기존 자료 분석 및 정보 활용 : 출근부, 개인 건강기록부, 근로자 건강상태를 기록한 간호기록(보건일지), 병상일지, 병가의뢰서, 환자일지에 대한 주간 및 월간보고서, 재해발생 기록부, 환경조사기록부 등을 이용할 수 있다.

- 질문지 : 간단한 질문지로 근로자들의 건강문제나 건강행위, 의견을 조사할 수 있다.
- 공청회 : 전체 또는 부서별로 근로자와 가족 또는 산업안전보건위원회 임원 및 관련 전문가들과 함께 모여 공청회를 통한 의견을 수렴할 수 있다.

② 산업간호 진단
  ㉠ 수집된 자료를 요약하여 분석한다.
  ㉡ 산업간호의 기준 및 지침 확인
   - 산업장 보건에 관련되는 각종 법령, 규정, 업무 분장표 등을 확인해 자신이 속해 있는 산업체에서 간호사가 무엇을 할 수 있고, 없는지 파악한다.
   - 산업보건 관리에 관한 국제노동기구(ILO)의 권고, 산업보건관계법규, 우리나라의 직장의료보험 및 각 산업체의 규정, 산업체의 정책과 업무를 수록한 업무지침, 실무편람 등을 참조하고, 업무지침 및 실무편람이 없는 경우 산업체의 책임자와 의논한다.
  ㉢ 산업간호 문제의 우선순위 결정
   - 사망과 불구를 줄이며 재발을 막고 가족붕괴를 막는 것부터 시행
   - 그 기간이 전체적으로 정한 사업과 목적에 부합하는 것부터 시행
   - 대상의 구성 특성에 따라 달라진다(예 모집단이 여성이면 모자보건).
   - 사업계획의 수용 가능성에 따라 우선한다(대상자가 원하는 것).
   - 현실성 있는 것을 우선한다(효과가 높은 것).

③ 산업간호계획
  ㉠ 목적 설정
   - 궁극적 목적 : 사업의 책임이 있는 사람들의 가치체계에 따라서 기대되는 조건
   - 사업 목적 : 사업에 노력의 결과로 이루어지는 의도로서 특정한 상태 혹은 조건을 진술하는 것
   - 구체적 목적 : 사업목표를 달성하기 위한 종속적이고 세부적인 목적
   - 목적 설정의 기준
     - 해결해야 할 문제와 관련이 있어야 하며 산업체 정책과 일치해야 한다.
     - 실현 가능성 있는 목적이어야 한다.
     - 관찰 가능성 있는 목적이어야 한다.
     - 측정 가능성 있는 목적이어야 한다.
   - 목적 설정의 방법 : 무엇(what), 범위(extent), 누가(who), 어디서(where), 언제(when)의 내용이며 필요에 따라 그 중 어느 항목을 생략할 수 있다.
  ㉡ 방법 및 수단선택
   - 간호방법
     - 직접간호제공 : 건강검진(신체검진) 및 환자관리, 응급 및 비응급간호, 예방사업 및 추후관리
     - 보건교육 : 직업병 교육, 산업안전교육, 일반적 건강교육
     - 관리 : 보건관리실 업무관리, 환경보건관리
   - 간호수단
     - 클리닉에서 일반적인 간호업무 수행

- 관계부서 방문 및 가정방문
- 산업보건관리위원회를 통한 모임 및 집단지도
- 적절한 기관에 의뢰 및 자원 활용
- 매체활용

ⓒ 집행계획
- 계획한 목표 달성을 위해 선택한 방법, 수단을 효율적으로 수행할 구체적인 시기, 대상자, 장소, 예산, 사용기구 등을 계획한다. 특히 누가 할 것인가(업무분담)와 언제 할 것인가(시간계획)를 계획하는 일이 산업간호사로서 중요하다.
- 산업간호 수행을 위한 업무분담은 산업장 근로자, 경영자, 보건의료에 관련된 요원 등 모두 다 참여하도록 하며, 그들 스스로 해결할 수 있도록 적정 기능 수준을 고려하여 분담한다.
- 시간계획은 근로시간과 쉬는 시간을 고려해 일간·주간·월간·연간 계획을 수립하여 건강관리실의 벽에 부착한다.

ⓔ 평가계획
- 평가를 어떻게 하느냐, 누가 평가를 할 것인가, 언제, 무엇을 가지고, 어떤 범위로 할 것인가를 결정하는 것
- 평가도구는 사업을 시작 전에 마련하며, 평가도구는 타당성과 신뢰성이 있어야 한다.
- 평가는 사업이 완전히 끝났을 때와 사업이 진행되는 도중에 수시로 해야 한다.
- 평가의 범위에는 사업의 성취, 투입된 노력, 사업의 진행과정, 사업의 적합성, 사업의 효율성 등을 포함시킬 수 있다.
- 평가계획에도 근로자의 참여를 유도한다(건강문제 해결을 위한 능력 개발에 효과적임).

④ **산업간호사업 수행** : 계획된 활동대로 진행하기 위해서 수행단계에서 요구되는 활동은 간호사가 해야 할 업무와 보건요원들의 업무활동을 조정(Coordination)하고 사업의 진행을 감시(Monitoring)하고 활동을 감독(Supervising)하는 일이다.

⑤ **산업간호평가 및 재계획**
ⓐ 일의 양 혹은 가치를 측정하여 기준에 따라 성취한 것을 비교하는 것이다. 평가는 산업간호과정의 최종 단계인 동시에 시작 단계이므로 사업을 수행하고 난 후에 이루어지고 또한 후속사업의 계획에 반영된다.
ⓑ 평가범주

평가 기준	내 용
사업진행 정도	방법, 시간, 대상자
투입된 노력	예산 목표, 인원수, 시간
목표달성 정도	설정한 목표의 달성 정도
사업의 효율성	투입된 노력과 목표달성의 비율
사업의 적합성	사업장 근로자, 기업주의 요구 수준에 대한 사업의 실적 수준

출제유형문제 최다빈출문제

보건관리자의 직무로 옳지 못한 것은?

① 응급처치
② 보건계획의 수립 및 보건교육 실시에 관한 보좌 및 조언
③ 사업장 순회점검·지도 및 조치에 대한 건의
④ 업무수행 내용의 기록
❺ 물질안전보건자료의 게시 및 비치

해설

물질안전자료의 게시 또는 비치는 사업주의 책임이며, 보건관리자는 이에 관한 사업주의 역할을 보좌, 조언, 지도하는 역할을 한다.

13 근로자 건강관리

(1) 개 요

근로자 건강진단은 직업성질환과 비직업성 질환을 조기에 발견하고 근로자의 건강상태를 정확히 파악하여 적절한 사후조치를 취함으로써 근로자의 건강을 보호하고 노동생산성을 확보하는 데 기여하고자 실시하는 의학적 선별검사이다.

(2) 건강진단의 종류와 내용

① 일반건강진단

　ㄱ 실시시기 : 상시 근무하는 근로자(5인 이상)에게 정기적으로 실시하는 건강진단으로 사무직 종사자는 2년에 1회 이상, 비사무직 종사자는 1년에 1회 이상 실시한다.

　ㄴ 목적 : 신체손상을 최소화하고 직업성 질환, 감염병, 일반질병(고혈압, 당뇨)을 조기에 발견하고 궁극적으로 생산성을 향상시키기 위함이다. 국민건강보험공단에서 실시하는 건강검진과 통합하여 실시한다.

② 배치 전 건강진단

　ㄱ 목적 : 특수건강진단 대상 업무에 종사할 근로자에 대하여 배치예정 업무에 대한 적합성 평가를 위해 사업주가 실시하는 건강진단

　ㄴ 실시시기

　　• 특수건강진단 대상 업무에 배치하기 전에 실시한다.

　　• 배치 전 건강진단 면제대상

　　　– 다른 사업장에서 해당 유해인자에 대한 배치 전 건강진단을 받았거나, 배치 전 건강진단의 필수 검사항목을 모두 포함하는 특수·수시·임시건강진단을 받고 6개월이 경과하지 아니한 근로자로서 건강진단 결과를 기재한 건강진단 개인표 또는 그 사본을 제출한 경우

　　　– 해당 사업장에서 해당 유해인자에 대한 배치 전 건강진단을 받았거나 배치 전 건강진단의 필수 검사항목을 모두 포함하는 특수·수시·임시 건강진단을 받고 6개월이 경과하지 아니한 경우

③ 특수건강진단

　ㄱ 목적 : 유해인자로 인한 직업병을 조기에 발견하기 위해 실시하는 건강진단이다.

　ㄴ 실시대상

　　• 특수건강진단 대상 유해인자는 178종으로 화학적 인자로 유기화합물(108종), 금속류(19종), 산 및 알칼리류(8종), 가스상태 물질류(14종), 허가대상 유해물질(13종)이 해당되며, 분진(6종), 물리적 인자(8종), 야간작업(2종)에 노출되는 업무에 종사하는 근로자가 해당된다.

　　• 근로자 건강진단 실시결과 직업병 유소견자로 판정받은 후 작업전환을 하거나 작업장소를 변경하고, 직업병 유소견 판정의 원인이 된 유해인자에 대한 건강진단이 필요하다고 의사의 소견이 있는 근로자

ⓒ 실시시기
- 배치 전 건강진단을 실시한 날로부터 유해인자별로 정해진 시기에 첫 번째 특수건강진단을 실시하고 이후 정해져 있는 주기에 따라 정기적으로 실시한다.
- 특수건강진단 주기를 1/2로 단축하는 경우
  - 작업환경 측정결과 노출기준 이상인 공정에서 해당 유해인자 노출 근로자
  - 건강진단결과 직업병 유소견자가 발견된 작업공정의 해당 유해인자 노출 근로자
  - 특수건강진단 또는 임시건강진단 실시 결과 당해 유해인자에 대하여 특수건강진단 실시주기를 단축해야 한다는 의사의 판정을 받은 근로자
ⓔ 실시기관 : 고용노동부로부터 특수건강진단으로 지정받은 기관

④ 수시건강진단
ⓐ 목적 : 급성으로 발병하거나, 정기적 건강진단으로는 발견하기 어려운 직업성 질환의 조기 진단을 위해 실시한다.
ⓑ 실시시기 : 특수건강진단의 실시 여부와 관계없이 필요하다는 요청이 있을 때 실시한다.
ⓒ 실시대상 : 특수건강진단 대상 업무로 인하여 해당 유해인자에 의한 직업성 천식, 직업성 피부염, 그 밖에 건강장해를 의심하게 하는 증상을 보이거나 의학적 소견이 있는 근로자
ⓔ 실시항목
- 특수건강진단 대상 유해인자 : 특수건강진단 항목에 준함
- 직업성 천식, 직업성 피부질환 : 별도로 규정

⑤ 임시건강진단
ⓐ 특수건강진단 대상 유해인자 또는 그 밖의 유해인자에 의한 중독 여부, 질병에 걸렸는지 여부 또는 질병의 발생원인 등을 확인하기 위하여 지방고용노동관서의 장의 명령에 따라 사업주가 실시한다.
ⓑ 고용노동관서의 장은 근로자의 건강 보호를 위해 필요하다고 인성할 때에는 사업주에게 특정 근로자에 대한 임시건강진단의 실시를 명할 수 있다.
ⓒ 실시대상
- 같은 부서에 근무하는 근로자 또는 같은 유해인자에 노출되는 근로자에게 유사한 질병의 자각·타각증상이 발생한 경우
- 직업병 유소견자가 발생하거나 여러 명이 발생할 우려가 있는 경우
- 기타 지방고용노동관서의 장이 필요하다고 판단하는 경우

⑥ 건강진단 결과
ⓐ 근로자 건강진단 결과는 건강진단 기관으로부터 30일 이내에 개별근로자 및 사업주에게 통보되도록 하고 있다.
ⓑ 2차 건강진단은 채용 시 및 1차 일반 건강진단 결과 질환의심자(R)로 판정되었을 경우 판정을 통보받은 날부터 30일 이내에 실시하여 최종 진단을 받도록 한다(산업안전보건법 시행규칙).
ⓒ 일반건강진단의 실시결과는 건강진단관리 구분 및 사후관리 조치로 구분된다.
ⓔ 배치 전 건강진단, 특수건강진단, 수시건강진단 및 임시건강진단의 실시결과는 건강진단 관리 구분, 사후관리 조치 및 업무수행 적합 여부로 구분된다.

ⓜ 건강진단에 관한 서류인 개인별 결과 통보서, 일반건강진단 개인표, 질병유소견자 사후관리소견서는 5년간 보존해야 한다(발암성 물질 취급자에 대한 건강진단 서류는 30년).

(3) 건강관리 구분

① 건강관리 판정기준

건강관리구분		건강관리구분 내용
A		건강관리상 사후관리가 필요 없는 근로자(건강한 근로자)
C	C_1	직업성 질병으로 진전될 우려가 있어 추적검사 등 관찰이 필요한 근로자(직업병 요관찰자)
	C_2	일반 질병으로 진전될 우려가 있어 추적관찰이 필요한 근로자(일반 질병 요관찰자)
D_1		직업성 질병의 소견이 보여 사후관리가 필요한 근로자(직업병 유소견자)
D_2		일반 질병의 소견을 보여 사후관리가 필요한 근로자(일반 질병 유소견자)
R		건강진단 1차 검사결과 건강수준의 평가가 곤란하거나 질병이 의심되는 근로자 (제2차 건강진단 대상자)

② 야간작업 특수건강관리구분 판정기준

건강관리구분	건강관리구분 내용
A	건강관리상 사후관리가 필요 없는 건강한 근로자
C_N	질병으로 진전될 우려가 있어 야간작업 시 추적관찰이 필요한 근로자(질병 요관찰자)
D_N	질병의 소견을 보여 야간작업 시 사후관리가 필요한 근로자(질병 유소견자)
R	건강진단 1차 검사결과 건강수준의 평가가 곤란하거나 질병이 의심되는 근로자 (제2차 건강진단 대상자)

③ 사후관리 조치 판정 : 해당 근로자의 건강관리를 지속적으로 시행하기 위한 조치로 사업장에서는 사후관리 소견에 따라 해당 근로자를 조치하는 것이 중요하며 추적검사는 건강진단을 실시한 기관에서 시행한다.

구 분	사후관리 조치 내용(사후관리 조치 내용은 한 근로자에 대하여 중복판정할 수 있음)
0	필요 없음
1	건강상담(생활습관 관리 등 구체적으로 내용 기술)
2	보호구 지급 및 착용 지도, 보호구 관리 포함
3	의학적 추적검사
4	근무 중 치료
5	근로시간 단축
6	일시적 또는 영구적 작업 전환
7	건강회복 동안 근로 제한 및 금지
8	산재요양신청서 직접 작성 등 해당 근로자에 대한 직업병 확진의뢰 안내
9	기타(교대근무 일정 조정, 야간작업 중 사이 잠 제공, 정밀업무적합성 평가 의뢰 등 구체적으로 기술)

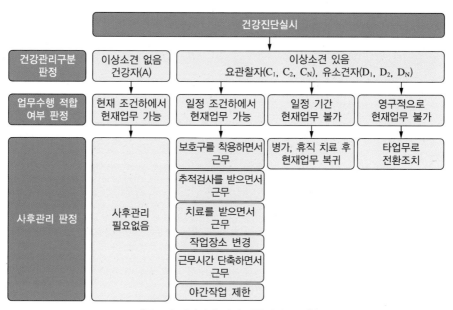

[근로자 건강진단 결과 사후관리 흐름]

④ **업무수행 적합 여부** : 건강진단 실시결과 일반 질병 유소견자(D_2)와 직업병 유소견자(D_1)로 판정받은 근로자에 대해서는 반드시 업무수행 적합 여부를 판정해야 한다.

구 분	업무수행 적합 여부 내용
가	건강관리상 현재의 조건하에서 작업이 가능한 경우
나	일정한 조건(환경개선, 보호구 착용, 건강진단 주기의 단축 등)하에서 현재의 작업이 가능한 경우
다	건강장해가 우려되어 한시적으로 현재의 작업을 할 수 없는 경우 (건강상 또는 근로조건상의 문제가 해결된 후 작업복귀 가능)
라	건강장해의 악화 또는 영구적인 장해의 발생이 우려되어 현재의 작업을 해서는 안 되는 경우

⑤ **질병자의 근로금지 및 제한**

　㉠ 사업주는 감염병, 정신질환 또는 근로로 인하여 병세가 현저히 악화될 우려가 있는 질병으로서 고용노동부령이 정하는 질병에 이환된 자에 대하여 의사의 진단에 따라 근로를 금지하거나 제한하여야 한다.

　㉡ 사업주는 근로를 금지 또는 제한받은 근로자가 건강을 회복했을 때에는 지체 없이 근로할 수 있도록 하여야 한다(산업안전보건법 제138조).

　㉢ 질병자의 근로금지 대상(산업안전보건법 시행규칙 제220조)

　　• 전염의 우려가 있는 질병에 걸린 자(다만 전염을 예방하기 위한 조치를 한 경우는 제외한다)

　　• 조현병, 마비성 치매에 걸린 자 등

　　• 심장·신장·폐 등의 질환이 있는 사람으로서 근로에 의하여 병세가 악화될 우려가 있는 자

　　• 위에 준하는 질병으로 고용노동부장관이 정하는 질병에 걸린 자

14 **직업성 질환**

(1) 물리적 요인에 의한 직업병

① 고온에 의한 건강장해

㉠ 열사병/일사병(Heat stroke)

- 원인 : 체온조절 중추기능 장애로 고온다습한 작업환경에서 육체적 노동을 하거나 옥외에서 태양의 복사열을 머리에 직접 받는 경우 발생한다. 땀의 증발에 의한 체온방출 장애로 체내에 열이 축적되고 뇌막혈관의 충혈, 뇌의 온도가 상승하여 발생한다.
- 증상 : 고열(41~43°C), 두통, 혼수상태, 피부건조, 현기증, 이명
- 중 재
  - 치료를 안 하면 100% 사망, 치료를 해도 체온이 43°C 이상은 80%, 43°C 이하일 때는 40%의 치명률을 보인다.
  - 체온하강이 중요하다. 얼음물에 담가서 체온을 39°C까지 내려야 하며, 이러한 조치가 불가능할 경우 찬물로 닦으면서 선풍기를 이용한 증발냉각을 시도한다.
  - 울혈방지와 체열의 이동을 돕기 위해 사지를 격렬하게 마찰시킨다.
  - 호흡곤란 시 산소를 공급하고, 체열의 생산을 억제하기 위해 항신진대사제를 투여한다.

㉡ 열경련(Heat cramp)

- 원인 : 고온 환경에서 심한 육체적 노동을 할 때 잘 발생하며, 기전은 지나친 발한에 의한 탈수와 염분소실이다.
- 증 상
  - 특징적인 증상은 수의근의 통증성 경련이다.
  - 전구증상 : 현기증, 이명, 두통, 구역, 구토, 정상 체온
- 중 재
  - 바람이 잘 통하는 곳에 눕히고 옷을 벗겨 전도와 복사에 의한 체열방출을 촉진시켜 더 이상의 지나친 발한을 억제한다.
  - 생리식염수 1~2L를 정맥 혹은 경구로 투여한다.

㉢ 열피로(Heat exhaustion, 열허탈증, 열실신)

- 원인 : 고온 환경에서 오랫동안 폭로되어 말초혈관 운동신경의 조절장애와 심박출량의 부족으로 인한 순환부전, 특히 대뇌피질의 혈류량 부족이 주원인이다. 고온작업장의 중노동 종사자, 미숙련공에게 빈발한다.
- 증 상
  - 전구증상 : 전신권태, 무력감을 느낀다.
  - 두통, 이명, 현기증, 구역질을 호소하다가 허탈상태에 빠져 실신하기도 하고, 이완기 혈압의 하강이 현저하다.
- 중 재
  - 쾌적한 환경에서 휴식, 탈수가 심할 경우 5% 포도당 용액을 정맥주입한다.
  - 커피나 강심제가 도움이 되기도 한다.

ⓔ 열쇠약(Heat prostration)
- 원인 : 고열에 의한 만성 체력소모를 말한다. 좁은 의미에서 열중증에는 들지 않으나, 고온 작업자에게 흔히 나타나는 만성형 건강장애로 만성 열중증이라고 할 수 있다.
- 증상 : 전신권태, 식욕부진, 위장장애, 불면, 빈혈, 몸이 점차 수척해진다.
- 중재 : 영양공급, 비타민 B_1 공급, 휴식 등이 필요하다.
ⓜ 열중증에 대한 대책
- 작업 시 고온작업의 허용기준은 직장온도가 38.3℃, 심박수가 125회/분을 넘지 않도록 하며, 단시간 노출 시에는 직장온도가 38.9℃, 심박수가 160~170회/분을 넘지 않도록 한다.
- 복사열 절연을 위해 보온제를 사용하거나 차단을 위한 차단판을 사용하여 발생원에서의 열을 제어한다.
- 국소환기와 전체 환기를 배려한다. 특히 급기식 환기가 유효하다.
- 작업의 자동화와 기계화로 근육 작업을 경감시킨다.
- 근무시간 단축, 잔업 제한, 휴식시간의 적정화, 교대제 등의 대책으로 근무제도를 합리화시킨다.
- 고혈압증, 소화성 궤양, 심질환, 내분비질환, 신염 등 금기질환의 취업을 제한한다.

② 저온에 의한 건강장해
ⓖ 국소작용 : 찬 공기가 혈류분포가 적은 피부에 작용하면 국소적 발적에 이어 빈혈이 오며 격심한 동통이 수반된다. 그 후 피부는 감각을 잃고 계속되면 피부의 궤양이 발생하는 손상을 입는다. 특히 사지, 귀뿌리, 코끝 등 노출된 부위에 호발한다.
ⓛ 급성 일과성 염증 반응 : 인체 사지 피부에 찬 기온이 작용하면 피부표피의 모세혈관이 수축되고 간헐적으로 반응성 혈관이완이 일어나 피부국소에 발적을 유발하고 냉감각에 의한 냉통증을 느끼며 감각이 마비된다.
ⓒ 참호족·침수족 : 사지가 심하게 습하고 차게 되면 심한 장애가 오게 된다. 초기 증상은 말초 소동맥의 경련을 동반한 급성 일과성 반응이 일어나고 이어서 모세혈관의 확장, 부종, 소식과 신경의 퇴화가 계속 발생한다.
ⓔ 동상 : 강렬한 한랭으로 인해 손발과 얼굴의 조직에 장애가 오거나 심부혈관의 변화 및 조직 동결이 오는 것이다.
- 1도 동상 : 피부가 창백해지고 감각이 둔해지며 따끔따끔한 통증 발생
- 2도 동상 : 수포를 동반한 광범위한 삼출성 염증
- 3도 동상 : 조직의 깊은 부위까지 동결하여 조직의 괴사 발생
ⓜ 전신작용 : 한랭의 전신작용은 반사적으로 신경계에 미치는 작용이다. 한랭에 대처하기 위해 말초 모세혈관의 축소가 일어나고 맥박이 증가하며 더 나아가서 내장, 복부장기의 혈관이 수축된다.
ⓗ 동사 : 한랭에 대한 생리적 방어기전도 한계가 있어 한계를 넘으면 자기 방어기전이 점차 약화되어 각 기관의 기능이 상실된다. 특히 체온이 하강하고 생체기능이 저하되면서 생명을 유지하기가 어려워진다.
ⓢ 저온장애에 대한 응급처치 : 보온과 산소공급, 충분한 영양공급 등이다.

③ 이상기압

ㄱ 이상저기압

- 원인 : 높은 땅에 살거나 등산, 비행 시에 나타나는 것으로 산소부족으로 인한 장해가 나타나므로 해발 3km 이상 시 산소 호흡기를 착용한다.
- 증상 : 통증성 관절장해, 질식 증상, 신경장애, 이명, 난청, 고막의 파괴, 공기전색, 심계항진, 호흡곤란, 경련, 폐수종 등
- 예방대책 : 등반 초기에 심한 운동을 삼가고 속도를 줄이며, 장애가 발생하였을 경우 응급처치는 저산소증을 교정하기 위해 고농도 산소를 공급하고 휴식을 취하게 한다.

ㄴ 이상고기압

- 원인 : 이상고기압 증상은 잠수나 잠함 작업(수심 10m당 1기압 증가)을 할 때 발생하는 것으로 인체에 미치는 영향은 질소와 산소의 작용으로 인한 장애가 나타난다.
- 증상 : 질소는 3기압에서 자극작용, 4기압 이상에서는 마취작용을 유발하며, 10기압 이상이 되면 정신기능이 고도로 손상되어 의식을 잃고 사망하게 된다. 한편, 산소는 2기압 이상이 되면 산소중독 증상 발생하게 된다.

ㄷ 감압병(잠함병)

- 원인 : 급격히 감압할 때 혈액과 조직에 용해되어 있던 질소가 산소나 이산화탄소와 함께 체외로 배출되지 않고 기포화되어 색전을 형성함으로써 순환장애와 조직손상을 일으킨다.
- 증상 : 비감염성 골괴사, 피부소양감과 관절통, 내이와 미로의 장애, 뇌내 혈액순환장애와 호흡기계 장애, 척수증상에 의한 신경마비, 흉통, 상·하지 근육통
- 고위험 직업군 : 잠수부, 잠함작업자, 공군비행사, 해녀
- 예방대책
  - 잠수작업의 경우 단계적 감압절차(1기압에서 20분 이상)가 필요하며, 감압 후 인공적인 산소공급이 필요하다.
  - 고압 폭로 시간의 단축, 감압 후 적당한 운동으로 혈액순환을 촉진시킨다.
  - 감압증에 걸리면 고압탱크에서 다시 가압 후 서서히 감압한다.
  - 고지방 식이, 알코올은 작업 중에 섭취하지 않는다.
  - 부적격자(순환기 장애, 비만, 고령자)의 작업 제한

④ 소음과 건강장해

ㄱ 정의 : 원치 않는 음향 또는 듣기 싫은 소리로 건강에 유해한 소리를 말한다(85dB 이상).

ㄴ 허용기준

- 1일 8시간 노출 시 90dB, 4시간 노출 시 95dB, 2시간 노출 시 100dB, 1시간 노출 시 105dB이다.
- 충격음 : 120dB 이상의 소음이 1초 이상 간격으로 발생하는 소음으로 140dB, 100회/1day를 초과하는 충격소음에 노출되어서는 안 된다.

ㄷ 인체에 미치는 영향

- 강력한 소음에 노출되면 일과성, 영구성 또는 일과성과 영구성을 겸한 청력손실
- 대화방해, 수면방해, 경악반응(급작스런 소음), 사고와 집중력 방해, 작업방해
- 혈압상승, 맥박수 증가, 호흡억제, 근육 긴장도 증가 등 자율신경계와 관련된 증상 발현

    ⓔ 소음성 난청 : 내이에 위치한 감각 신경이 피로해지고 퇴화되어 청력이 저하되는 현상으로 소음이 발생되는 장소에 장기간 노출됨으로써 유발된다.

- 오랜 기간 강력한 소음에 노출되어 발생한 일시적 혹은 영구적 청력손실로 4,000Hz에서 가장 빈번하고 점차적으로 고주파로 청력 저하가 나타난다.
- 발생한 난청은 소음폭로를 중지하면 더 이상 진행되지 않는다.
- 치료법이 없어 예방이 최선이다.

    ⓜ 예방대책

- 생산 공정, 작업방법, 사용기계 등의 변경으로 소음원을 제거하거나 감약시킨다.
- 소음의 크기, 주파수, 난청 유병률, 보호구 착용 유무 등을 사정한다.
- 기계에 소음기 부착이나 공명 부분의 차단 등 기계의 부분적 개량을 실시한다.
- 차음, 흡음 조치, 소음 발생 시설 이전
- 소음원의 거리적 격리를 한다.
- 보호구 착용 : 귀마개, 귀덮개 등

    ⓗ 소음규제 소음평가치(NRN) : 우리나라 기준 50dB 이하

⑤ 진동과 건강장해

    ㉠ 평형상태의 위치에서 전후좌우로 흔들리는 것으로 진동은 주로 소음과 함께 발생된다.

    ㉡ 전신진동 : 시력저하, 피부로부터 열 발산 촉진, 혈액순환 억제, 장기에 진동을 주어 위장장애를 일으킨다.

    ㉢ 국소진동 : 작업자 손가락 말초혈관의 폐색·순환장애로 수지가 창백하고 통증을 느끼는 Raynaud 현상(White finger, Dead finger)이 나타난다. 이는 한랭에 노출 시 더욱 악화되고, 무릎 등 관절에 비특이성 관절염을 유발한다.

    ㉣ 예방대책

- 진동의 원인을 제거하고 진동을 감소시키고, 전파경로를 차단하며, 내진성이 높은 작업자세로 교정하며, 작업시간 단축과 교대제를 실시한다.
- 국소진동 시 한랭의 영향을 고려하여 장갑을 착용하고 복대, 완충물의 사용, 흡연자일 경우 예후가 좋지 않으므로 금연하도록 한다.

⑥ 전리방사선과 건강장해

    ㉠ 전리방사선은 생체에 대하여 전적으로 파괴적 작용을 하며, 염색체, 세포, 조직의 파괴와 사멸을 초래한다. 종류로는 X선, α선, β선, γ선, 중성자, 우주선 등이 있다.

    ㉡ 증 상

- 전리방사선의 투과력 전리작용, 피폭방법, 피폭선량, 조직의 감수성에 따라 다양하다.
- 피부장애(가장 흔함), 골수, 조혈기능, 생식선에 영향을 미친다.
- 생식세포에 돌연변이로 유전적 장애를 일으키며 기형과 불임도 온다.
- 직종 : 방사선 촬영, 핵발전소, 의료인

    ㉢ 예방대책

- 노출되는 성인의 안전 허용기준을 채택한다.

- 시설과 작업방법의 관리로써 차폐물의 설치, 원격조작, 조사시간의 단축, 피부의 노출을 피하도록 한다.
- 직업적으로 방사선 장해를 입을 위험이 있는 작업자에 대해서는 정기적인 건강진단을 실시한다.

⑦ 유해광선(비전리방사선)과 건강장해 : 파장에 따라 자외선(100~400nm), 적외선(760~6,000nm), 가시광선(400~760nm)으로 구분한다.

㉠ 자외선(UV, 건강선, Dorno선)
- 증 상
  - 조사 2~3시간이면 홍반이 생기고 색소가 침착되며 비타민 D 형성과 살균작용을 한다.
  - 과다한 조사 시 모세혈관의 투과성이 증가하여 조직의 부종과 수포를 형성한다.
  - 눈물이 나고 결막이 충혈되며, 눈이 아프고 수 시간 후 각막·결막에 염증이 생기며, 심하면 각막 표면에 궤양, 수포형성, 혼탁, 각막 및 안검의 부종 발생, 안검경련을 유발한다.
  - 나이가 많을수록 흡수량이 많아져 백내장, 피부암을 유발한다.
- 예방대책 : 전기용접공은 검은색 보호(차광)안경을 착용, 피부는 보호의복의 착용 및 보호용 크림 도포한다.

㉡ 적외선(760~6,000nm)
- 증상 : 피부에 혈관확장, 혈액순환 촉진, 진통작용, 강한 경우 열중증, 피부의 화상을 일으키나 눈에서는 느끼지 못한다. 유리공, 용광로의 화부에게 안구부위의 온도상승 결과로 후극성 백내장(Posterior cataract) 또는 초자공 백내장(Glass blower's cataract)을 유발한다.
- 예방대책 : 방열판, 방열장치를 설치하거나 방열복, 방열면, 보호안경을 착용한다.

㉢ 부적절한 조명(가시광선, 400~760nm)
- 증상 : 가시광선의 장해는 조명불량 또는 조명과잉과 관계가 있다.
  - 조명불량 : 정신적인 불쾌감, 근육긴장, 눈의 피로, 시력감퇴로 작업능률과 생산량 감소, 광부에게는 안구진탕증(Nystagmus)을 유발한다.
  - 조명과잉 : 누부심이 망막을 자극하여 잔상을 동반한 시력장애, 시야 협착, 망막변성을 일으키고, 결막을 자극하면 광선공포증(Photophobia), 두통이 일어난다. 장시간의 노출은 암순응의 저하, 광시가 일어날 수 있다.
- 예방대책 : 그림자가 없고 과도한 휘도가 없이 균등하고 쾌적한 조명의 유지

㉣ 레이저광선 : 방사선 유도방출에 의한 광선 증폭이라는 뜻으로 단일파장이고 강력하고 예민한 지향성을 가지며, 작은 단면에 대량의 에너지를 집중시키도록 되어 있다.
- 인체에 미치는 영향 : 주로 눈과 피부의 장애를 일으키는데 각막염, 상피장애, 궤양, 천공, 백내장, 피부화상 등이 유발된다.
- 예방대책 : 취업 시 매 6개월, 이직 시 건강진단 실시 등의 대책이 필요하며, 양안시력이 0.5 이하는 레이저 작업의 부적격자이다.

㉤ 마이크로파(Microwave radiation)
- 10~300,000MHz의 전자파를 총칭하며 TV, 라디오, 일반 및 군용 레이더와 산업용 플라스틱 열접착, 전자레인지, 의학용으로 투열요법에 사용된다.

- 인체에 미치는 영향 : 울림, 간지럼, 두드림, 두통, 피로감, 지적 능력 저하, 둔감, 기억력 감퇴, 성적 흥분 감퇴, 수면장애, 정서 불안정, 발한, 저혈압, 호흡곤란, 흉통, 서맥, 지각 둔마, 조건반사 둔화 등의 중추신경 작용과 백내장, 백혈구 증가, 망상 적혈구 출현, 혈색소 감소, 생식기능 장애의 가능성 등이 있다.
- 예방대책 : 방위 제한, 레이더 안테나 높이기, 마이크로파를 발생시키는 진공관은 완전히 둘러싸기, 안경, 보호복, 그물 등의 개인 보호구 착용, 발생원에서 멀리 떨어지도록 위험 표시 등의 대책이 필요하다.

(2) 화학적 요인

① 유기화합물(유기용제)과 건강장해

㉠ 정의 : 유기화합물이란 탄소를 함유하고 있는 화합물로서 피용해물질의 성질을 변화시키지 않고 다른 물질을 용해시킬 수 있는 물질을 말한다.

㉡ 유기화합물의 공통된 성질
- 물질을 녹이는 성질
- 인화성이 있어 불이 잘 붙는다.
- 실온에서는 액체이며 휘발하기 쉬운 성질을 가지고 있으며, 휘발성이 크기 때문에 공기 중에 가스로 포함되는 양이 많으므로 호흡기로 흡입하게 된다.
- 유지류를 녹이고 또 그것에 스며드는 성질이 있기 때문에 피부로 흡수되기 쉽고 중추신경 등 중요기관을 침범하기 쉽다.

㉢ 중독 증상
- 일반적인 증상
  - 미취작용, 눈, 피부, 호흡기 점막의 자극증상, 동공축소, 입에 거품과 같은 분비물, 심할 경우 전신발작
  - 중추신경의 억제 증상 : 어지러움, 두통, 구역, 지남력 상실, 도취감, 혼돈이 나타나며, 농도가 증가하면 의식상실, 마비, 경련, 사망에 이를 수도 있다.
  - 만성 독성뇌병증(정신기질증후군) : 감각이상과 같은 지각장애, 기억력 저하, 혼돈 등의 인지장애, 신경질, 불안, 우울, 무관심 등의 정서장애, 사지무력감, 작업수행능력 저하, 협조운동 저하, 피로, 떨림 등과 같은 운동장애 등이 있다.
- 특이 증상
  - 각각의 유기화합물이 가진 특이적 독성으로, 일반증상과 달리 저농도에 장기간 폭로되었을 때 발생한다.
  - 벤젠의 조혈장애, 염화탄화수소의 간 장애, 메탄올의 시신경 장애, 노말핵산 및 BMK의 말초신경 장애, 에틸렌글리콜에테르의 생식기 장애, 이황화탄소의 중추신경 장애를 들 수 있다.

㉣ 중독 시 응급처치
- 용제가 있는 장소로부터 환자를 격리한다.
- 용제가 묻은 의복을 벗긴다.

- 호흡이 없을 때는 인공호흡을 실시하고, 의식장애가 있을 경우에는 산소를 공급한다.
- 의식이 있는 경우 따뜻한 물이나 커피를 마시게 하며, 보온과 휴식을 취하도록 한다.

(3) 주요 중금속과 건강장해

① 납(Pb, 연) 중독

침입경로	대부분 호흡기로 흡수, 경구침입(기도 점막, 위장관계), 피부
증상	• 용해성 인산염으로 혈중농도가 어느 한도 이상 시 증상 발현 　– 위장장애 : 식욕부진, 변비, 산통, 복부팽만감 　– 신경근육계통 : 사지신근 쇠약, 마비(Wrist Drop 동반), 관절통, 근육통, 연성마비 　– 만성중독 : 동맥경화증, 고혈압, 신장장애 　– 비뇨생식기계 : 정자 이상, 자연유산 등 • 납 중독의 4대 증상 　– 혈관수축이나 빈혈로 인한 피부 창백 　– 구강 치은부에 암청색의 납이 침착(연연)한 청회색선 　– 호염기성 과립 적혈구 증가, Hb 감소 　– 소변 중 코프로포르피린 검출(초기 진단)
예방과 관리	• 납 화합물보다 독성이 적은 물질로 대치하는 것이 가장 효과적이다. • 혼합, 분쇄 등의 공정에서는 작업공정을 밀폐하거나 배기 장치를 설치한다. • 분진발생을 가능한 억제하기 위해 물을 뿌려 바닥을 항상 축축하게 유지하며, 납페인트 성분을 마른가루 대신 반죽형태로 공급하고 습식방법을 이용한다. • 개인 보호구를 착용하고 최소한 주 1회 깨끗이 닦아 갈아입는다. 개인 보호구를 보관하는 별도의 장소가 필요하고, 납의 분진이 손에 묻은 채로 담배를 피우거나 음식을 섭취하지 않도록 한다. • 정기 건강진단을 실시하여 조기발견과 작업 전환을 한다.

② 수은(Hg) 중독 : 수은은 실온에서 액체 상태로 존재하는 유일한 금속이고 비중이 큰 은백색의 금속이다.

침입경로	기도로는 수은 증기의 80%가 폐포에서 흡수되며 사고로 경구 섭취되기도 하고 소량은 피부로도 침입한다.
증상	• 초기 증상 : 안색이 누렇게 변하고 두통과 구토, 복통, 설사 등 소화불량 증세를 나타낸다. • 구내염의 증상 : 잇몸이 붓고 압통이 있다. • 근육진전 : 음주자에게 더 잘 생긴다. • 정신 흥분증에서는 불면, 근심, 걱정과 함께 겁이 많아지고 부끄러움을 많이 탄다. • 수은 중독의 3대 증상 : 구내염, 근육진전(경련), 정신증상 • 만성 중독 : 뇌 조직에 침범하여 청력, 시력, 언어장애, 보행 장애도 일어나며 모체를 통해 아이에게도 중독 증상이 나타난다.
예방과 관리	• 급성 중독 시 우유와 계란 흰자를 먹여 수은과 단백질을 결합시켜 침전시킨다. • 위세척 시 위 점막이 손상되어 있으므로 조심하고 세척액은 200~300cc를 넘지 않도록 한다. • 작업환경의 수은 농도 허용기준을 지키도록 한다. • 작업대나 바닥은 수은이 침투되지 않는 재료로 만들고 흘린 수은을 모으기 쉽도록 작업대에 경사를 만든다. • 수은입자의 증발을 막기 위해 수은입자를 도랑에 모으고 물을 채운다. • 독성이 적은 대체품을 사용하며 습식공법 이용, 환기장치 등이 필요하다. • 호흡기 보호마스크를 착용하고 작업 후에 반드시 샤워를 하고 외출복을 갈아입는다. 작업복과 외출복은 같은 옷장에 넣지 않는다.

③ 크롬(Cr) 중독 : 크롬은 은백색의 단단한 금속으로 인체에 유해한 것은 6가크롬화합물(중크롬산염)로 부식작용과 산화작용이 매우 강하다.

침입 경로	크롬 분진이나 흄이 호흡기를 통해 폐에 침착되고, 중크롬산염과 같은 6가 크롬화합물은 피부를 통해 흡수하면서 피부염이나 피부궤양을 일으키고 점막을 헐게 한다.
증 상	• 급성 : 심한 심신장애를 일으켜 과뇨증이 오며 더 진전되면 무뇨증을 일으켜 요독증으로 1~2일, 길어야 8~10일 내에 사망에 이른다. • 만성 : 코, 폐, 위장 점막에 병변을 일으키는 것이 특징이며, 장기간 노출 시 기침, 두통, 호흡곤란, 비중격 천공이 나타난다.
예방과 관리	• 사고로 먹었을 경우는 우유와 환원제로 비타민 C를 공급한다. • 호흡기 흡입에 의한 급성 중독의 경우 병원으로 이송한다. • 작업장 공기를 허용농도 이하로 유지하고 고무장갑, 장화, 고무앞치마를 입고 피부에 이들 물질이 닿지 않도록 한다. • 노출된 피부에 피부보호용 크림을 바르고 비중격 점막에 바셀린을 바른다.

④ 카드뮴(Cd) 중독

특 성	청백색의 광택이 있는 육각형 결정체의 금속으로 무르고 칼로 쉽게 잘리며, 물에 녹지 않으나 산성용액에서는 용해된다.
증 상	• 체내 축적된 Cd의 50~70%가 간, 신장에 축적된다. • 급성 : 고농도 섭취로 발생되며 구토, 설사, 급성 위장염, 복통, 착색뇨, 간, 신장 기능장애, 단백뇨가 발생한다. • 만성 : 만성 폐쇄성 호흡기 질환, 폐기종, 단백뇨, 뼈의 통증, 골연화증, 골다공증(이타이이타이병) 등 골격계 장애가 대표적인 증상이다. – 만성 중독의 3대 증상 : 폐기종, 신장장애(단백뇨), 골격계 장애
예방과 관리	• 공기 중의 허용농도를 지키고, 채용 시 신장질환을 앓은 적이 있는지, 현재 앓고 있는지 알아보고 정기 건강진단 소견과 비교 자료로 사용한다. • 적절한 보호구를 사용하고 개인위생을 철저히 지키며 작업장 내에서 음식 섭취와 흡연을 절대 금한다. • 작업복을 매일 갈아입고 작업 후 샤워를 한다.

(4) 진폐증

① 정의 : 주로 지름이 $0.5 \sim 5 \mu m$ 이하인 호흡성 분진이 기도를 통해 폐포에 침착되고 폐조직을 자극하여 주변의 섬유세포를 증가시킴으로써 폐에 섬유증식증(Fibrosis)을 초래하고 흉부 사진상 결절을 일으키며 폐기종, 폐순환 장애를 일으키기도 한다.

② 진폐증의 분류

  ㉠ 규폐증 : 유리규산 분진에 의해 폐실질조직에 섬유증식증이 일어나고 심해지면 폐결핵이 발생되고 더 심할 경우 우심장과 폐동맥 확대 및 폐기종이 형성되기도 한다.

  ㉡ 석면폐증 : 폐포와 폐실질 조직의 섬유화, 기침, 호흡곤란, 청색증, 나음과 둔통, 기관지암, 폐암(폐하부) 발생

  ㉢ 탄폐증 : 석탄, 규토, 규산 분진

  ㉣ 면폐증 : 면, 아마, 대마, 목재, 곡물(취업 6개월 전후 발병)

③ 예방대책

　㉠ 원인의 제거

　㉡ 분진방지 시설의 설치와 개선 및 방진마스크 착용

　㉢ 작업시간 조정, 작업강도 경감, 흡진을 줄이는 작업 자세

　㉣ 호흡기질환자, 결핵의 기왕력이 있는 사람은 채용을 금한다.

　㉤ 정기적인 건강진단, 사후관리

출제유형문제 최다빈출문제

근로자 건강관리에 대한 설명 중 틀린 것은?

❶ 일반건강진단은 사무직 종사 근로자는 1년에 1번, 비사무직 종사자는 2년에 1번 실시한다.

② 임시건강진단의 시기는 지방노동관서의 장이 건강진단이 필요하다고 인정할 때이다.

③ 직업성질병으로 이환될 위험이 있어 추적검사가 필요한 등급은 C_1이다.

④ 소음성난청은 치료방법이 없어 예방이 최선이다.

⑤ Raynaud 현상은 국소진동에 의해 나타나고 한랭에 폭로될 때 더 악화된다.

해설
일반건강진단은 사무직 종사 근로자는 2년에 1번, 비사무직 종사 근로자는 1년에 1번 실시한다.

제 3 장

만성 질환 관리

1 방문보건사업

(1) 방문건강관리사업

① 방문건강관리사업의 정의 : 보건소 보건의료 전문인력이 지역주민의 가정 또는 시설을 방문하거나 보건소 및 지역사회 제반시설 등을 이용하여 건강문제를 가진 가구 및 가구원을 발견하고 건강증진, 만성 질환 등 질병예방 및 관리를 위해 적합한 보건의료서비스를 직접 제공하거나 의뢰 또는 연계를 강화하여 가족과 지역주민의 자가건강관리 능력을 개선하여 건강수준을 향상시켜 주는 보건의료서 비스를 제공하는 포괄적인 사업이다.

비 전	건강형평성 제고와 취약계층 건강수명 연장

목 적	• 취약계층 건강인식 제고 • 취약계층 자가건강관리 능력 향상 • 취약계층 건강상태 유지 및 개선

목 표

취약계층의 건강형태 개선	취약계층의 건강문제 관리
• 건강상태 인식 • 건강생활 실천 유도 • 건강지식 향상	• 건강문제 정기적 스크리닝 • 증상 조절 • 치료 순응 향상

전 략

취약계층 건강문제를 포괄적 · 적극적으로 파악하여
건강관리서비스 제공 및 연계 실시

생애주기별 건강관리	맞춤형 · 주민참여형 서비스
• 신생아 · 영유아 • 임부 · 산부 • 성 인 • 노 인	• 대상자 중심의 보건 · 복지서비스 제공 • 건강증진사업에 대한 주민참여 유도

운영방법

건강문제 스크리닝	건강관리서비스	보건소 내 · 외 자원 연계
• 건강형태 및 건강위험요인 파악	• 건강행태 개선 • 만성 질환 관리 및 합병증 예방 • 생애주기별 건강문제 관리 • 다문화가족 및 북한이탈주민 관리 • 장애인 재활관리	• 보건 · 복지서비스 제공

수행체계	보건복지부, 시 · 도, 시 · 군 · 구 보건소

[방문건강관리사업 개념도]

안심Touch

② 사업 목적 : 취약계층의 건강인식 제고, 자가건강관리 능력 향상, 건강상태 유지 및 개선

③ 사업 목표

취약계층 건강행태 개선	취약계층 건강문제 관리
건강상태 인식	건강문제 정기적 스크리닝
건강생활 실천 유도	증상 조절
건강지식 향상	치료 순응 향상

④ 사업 전략

생애주기별 건강관리	• 신생아 · 영유아 : 성장 · 발달 단계에 따른 건강문제 스크리닝, 예방접종 관리, 부모 · 자녀 간 상호작용 강화를 위한 정보제공 및 상담 • 임부 : 스크리닝을 통한 건강문제 발견(고위험군 임부 등), 건강행태와 지식 관련 교육 및 상담 • 산부 : 산욕기 평가에 따른 산후 건강관리, 모유수유 정보 제공 및 상담 • 성인 : 건강생활 실천을 위한 동기부여, 건강위험요인 및 건강문제별 건강관리 서비스 제공, 만성 질환 관리 및 합병증 예방을 위한 프로그램 제공 및 연계 • 노인 : 허약예방을 위한 프로그램 제공 및 연계
맞춤형 · 주민참여형 서비스	• 대상자의 건강위험요인 및 건강문제를 파악하여 다양한 건강관리서비스를 제공한다. • 보건소 내 · 외 자원연계를 통해 다양하고 적절한 보건 · 복지서비스를 제공한다. • 다양한 지역사회 구성원에게 지역사회 건강증진사업의 계획, 수행, 평가, 환류의 전 과정을 참여하도록 유도한다.

⑤ 사업의 법적 근거 및 추진배경

법적 근거	• 국민건강증진법 제3조(책임) • 지역보건법 제11조(보건소의 기능 및 업무) • 보건의료기본법 제31조(평생 국민 건강관리사업) • 공공보건 의료에 관한 법률 제7조(공공보건 의료기관의 의무)
추진 배경	• 취약계층을 위한 건강형평성 제고 • 고령사회의 도래에 따른 대응 • 만성 질환 증가에 따른 예방 및 관리활동 필요 • 국민의료비 절감 유도

⑥ 사업 인력의 역할

   ⊙ 담당부서의 간호 인력이 중심인력이며 필요시 의사, 사회복지사, 물리치료사, 직업치료사, 영양사, 치과위생사, 운동전문 인력, 북한이탈주민 상담사, 작업치료사 등 전문 인력이 방문건강관리 서비스를 제공한다.

   ⓒ 간호사의 역할

      • 사업 대상자(가족) 선정

      • 선별검사를 통한 가족과 지역사회의 건강문제 확인

      • 확인된 문제에 입각한 사례관리

        - 1차 서비스 제공(직접 간호)

        - 상담, 정보제공, 건강교육

        - 연계 및 의뢰 활동

      • 서비스 질의 관리 등 담당지역 사업 운영

      • 체계적인 평가를 통해 가족, 지역사회의 건강지표를 생산한다.

- 필요시 관련 분야에 의뢰하고 그 결과를 확인하여 다른 분야의 서비스를 조정하고 통합한다.

⑦ 방문건강관리사업의 운영방법

　ㄱ 건강관리서비스 대상 : 건강관리서비스 이용이 어려운 사회·문화·경제적 건강취약계층(건강위험군, 질환군)이고, 건강위험군은 질환의심군과 건강행태 위험군(흡연, 위험 음주, 신체활동 부족 등과 같은 생활습관 관련 건강위험요인을 가진 인구집단)을 포함한다.

- 경제적 기준 : 기초생활수급자, 차상위 계층, 건강보험 하위 20%
- 사회적 기준 : 북한이탈주민, 지역아동센터(빈곤 아동), 청소년 쉼터 또는 미인가 시설, 소규모 영세사업자 등
- 문화적 기준 : 다문화 가족 등
- 기타 : 독거노인, 한 부모 가족, 조손가족, 장애인 가족, 암 및 정신질환 가족

　ㄴ 방문건강관리 사업 대상자 선정 시 우선순위

순 위	대 상
1순위	기초생활보장수급자
2순위	차상위 계층
3순위	1, 2순위에 해당되지 않는 다문화가족, 북한이탈주민, 독거노인 등
4순위	지역아동센터(빈곤 아동), 미인가 시설, 보건소 내·외 의뢰자 등

※ 노인 장기요양등급 판정자(1~5등급) 제외. 다만, 인지지원 등급자는 포함

※ 우선순위 기준에 적용되는 대상 중 특히 독거노인(65세 이상), 노인 부부세대(75세 이상)를 우선 선정(지역여건 등에 따라 0세(0~12개월)인 자도 포함)

　ㄷ 대상자 군 분류 기준

군 별	대상자 특성	군별 관리내용
집중관리군	건강위험요인 및 건강문제가 있고 증상조절이 안 되는 경우	2~4개월 동안 6~10회 방문 (필요시 전화방문 가능)
정기관리군	건강위험요인 및 건강문제가 있고 증상이 있으나 조절이 되는 경우(위험군)	2~3개월에 1회 이상 방문 (필요시 전화방문 가능)
자기역량지원군	건강위험요인 및 건강문제가 있으나 증상이 없는 경우(정상군)	4~6개월에 1회 이상 방문 (필요시 전화방문 가능)

ⓔ 건강관리 서비스 내용

구 분	서비스 내용	서비스 제공 대상
건강문제 스크리닝	건강 행태 및 건강위험요인 파악	대상자 모두
	건강관리 모니터링	대상자 모두
건강관리서비스 제공	기본 건강관리	대상자 모두
	건강형태 개선	일반검진 및 생애전환기검진 결과 '정상 B'인 대상자
	만성질환 관리 및 합병증 예방	• 일반검진 및 생애전환기검진 결과 건강문제(질환 의심, 유질환자)가 있는 대상자 • 만성 질환자(고혈압, 당뇨, 암, 심·뇌혈관 질환 등)
	생애주기별 건강문제 관리	신생아, 영유아, 임부, 산부, 성인, 노인
	다문화 가족 및 북한이탈주민 건강관리	다문화가족
		북한이탈주민
	장애인 재활관리	재가 장애인
보건소 내·외 자원 연계	보건·복지서비스 제공	대상자 모두

(2) 가정간호사업

① 가정간호의 개념

ⓐ 가정에서 개인이나 가족의 건강문제가 발생하거나 그로 인해 일상생활에 지장을 초래하는 경우 병원의 의뢰나 개인 또는 가족의 요구에 따라 가정간호사가 가정을 방문하여 직접적인 도움을 줌으로써 질병과 장애로부터 회복을 도모하고 개인과 가족의 건강관리능력을 향상시켜 대상자의 건강을 유지·증진하기 위해 제공하는 포괄적인 사업이다.

ⓑ 의료법 시행규칙 제24조 제2항 : 병·의원 등 기관이나 시설에서 제공하던 간호를 가정에 있는 환자에게 가정전문간호사가 제공하는 것

ⓒ 가정간호사회 : 입원진료 후 조기 퇴원한 환자나 재입원이 요구되는 환자 중에서 계속적인 치료와 간호 관리가 필요하다고 진료담당의사 또는 한의사가 인정하는 환자를 대상으로 가정전문간호사 가 환자 가정을 직접 방문하여 가정간호서비스를 통한 치료 및 간호를 시행함으로써 환자의 질병과 장해로부터 회복을 도모하고 장기 입원이나 불필요한 입원으로 인한 국민의료비를 절감할 수 있는 입원 대체 서비스로 정의하고 있다.

② 가정간호사업의 역사

1974	원주 기독병원에서 최초로 병원 중심의 가정간호사업 실시
1990	의료법 시행규칙 제54조, 업무분야별 간호사 자격기준에 가정 간호사를 포함
1994	4개 종합병원(연세대 원주기독병원, 연세대 세브란스 병원, 강동성심병원, 영남대학교 의료원)을 대상으로 병원 중심 가정간호사업을 시범적으로 실시
2000	의료법 제56조에 의해 분야별 간호사의 명칭을 전문간호사로 개정하면서 가정간호사를 가정전문간호사로 칭함
2003	가정간호의 교육기간 1년이 대학원 수준으로 강화됨

③ 가정간호사업의 필요성

사회경제적 측면	• 인구구조의 변화 : 평균수명의 연장으로 노인인구가 증가하고 만성 퇴행성 질환 유병률이 급격히 증가하면서 새로운 형태의 보건의료서비스 공급이 요구되고 있다. • 가족구조의 변화 : 핵가족화로 가족구조가 변화되고, 여성의 취업기회 증가로 가정에서 환자를 간호할 가족이 줄어 전통적인 가족간호에 의존하기 어렵게 되었다. • 간호요구의 변화 : 환자의 권리 및 자가 관리능력에 대한 일반적 인식이 고조되면서 질적 간호에 대한 요구도가 증가하고, 노인 인구의 증가로 가정 내에서 정서적, 정신적 안위를 제공받을 수 있는 요구도가 증가하고 있다. • 자기관리에 대한 책임 증가 : 의료보험 실시 이후 자기건강에 대한 국민의식이 높아지면서 병원 이용률이 급상승하였으며, 삶의 질을 향상시키려는 요구가 증대되고 있다. • 사회 환경의 변화 및 과학기술의 발달 : 가정용 의료기기의 발전과 공급으로 건강관리에 대한 비용감소와 삶의 질 향상을 가져올 수 있게 하였다.
보건의료 환경적 측면	• 국민의료비 부담 증가 : 장기입원이 필요한 만성 퇴행성 질환, 정신질환, 불구불능 환자, 노인환자를 가정간호로 전환할 경우 낮은 의료비로 간호를 제공받게 함으로써 의료비 절감에 기여할 수 있다. • 의료자원의 불균형적 분포와 의료자원의 적정화 : 도시와 농어촌 간의 의료시설과 의료인력 분포의 불균형과 대형병원의 환자 쏠림 현상
국민건강의 측면	• 질병양상의 변화 : 만성 퇴행성 질환자, 장기입원환자, 정신질환자 증가 • 노인인구의 증가 : 노인인구의 증가로 노인성 질환자의 수적 증가는 가정간호를 필요로 하고 있다.

④ 가정간호사업의 도입 목적

　㉠ 수요자 측면 : 가정간호를 통해 치료의 지속성 유지 및 심리적 안정감 등을 도모하여 삶의 질 향상과 국민의료이용 편의 제고 및 가계 부담을 절감하기 위함이다.

　㉡ 공급자 측면 : 조기퇴원을 통한 재원기간 단축으로 병상 회전율을 제고하고 병원의 인적·물적 자원을 효율적으로 활용하기 위함이다.

　㉢ 정부 측면 : 국민편의를 도모하고 국민의료비를 절감하여 보건의료자원을 효율적으로 활용하기 위함이다.

⑤ 가정간호사업의 대상자 : 의료기관에서 입원진료 후 조기 퇴원한 환자와 과거 입원 경력이 있고 재입원이 요구되는 외래 및 응급실 환자 중 다음에 해당되는 환자로 진료담당 의사 또는 한의사가 가정에서 계속적인 치료와 관리가 필요하다고 인정한 경우이다.

　㉠ 수술 후 조기퇴원환자

　㉡ 만성 질환자(고혈압, 당뇨, 암 등)

　㉢ 만성 폐쇄성 호흡기 질환자

　㉣ 산모 및 신생아

　㉤ 정신질환자, 뇌혈관질환자

　㉥ 재활, 임종간호 대상자

　㉦ 특수간호 대상자 : 위관삽관 및 제거, 비위관 영양, 인공항문, 복막투석, 기도 흡인

　㉧ 기타 의사가 필요하다고 인정하는 환자

⑥ 가정간호사업의 업무범위
  ㉠ 기본간호 : 간호사정 및 간호진단 외에 온·냉요법, 체위변경, 등 마사지, 구강간호 등 의사
    처방 없이 가정전문간호사의 독자적 판단하에 시행한다.
  ㉡ 치료적 간호 : 진료업무 영역에 속하는 비위관 교환, 정체도뇨관 교환, 기관지관 교환 및 관리,
    산소요법, 욕창치료, 단순 상처치료, 염증성 처치, 봉합사 제거, 방광 및 요도세척 등을 시행한다
    (의사의 처방 필요).
  ㉢ 검사 관련 업무 : 의사가 처방한 검사 중 요당검사, 반정량 혈당검사, 산소포화도 검사를 현장에서
    실시하고 기타 검사물을 채취하여 의료기관에 의뢰한다.
    • 투약 및 주사 : 의사의 처방에 의하여 실시
    • 교육 및 훈련 : 가정에서 환자 및 가족을 대상으로 건강관리에 필요한 식이요법, 운동요법,
      처치법, 기구 및 장비 사용법 등에 관한 교육, 관절운동, 배뇨·배변훈련, 체위변경, 환자 이동
      법 훈련 등을 실시한다.
    • 상담 : 환자의 상태변화 시 대처방법, 질병의 진행과정 및 예후, 주보호자와 가족문제 및 환경관
      리, 재입원, 응급 시 처치, 보건소나 기타 시설이용(이동목욕) 등에 관한 상담
    • 의뢰 : 가정간호서비스가 종결된 후에도 계속적인 건강관리가 요구된다고 판단되는 환자는
      희망에 따라 공공보건기관 등으로 의뢰한다.
⑦ 가정전문간호사
  ㉠ 의료법의 규정에 의한 가정전문간호사이어야 하며 가정간호를 제공하는 의료기관은 가정전문간
    호사를 2인 이상 두어야 한다.
  ㉡ 최근 10년 이내에 3년 이상 해당 분야 실무경력이 있고 보건복지부장관이 지정하는 교육기관에서
    전문간호사 교육과정을 거쳐 전문간호사 자격시험에 합격한 자이어야 한다.
⑧ 가정간호 수가 구성
  ㉠ 가정간호 기본 방문료 : 본인 20% 부담
  ㉡ 교통비 : 전액 본인부담
  ㉢ 행위별 진료수가(요양급여 행위별 상대가치점수에 의한 비용) : 본인 20% 부담
  ㉣ 동일 질병이라도 처치 내용이 다를 경우 수가가 다를 수 있다.
⑨ 가정간호 대상자 퇴록 기준
  ㉠ 환자스스로 외래진료를 받을 수 있는 경우
  ㉡ 월 1회 미만으로 가정간호서비스가 제공되는 경우
  ㉢ 환자의 질병상태가 심각하여 가정간호 대상자로 부적합하다고 인정되는 경우
  ㉣ 환자의 사망
  ㉤ 의료인의 치료 및 간호지시를 특별한 사유 없이 이행하지 않을 경우
  ㉥ 기타 서비스 이용료 장기 미납, 가정전문간호사의 신변상 위협 등의 이유로 가정간호서비스 제공
    이 불가능한 경우

(3) 노인장기요양보험의 방문간호사업

① 노인장기요양보험의 방문간호 개념

    ㉠ 2008년 7월부터 도입

    ㉡ 간호사, 조무사, 치과위생사 등이 의사, 한의사 또는 치과의사의 지시서에 따라 수급자의 가정을 방문하여 간호, 진료의 보고, 요양에 관한 상담 또는 구강위생 등을 제공하는 장기요양급여를 말한다.

② 노인장기요양보험의 방문간호 특성(노인장기요양보험법)

    ㉠ 노인성 질병을 갖고 있거나 혼자서 일상생활을 수행하기 어려운 노인과 장애인 중 요양 1~5등급이면 방문간호를 이용할 수 있으므로 사업의 대상규모가 매우 크다.

    ㉡ 장기요양서비스 이용자는 시설급여, 재가급여 등을 선택하여 이용할 수 있으며 재가급여의 항목 및 방문간호서비스 제공기관의 선택이 가능한 소비자의 자기선택권이 보장되는 방식이다.

    ㉢ 장기요양급여 제공의 원칙은 재가급여를 우선적으로 제공하도록 하였으며, 의료서비스와 연계하여 제공하는 방문간호에 역점을 두고 있다.

    ㉣ 방문간호는 간호사, 조무사, 치과위생사 등 다양한 인력에 의하여 제공되므로 인력제공 주체 간의 분명한 역할 규명과 서비스 표준이 필요하다.

    ㉤ 의료기간이 아닌 재가장기요양기관 방문간호사업소는 관리책임자인 간호사 1명과 방문간호사(방문간호조무사) 1명으로 개소할 수 있으므로 간호사에 의한 지역사회 중심 방문간호사업의 창업이 가능하다.

③ 노인장기요양보험의 방문간호 목적 : 노인성 질병 및 거동 불편 등의 사유로 일상생활을 혼자서 수행하기 어려운 노인의 가정을 방문하여 노후의 건강증진 및 생활안정을 도모하고 그 가족의 부담을 덜어줌으로써 국민의 삶의 질 향상에 기여하기 위함이다.

④ 노인장기요양보험의 방문간호 대상자 및 방문간호 내용

		65세 이상 또는 65세 미만의 노인성 질병을 가진 자로서 거동이 현저히 불편하여 장기요양이 필요한 자로 등급판정 위원회에서 요양등급 1~5등급으로 인정받은 자
대상자	1등급 (최중증)	• 일상생활에서 전적으로 다른 사람의 도움이 필요한 상태 • 장기요양인정 점수가 95점 이상인 자
	2등급 (중증)	• 일상생활에서 상당 부분 다른 사람의 도움이 필요한 상태 • 장기요양인정 점수 75점 이상 95점 미만인 자
	3등급 (중등증)	• 일상생활에서 부분적으로 다른 사람의 도움이 필요한 상태 • 장기요양인정 점수 60점 이상 75점 미만인 자
	4등급 (경증)	• 심신의 기능상태 장애로 일상생활에서 일정부분 다른 사람 도움이 필요한 상태 • 장기요양인정 점수 51점 이상 60점 미만인 자
	5등급 (치매특별등급)	• 치매 환자로 45점 이상 51점 미만인 자 • 인지기능장애와 문제행동으로 일상생활 수행에 어려움을 겪는 경증 치매환자
방문간호 내용		• 방문간호 지시서를 발급한 의사의 지시에 따라 제공하는 서비스 • 독자적 판단에 의한 기본 간호, 교육 및 훈련, 상담, 의뢰 등

⑤ 노인장기요양보험 방문간호 인력

    ㉠ 인력 구조 : 관리책임자 1명, 간호사 또는 조무사 1명 이상, 치과위생사 1명 이상

    ㉡ 관리책임자 : 의료기관이 설치·운영하는 재가장기요양기관이 방문간호를 하는 경우는 의사, 한의사 또는 치과의사 중에서 상근하는 자로 하고, 의료기관이 아닌 자가 설치·운영하는 재가장기요양기관이 방문간호를 제공하는 경우는 간호사를 관리책임자로 둔다.

    ㉢ 직접서비스 제공인력

        • 간호사 : 간호업무 경력이 2년 이상인 자

        • 조무사 : 최근 10년 이내에 간호보조 업무 경력이 3년 이상인 자로 방문간호 조무사 교육(700시간)을 이수한 자

        • 치과위생사 : 구강위생을 제공하는 경우

    ㉣ 방문간호와 방문요양 또는 방문목욕을 병설 운영하는 경우 방문간호의 직접 서비스 인력인 간호사가 요양보호사 자격을 가지고 있으면 겸직이 가능하다.

⑥ 노인장기요양보험 방문간호 이용절차 : 대상자가 건강보험공단에 장기요양인정 신청을 하여 장기요양 등급 판정위원회로부터 장기요양인정 및 장기요양 1~5등급 판정을 받은 후 장기요양인정서, 표준장기요양 이용계획서를 송부 받아 장기요양기관과 이용계약을 체결함으로써 받을 수 있다.

⑦ 방문간호 재원조달

    ㉠ 장기요양보험료 및 국가와 지방자치단체의 부담금, 본인일부부담금으로 마련

    ㉡ 장기요양보험료는 건강보험료의 4.7%로 건강보험료와 통합 고지·징수되며, 독립회계로 관리

⑧ 가정간호, 방문건강관리사업, 노인장기요양보험의 방문간호 특성 비교

구 분	방문건강관리	장기요양보험 방문간호	의료기관 가정간호
목 적	• 취약계층의 건강인식 제고 • 가족 및 가구원의 질환에 대한 자가 건강관리 능력 향상 • 국가보건사업 수행	일상생활을 혼자 수행하기 어려운 노인에게 간호서비스 제공을 통한 부담 경감	• 입원기간 단축 • 국민의료비 절감 • 환자와 가족 편의 제공
사업 특성	• 건강 유지·증진 • 사례관리	건강 유지·증진, 생활안정	입원대체 서비스
법적 근거	지역보건법	노인장기요양보험법	의료법
운영주체	보건소, 보건지소	장기요양기관	민간, 국공립 의료기관
대상자	독거노인, 노인 부부 장애인 등 의료취약계층	요양 1~5등급 판정자	• 입원 후 조기 퇴원한 환자 • 입원이 요구되는 외래환자
이용절차	관할 보건소에서 대상자 등록 후 관리	• 등급 판정 후 방문간호기관과 서비스 계약 • 의사, 한의사, 치과의사가 방문간호 지시서 발급	진료담당 의사가 환자와 협의 후 가정간호 의뢰
제공인력	간호사, 의사, 사회복지사 등 다직종 참여	• 2년 이상 임상경력을 가진 간호사 • 3년 이상 경력과 700시간 교육을 이수한 조무사 • 치위생사 등	가정전문간호사
서비스 내용	건강행태 개선, 만성질환 관리 등	기본 간호, 치료적 간호, 검사, 투약관리 지도, 교육훈련, 상담, 의뢰 등	가정전문간호사의 독자적 판단 및 수행 의사의 처방 필요

구 분	방문건강관리	장기요양보험 방문간호	의료기관 가정간호
재 원	조 세	노인장기요양보험	국민건강보험
비용부담	무 료	• 본인부담 (재가급여 : 15%, 시설급여 : 20%) • 의료급여 수급권자 등 경감자 7.5% • 기초수급자 무료	• 본인부담 20% (교통비는 본인부담 100%) • 의료급여 1종 무료

출제유형문제 최다빈출문제

다음 문장 중 옳은 것은 ○, 틀린 것은 ✕를 하시오.

① 방문건강관리사업 대상자 선정 시 우선순위가 가장 높은 대상자는 기초생활 수급자이다. (○, ✕)
② 의료기관의 가정간호사업은 행위별수가제 적용으로 같은 질병이라도 서비스 내용에 따라 본인 부담금이 차이가 있다. (○, ✕)
③ 방문건강 관리사업의 운영주체는 보건소, 보건지소이다. (○, ✕)
④ 방문건강관리사업의 목표는 취약계층 가구원의 생애주기별 건강 위험 요인 및 질환에 대한 자가 관리 능력이다. (○, ✕)
⑤ 암 말기 환자는 가정간호 대상자가 아니다. (○, ✕)

해설
① (○)
② (○)
③ (○)
④ (○)
⑤ (✕), 암 환자는 가정간호 사업의 대상자에 속한다.

2 만성 질환 관리사업

(1) 만성 질환의 정의

① 최소 3개월 이상 지속되는 병적 상태로 악화와 호전을 반복하며 서서히 악화되는 질병
② 미국 만성질병위원회

정 의	• 영구적인 질병 • 기능장애가 남는 질병 • 비가역성 질병 • 재활을 위해 특별한 관리가 요구되는 질병 • 장기간의 환자진료와 간호가 필요한 질병
분 류	• 조절 가능한 만성질환 : 당뇨, 성병 등 • 부분적으로 조절 가능한 만성 질환 : 류머티스열, 기관지 천식, 간질 등 • 조절이 거의 불가능한 만성 질환 : 선천성 기형, 신경질환, 정신병, 종양

(2) 만성 질환의 특성

① 발생하면 장기간(3개월 이상)에 걸쳐 오랜 기간의 치료와 감시가 필요하다.
② 악화와 호전을 반복하면서 불가역적인 병리변화를 동반한다.
③ 질병발생 시점이 불분명하며 연령이 증가하면 유병률도 증가한다(유병률 > 발병률).
④ 개인적, 산발적으로 발생한다.
⑤ 직접적인 원인이 없고 여러 요인이 복합적으로 작용하여 규명이 어렵고, 잠재기가 길어 일관성 있는 관리가 어렵다.
⑥ 장기간의 치료, 관리, 재활이 필요하다.
⑦ 기능장애를 동반한다.

(3) 감염병과 만성 질환의 특징

구 분	감염병	만성 질환
원 인	발병의 원인이 되는 병원체가 반드시 존재	병원체 없이 발병
잠복기	뚜렷한 잠복기	불분명한 잠복기
원인규명	임상검사를 이용해 병원균 확인	역학조사에 의해서 밝힐 수 없음

(4) 만성 질환의 위험요인

① 유전적 요인 : 당뇨병, 녹내장, 고혈압 유발
② 습관성(기호성) 요인
   ㉠ 과식이나 과다 지방식, 식염과다 섭취, 자극성 음식 섭취, 운동부족 등의 일상생활습관 : 비만, 식도암, 후두암, 고혈압, 당뇨, 심장질환의 유발
   ㉡ 흡연 : 만성 기관지염, 폐기종, 폐렴, 폐암 등 순환기계 질환 유발
   ㉢ 음주 : 간경화증, 간암, 동맥경화증, 뇌장애, 비타민 결핍증 유발

③ 사회 · 경제적 및 정서적 요인 : 부유층에서는 당뇨, 심장병, 유방암이 많고 빈곤층에서는 결핵, 장티 푸스, 위암, 자궁암이 많고, 불안과 긴장 등은 만성 질병을 유발하고 촉진시킨다.

④ 직업적 요인 : 직업성 질환에 해당

⑤ 환경적 요인 : 대기오염, 소음, 방사선 노출 등의 환경요인

⑥ 영양요인 : 영양부족, 영양과다

(5) 만성 질환 관리사업

① 심뇌혈관 질환 관리사업(HP 2020)

  ㉠ 심뇌혈관 질환 발생예방, 관리, 교육, 홍보

  ㉡ 고혈압, 당뇨병, 고지혈증의 지속관리 기반 구축

  ㉢ 심정지, 급성 심근경색, 급성 뇌졸중 등 응급대응 강화

  ㉣ 심뇌혈관 질환 급성기 진료역량 재고

  ㉤ 뇌혈관질환 조기 재활 및 지역사회 재활, 환자대상 재발방지체계 구축

  ㉥ 심뇌혈관 질환 등록 및 조사 감시체계 구축과 운영

② 만성 질환과 심혈관계 질환 유발 요인 : 흡연, 고혈압, 고지방 식이와 운동 부족, 스트레스

③ 국가 암 관리 사업

  ㉠ 국가 암 검진 프로그램

암 종	검진 대상	주 기	검진 방법
위 암	만 40세 이상 남녀	2년	위내시경검사 또는 위장조영검사
간 암	만 40세 이상 성인 고위험군(간경변증이나 B형 간염바이러스 항원 또는 C형 간염바이러스 항체 양성인 자)	6개월	간초음파+혈청알파태아단백검사(혈액검사)
대장암	만 50세 이상 남녀	1년	분변 잠혈반응 검사(FOBT) : 이상 소견 시 대장내시경 또는 대장이중조영검사
유방암	만 40세 이상 여성	2년	유방촬영술
자궁경부암	만 20세 이상 여성	2년	자궁경부세포검사

  ㉡ 암 관리 사업의 내용

    • 암 등록 통계 사업

    • 암 예방 사업

    • 국가 암 검진 사업

    • 암 환자 치료비 지원 사업

    • 지역 암센터 지원 사업

    • 재가 암환자 관리 사업

    • 호스피스 완화 의료사업

    • 암 정보 사업

(6) 만성 질환의 예방

구 분	정 의	중재 활동
1차 예방	발병 전 원인에 대한 노출을 방지함으로써 발병 자체를 예방하는 것으로 건강보호, 건강증진이 해당되며 질병 발생률을 줄이는 것이다.	• 원인이 명확하게 알려져 있지 않기 때문에 위험요인과 건강한 생활습관에 대한 보건교육 및 홍보가 중요하다. • 금연, 절주, 운동, 영양 등 건강증진 사업과 예방접종 등이 해당된다.
2차 예방	병리적 병소가 발생하였으나 증상이 나타나기 전에 조기진단 및 치료를 통한 철저한 관리로 질병의 유병률을 줄이는 것이다.	• 조기발견을 위한 집단 건강검진의 강화 • 고혈압, 당뇨병 등록·관리사업
3차 예방	만성 질환으로 인한 합병증과 불능으로의 진행을 최소화하고, 재활치료로 기능을 회복시켜 정상생활 및 사회로의 복귀를 촉진하여 사망률을 줄이는 것이다.	만성 질환자를 위한 재활 사업

(7) 주요 만성 질환의 범위

① 심뇌혈관 질환 : 심장질환, 뇌혈관질환, 치매
② 심뇌혈관 질환의 선행 질환 : 고혈압, 당뇨병, 이상지질혈증, 비만
③ 알레르기 질환 : 천식, 아토피 피부염, 알레르기 비염
④ 기타 : 관절염, 골다공증, 전립선 질환, 만성 신부전, 만성 간질환, COPD, 만성 호흡기질환, 소화성 궤양

출제유형문제 최다빈출문제

만성 질환의 특성으로 옳은 것은?

① 병원체가 존재한다.
② 잠복기가 있다.
❸ 3개월 이상 오랜 기간 치료가 필요하다.
④ 역학조사에 의해 밝힐 수 있다.
⑤ 임상검사로 병원균을 확인할 수 있다.

해설
• 만성 질환은 병원체가 없어도 발병하며, 뚜렷한 잠복기가 알려져 있지 않고, 역학조사로 그 원인을 규명할 수 없다.
• 감염병의 원인은 임상검사를 이용하여 병원균을 확인할 수 있다.

3 재활간호사업

(1) 재활간호의 이해

① 재활의 개념 : 장애를 입은 사람을 정상에 가깝게 최대의 자급자족과 기능을 회복시키는 과정으로 신체·정신적 질환을 의학적으로 치료함은 물론, 기능적인 회복과 심리적·사회적·직업적 회복을 포함하여 사회인으로서의 인간 또는 전체인간(Humam as a whole)으로 복귀하는 것이다.

② 장애의 개념

　㉠ 정의 : 장애의 원인과 상관없이 기능상의 어려움이 있는 사람, 신체적, 정신적 장애로 오랫동안 일상생활이나 사회생활에 상당한 제약을 받는 자

　㉡ 국제장애분류(WHO, 2001)

손상 (Impairment)	신체기능상의 문제 또는 신체구조의 변형을 의미한다(예 마비, 시각장애).
활동 제한 (Activity limitations)	활동을 수행하는데 있어서의 어려움을 의미한다(예 걷기나 먹기와 같은 것).
참여 제약 (Participation restrictions)	모든 삶의 영역과 관련된 문제를 의미한다(예 고용상의 차별이나, 대중교통 이용의 차별에 직면하는 것).

③ 재활간호의 개념 : 질병이나 장애로 인하여 신체의 일부 또는 기능의 일부를 상실한 사람에게 그가 가진 능력을 최대한 개발시켜 사회 속에서 신체적, 사회적, 교육적, 직업적으로 최대의 독립성을 가지고 살 수 있도록 도와주는 모든 과정이다.

④ 재활간호사업의 필요성

　㉠ 노인인구 증가와 장애를 가진 인구의 증가와 장애의 원인 또한 절단, 척수손상, 정신질환, 노인질환이 주를 이룬다.

　㉡ 기계문명의 발달로 인한 산업재해, 교통사고로 인한 신체적 불구자도 증가하고 있다.

　㉢ 의료의 발달에 따라 뇌성마비, 선천성 기형아들의 생명을 구하면서 재활간호 대상자가 증가하고 있다.

　㉣ 의료민영화, 지구온난화, 정보기술혁명 등의 변화로 재활간호에 대한 요구가 증가하고 있다.

　㉤ 장애인복지 패러다임도 '재활'에서 '자립생활'로 전환되는 등 장애인복지환경의 변화에 따라 장애인의 복지 욕구도 다양화되고 증가하고 있다.

⑤ 재활간호사업의 목적

　㉠ 신체적 장애의 한계 내에서 모든 심신의 상태가 최고가 될 수 있도록 돕는 것이며 재활의 궁극적 목표는 장애인의 사회통합이다. 이를 위해 의료, 직업, 교육, 사회, 심리 등 모든 측면의 팀 접근이 필요하다.

　㉡ 구체적 목적

　　• 잠재적 기능 극대화, 자급자족의 성취감을 갖게 한다.

　　• 수용할 만한 삶의 질을 성취하도록 한다.

　　• 최적의 안녕 상태를 유지할 수 있게 돕는다.

　　• 가정과 지역사회에 복귀할 수 있게 한다.

- 환자와 가족을 교육하고, 상담하여 상황에 대한 이해의 폭을 넓혀 나간다.
⑥ 재활간호사의 역할
  ㉠ 환자 및 가족의 교육담당
  ㉡ 장애발생 고위험군에 대한 예방교육 실시
  ㉢ 전 재활과정을 통해 사정, 계획에 의한 수행, 평가에 의한 재활간호를 실시
  ㉣ 선천성 대사이상 검사와 같은 장애의 원인이 되는 상병의 조기 발견과 조기 치료를 추진
  ㉤ 혈압, 혈당관리, 배변·배뇨관리, 욕창간호, 상담의 실시, 장애별 보건교육 프로그램 실시
  ㉥ 지역사회 재활에 대한 인식을 개선과 지역주민 참여를 촉진할 수 있는 홍보 및 교육 담당

(2) 지역사회 중심의 재활사업(CBR, Community based rehabilitation)

① 개 념
  ㉠ 장애인의 재활, 기회균등 및 사회참여를 위한 포괄적인 지역사회 발전을 포함하는 개념
  ㉡ 장애인의 사회복귀율을 높이고 사회의 일원으로서 행복하고 건강한 삶의 유지를 위한 통합적인 과정
  ㉢ 지역사회 장애인의 건강상태 향상과 참여도 제고를 통한 지역사회장애인의 건강권 보장을 목표로 한다.

② 필요성
  ㉠ 과거 장애를 가진 대상자를 특정 시설에 거주하게 하는 시설 중심의 재활 접근으로 장애인을 고립시킨다.
  ㉡ 전체 장애인 중 2~3%만 수용하면서도 많은 비용이 든다는 한계점 지적
  ㉢ 최근 가족이나 지역사회의 다양한 인적, 물적, 자원을 활용하는 지역사회 중심 재활사업(CBR)이 강조되고 있다.

③ 특 징
  ㉠ 지역사회 주민들에게 장애인 및 재활에 대한 올바른 이해를 증대시키고, 재활 대상자의 자조 자립의 의지와 능력을 강화시킨다.
  ㉡ 지역수준에서 수용이 가능하고, 쉽고 효과적인 재활기술과 방법을 활용하도록 하여 스스로 문제를 해결할 수 있는 기회를 제공한다.
  ㉢ 재활대상자 본인뿐 아니라 그 가족 및 지역사회주민을 포함한 다양한 지역자원을 최대로 가동시켜 지역사회 전체가 재활사업에 능동적 역할을 담당하게 하는 것이다.

④ 보건소 중심 재활사업
  ㉠ 1993년 이후 보건복지부 국립재활원의 지원으로 1차 보건의료기관인 보건소에서 재활사업을 시작하였다.
  ㉡ 1995년 지역보건법이 개정되면서 재활사업이 보건소 업무로 명시되었고, 민간부문에서 수행하기 어려운 취약계층의 장애예방과 재활업무를 수행하게 되었다.
  ㉢ 보건복지부는 2000년부터 지역사회 중심재활 거점 보건소를 선정하여 건강증진기금으로 사업을 추진하였으며, 전국 보건소로 확대되었다.

⑤ 기본 방향

    ㉠ 지역사회 중심의 장애예방 및 조기발견, 재활치료, 장애인의 건강증진, 가족지지, 지속적 관리체계를 개발함으로써 장애를 최소화하고 일상생활에의 자립능력 증진

    ㉡ 지역주민들의 재활의식 개선 및 관련기관 간 연계 관계를 구축함으로 지역사회 내 재활서비스 제공 역량 강화

    ㉢ 지역사회 여건에 맞는 재활사업의 전략 및 프로그램을 개발·시행·평가하여 지역 유형별 사업모형 보급 및 확산

    ㉣ 지역사회의 자발적인 참여와 유기적인 연계를 위한 지역사회 재활 협의체를 운영하여 다양한 자원을 통한 포괄적인 재활서비스 제공

⑥ 주요 내용

    ㉠ 지역사회 장애인의 요구와 지역자원 파악을 통한 사업계획 수립

    ㉡ 재활대상자 선정 기준 마련 및 등록, 의뢰, 퇴록의 원칙 구축

    ㉢ 중증 재가장애인 및 아동 기능 장애인을 대상으로 하는 보건의료 재활서비스 제공(장애인 건강증진 프로그램, 가족지지 프로그램, 지역사회 참여 프로그램 등)

    ㉣ 지역사회 기관 및 자원과의 연계 체계 구축

    ㉤ 재활요원, 관련기관, 지역주민을 대상으로 CBR(Community based rehabilitation) 관련 교육 및 홍보

    ㉥ 조사 및 연구 지역사회 중심재활(지역자원 파악 및 장애인 요구도 조사, 사업평가 및 프로그램 개발)

    ㉦ 지역별 특성화된 재활프로그램 개발(주간 재활프로그램, 움직이는 병원, 뇌졸중 환자 기능훈련 교실 등)

⑦ **지역사회 중심 재활원칙**

    ㉠ 재활의 주체는 가족이다.

    ㉡ 지역사회가 그 지역사회 내의 장애발생 예방 및 이미 발생된 장애인에 대한 재활서비스 제공에 1차적 책임을 진다.

    ㉢ 지역사회 내에서 보건, 사회복지, 교육, 직업훈련 및 취업의 통합적인 서비스가 제공될 수 있도록 관계부서 및 관련기관이 협력하여야 한다.

    ㉣ 지역사회의 경제적, 사회적 발전수준에 적합하며, 저렴한 비용으로 구할 수 있고, 효과도 기할 수 있는 익히기 쉬운 기술을 활용한다. WHO는 지역사회에서 익히기 쉬운 기술을 활용하는 것만으로 장애인 재활요구의 70%를 해결할 수 있다고 하였다.

    ㉤ 지역사회 내의 기존 자원을 활용한다.

    ㉥ 지역사회에서 해결하기 어려운 문제는 2, 3차 기관으로 의뢰할 수 있는 체계가 필요하다.

출제유형문제 최다빈출문제

척추손상 환자의 장애개념을 국제 기능·장애·건강 분류에 준하여 바르게 설명한 것은?

① 손상 : 장애
❷ 손상 : 마비
③ 활동 제한 : 휠체어 이용
④ 활동 제한 : 장애인 서비스 이용
⑤ 참여 제약 : 전동휠체어 이용

해설
• 손상 : 마비
• 활동 제한 : 대중교통 이용 불가능
• 참여 제약 : 취업이 잘되지 않음

4

안전과
환경관리

간호사 국가고시

지역사회간호학

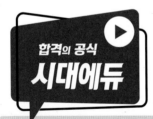

환경보건 관리

1 환경과 건강의 이해

(1) 환경의 정의

① 환경 : 인간을 둘러싸고 있는 모든 외부조건
② 우리나라 환경정책기본법의 환경 구분
  ㉠ 자연환경 : 지하·지표 및 지상의 모든 생물과 이들을 둘러싸고 있는 비생물적인 것을 포함한 자연 상태(생태계 및 자연경관 포함)
  ㉡ 생활환경 : 대기, 물, 토양, 폐기물, 소음, 진동, 식품, 악취, 일조, 인공조명 등 사람의 일상생활과 관계되는 환경

(2) 환경보건의 개념

① WHO 환경위생전문위원회 : 인간의 발육, 건강 및 생존에 해로운 영향을 미치거나, 가능성이 있는 인간의 물리적 환경에 있어서의 모든 요소를 통제하는 것
② 환경보건법 : '환경오염'과 유해화학물질 등의 '환경유해인자'가 사람의 건강과 생태계에 미치는 영향을 조사·평가하고 이를 예방·관리하는 것

(3) 환경오염

① 환경오염의 정의 및 특징
  ㉠ 정 의
    • 사업활동 및 기타 인간의 활동에 의해서 발생하는 대기오염, 수질오염, 토양오염, 해양오염, 방사능오염, 일조방해, 인공조명에 의한 빛 공해, 소음, 진동, 식품 등으로 사람의 건강이나 환경에 피해를 주는 상태
    • 인간의 활동에 의해서 발생한 오염 물질로 인해 환경의 질이 저하되는 현상
  ㉡ 특 징
    • 불명확한 인과관계
    • 누적효과, 각종 오염물의 복합작용에 의한 상승작용으로 피해의 대형화·가속화
    • 지역적 확산으로 범세계적 환경문제 유발
    • 신종 미량 유독물질 출현

② 환경오염의 발생 배경

ⓐ 경제개발 : 경제개발은 소득수준을 높이고, 이에 따라 자연자원의 개발과 원료 채취, 가공, 소비활동의 증가 과정을 밟게 되며 결국 환경자원의 파괴와 고갈을 초래하게 된다.

ⓑ 인구 증가 : 환경오염 = 단위면적당 공해량 × 인구

ⓒ 도시화 : 인구의 급증, 생산시설의 집중 등으로 특정 지역에 환경오염을 가중시켜 자연정화능력을 상실하게 한다.

ⓓ 과학기술의 발달

ⓔ 환경보전의 인식 부족

(4) 환경보전

① 정의 : 환경의 보존・개선과 동시에 쾌적한 상태의 환경을 유지・조성하기 위한 행위

② 국내 환경보전 정책

직접규제	• 기업이나 개인이 지켜야 할 규칙을 법으로 제정하고 위반한 경우 행정상의 강제조치나 형법상의 제재를 가하는 방법
	• 시행방법이 단순하고 신속한 효과로 환경목표 달성을 위한 가장 기본적인 정책수단
	  - 배출업소 인・허가
	  - 지도・점검
	  - 각종 수질・대기・소음・진동・토양보전 및 유독물 관리 등의 환경기준

경제적 유인제도	• 환경개선 부담금 : 유통, 소비과정의 오염 원인자에게 오염물질 처리 비용을 부담시키는 제도 • 배출 부과금 : 오염물질을 배출하는 배출업소에 부과하는 제도 • 폐기물 예치금 : 재활용이 용이한 제품의 생산・수입업자에게 폐기물 회수・처리비용을 예치하게 하고, 실적에 따라 예치비용을 반환해 줌으로써 폐기물 재활용을 촉진하는 제도 • 폐기물 부담금 : 유해물질 함유 제품, 회수・재활용이 곤란한 제품・재료・용기에 대하여 해당 폐기물 처리비용에 상당하는 비용을 해당 제품의 생산・수입업자에게 부과하여, 제품가격에 환경비용을 내재화시켜 환경비용을 합리적으로 배분하고 제품의 환경친화성 제고를 위해 도입하였다. • 수질개선 부담금 : 공공의 수자원을 보호하고 먹는 물의 수질개선을 위해 샘물 판매자와 수입 판매자에게 부담금을 부과하는 제도

③ 국제 환경협약

람사(르) 협약(1971)	국제습지조약으로 물새의 서식지인 습지의 보호와 지속가능한 이용에 관한 국제 조약
스톡홀름 회의(1972)	• 1972년 113개국의 정상들이 스웨덴 스톡홀름에서 '인간환경선언' 선포 : 단 하나뿐인 지구를 보전하자는 공동인식(The Only One Earth) • 1973년 UN산하 국제환경전담기구인 UNEP가 창설되었다.
런던 협약(1972)	폐기물이나 다른 물질의 투기를 규제하는 해양오염 방지협약(선박, 항공기 또는 해양 시설로부터 폐기물 등의 해양 투기 및 해양 소각 규제)
CITES(1973)	멸종위기에 처한 야생 동・식물의 국제거래 규제에 관한 협약
비엔나 협약(1985)	1985년 오스트리아의 비엔나에서 채택된 협약으로, 오존층 보호를 위한 협약이다. 오존층 파괴의 영향으로부터 지구와 인류를 보호하기 위해 최초로 만들어진 보편적인 국제협약이며, 1987년 몬트리올 의정서에서 그 내용이 구체화되었다.
몬트리올 의정서(1987)	오존층 파괴 물질의 규제에 관한 국제협약으로 염화불화탄소(CFCs)와 할론으로 된 여러 종류의 생산과 사용을 규제하려는 목적
바젤 협약(1989)	국제적으로 문제가 되는 유해 폐기물의 수・출입과 그 처리를 규제하려는 목적

리우 회의(1992)	• 리우 회의(Rio Summit) 또는 지구정상 회의(Earth Summit)라고도 하며, 1992년 6월 3일부터 6월 14일까지 브라질 리우데자네이루에서 열린 국제회의로 정식 명칭은 환경 및 개발에 관한 국제연합회의(UNCED)이다. 이 회의에서는 선언적 의미의 '리우선언'과 '의제 21(Agenda 21)'을 채택하고, '지구온난화 방지협약', '생물다양성 보존협약' 등이 각각 수십 개국에 의해 별도로 서명됨으로써 지구환경보호 활동의 수준이 한 단계 높아지는 성과를 낳았다. • 채택된 선언 　− 지구헌장으로서 '환경과 개발에 관한 리우선언' 　− 환경보전 행동계획으로서 'Agenda 21' 　− 지구온난화 방지를 위한 '기후변화협약' 　− 종의 보전을 위한 '생물학적 다양성 보전조약' 　− 산림보전을 위한 원칙 　− 환경보전을 위한 자금공급방책 및 기술이전 등 • 리우선언 　− 1992년 브라질의 리우데자네이루에서 개최된 국제연합환경개발회의(UNEP)에서 채택된 '환경과 개발에 관한 리우선언', 1972년 스톡홀름 회의에서 채택된 '인간환경선언'의 정신을 강화시킨 것이다. • 기후변화협약(UNFCCC) : 지구온난화를 일으키는 탄산가스, 메탄, 이산화질소, 염화불화탄소 등 온실기체 배출량을 줄이기 위한 국제협약으로, 1992년 리우 회의에서 채택되어 1994년 3월부터 발효되었다(리우협약). 우리나라는 1993년 12월에 47번째로 가입하였다. • 생물다양성 보존협약 : 생물다양성의 보호를 위한 국제적 대책과 관련 국가 간의 권리와 의무관계를 규정하기 위해 체결된 국제협약으로 각국의 생물자원에 대한 권리를 인정하면서, 회원국은 생물종의 파괴 행위를 규제하고, 생물다양성의 보전과 합리적 이용을 위한 국가 전략을 수립하도록 하고 있다.
사막화방지 협약(1994)	심각한 한발 또는 사막화를 경험한 국가들의 사막화를 방지하기 위한 유엔협약
교토 의정서(1997)	• 유엔기후변화협약의 구체적 이행방안에 대한 국제협약으로 선진국의 온실가스 배출량 강제적 감축의무규정, 교토메커니즘 등이 주요 내용이다. • 의무이행 대상국은 오스트레일리아, 캐나다, 미국, 일본, 유럽연합 회원국 등 총 38개국이며 온실가스 배출량을 평균 5.2% 감축하여야 한다. • 감축대상가스 : 이산화탄소, 메탄, 아산화질소, 불화탄소, 수소화불화탄소, 불화유황 등 여섯 가지이다.
나고야 의정서(2010)	유전자원의 접근 및 이익 공유에 대한 국제적 강제 이행사항을 규정하고 있는 의정서
파리 협약(2015)	• 세계 195개국 정부 대표들이 프랑스 파리에 모여서 2015년 12월 12일에 폐막한 유엔기후변화협약 당사국총회에서 온실가스를 줄이는데 합의한 신(新) 기후체제인 파리협정을 만장일치로 채택하였다(선진국, 개도국, 극빈국 모든 국가 적용). • 탄소중립 : 이산화탄소를 배출한 만큼 이를 흡수하는 대책을 세워 실질적인 배출량을 0으로 만든다는 개념 • 지구평균기온 상승을 1.5°C 이하로 제한하기 위한 노력 촉구 • 국가별 온실 감축량은 자발적 감축목표를 그대로 인정하되 2020년부터 5년마다 생성된 목표 제출

(5) 환경영향평가

　① 정 의

　　　㉠ 환경영향평가 : 환경에 영향을 미치는 실시계획·시행계획 등의 허가·인가·승인·면허 또는
　　　　결정 등을 할 때 해당 사업이 환경에 미치는 영향을 미리 조사·예측·평가하여 해로운 환경
　　　　영향을 피하거나 제거 또는 감소시킬 수 있는 방안을 마련하는 것

　　　㉡ 소규모 환경영향평가 : 환경보전이 필요한 지역이나 난개발(亂開發)이 우려되어 계획적 개발이
　　　　필요한 지역에서 개발 사업을 시행할 때 입지의 타당성과 환경에 미치는 영향을 미리 조사·예측·
　　　　평가하여 환경보전 방안을 마련하는 것

　② 목적 : 환경에 영향을 미치는 계획 또는 사업을 수립·시행할 때 해당 계획과 사업이 환경에 미치는
　　　영향을 미리 예측·평가하고, 환경보전 방안 등을 마련하도록 하여 친환경적이고 지속 가능한 발전과
　　　건강하고 쾌적한 국민생활을 도모함을 목적으로 한다.

　③ 효 과

　　　㉠ 예방적 차원의 환경관리 기능이 가능

　　　㉡ 주민의 참여를 통하여 절차적 민주성을 확보하고 교육의 장으로서 환경에 대한 관심 유도

　　　㉢ 환경 분쟁 예방

　　　㉣ 환경 관련 법규 등 현행제도의 미비점 보완 가능

　④ 한계점

　　　㉠ 현재 자료를 바탕으로 미래의 불확실한 환경 변화 상태의 예측이 어렵다.

　　　㉡ 경제편익과 환경적 손실의 비교·분석이 어려울 뿐 아니라 개발과 조화수준에 대한 판단이 어렵다.

출제유형문제 최다빈출문제

폐기물의 국가 간 이동을 금지하는 국제 환경협약은 무엇인가?

① 런던 협약
② 람사르 협약
③ 기후변화방지 협약
④ 나고야 의정서
❺ 바젤 협약

해설
• 런던 협약 : 폐기물이나 다른 물질의 투기를
규제하는 해양오염 방지협약
• 람사르 협약 : 습지의 보호와 지속가능한 이
용에 관한 국제조약
• 기후변화방지 협약 : 지구 온난화를 일으키
는 온실기체 배출량을 억제하기 위한 방법
• 나고야 의정서 : 유전자원의 접근 및 이익
공유에 대한 국제적 강제 이행사항을 규정하
고 있는 의정서

2 환경이 건강에 미치는 영향

(1) 기후와 건강

기후(Climate)	어떤 장소에서 매년 반복되는 대기현상의 종합된 평균 상태로 지구를 둘러싼 대기의 종합적인 현상
기상(Weather)	대기 중에서 일어나는 물리적 자연환경을 말하는 것
일 기	하루 동안의 대기현상을 종합한 것
기후요소	기후를 구성하는 기온, 기습, 기류, 기압, 강우, 강설, 복사량, 일조량, 구름 등을 기후요소라고 하는데 특히 기온, 기습, 기류는 기후의 3대 요소라고 한다.
기후인자	기후의 분포와 기후의 변화를 일으키는 요인으로 그 지역의 위도, 고도, 지형, 해류, 수륙분포 등을 기후인자라고 한다.
기상변화병 (Meteropathy)	기상변화에 의해 생기는 질병을 말한다. • 여름 : 이질, 장티푸스, 콜레라, 뇌염, 폴리오 • 봄 : 홍역, 감기 • 가을·겨울 : 디프테리아, 성홍열, 혈관손상, 심장질환, 고혈압, 폐렴, 기관지염

① **온열조건(Thermal condition)** : 체온조절에 영향을 미치는 외부 환경조건으로는 기온, 기습, 기류, 복사열이 있다. 이 4인자를 온열요소라고 하고, 이들에 의해서 형성된 종합적인 상태를 온열상태 또는 온열조건이라고 한다.

기온 (Air temperature)	• 실외의 기온은 인간이 호흡하는 위치인 지상 1.5m에서 주위의 복사온도를 배제한 백엽상 안에서 측정한 건구온도를 말한다. • 기온은 ℃(섭씨) 또는 ℉(화씨)로 나타내며, 해발 100m마다 0.5~0.7℃ 낮아진다. • 실내 적정온도 : 거실 18±2℃, 침실 15±1℃, 병실 21±2℃ • 일교차 : 하루 중 최저기온은 일출 30분전이고 최고는 오후 2시경으로 그 온도의 차를 말한다. 　– 분지 > 산림 　– 구름이 적은 날 > 구름이 많은 날 　– 내륙 > 해안 　– 저위도 > 고위도 • 연교차 : 연중 최고와 최저의 기온차를 말하는데 적도지방에서는 춘분과 추분 때 최고이고, 동지와 하지 때는 최저이지만 연교차는 극히 적다.
기습 (Air humidity)	• 대기 중에 포함된 수분의 양 • 절대습도(Absolute humidity) : 공기 중의 수증기량을 중량(g/m³)으로 또는 수증기압(mmHg)으로 표시한 것이다. 즉, 현재 공기 1m³ 중에 함유한 수증기량을 말한다. • 비교습도(RH, Relative humidity) : 현재 공기 1m³가 포화상태에서 함유할 수 있는 수증기량과 현재 그 중에 함유하고 있는 수증기량과의 비를 %로 표시한 것이다. 　$비교습도(RH) = F(그 온도에 있어서 공기 중의 수증기량) / f(그 온도에 있어서 포화수증기량) \times 100$ • 포화습도 : 일정 공기가 함유할 수 있는 최대 수증기량 • 인체에 쾌적한 습도는 40~70%의 범위로서 15℃에서는 70~80%, 18~20℃에서는 60~70%, 24℃ 이상에서는 40~60%가 적절하다. • 습도가 낮으면 호흡기계 질병이, 높으면 피부질환이 발생하기 쉽다. • 습도는 낮에 열을 흡수했다가 밤에 대기 속으로 방출함으로써 기온의 변화를 완충시키는 장점이 있다. • 기온과는 반대로 오후 2시 전후에 습도가 최저가 되고, 밤에는 증가하여 해뜨기 직전에 최고로 높다. • 습도가 높으면 고온 시에는 더욱 덥게, 저온 시에는 더욱 차게 느껴지게 되는데 이처럼 기온에 대한 온·냉감을 가중시킨다.

기류 (Air movement, 바람)	• 기류는 실외의 경우에는 기압차에 의해 실내의 경우는 온도차에 의해 발생되며, 자체 압력과 냉각력으로 피부에 적당한 자극을 주어 혈관 운동신경과 신진대사에도 좋다. • 쾌적한 기류 : 실내는 0.2~0.3m/sec, 실외는 1.0m/sec • 실외에는 0.5~3m/sec의 기류가 항상 있어서 인체의 방열작용을 촉진시키고 자연환기의 원동력이 된다. • 불감기류 : 0.5m/sec 이하의 우리가 느끼지 못하는 기류로 실내나 의복 안에 항상 존재하며 인체의 신진대사를 촉진한다. • 실외는 풍차속도계와 아네모미터, 실내는 카타 한랭계로 측정한다.
복사열 (Radiation heat)	• 적외선에 의한 열이며 태양에너지의 약 50%는 적외선이다. • 발열체로부터의 온도와 다른 물체와의 온도 차이에 의해 발생하며 흑구온도계로 측정된다. • 거리의 제곱에 비례하여 온감이 감소한다.

② 온열지수(온열조건의 종합작용)

　㉠ 쾌감대(Comfort zone) : 바람이 없는 상태, 의복을 입은 상태에서 쾌감을 느낄 수 있는 조건은 온도 17~18℃, 습도 60~65%(온도와 습도는 반비례 관계)

　　• 힐-세프러드(Hill-Shephard)

　　　- 쾌감점 : 온·습도가 작용할 때 가장 쾌감을 느끼는 점

　　　- 쾌감선 : 쾌감점을 기온과 가습에 대해 구한 하나의 곡선

　　　- 쾌감대 : 쾌감선을 중심으로 아래위로 2~3℃ 정도의 기후범위

　㉡ 감각온도(Effective temperature, 체감온도, 실효온도, 등감온도)

　　• 기온, 기습, 기류의 3인자가 종합 작용을 하여 인체에 주는 온도 감각으로 체감온도라고도 한다.

　　• 포화습도(100%), 정지공기(기류 0m/sec, 무풍) 상태에서 동일한 온감(등온감각)을 주는 기온(℉)을 말한다.

　　• 의복의 착용상태, 계절, 성별, 연령 등에 따라 변화한다.

　㉢ 최적온도(Optimum temperature, 지적온도)

　　• 체온조절에 있어서 가장 적절한 온도, 즉 이상적 온열조건을 말하는데 작업의 강도, 계절, 성, 연령, 의복, 음식에 따라 달라진다.

　　• 주관적 최적온도(쾌적 감각온도) : 감각적으로 가장 쾌적하게 느끼는 온도

　　• 생산적 최적온도(최고 생산온도) : 작업 생산능률을 가장 많이 올릴 수 있는 온도

　　• 생리적 최적온도(기능적 지적온도) : 최소의 에너지 소모로 최대의 생리적 기능을 발휘할 수 있는 온도

　㉣ 냉각력(Cooling power)

　　• 기온, 기습이 낮고 기류가 클 때는 인체의 체열 방산량이 증대하는데 이때 열을 빼앗는 힘을 그 공기의 냉각력이라 한다. 인간이 더위와 추위를 느끼는 것은 신체의 체열 방산량에 의해 결정된다.

　　• 냉각력의 측정은 카타온도계를 사용하며, 불감기류와 같은 미풍을 정확히 측정할 수 있기 때문에 최근에는 기류측정의 미풍계로도 사용된다.

ⓜ 습구 흑구 온도지수(Wet bulb globe thermometer) : 간단하고 직접 수치를 읽을 수 있어 널리 이용되지만, 풍속이 고려되지 않은 결점이 있다.

> • WBGT(°F) = 0.7WT + 0.2GT + 0.1DT(태양의 직사광선이 있는 옥외)
> • WBGT(°F) = 0.7WT + 0.3GT(태양의 직사광선이 없는 옥외 또는 옥내)
> ※ WT : 습구온도, GT : 흑구온도, DT : 건구온도

ⓗ 불쾌지수(Discomfort index, DI)
- 기온과 기습의 영향에 의해 인체가 느끼는 불쾌감을 숫자로 표시한 것
- 기류와 복사열 등 실외조건을 전혀 고려하지 않았기 때문에 실외의 불쾌지수 산출에는 맞지 않는다.
- DI = {(건구온도 °C + 습구온도 °C)×0.72} + 40.6
- DI = {(건구온도 °F + 습구온도 °F)×0.4} + 15
- 불쾌지수와 불쾌감의 관계
  - DI ≥ 70이면, 약 10%의 사람들이 불쾌
  - DI ≥ 75이면, 약 50%의 사람들이 불쾌
  - DI ≥ 80이면, 거의 모든 사람들이 불쾌
  - DI ≥ 85이면, 모든 사람들이 견딜 수 없을 정도의 불쾌한 상태

(2) 대기와 건강

① 대기 : 지상으로부터 약 1,000km 상공까지의 대기층(Atmosphere)을 형성하고 있는 혼합가스를 말하는 것이다.
- ㉠ 대류권(Trophosphere) : 지상에서 11~12km 이내, 기상현상이 발생
- ㉡ 성층권(Stratosphere) : 지상에서 12~50km 이내, 오존층이 존재
- ㉢ 중간권(Mesosphere) : 지상에서 50~85km 이내
- ㉣ 열권(Thermosphere) : 지상에서 85km 이상

② 대기의 자정작용
- ㉠ 대기의 자체 희석작용
- ㉡ 강우, 강설 등에 의한 분진이나 용해성 가스의 세정작용
- ㉢ 산소, 오존, 산화수소 등에 의한 산화작용
- ㉣ 태양광선 중 자외선에 의한 살균작용
- ㉤ 식물의 탄소동화작용에 의한 CO_2와 O_2의 교환작용
- ㉥ 중력에 의한 침강작용

③ 대기의 구성

구 분	특 징
산소(21%)	• 혈색소와 결합하여 조직에 운반되어 체내 물질연소에 사용된다. 체내에서 소비되는 산소는 약 5%이므로 1시간에 24L, 안정 시 1일 소모량은 550~600L의 산소를 소모하게 된다. • 대기 중의 산소의 변동범위는 15~27%이며 일반적으로 약 21%인데, 사람이 산소의 감소 내지 증가에 대한 적응력이 커서 감당할 수 있는 허용범위는 15~50% 정도이다. • 저산소증 : 대기 중 산소농도가 15% 이하일 때 나타난다. 산소량이 10%가 되면 호흡곤란이 오고, 7% 이하가 되면 질식사하게 된다. • 산소 중독 : 대기 중의 산소 농도(21%)나 산소분압(160mmHg)보다 높은 산소를 장기간 흡입할 때 발생하는 것으로 대체로 100% 산소를 8~12시간 이상 흡입할 경우 폐부종 및 충혈, 호흡억제, 서맥, 저혈압, 기침, 피로감 등의 증상이 나타나며 심하면 사망할 수도 있다.
질소(78%)	• 호흡 시 생리적인 작용을 하지 않는 불활성 기체나 이상고기압, 기압강하 시 인체에 영향을 미친다. • 질소는 고기압 상태에서 중추신경계 마취작용을 하게 된다. • 잠함병(감압병) : 고기압에서 저기압으로 갑자기 복귀할 때 발생하며 동통성 관절장애를 수반한다(잠수작업, 잠함작업).
탄산가스 (CO_2, 0.03~0.04%)	• 탄산가스는 실내공기 오염지표로 사용되며, 허용농도는 0.07~0.1%로 0.1%(1,000ppm) 이상일 때는 그 방의 환기가 불량하다고 판단한다. • 무색, 무취인 탄산가스는 체내의 연소에 의해 산출되어 밖으로 배출되거나 물체가 연소, 발효, 부패할 때 발생한다. • 성인의 안정 시에 내쉬는 호흡 중 약 4%의 탄산가스를 배출하므로 1시간에 약 20L가 배출된다. • 노동이나 운동에 의해 체내 에너지대사율이 항진되었을 때 더욱 증가하여 안정 시에 1.5~2.0배까지 달하게 된다. • 적외선의 복사열을 흡수하여 온실효과를 발생시킨다. • 중독 : 7% 이상 시 호흡곤란, 10% 이상 시 질식

④ 실내공기오염

　㉠ 군집독 : 많은 사람이 환기가 불량한 실내에 장시간 있으면 불쾌하게 되고, 권태감, 두통, 구역, 현기증, 실신 등의 증상이 나타나는 현상이다.

　　• 실내온도 상승, 습도 증가, 기류 부족을 수반한 체열방산의 저해에 기인한다.

　　• 실내공기 탄산가스의 농도 0.1%(1,000ppm) 이상 시 발생한다.

　　• 예방 : 적절한 환기

　㉡ 일산화탄소(CO) 중독

발생원인	• 유기물이 완전 연소하면 이산화탄소가 생기지만 산소의 공급이 불충분하면 불완전연소가 되어 일산화탄소가 생긴다(예 연탄가스 중독). • 무색, 무취의 맹독성이며 피부점막에 대한 자극이 없으나, 확산성과 침투성이 강하여 위험하다. • 위생학적 허용농도 : 0.01%(100ppm)
중독 기전	• 혈색소와 결합(CO + Hb)하여 혈색소의 산소결합 능력을 빼앗게 되므로 혈중 산소농도가 저하되어 조직의 저산소증을 초래한다. • 인체에 심한 독성 기체로 작용하므로 내질식(Internal asphyxia) 상태가 일어나 중추신경계통의 장애를 초래한다.
중독 증상	급성 중독 시 중추신경계의 영향을 받아 두통, 현기증, 구역, 구토, 청각과 시각의 감퇴 등이 주로 나타나며, 중증일 때 의식혼탁과 혼수상태가 온다.
예방과 치료	• 일반 가정에서 환기설비와 가스누설 방지가 필요하고 환자 발생 시 신선한 공기가 있는 곳으로 옮기고 안정, 보온을 하는 것이 중요하다. • 치료 시에는 인공호흡과 산소 흡입 및 고압 산소요법을 사용한다.

ⓒ 이산화탄소(CO_2) 중독 : 실내공기오염의 판정 기준으로 위생학적 한계는 0.07~0.1%이다. 이산화탄소는 공기오탁의 전반적인 상태를 추측할 수 있는 대표적인 가스이다. 6%를 넘으면 인체에 유해한 작용을 주며 10% 이상에서는 사망한다.

⑤ 대기오염

ㄱ 정의(WHO) : 대기 중에 인위적으로 배출된 오염물질, 휘발성 유기물이 한 가지 또는 그 이상 존재하여 오염물질의 양과 농도 및 지속시간이 지역민에게 불쾌감을 일으키거나 해당 지역의 공중보건상 위해를 끼치고 인간과 동식물의 활동에 해를 주어 그 생활과 재산을 향유할 정당한 권리를 방해받은 상태

ㄴ 1차 오염물질 : 공장의 굴뚝, 자동차의 배기관을 통하여 대기로 직접 배출된 오염물질을 말한다(주로 연료의 연소).

• 입자상 물질

종 류	특 징
연기(Smoke)	대기환경보전법에 의하면 배출시설에서 나오는 검댕, 황산화물, 기타 연료의 연소 시에 발생하는 물질을 말한다. 매연은 연소 시 발생하는 탄소성분, 회성분, 먼지의 작은 입자($20\mu m$)가 혼탁된 것으로 눈으로 볼 수 있는 형태의 대기오염 물질이다.
분진(먼지, Dust)	• 지상의 물체가 외부의 힘에 의해서 파쇄되어 생긴 미립자이다. • 부유분진 : 입자가 $10\mu m$ 이하로 장시간 공기 중에 부유하여, 호흡 시 상기도로 흡입되어 인체에 유해하다(0.5~5.0μm 크기의 입자가 가장 침착률이 높다). • 강하분진 : 분진 중 $10\mu m$ 이상의 크기를 가지며 비교적 무거워서 침강하기 쉬운 것을 말한다.
연무(Mist)	가스나 증기의 응축에 의해 생성된 대략 2~200μm 크기의 입자상 물질로 매연이나 가스상 물질보다 입자가 크다.
훈연(흄, Fume)	보통 광물질의 용해나 산화 등의 화학반응에서 증발된 가스가 대기 중에서 응축되어 생기는 0.001~1μm의 고체입자이다. 납, 산화아연, 산화우라늄 등이 전형적인 훈연을 생성한다.

• 가스상 물질

종 류	특 징
황산화물(SOx)	• 각종 연료, 석탄이나 석유 연소 시 발생한다. • 아황산가스(SO_2) – 무색이며 자극성 기체로 경유 사용 차량에서 많이 발생한다. 대기의 습도가 높을 때는 부식성이 높은 황산미스트를 형성하여 산성비의 원인이 된다(금속부식, 식물의 잎맥 사이의 표백, 백화현상). – 석탄과 석유의 연소과정, 황산을 사용하는 제련공장, 매연 등에서 다량 발생한다. – 먼지 다음으로 많이 배출되는 가스, 매연과 더불어 대기오염의 지표로 사용되고 있다. – 인후통, 만성 기관지염 등의 호흡기계 질환을 일으키며, 높은 농도에 장기간 노출되면 저항력 약화와 체내 항체형성을 억제할 수 있다.
질소산화물(NOx)	• 중유, 가솔린 등이 고온, 고압에서 연소할 때 공기 중 질소가스가 산화되어 발생한다. 주배출원으로는 자동차 배기가스를 들 수 있으며, 화석연료를 사용하는 발전소, 보일러 소각로에서 발생된다. • 일산화질소(NO, 산화질소) : 자극성이 없는 무색, 무취의 기체이나 농도가 높으면 신경에 손상을 주어 마비나 경련을 일으킨다. 특히 Hb와 친화력이 CO보다 훨씬 강하므로 혈중 Hb와 결합하여 메트 헤모글로빈(met Hb) 혈증을 유발한다. • 이산화질소(NO_2) : 적갈색, 자극성 기체이며 NO보다 7배 독성이 강하다. 질소산화물은 기관지염, 폐렴, 폐기종 등의 호흡기질환을 유발한다.

종 류	특 징
일산화탄소(CO)	• 자동차에 사용하는 각종 연료 등의 탄화수소류의 연료에서 발생한다(자동차 배기가스). • 무색, 무취, 무자극 • Hb와 친화력이 250~300배 정도 높아 조직의 저산소증을 초래하며 중추신경계 기능을 저하시킨다.
탄화수소(HC)	• 연료의 연소과정, 공업공정 또는 자연적으로 발생한다. • 지방족 탄화수소 : methane, ethane, propane, butane, butene, ethylene, propylene 등으로 ethylene, propylene, butene는 광화학 산화물의 생성 원인으로서 중요하다. • 방향족 탄화수소 : 석유나 석탄의 분해과정에서 발생하는 benzene, toluene, xylen 등, 특히 자동차 배기가스 중 벤조피린은 폐암을 유발하는 물질로 중요하다.
불화수소(HF)	제철, 인산비료 제조, 알루미늄 제련, 도자기 제조, 유리공업 등에서 발생하며, 인체에 대한 피해보다 낮은 농도에서 농작물과 가축에 대한 피해가 크다(농작물의 잎 고사, 성장 지연).
황화수소(H₂S) 및 유기화합물	코크스 제조, 타르 종류, 석유 및 가스의 정제, 비스코스레이온 제조, 펄프공장, 각종 화학공업 등에서 배출되는 황화수소는 달걀 썩는 냄새와 함께 물건을 변색시키고 인체에 해를 끼친다.

ⓒ 2차 오염물질 : 자외선에 의한 광화학적 반응에 의해 생성된다.

• 광화학적 스모그(Smog)

– 영어의 Smoke와 Fog의 합성어로서 지상에서 배출되는 연기, 먼지 등 불순물이 대기 속으로 사라지지 못하고 쌓인 채 지상 300m 안팎의 공중에 떠 있는 현상으로 시야를 흐리게 하고 공기를 탁하게 한다.

– 형성과정은 황산화물(SOx), 질소산화물(NOx) 등이 산소와 강한 자외선에 반응하여 새로운 복합물질을 생성(광화학 반응)하는 현상이다.

– 스모그 사건의 유형

항 목	런던형(흑색) 스모그	로스엔젤레스형(백색) 스모그
발생 시 온도	−1~4°C	24~32°C
발생 시 습도	85% 이상	70% 이하
기온역전의 종류	복사성 역전	침강성 역전
풍 속	무 풍	5m/sec 이하
스모그 최성 시의 시계	100m 이하	1.6~0.8km 이하
가장 발생하기 쉬운 달	12월, 1월(겨울)	8월, 9월(여름)
주된 사용 연료	석탄과 석유계	석유계
주된 성분	SOx, CO, 입자상 물질	O₃, NO₂, CO, 유기물
반응 유형	열 적	광화학적, 열적
화학적 반응	환 원	산 화
최다 발생 시간	이른 아침	낮
인체에 미치는 영향	기침, 가래, 호흡기계 질환	눈의 자극

• 광화학적 오염물질

종 류	특 징
오 존	• 국제적인 광화학 스모그로 생성된 옥시던트(Oxidant)의 지표물질로, 태양빛, 자동차 배출물질인 질소산화물과 휘발성 유기화합물(VOCs)에 의해서 일어나는 복잡한 광화학 반응으로 생성된다. • 호흡기나 눈이 자극을 받아 기침이 나고 눈이 따끔거리거나 심할 경우 폐기능의 저하를 일으킨다. • 식물의 잎 끝에 검은 반점 발생, 성장지연 • 주의보 : 대기 중 오존 평균치가 0.12ppm 이상 • 경보 : 0.3ppm 이상 • 중대경보 : 0.5ppm 이상
PAN류	• PAN(Peroxy acetyl nitrate), PPN(Peroxy propionyl nitrate) 및 PBN(Peroxy benzoyl nitrate) 등이 있으며 무색의 자극성 액체이다. • 동식물에 미치는 영향 : 잎의 하단 청동색으로 변색, 생육지연
알데히드 (Aldehyde)	• 상온에서 강한 자극성이 있는 무색의 기체로 광화학 반응에 의하여 생성되기도 한다. • 인체의 영향 : 중추신경계에 대한 마취작용과 눈과 기도의 점막 자극, 조직 염증 유발, 기침, 흉부압박감, 식욕상실, 불면 등

ⓔ 오염물질의 기준치

• 건강기준치(Criteria) : 인체의 건강장애를 고려해서 만든 것으로 법적인 구속력은 없으며 나라마다 기준치가 동일하다.

• 환경기준치(Standard) : 한 나라의 정치, 경제, 사회 등을 고려하여 그 나라가 추구하려고 하는 목표치이며 행정상 중요한 의미를 부여한다.

• 배출허용기준치(Emission standard) : 환경기준치를 달성하기 위해 법적인 구속력을 갖는 배출규제이다.

ⓜ 대기오염과 기상

• 정상 상태 : 지표면이 덥고 위로 올라갈수록 기온이 차므로 더운 공기가 가벼워 위로 올라가기 때문에 공기의 수직흐름이 있게 된다.

• 기온역전 : 찬 공기가 아래에 있고 더운 공기가 위에 있어 공기의 수직이동이 없어지고 가스나 오염물질이 지표면에 침체되므로 중독사고가 나기 쉽다. 사면이 산으로 둘러싸인 분지나 계곡에 위치하는 공업지대의 경우 기온역전이 더욱 심화된다.

종 류	특 징
복사성 역전	• 낮 동안의 태양복사열이 큰 경우 지표의 온도는 높아지나 밤에는 복사열이 적어 지표의 온도가 낮아지면서 발생한다. 지표 200m 이하에서 나타난다. • 아침에 햇빛이 비치면 쉽게 파괴되는 야행성이 특징으로 계곡지대나 밤이 긴 겨울에 많이 발생한다. 해안지역에서 해풍과 육풍의 영향으로 발생하는 지형성 역전이 이에 속한다(예 1952 런던 스모그).
침강성 역전	맑은 날 고기압 중심부에서 공기가 침강하여 압축을 받아 따뜻한 공기층을 형성하는 것으로 보통 1,000m 내외의 고도에서 발생하며, 역전층의 두께는 200~300m에 이른다(예 LA 스모그).

※ 기온역전으로 인한 재해 : 뮤즈계곡 사건, 도노라 사건, 런던 스모그 사건 등

- 열섬현상 : 대도시의 밀집된 대형건물 및 공장들은 불규칙한 지면을 형성하여 자연적인 공기의 흐름이나 바람을 차단시키고 인위적인 열 생산량의 증가로 도심의 온도가 변두리보다 약 5℃ 증가하는 국지적인 기상변화를 초래하여, 도심의 따뜻한 공기는 상승하고 도시주위로부터 도심으로 바람이 불게 되어 찬바람이 지표로 흐르게 되는 현상이다. 도심이 먼지 등으로 오염되었을 때 공기의 수직운동이 일어나지 않아 도심 전체가 먼지 기둥(먼지 지붕, Dust dome) 형태를 만들어 낸다.

  ※ 열섬현상이 심해지는 경우
  - 고기압의 영향으로 하늘이 맑고 바람이 약할 때
  - 일교차가 심한 겨울
  - 주로 밤에 발생
  - 인구가 밀집되고 높은 건물이 많은 도심지역

⑥ 대기오염이 건강에 미치는 영향

  ㉠ 지구온난화(온실 효과) : 대기 중의 이산화탄소는 지표로부터 복사하는 적외선을 흡수하여 열의 방출을 막을 뿐만 아니라 흡수한 열을 다시 지상에 복사하여 지구 기온을 상승시키는데 이를 온실효과라 한다. 이외에도 메탄, 이산화질소, 염화불화탄소, 오존은 지구로부터 방출되는 열선 중 단파장을 흡수하여 온실효과를 가중시킨다.

엘니뇨 현상 (El Nino, 신의 아들)	• 해수면의 온도가 5개월 이상 평균 수온보다 0.5℃ 이상 높아지는 경우 • 서부 태평양 적도 해수면의 온도가 평상시보다 2~3℃ 높게 형성되어 남미의 페루 해안까지 영향을 미쳐 기존의 기상모형과 다른 에너지 순환상태를 나타내는 것으로 세계 각지에 홍수, 가뭄, 폭설 등의 기상이변 현상이 나타나게 되었다.
라니냐 현상 (La Nina, 여자아이)	• 적도 동태평양의 해수면 온도가 5개월 이상 평균 수온보다 0.5℃ 이상 낮아지는 경우로 적도 무역풍이 강해지며 차가운 바닷물이 솟아오르게 되는데, 이 결과 엘니뇨처럼 기상이변이 발생한다. • 영향 : 저수온 현상이 강화되어 인도네시아는 폭우로 홍수가 나며, 페루는 서늘해지고 건조해져 가뭄이 들게 된다. 우리나라도 겨울철 저온현상이 나타나 이상추위 현상이 나타난다.

  ㉡ 오존(O_3, Ozone)층 파괴
  - 오존층은 생물에 해로운 태양의 자외선(UV-B)을 일정하게 막아주고 있으므로 지구상의 생물을 보호하고 있다. 오존층이 파괴되면 유해 자외선이 지구에 직접 도달하여 인체에 피부암, 백내장, 호흡기 증상 등을 일으키며 지구온난화에도 영향을 준다.
  - 오존층 파괴의 원인물질은 프레온가스, 이산화탄소, 메탄, 산화질소 등이다.

  ㉢ 산성비
  - 황산화물, 질소산화물 및 탄소산화물 등이 황산, 질산, 탄산 등의 형태로 빗물에 섞여 내리는 것으로 pH가 5.6 이하일 때를 산성비라고 한다.
  - 산성비는 호수나 하천을 산성화시키므로 생태계를 파괴하며, 금속물이나 석조건물을 부식시키고 식물의 수분흡수를 억제하여 농작물이나 산림에 피해를 준다. 또한 토양의 유기물 분해를 방해하여 생태계에 손상을 준다.
  - 산성비가 인체에 미치는 영향으로는 암과 호흡기질환을 유발한다.

- 오염물질이 발생하는 지역에 국한된 것이 아니라 공기의 이동으로 광범위하게 확산되는 것이 문제이다.
  ② 황사 : 중국과 몽골의 사막에 모래먼지가 편서풍에 의해 우리나라, 일본, 북미지역까지 날아가는 현상을 말한다.
    - 인체에 미치는 영향 : 비염, 결막염, 천식, 시정장애, 소아 장미진, 아토피환자의 가려움증과 발진 유발
    - 동식물 피해 : 태양의 일사량을 감소시키고, 식물의 광합성 작용을 방해한다.
    - 강우의 산성도를 증가시키고, 정밀 기계고장의 원인이 되기도 한다.
  ⑦ 미세먼지 : 공기 중에 건강에 해로운 작은 입자의 먼지(PM-10으로 표기)로 면역력 저하 감기, 천식, 기관지염 등의 호흡기질환, 심혈관계 질환, 안구질환, 피부질환의 위험성이 증가한다.
  ⑧ 대기오염사건

대기오염사건	원인 물질	조 건
뮤즈계곡 (1930.12)	공장으로부터 아황산가스, 황산, 불소화합물, 일산화탄소, 미세입자 등	계곡, 공장지대, 안개, 무풍상태, 기온역전
도노라 (1948.10)	공장으로부터 아황산가스 및 황산과 미세에어로졸과의 혼합	계곡, 무풍지대, 기온역전, 연무 발생, 공장지대(철공, 전선, 아연, 황산)
런 던 (1952.12)	석탄연소에 의한 아황산가스, 미세에어로졸, 분진 등	인구밀집, 하천평지, 무풍지대, 복사성 기온역전, 연무 발생, 겨울(기온 0~5℃, 습도 90%), 이른 아침, 차가운 스모그
로스엔젤레스 (1954년 이후)	석유계 연료, 산·염화물성 탄화수소, 포름알데히드, 오존	해안분지, 연중해양성 기후, 백색연무, 급격한 인구증가, 차량 급증, 여름(8~9월, 기온 24~32℃, 습도 70% 이하) 침강성 기온역전, 주간
포자리카 (1950.11)	유화수소(H_2S)	기온역전, 가스공장의 조작 사고
요코하마 (1946)	원인불명이나 요코하마 공업지역의 대기오염물질로 추정	진한 연무, 무풍상태, 공업지대
보 팔	메틸이소시아네이트(MIC, 맹독성 농약 원료)	한밤중, 무풍상태, 쌀쌀한 날씨, 짙은 안개, 2,500명 사망

⑨ 대기오염 대책
  ㉠ 에너지 사용규제·대체
  ㉡ 오염방지기술의 향상과 보급
  ㉢ 산업구조의 고도화(외국 고도기술에 대한 정보를 수집하여 실정에 맞는 대안 모색)
  ㉣ 입지대책 등 사전조사
  ㉤ 대기오염 방지에 대한 지도, 계몽, 법적 규제
  ㉥ 오염자 비용부담원칙의 적용

(3) 물과 건강

① 물

㉠ 물의 자정작용 : 오염된 물은 방치할 경우 환경용량을 초과하지 않을 시 점차 침전 분해하여 자연히 안정화된 자연수로 환원된다.

물리적 작용	• 폭기 : 대기 중 산소를 용해 흡수하고 자체 내 분해 산물인 CO_2, H_2S를 내보낸다. • 침전 : 물속의 부유물이 중력에 의해 가라앉아 세균의 영양원이 되는 유기물이 제거되어 간접적으로 세균증식이 억제된다. • 자외선 살균 : 얕은 물에서는 자외선에 의해 살균작용이 일어나며, 색, 냄새 등이 태양광에 의해 제거된다. • 여과, 희석
화학적 작용	• 산화 : 수중 유기물이 호기성 세균에 의해 분해되어 인체에 무해한 무기질과 이산화탄소로 변하는 현상 • 환원 : 오염이 심한 물속에 침전된 유기물질이 혐기성균에 의해 분해되는 현상
생물학적인 작용	• 미생물에 의한 유기물질의 분해 • 수중생물에 의한 미생물 포식작용
물리화학적 작용	응집, 흡착

㉡ 상수도 수원 및 공급과정

수 원	• 천수(天水) : 비나 눈으로 내리는 물로 대기가 오염되면 매연, 분진, 세균의 오염이 많다. • 지표수(Surface water) : 지표면 위를 흐르거나 고여 있는 하천, 호수 등의 물로 수질은 비교적 안정적이지만 오염의 기회가 많다. 우리나라 상수는 대부분 지표수를 사용하고 있다. • 지하수(Ground water) : 토양층과 암석층에 보관된 물로 유기물과 미생물의 오염은 적고 탁도가 낮아 수원으로 적합하나 수량이 적다. • 복류수(River bed water) : 지하수면이 하천수와 밀착해서 있는 것으로 확실한 흐름이 있으나 지표수와 교환이 이루어져 지표수와 수질은 비슷하나 탁도가 지표수보다는 낮다.
상수도 공급과정	• 수원지 → 도수로 → 정수장 → 송수로 → 배수장 → 배수로, 배수관 → 가정(소비자) • 급수의 조건 : 수압, 수질, 수량 • 도수 : 수원이 멀 때 물을 정수지까지 도수로에 의해 끌어오는 것 • 배수 : 분배의 과정 • 급수 : 각 가정에 보내지는 것

② 정수법

㉠ 정수 방법 : 침전 → 폭기 → 여과 → 염소 소독

㉡ 침전(Sedimentation) : 물속의 부유물을 가라앉혀 색도, 탁도, 냄새, 세균 등을 감소시키는 방법이다.

• 보통침전 : 침전지에 물을 흐르게 하거나 정지시켜 부유물을 침전시키는 방법이다(12시간).

• 약품침전 : 중력에 의한 보통침전으로는 잘 가라앉지 않는 작고 가벼운 물질에 대하여 약품(황산알루미늄)을 사용하여 응집시켜 가라앉히는 것으로 급속여과의 전 처리과정이다.

㉢ 폭기 : 이산화탄소(CO_2), 메탄(CH_4), 황화수소(H_2S) 등의 가스류를 분류하고 이산화탄소를 제거시킴으로써 물의 pH가 높아지고, 냄새와 맛을 제거시키며 물의 온도를 냉각시킨다(O_2 교환단계).

㉣ 여 과

• 약품을 사용하여 침전지에 가라앉은 찌꺼기 외에 가라앉지 않은 불순물은 모래로 된 여과지에 걸러진다. 일반적으로 완속여과와 급속여과로 나뉘며, 우리나라는 급속여과에 의해 정수하고 있다.

- 여과 과정을 통해 95~99%까지 세균이 포획될 수 있다.
- 색, 냄새, 맛도 걸러진다.

완속 여과	• 영국식 여과법 • 보통 침전법으로 침전시킨 후 여과지로 보내는 방법이다. • 여과지 상층은 작은 모래(지름 0.25~0.3mm), 아래층은 큰 돌을 사용하여 물을 통과시킨다. 이 과정에서 탁도와 세균 등은 완전히 걸러지고 철, 망간, 암모니아 등도 잘 걸러진다.
급속 여과	• 미국식 여과법 • 약품(황산알루미늄)을 사용하여 침전시킨 후 여과지로 보내게 된다. 완속여과보다 40배 이상 빠르며, 주로 식물성 플랑크톤, 세균 등은 완전히 걸러지지 않고 여과된 물에 포함되기도 한다.

- 완속여과법과 급속여과법의 비교

구 분	완속여과법(영국식)	급속여과법(미국식)
침전법	보통침전법	약품침전법
청소방법	사면대치	역류세척
여과속도	3m(6~7m)/일	120m/일
사용일수	20~60일	12시간~2일
탁도, 색도가 높을 때	불 리	좋다.
이끼류가 발생하기 쉬운 장소	불 리	좋다.
수면이 동결하기 쉬운 장소	불 리	좋다.
면 적	광대한 면적	좁은 면적에 가능
비 용	건설비는 많이 드나, 경상비는 적게 든다.	건설비는 적게 드나, 경상비는 많이 든다.
세균제거율	98~99%	95~98%

⑩ 소독 : 침전과 여과 과정에서 세균은 99% 사멸하나 안전하다고 볼 수 없어 소독이 필요하다.

가열법	• 자비소독(100°C에서 15∼20분)이 가장 안전한 소독법이다. • 75°C에서 15∼30분간 끓이면 대부분의 병원균은 사멸된다. • 끓이는 방법은 가장 간단하고 확실한 방법이나 소규모의 음료수에만 적용된다.
자외선법	파장 2,500∼2,800Å에서 가장 살균력이 크나 투과력이 약하여 물이 혼탁하거나 색이 있을 때는 물의 표면밖에 소독하지 못하고 가격도 비싸므로 사용가치가 적다.
염소소독법	• 상수의 소독에 가장 많이 사용되며 살균력이 좋고 잔류효과도 좋다. • 염소는 강한 산화력이 있어 유기물질이나 환원성 물질과 접촉하면 살균력이 약화되므로 잔류염소가 필요하다. • 잔류염소 : 물에 주입한 염소 중 물의 염소 요구량에 의해 소모되고 남아 있는 염소를 잔류염소라 하며 이 잔류염소가 강력한 소독력을 가지는 것이다. 또한 잔류염소는 유리잔류염소(HOCl, OCl)와 결합잔류염소(NH₂Cl, NHCl₂)로 존재하며 유리잔류염소가 결합잔류염소보다 살균력이 35∼50배 강하다. 　– 유리잔류염소 : 수도꼭지에서 0.1mg/L 이상 　– 결합잔류염소(클로라민) : 수도꼭지에서 0.4mg/L 이상 　– 병원 미생물로부터 오염될 우려가 있는 경우는 유리잔류염소 0.4mg/L, 결합잔류염소는 1.8mg/L 이상으로 유지한다. • 장 점 　– 강한 소독력 : 염소의 살균력은 온도가 높고, 반응시간이 길고, 주입농도가 높을수록 또 낮은 pH에서 강하다. 　– 잔류효과가 크다. 　– 값이 싸고 조작이 간편하다. • 단점 : 독성과 냄새가 있고 염소소독 시 생성되는 Trihalomethane(THM)은 발암성 물질로 알려져 있다. 우리나라에서 원수의 수질이 나쁜 정수장에서는 최근 오존소독을 하는 경우가 늘고 있다.
오존소독	• 염소소독보다 환경 친화적이고 소독효과가 강하다. • 잔류성이 없고 가격이 비싸다.

③ 음용수의 수질검사

　㉠ 먹는 물 수질기준

> 먹는 물 수질기준 및 검사 등에 관한 규칙 [별표 1]
> 먹는 물의 수질기준(제2조 관련)
> 1. 미생물에 관한 기준
> 　가. **일반세균은 1mL 중 100CFU(Colony Forming Unit)를 넘지 아니할 것.** 다만, 샘물 및 염지하수의 경우에는 저온일반세균은 20CFU/mL, 중온일반세균은 5CFU/mL를 넘지 아니하여야 하며, 먹는 샘물, 먹는 염지하수 및 먹는 해양심층수의 경우에는 병에 넣은 후 4°C를 유지한 상태에서 12시간 이내에 검사하여 저온일반세균은 100CFU/mL, 중온일반세균은 20CFU/mL를 넘지 아니할 것
> 　나. **총대장균군은 100mL(샘물·먹는 샘물, 염지하수·먹는 염지하수 및 먹는 해양심층수의 경우에는 250mL)에서 검출되지 아니할 것.** 다만, 매월 또는 매분기 실시하는 총대장균군의 수질검사 시료(試料) 수가 20개 이상인 정수시설의 경우에는 검출된 시료수가 5%를 초과하지 아니하여야 한다.
> 　다. 대장균·분원성 대장균군은 100mL에서 검출되지 아니할 것(샘물·먹는 샘물, 염지하수· 먹는 염지하수 및 먹는 해양심층수제외)
> 　라. 분원성 연쇄상구균·녹농균·살모넬라 및 쉬겔라는 250mL에서 검출되지 아니할 것(샘물· 먹는샘물, 염지하수·먹는 염지하수 및 먹는 해양심층수의 경우에만 적용한다)
> 　마. 아황산환원혐기성포자형성균은 50mL에서 검출되지 아니할 것(샘물·먹는 샘물, 염지하

수 · 먹는 염지하수 및 먹는 해양심층수의 경우에만 적용한다)

바. 여시니아균은 2L에서 검출되지 아니할 것(먹는 물 공동시설의 물의 경우에만 적용한다)

2. 건강상 유해영향 무기물질에 관한 기준

　가. 납은 0.01mg/L를 넘지 아니할 것

　나. 불소는 1.5mg/L(샘물 · 먹는 샘물 및 염지하수 · 먹는 염지하수의 경우에는 2.0mg/L)를 넘지 아니할 것

　다. 비소는 0.01mg/L(샘물 · 염지하수의 경우에는 0.05mg/L)를 넘지 아니할 것

　라. 셀레늄은 0.01mg/L(염지하수의 경우에는 0.05mg/L)를 넘지 아니할 것

　마. 수은은 0.001mg/L를 넘지 아니할 것

　바. 시안은 0.01mg/L를 넘지 아니할 것

　사. 크롬은 0.05mg/L를 넘지 아니할 것

　아. 암모니아성 질소는 0.5mg/L를 넘지 아니할 것

　자. 질산성 질소는 10mg/L를 넘지 아니할 것

　차. 카드뮴은 0.005mg/L를 넘지 아니할 것

　카. 붕소는 1.0mg/L를 넘지 아니할 것(염지하수의 경우에는 적용하지 아니한다)

　타. 브롬산염은 0.01mg/L를 넘지 아니할 것(수돗물, 먹는 샘물, 염지하수 · 먹는 염지하수, 먹는 해양심층수 및 오존으로 살균 · 소독 또는 세척 등을 하여 음용수로 이용하는 지하수만 적용한다)

　파. 스트론튬은 4mg/L를 넘지 아니할 것(먹는 염지하수 및 먹는 해양심층수의 경우에만 적용한다)

　하. 우라늄은 30μg/L를 넘지 않을 것[수돗물(지하수를 원수로 사용하는 수돗물을 말한다), 샘물, 먹는 샘물, 먹는 염지하수 및 먹는 물공동시설의 물의 경우에만 적용한다)]

3. 건강상 유해영향 유기물질에 관한 기준

　가. 페놀은 0.005mg/L를 넘지 아니할 것

　나. 다이아지논은 0.02mg/L를 넘지 아니할 것

　다. 파라티온은 0.06mg/L를 넘지 아니할 것

　라. 페니트로티온은 0.04mg/L를 넘지 아니할 것

　마. 카바릴은 0.07mg/L를 넘지 아니할 것

　바. 1,1,1-트리클로로에탄은 0.1를 넘지 아니할 것

　사. 테트라클로로에틸렌은 0.01mg/L를 넘지 아니할 것

　아. 트리클로로에틸렌은 0.03mg/L를 넘지 아니할 것

　자. 디클로로메탄은 0.02mg/L를 넘지 아니할 것

　차. 벤젠은 0.01mg/L를 넘지 아니할 것

　카. 톨루엔은 0.7mg/L를 넘지 아니할 것

　타. 에틸벤젠은 0.3mg/L를 넘지 아니할 것

　파. 자일렌은 0.5mg/L를 넘지 아니할 것

　하. 1,1-디클로로에틸렌은 0.03mg/L를 넘지 아니할 것

　거. 사염화탄소는 0.002mg/L를 넘지 아니할 것

　너. 1,2-디브로모-3-클로로프로판은 0.003mg/L를 넘지 아니할 것

　더. 1,4-다이옥산은 0.05mg/L를 넘지 아니할 것

4. 소독제 및 소독부산물질에 관한 기준(샘물 · 먹는 샘물, 염지하수 · 먹는 염지하수, 먹는 해양심층수 및 먹는 물 공동시설의 물의 경우에는 적용하지 아니한다)

　가. 잔류염소(유리잔류염소를 말한다)는 4.0mg/L를 넘지 아니할 것

　　나. 총트리할로메탄은 0.1mg/L를 넘지 아니할 것

　　다. 클로로폼은 0.08mg/L를 넘지 아니할 것

　　라. 브로모디클로로메탄은 0.03mg/L를 넘지 아니할 것

　　마. 디브로모클로로메탄은 0.1mg/L를 넘지 아니할 것

　　바. 클로랄하이드레이트는 0.03mg/L를 넘지 아니할 것

　　사. 디브로모아세토니트릴은 0.1mg/L를 넘지 아니할 것

　　아. 디클로로아세토니트릴은 0.09mg/L를 넘지 아니할 것

　　자. 트리클로로아세토니트릴은 0.004mg/L를 넘지 아니할 것

　　차. 할로아세틱에시드(디클로로아세틱에시드, 트리클로로아세틱에시드 및 디브로모아세틱에시드의 합으로 한다)는 0.1mg/L를 넘지 아니할 것

　　카. 포름알데히드는 0.5mg/L를 넘지 아니할 것

5. 심미적(審美的) 영향물질에 관한 기준

　　가. 경도(硬度)는 1,000mg/L(수돗물의 경우 300mg/L, 먹는 염지하수 및 먹는 해양심층수의 경우 1,200mg/L)를 넘지 아니할 것. 다만, 샘물 및 염지하수의 경우에는 적용하지 아니한다.

　　나. 과망간산칼륨 소비량은 10mg/L를 넘지 아니할 것

　　다. 냄새와 맛은 소독으로 인한 냄새와 맛 이외의 냄새와 맛이 있어서는 아니 될 것. 다만, 맛의 경우는 샘물, 염지하수, 먹는 샘물 및 먹는 물 공동시설의 물에는 적용하지 아니한다.

　　라. 동은 1mg/L를 넘지 아니할 것

　　마. 색도는 5도를 넘지 아니할 것

　　바. 세제(음이온 계면활성제)는 0.5mg/L를 넘지 아니할 것. 다만, 샘물·먹는 샘물, 염지하수·먹는 염지하수 및 먹는 해양심층수의 경우에는 검출되지 아니하여야 한다.

　　사. 수소이온 농도는 pH 5.8 이상 8.5 이하이어야 할 것. 다만, 샘물, 먹는 샘물 및 먹는 물공동시설의 물의 경우에는 pH 4.5 이상 9.5 이하이어야 한다.

　　아. 아연은 3mg/L를 넘지 아니할 것

　　자. 염소이온은 250mg/L를 넘지 아니할 것(염지하수의 경우에는 적용하지 아니한다)

　　차. 증발잔류물은 수돗물의 경우에는 500mg/L, 먹는 염지하수 및 먹는 해양심층수의 경우에는 미네랄 등 무해성분을 제외한 증발잔류물이 500mg/L를 넘지 아니할 것

　　카. 철은 0.3mg/L를 넘지 아니할 것. 다만, 샘물 및 염지하수의 경우에는 적용하지 아니한다.

　　타. 망간은 0.3mg/L(수돗물의 경우 0.05mg/L)를 넘지 아니할 것. 다만, 샘물 및 염지하수의 경우에는 적용하지 아니한다.

　　파. 탁도는 1NTU(Nephelometric Turbidity Unit)를 넘지 아니할 것. 다만, 지하수를 원수로 사용하는 마을상수도, 소규모 급수시설 및 전용상수도를 제외한 수돗물의 경우에는 0.5NTU를 넘지 아니하여야 한다.

　　하. 황산이온은 200mg/L를 넘지 아니할 것. 다만, 샘물, 먹는 샘물 및 먹는 물 공동시설의 물은 250mg/L를 넘지 아니하여야 하며, 염지하수의 경우에는 적용하지 아니한다.

　　거. 알루미늄은 0.2mg/L를 넘지 아니할 것

6. 방사능에 관한 기준(염지하수의 경우에만 적용한다)

　　가. 세슘(Cs-137)은 4.0mBq/L를 넘지 아니할 것

　　나. 스트론튬(Sr-90)은 3.0mBq/L를 넘지 아니할 것

　　다. 삼중수소는 6.0Bq/L를 넘지 아니할 것

ⓛ 수질검사 항목
- 매일 1회 이상 : 냄새, 맛, 색, 탁도, 수소이온 농도, 잔류염소(6개 항목)
- 매주 1회 이상 : 대장균 수, 일반세균, 암모니아성 질소, 질산성 질소, 과망간산칼륨, 증발잔류물 (6개 항목)
- 매월 1회 이상 : 수질기준 전 항목
  - 수도꼭지 : 일반세균, 총대장균군, 대장균 및 분원성 대장균군, 잔류염소(4개 항목)
  - 노후된 수도꼭지 : 일반세균, 총대장균군, 잔류염소암모니아성 질소, 철, 동, 아연, 망간, 염소이온, 잔류염소(10개 항목)

④ 수질오염 : 물의 자정능력이 상실되는 상태를 말한다.
  ⊙ 수질오염원
  - 점오염원 : 오염원이 쉽게 확인되고 자체 정화시설이나 적정관리 유도로 오염원의 통제가 용이한 오염원을 말한다(생활하수, 산업폐수, 축산폐수).
  - 비점오염원 : 오염원의 확인이 어렵고 규제관리가 용이하지 않은 오염원이다(잔류성이 문제되는 농약류, 질소와 인이 문제가 되는 화학비료, 합성세제, 양식장 농경지 배수 등).

  ⓛ 수질오염사건

미나마타병	• 일본 구마모토현 미나마타만 주변 일대에서 발생한 사건으로 메탈수은이 원인 물질이며 발생된 환자의 태반을 통해 태아에게 전달되어 뇌성마비 증상의 미나마타병을 발생시켰다. • 임상증상 : 사지마비, 청력장애, 시야협착, 언어장애, 선천적 신경장애 등의 중추신경계 증상
이타이이타이병	• 일본 도야마현 간쓰천 유역에서 발생한 사건으로 원인은 카드뮴에 의한 중독이다. • 임상증상 : 골연화증, 보행 장애, 요통, 대퇴관절통, 신장기능 장애
가네미 사건	• 일본 키타쿠슈 시에 있는 가네미 회사에서 미강유 탈취공정 중 열매체로 사용된 PCB가 미강유에 혼입되어 중독증상을 일으킨 사건이다. • 임상증상 : 식욕부진, 구토, 안질, 생식불능, 언어 장애, 사산 등

  ⓒ 수질오염의 현상

부영양화	• 유기성 영양염류가 가정하수, 농업폐수, 공장폐수에 의해 해양으로 다량 유입되어 질산염, 인산염을 함유한 영양염류 과다로 수중생물(조류)이 과도하게 번식하여 수질이 악화되는 현상이다. • 부영양화 요인 　- 정체수역에서 발생하기 쉽다. 　- 부영양화에 관계되는 오염물질은 질산염, 인산염, 탄산염 등이 있다. • 부영양화의 특징 　- BOD, COD 증가, 조류의 분해로 다량의 산소 소비(DO 감소) 　- 어패류 폐사 　- 혐기성 분해로 악취 발생
녹조현상 (Green tide)	• 부영양화된 호수나 유속이 느린 하천에서 식물성 플랑크톤인 녹조류나 남조류가 다량으로 번식하여 물이 녹색으로 변하는 현상으로 수온, 햇빛, 영양염류, 유속 등의 영향을 받는다. • 원 인 　- 부영양화된 호수, 유속의 저하 　- 호수의 표면을 녹조가 덮어 햇빛 차단(DO 감소) • 피 해 　- 독소방출, 과영양 상태로 용존산소(DO) 감소 　- 어패류 폐사 　- 녹조현상 재발

| 적조현상
(Red tide) | • 1차적으로 부영양화 된 해수가 식물성 플랑크톤(규조류, 편모조류)의 이상증식으로 해수가 붉은
빛을 띠는 2차적인 현상을 말한다.
• 원 인
  – 수온 상승, 염분의 농도 저하
  – 유기물(질산염, 인산염 등)의 과다유입
  – 정체성 수역(연안지역)
• 피 해
  – 과영양 상태로 진행되면 용존산소(DO)를 소비한다.
  – 어떤 조류는 독소를 방출한다.
  – 적조생물이 어패류의 아가미에 붙어 질식사한다.
  – 식물성 플랑크톤의 죽음으로 생태계 피해가 나타난다.
  – H_2S, CO_2 증가
• 대책 : 자연소멸 또는 진흙, 황토 살포(해수), 황산동 투여(담수, 호수) |

ㄹ 수질오염지표 : 하천 등 원수의 수질기준을 나타내는 주요 항목이기도 하다.

용존산소 (Dissolved oxygen, DO)	• 물에 녹아 있는 유리산소의 양, 물의 오염도를 나타내는 지표 • 깨끗할수록 증가(값이 클수록 좋음) • DO를 증가시키는 경우 : 공기방울이 작을수록, 온도가 낮을수록, 염분이 낮을수록, 기 압이 높을수록, 수심이 얕을수록, 유속이 빠를수록, 하천 바닥이 거칠고 경사가 급할수 록, 난류가 클수록 증가한다. • 생물화학적 산소요구량(BOD)이 높으면 DO 농도는 감소되어 오염됨을 나타낸다. • 어족보호 : 5PPm 이상, 보통 물 10ppm 정도
생물화학적 산소요구량 (Biochemical oxygen demands, BOD)	• 물속의 유기물질이 호기성 미생물에 의해 20°C에서 5일간 생화학적으로 분해되어 안 정화되는데 필요한 산소량 • 수중에 함유되어 있는 유기물질의 함유량을 간접적으로 측정하는데 이용된다. • 수질오염을 나타내는 대표적인 지표 : BOD가 높다는 것은 그 물속에 분해되기 쉬운 유기물이 많음을 의미하므로 수질이 나쁘다는 것을 의미한다.
화학적 산소요구량 (Chemical oxygen demands, COD)	• 물속의 유기물질과 산화성 무기물질을 강력한 산화제(과망간산칼륨, $KMnO_4$)에 의해 화학적으로 산화시킬 때 소비되는 산소량 • BOD와 같이 수중 유기물질을 간접적으로 측정하는 방법이다. • COD 값이 클수록 오염물질이 많아 수질이 나쁜 물임을 의미한다. • 폐수의 COD > BOD : 미생물에 의해서 분해되지 않는 유기물이 산화제에 의해 산화되 기 때문이다. • COD=BOD : 미생물과 산화제에 의해 완전 분해됨을 의미한다.
부유물질 (Suspended solids, SS)	• 입자의 크기가 $0.1\mu m$~2mm 이하로 물속에 현탁되어 있는 고형물을 말하며 유기질과 무기질이 있다. • 물의 탁도를 유발시키는 원인이 되며 전반적인 수질을 판단하는 데 이용되고 있다. • 가정하수나 산업폐수의 유입 시 부유물질이 증가하여 탁도가 증가한다. • 수중의 부유물질이 유기물인 경우 용존산소를 소모시키며, 대부분의 경우는 어류의 아 가미에 부착되어 어패류를 폐사시키고, 빛의 수중 전달을 방해하여 수중식물의 광합성 장해를 일으킨다.
수소이온 농도	• 외부로부터 산성 및 알칼리성 물질이 혼입되면 쉽게 변화를 받기 때문에 오염여부를 판단하는 좋은 지표가 된다. • 어류생존에 적합한 농도는 pH 6.0~8.0
질 소	• 분뇨, 공장폐수, 가정하수 등에 많이 포함된다. • 암모니아성 질소 : 하수의 유기물질 분해 시 형성, 분변오염 의심

대장균군 검출	• 일반적으로 음용수에는 검수 100mL, 샘물은 250mL에서 검출되지 않아야 한다.
	• 대장균군은 자체가 직접 유해하지는 않으나, 다른 미생물이나 분변의 오염을 추측할 수 있으며 검출 방법이 간단하고 정확하기 때문에 수질오염의 지표로서 중요하다.
	• 특 징
	  – 대장균이 검출되지 않으면 병원균 오염이 있었다 하더라도 이미 사멸되었음을 의미한다.
	  – 병원균보다 물속에서 생존력이 길고 저항력이 강하다.
	  – 소독에 대한 저항력이 바이러스보다 약하다.
	  – 검출방법이 간단하고 정확하다.

  ⓜ 수질오염이 인체에 미치는 영향
- 수인성 질병의 전염원
- 기생충 질환의 전염원
- 화학물질에 의한 중독 초래
- 기타 : 생활환경 악화, 음용수와 공업용수 활용에 영향, 악취 및 가스발생, 해충

  ⓗ 수질오염의 대책
- 수질 및 배출허용기준의 제정 및 지도
- 지속적인 오염물질의 관측
- 하수 · 폐수 처리시설의 완비
- 배출원의 이전 또는 분산
- 환경영향 평가제도 실시
- 총량 규제제도의 도입
- 국민계몽 및 보건교육
- 수질보전운동 전개

⑤ 하수처리

  ㉠ 예비처리(1차 처리)
- 스크린 : 유형의 큰 부유물을 스크린으로 제거하는 방법이다.
- 침사법 : 하수 중에 있는 광물질의 부유물질(토사 등)을 침전, 제거하기 위해 일반적으로 0.3m/sec 정도의 저유속으로 하여 비중이 큰 물질을 가라앉혀 처리하는 방법이다.
- 침전법
  - 보통침전 : 하수를 정지시키거나 극히 완만하게 흘려보냄으로써 불순물을 침전, 제거하는 방법으로 속도는 3cm/sec에 2~4시간이면 침전된다.
  - 약품침전 : 황산알루미늄을 사용하여 부유물의 80%를 4시간 정도로 제거하는 침전방법이다.

ⓛ 본 처리(2차) : 생물학적 처리방법을 주로 이용하여 하수 용존유기물과 1차 처리에서 제거되지 않은 고형물을 처리하는 것이다.

혐기성 처리	• 부패조(Septic tank) : 하수 중의 가벼운 물질이 떠올라 공기를 차단하므로 부패조 내에 산소가 결핍되어 혐기성균에 의한 분해가 이루어지고 찌꺼기는 소화된다. 결점으로는 가스가 발생하므로 악취가 난다. • 임호프 탱크(Imhoff tank) : 1907, 독일 임호프가 부패조(소화실)의 결점을 보완하여 고안한 탱크로 침전실과 부패조로 분리하여 냄새가 역류하여 나오지 않도록 고안되었다.
호기성 처리	• 활성오니법(Activated sludge process) : 호기성균이 풍부한 오니를 하수에 첨가하여 충분한 산소를 공급함으로써, 유기물을 산화시키거나 오물이 활성오니에 흡착되어 생물학적으로 정화하는 방법이다. • 살수여상법(Trickling filter process) 　– 주로 도시하수의 2차 처리에 사용된다. 1차 침전 후 유출수를 미생물 점막으로 덮인 쇄석이나 기타 매개층 필터 위에 뿌려 미생물막과 폐수 등의 유기물을 접촉시켜 처리하는 방법이다. 　– 예비처리를 끝낸 하수를 여상 위에 살포하면 표면은 산소에 의해 발육하고 있는 호기성 세균의 작용으로 생물막을 형성한다. 생물막의 표면에는 호기성 세균이 활동하며, 막의 저부에서는 산소공급이 차단되므로 혐기성 세균이 증식하여 유기물을 분해한다. • 산화지법(Oxidation pond) : 하수를 안정지에 저장하는 동안 자정작용에 의하여 자연히 안정되어 가는 과정이다. ※ 안정지 : 자정작용인 생물학적 · 화학적 · 물리학적 과정에 의해 하수를 처리하도록 설계된 웅덩이

(4) 식품과 건강

① 식품위생의 정의(WHO) : 식품의 생육, 생산, 제조에서 최종적으로 사람에게 섭취될 때까지의 모든 단계에서 식품의 건전성(통상 사용하는 원료), 안전성(유해요소가 없는 것), 완전무결성(적절한 영양소 함유)을 위해 필요한 모든 수단을 말한다.

② 식품관리

ⓛ 식품안전성 관리

• 식품위해요소 중점관리기준(Hazard analysis critical control point, HACCP)

　– 식품의 원료에서부터 제조 · 가공 · 조리 · 유통과정을 거쳐 소비에 이르기까지 모든 단계에서 인체에 위해를 가할 수 있는 요소를 공정별로 분석하고 이를 체계적으로 관리하는 과학적 위생관리 시스템으로 식품의 안전성을 최대한 확보할 수 있는 제도이다.

　– HACCP의 7원칙 12절차

12절차	준비단계	해썹팀 구성→제품설명서 작성→용도 확안→공정흐름도 작성→공정흐름도 현장 확인	
	7원칙	1원칙	위해요소 분석
		2원칙	중요 관리점(CCP) 결정
		3원칙	CCP 한계기준 설정
		4원칙	CCP 모니터링 체계 확립
		5원칙	CCP 기준을 벗어날 경우 개선조치 방법 수립
		6원칙	검증절차 및 방법 수립
		7원칙	문서화, 기록유지방법 설정

ⓒ 식품표시 관리 : 식품의 가격, 품질 및 성분, 제조일자 및 유효기간, 사용방법, 영양가치 등에 관한 정보를 제품의 포장이나 용기에 표시하도록 함으로써, 소비자가 쉽게 제품을 비교하고 합리적으로 선택할 수 있도록 돕는 제도이다. 식품의 표시는 제품의 안전성과 건전성을 확인할 수 있는 일차적 사후관리체제를 의미한다.

③ 세균성 식중독

ⓒ 감염형 식중독 : 식품에서 미리 증식한 균이 식품과 함께 섭취되어 소장에서 더욱 증식한 후에 중독 증상을 일으킨다(침투성 병원균).

살모넬라 식중독	• 원인균 : Salmonella typhimurium, Salmonella enteritidis • 감염경로 : 각종 육류, 유류, 두부 등의 음식물 섭취 또는 대소변에 오염된 음식 섭취로 발병한다. • 발병 시기 : 6~9월에 호발, 발병률은 75% 이상으로 다른 식중독에 비해 높다. • 잠복기 : 6~48시간(평균 24시간) • 증상 : 감염 1~3일 후 두통, 복통, 설사, 구역, 발열 등의 증상이 나타나며 고열(38~40℃)이 특징적 소견이다. 일반적으로 2~5일 후 증상이 소멸된다. • 예방 : 저온저장으로 60℃에서 20분간 가열하여 균을 사멸하고 섭취 전에 가열한다. 도축장 위생관리는 정기검진하고, 식품취급 장소의 방서, 방충시설 등 위생관리, 생식금지 등이다.
장염 비브리오(호염균) 식중독	• 원인균 : Vibrio parahemolyticus • 발병 시기 : 바닷물 또는 덜 조리된 수산물을 통해 주로 감염되며, 주로 늦여름과 가을에 호발한다. • 잠복기 : 2~48시간 • 증상 : 수양성 설사, 복통, 구토, 미열 • 예 방 – 여름철에 어패류의 생식을 피한다. – 어패류는 수돗물로 잘 씻고 60℃에서 15분 이상, 80℃에서 7~8분 이상 익히면 예방할 수 있다. – 손과 조리기구의 청결을 유지하고 (횟감용 칼과 도마 구분) 오염된 조리기구는 10분간 세척, 소독하여 2차 오염을 방지한다.
병원성 대장균(O-157) 식중독	• 원인균 : 장내 세균, E. coli 등 18종 • 감염경로 : 환자나 동물의 분변에서 직·간접으로 오염된 식품이나 오염된 조리기구 등을 사용하여 조리된 음식을 통해 감염된다(분쇄육, 햄버거, 축산식품 등). • 잠복기는 12~72시간으로 균종에 따라 다양하다. • 증상 : 점액 또는 농 섞인 설사, 복통, 구토 등의 급성 장염증세와 심한 경우 용혈성 요독증으로 사망할 수도 있다. • 예 방 – 칼, 도마 등 조리기구는 구분해서 사용하며, 생육과 조리된 음식은 구분 보관한다. – 다진 고기는 중심부까지 74℃, 1분 이상 가열한 후 섭취한다.
캠필로박터 제주니 식중독	• 원인균 : Campylobacter jejuni • 감염원 : 소, 염소, 돼지, 개, 닭, 고양이 등이 보균하고 있으며, 대부분 처리하지 않은 우유나 오염된 음용수, 가금류를 비위생적으로 처리하여 요리한 음식이 원인이다. • 잠복기 : 2~7일이며 다른 식중독에 비해 길다. • 증상 : 설사가 가장 보편적이나 열, 오심, 복통 및 구토 등도 나타나고 드물지만 신경계 질환인 Guillain Barre Syndrome(GBS) 및 사망을 초래한다. • 예방 : 가열이 원칙이다. 상온에서는 생존하지 못하고 냉장에서는 성장은 못하지만 생존은 할 수 있다.

안심Touch

ⓒ 독소형 식중독 : 식품에 들어 있던 균이 증식하면서 독소를 생산하고, 그 식품을 섭취함으로써 독소에 의한 중독증상을 일으킨다.

포도상구균 식중독	• 원인균 : 포도상구균이 내는 Enterotoxin(장독소)로 우리나라에서 살모넬라 식중독 및 장염 비브리오 식중독 다음으로 흔한 식중독의 원인균이다. • 발병 시기 : 크림빵, 도시락, 김밥 등 복합조리식품이 주원인균이며, 음식물 관리가 소홀한 봄, 가을에 흔하다. • 감염경로 : 손, 코의 점막, 상처에 있던 세균에 의한 음식물의 오염 • 잠복기 : 0.5시간~6시간(평균 3시간)으로 오염된 음식물을 섭취한지 2~4시간 후에 증상이 급격히 나타났다가 2~3일 내에 회복되는 것이 특징이다. • 증상 : 급성 위장염 증상(오심, 구토, 복통, 설사, 발열) • 예방 : 화농성 질환이나 편도선염을 가진 사람의 음식 취급을 금지하고 식품은 5℃ 이하로 보관하며, 조리 후에는 2시간 이내에 섭취하도록 한다.
보툴리누스 식중독	• 원인균은 Clostridium botulinum균이 내는 신경독소에 의해 증상을 일으키는 신경마비성 식중독으로 열과 소독약에 저항성이 강한 아포를 생산하는 강한 혐기성의 독소형 식중독이다. • 원인 식품 : 농산물, 어패류 등 원료식품에 오염된 경우 감염될 수 있으며, 특히 보관상태가 나쁜 소시지, 육류, 통조림, 밀봉식품 등의 섭취를 통해 감염된다. • 잠복기 : 18~98시간 • 증상 : 신경 증상이 나타나기 전에 구토, 설사 같은 장염 증상으로 시작하여 신경마비 증상(약시, 복시, 안검하수, 동공확대 등), 심하면 연하곤란, 언어장애, 호흡곤란을 수반하여 사망하기도 한다. • 예방 : 통조림식품의 위생적인 가공
웰치균 식중독	• 원인균 : Clostridium welchii의 외독소에 의하여 발생하며, 열에 강하여 100℃에서 4시간 가열해도 사멸하지 않는다. • 오염원 : 가축과 가금류(오리, 닭 등)로 도축과정에서 오염되어 발생한다. • 잠복기 : 12~18시간(평균 12시간) • 증상 : 특징적 증상은 복통과 설사로 보통 2~3일 내 회복되는 것이 일반적이다. • 예방 : 각종 식품의 오염을 방지하고 식품은 가열 후 즉시 섭취하거나 급랭시켜 증식을 억제한다.

ⓒ 감염독소형(혼합형) : 식품 중에서 증식한 균이 장관 내에서 독소를 산출하며, 그 독소에 의하여 설사 증상을 일으키는 것이다. 독소원성 대장균, 가스괴저균, 세레우스균 등에 의한 식중독이 있다.

※ 감염형 및 독소형 식중독의 차이

구 분	감염형 식중독	독소형 식중독
정 의	세균이 체내에서 증식 및 대량 번식하여 소화기관에 작용하여 일어난다.	세균이 증가할 때 발생하는 체외독소가 소화기관에 작용하여 일어난다.
독 성	균체 내독소	균체 외독소
잠복기	길다.	짧다.
균의 생사와 발병과의 관계	균이 사멸하면 발생하지 않음	생균이 전혀 없어도 발생할 가능성 있음
요리 시 가열에 의한 예방효과	효과 있음	효과 없음

④ 노로바이러스 식중독

ⓒ 발생원인 : 급성 위장관염을 유발하는 원인 바이러스로 비교적 최근에 알려진 신종 병원체이며 최근 식품매개 집단 식중독의 가장 중요한 원인체이다.

ⓒ 발생현황 : 겨울철에 호발

ⓒ 임상증상
- 5세 이하의 영유아뿐만 아니라 성인에게도 증상이 나타나며, 오심, 구토, 설사, 복통이 주증상으로 대부분 증상은 경미하며, 1~2일 지나면 자연 회복되며 만성 보균자는 없다.
- 잠복기는 24~48시간이며 소량의 바이러스만 있어도 쉽게 감염될 수 있으며, 전염성은 증상의 발현기에 가장 심하며 회복 후 3일에서 최장 2주일까지 가능하다.

ⓔ 감염자의 대변 혹은 구토물에 있는 바이러스가 음식, 물을 오염시키거나, 감염자의 손이나 접촉한 물건 등이 오염되어 이를 섭취하거나 접촉함으로써 바이러스가 입으로 들어오게 된다.

ⓜ 매개식품 : 굴 등 해산물, 과일, 야채, 냉동 빵 제품, 샐러드, 샌드위치, 상품화된 얼음, 물 등

ⓗ 특별한 치료법은 없으며, 탈수나 전해질 불균형에 대해서 치료한다.

ⓢ 조리업무 종사자는 회복 후 최소 3일 이후에 업무복귀가 가능하다.

ⓞ 예 방
- 개인위생과 음식물에 대한 관리가 중요하다.
- 손 씻기를 자주하고 과일과 채소는 철저히 씻어야 하며, 굴은 가능하면 익혀서 먹는 것이 좋다.
- 85°C에서 1분간 가열하는 경우 불활성화되어 사멸한다.

[식중독 특징 요약]

식중독	원인균의 특성	오염원	잠복기 및 증상	주 예방법
살모넬라	• 토양이나 물에서 장기간 생존 • 건조한 상태에서도 생존	• 사람, 가축, 분변, 곤충 등에 널리 분포 • 분변에 직·간접으로 오염된 식품	• 잠복기 : 8~48시간(균종에 따라 다양) • 증상 : 복통, 설사, 구토	• 계란, 생육은 5°C 이하로 저온보관 • 조리에 사용된 기구 등은 세척하여 2차 오염방지 • 육류의 생식을 자제하고 74°C, 1분 이상 가열
장염 비브리오	• 해수온도 15°C 이상에서 증식 • 2~5%의 염도에서 잘 자라고 열에 약함 • 주로 6~10월 사이 급증	• 어패류, 생선회 등 • 오염된 어패류를 취급한 칼, 도마 등 식기구류	• 잠복기 : 평균 12시간 • 증상 : 복통, 설사, 발열, 구토	• 어패류는 수돗물로 잘 씻기 • 횟감용 칼, 도마 구분 사용 • 오염된 조리기구는 10분간 세척, 소독하여 2차 오염 방지
병원성 대장균 O157	• 소량으로도 식중독 유발 • 독소를 생산하여 식중독 유발 • 심할 경우 용혈성 요독증으로 사망 유발	• 환자나 동물의 분변에 직·간접적으로 오염된 식품 • 오염된 칼, 도마에 의해 다져진 음식물	• 잠복기 : 12~72시간 • 증상 : 설사, 복통, 발열, 구토	• 조리기구 구분 사용하여 2차 오염 방지 • 생육과 조리된 음식물 구분 보관 • 다진 고기는 중심부까지 74°C, 1분 이상 가열
황색포도상구균	• 독소를 생산하여 식중독 유발 • 독소는 100°C에서도 파괴 안됨 • 건조한 상태에서도 생존	• 사람 또는 동물의 피부, 점막에 널리 분포 • 화농성 질환자가 취급한 음식	• 잠복기 : 1~5시간(평균 3시간) • 증상 : 구토, 복통, 오심	• 개인위생관리 철저(손 씻기) • 화농성 질환자의 음식물 취급 금지 • 음식물 취급 시 위생장갑 사용 • 위생복, 위생모자 착용
보툴리눔	• 포자를 형성하는 균으로 가열하여도 생존 • 혐기성 세균 • 운동신경을 마비시키는 치명적 독소 생성	• 병, 통조림	• 잠복기 : 8~36시간 • 증상 : 현기증, 두통, 신경장애, 호흡곤란	• 병, 통조림, 레토르트 제조과정에서 멸균처리(120°C, 4분) • 의심되는 음식물 폐기

안심Touch

식중독	원인균의 특성	오염원	잠복기 및 증상	주 예방법
노로바이러스	• 사람 장관에서만 증식 • 자연환경에서 장기간 생존 • 겨울철에 많이 발생	• 사람의 분변에 오염된 물이나 식품 • 감염된 사람에 의한 2차 감염	• 잠복기 : 24~48시간 • 증상 : 오심, 구토, 설사, 복통, 두통	• 오염된 해역에서 생산된 굴 등 패류 생식 금지 • 어패류 가열 후 섭취(85℃, 1분 이상) • 개인위생 철저 • 채소류 전처리 시 수돗물 사용 • 지하수 사용시설은 주변 오염원 관리

⑤ 화학적 식중독

    ㉠ 식품의 정상성분 이외에 농약, 유해약품 등이 잘못하여 식품에 들어가거나 음식물의 조리나 보존에 사용되는 기구, 용기 등의 불량으로 식품 중에 독성물질이 혼입하게 되어 식중독이 발생하는 경우

    ㉡ 종류

      • 각종 유독 화학물질이 고의 혹은 잘못에 의해 들어감으로써 일어나는 식중독

      • 기구, 용기, 포장에 의한 식중독

      • 식품의 제조와 가공을 용이하게 하고 보존성을 높이며 상품의 가치와 영양적 가치를 증강시키는 데 사용되는 감미료, 조미료, 착색료, 향료, 방부제, 산화방지제 등에 의한 식중독이 있어, 이들이 사용되는 화학약품이 불량품이거나 불허약품인 경우에 식중독을 일으킬 수 있다.

⑥ 자연독에 의한 식중독 : 동식물의 일부 기관 내에는 사람에게 유해한 독성물질이 함유되어 있는데 이러한 식품을 오용함으로써 자연독 식중독이 발생된다.

동물성 식중독	복어	• 독성분은 Tetrodotoxin으로 복어의 난소, 간, 고환, 위장 등에 많이 있다. • 100℃에서 4시간 가열하여도 파괴되지 않는다. • 중독 증상 : 30분~5시간 • 증상 : 중추신경장애, 말초신경장애, 발성기관 마비, 구토, 설사, 지각이상, 언어장애, 호흡근 마비 등 사망률이 높다. • 예방법 : 전문 조리사의 취급, 산란기 복어와, 유독한 장기 제거 후 섭취
	굴(바지락)	• 독성분은 Venerupin으로 100℃에서 1시간 가열하여도 파괴되지 않는다. • 주증상 : 식후 8~24시간 내에 발생하는 경우가 많으며, 전신권태, 발열, 구역, 구토, 변비, 두통, 치은출혈, 피하출혈, 반점, 황달, 의식혼탁 등
	홍합	• 독성분 : Mytilotoxin • 잠복기 : 30분 • 증상 : 말초신경, 호흡마비
식물성 식중독	독버섯	• 독성분은 Muscarine, Cholin, Neurin 등이다. • 주증상 : 식후 2시간 후에 발생하며 부교감신경의 말초를 흥분시켜 각종 분비물을 증가시키고, 위장장애를 일으켜 황달, 혈뇨 등도 나타난다. 중추신경계 침범 시 발한, 환각, 경련, 혼수 등이 나타난다.
	맥각 중독	• 독성분은 Ergotoxin으로 맥류의 개화기에 발생하는 맥각균의 기생에 의하여 월동성이 강한 균핵이 생긴다. • 주증상 : 교감신경계에 작용하여 구토, 설사, 복통, 경련 등을 일으키며, 임산부에서는 유산을 일으킨다. 혈관수축제나 자궁수축제로 이용되기도 한다.
	감자	• 독성분은 Solanine으로, 녹색으로 발아된 부분에 많이 함유되어 있다. • 예방 : 감자 껍질을 제거하여 발아 부분과 녹색 부분을 제거하고 섭취한다.
	청매(매실) 중독	미숙한 매실의 경우 Amygdalin을 함유하고 있다.

⑦ **곰팡이독소에 의한 식중독** : 곰팡이 독소는 곰팡이가 생산하는 2차 대사산물로, 식품위생상 문제가 되는 것은 발암물질인 Aflatoxin이며 땅콩, 옥수수, 콩, 보리 등에 오염되어 나타난다.

(5) 주거와 건강

① **주택의 기본조건**

　㉠ 대지의 선정
- 동남향 또는 동향의 토지로 지질은 침투성이 강하고 건조한 것이 좋으며 지반이 견고하고 청량한 음용수를 얻을 수 있는 곳이어야 한다.
- 공기가 깨끗하고 주위에 공기를 오염시킬 공장이 없고 시끄럽지 않고 교통이 편리한 곳이 좋다.
- 건물을 지은 후 빈 땅의 면적과 전체 대지와의 비율은 단층은 3:10, 이층집은 5:10, 3층집은 7:10 정도가 적당하다.

　㉡ 조 명

자연조명	창의 면적	• 창의 면적은 그 방의 바닥 면적의 1/5 정도가 적당하며 최하 1/12 이하여서는 안 된다. • 창은 폭을 넓히는 것보다 세로로 긴 것이 조도를 균등히 할 수 있어 유리하다. • 2중창의 내외창 간격은 5cm 이내여야 한다.
	창의 방향	창의 방향은 남향이 적당하며 주택의 일조량은 하루 최소 4시간 이상이어야 하는데 남창은 여름에 일조량이 최저가 되고 겨울에는 방 안쪽까지 입사되어 최대가 된다.
	개각과 입사각	• 개각 : 실내의 한 점과 창의 상연과 창의 차광물의 상단을 연결하는 선을 이루는 각으로 개각이 클수록 실내가 밝으며 보통 4~5° 이상이 좋다. • 입사각(앙각) : 실내의 한 점과 창의 상연을 이은 선과 실내의 한 점을 통과하는 수평선을 연결하는 선이 이루는 각으로 28° 이상이 좋다. 또한 입사각이 클수록 실내는 밝아진다.
	차광의 방법	광선의 양을 감소시키기 위해 창 앞에 광선을 차단시키는 물건을 부착한다. 일반적으로 보통 유리를 통과하는 광선의 양을 100으로 본다면 새로 바른 창호지는 40, 맑은 창호지는 30, 흰 커튼은 20, 회색 커튼은 10의 비율이다.
인공조명		• 직접조명 : 조명효율이 크고 눈부심을 유발하며 강한 음영으로 불쾌감을 준다. • 간접조명 : 반사에 의한 산광상태로 온화하며 음영이나 현휘도 생기지 않아 이상적이나 조명효율이 낮고, 설비 유지비가 다소 비싸다. • 반간접조명 : 직접조명과 간접조명의 절충식으로 반투명의 역반사각에 의해 작업 면에 오는 광선의 1/2 이상을 간접 광, 나머지는 직접 광에 의존하는 방법으로 가장 위생적이다. • 부적당한 조명에 의한 장애 : 근시, 만성피로, 정신적 불안감, 피로, 작업능률감퇴 등

　㉢ 자연환기
- 원리 : 실내외의 온도차는 공기의 밀도차를 형성하게 되어 압력차를 만들게 되므로 환기가 된다. 바람이 없을 때 실내의 기온이 외부의 기온보다 높아지고 이때 실내 공기가 팽창하여 상승하고 실내의 상부 기압이 증가하여 공기가 실외로 나가려고 한다.
- 중성대
  - 실내로 들어오는 공기는 하부로 나가는 공기는 상부로 이동하는데 그 중간에 압력 "0"의 지대가 형성된다. 이를 중성대라고 한다.
  - 중성대는 천장 가까이 형성되는 것이 환기량이 크며, 방바닥 가까이 있으면 환기량이 적어진다.

    ㄹ 난 방

- 실내온도가 10℃ 이하인 경우에는 난방이 필요하고, 26℃ 이상이면 냉방이 필요하다.
- 난방은 온열조건이 고려되어야 하지만 일반적으로 기온을 기준으로 한다.
- 냉방 시 실내·외의 온도 차이는 5~7℃ 이내가 적당하며, 10℃ 이상이 되면 건강에 유해하다.

② 주거환경이 인체에 미치는 영향

 ㄱ 새집증후군 : 새집으로 이사한 뒤 눈이 따갑거나 목과 머리가 아프고, 아토피성 피부염이 생기는 증상들을 말한다.

- 원인 : 포름알데히드와 휘발성 유기화합물 등
- 주된 증상 : 극심한 두통과 구토, 눈과 목의 통증, 아토피성 피부염, 두드러기, 천식, 만성 피로, 불면, 불안과 초조 등
- 예 방
  - 친환경 소재 사용
  - 집안 온도를 35~40℃로 올린 뒤 8시간 이상 난방을 하는 베이크 아웃(Bake out)으로 유해성분의 약 70% 정도가 날아가게 할 수 있다.

 ㄴ 헌집증후군

- 정의 : 오래된 집 안 곳곳에 숨어있는 곰팡이와 세균, 집먼지진드기 등의 오염물질이 건강에 나쁜 영향을 주는 현상으로 병든집증후군이라고도 한다.
- 주된 원인 : 습기 찬 벽지와 벽 안에 피는 곰팡이, 배수관에서 새어나오는 각종 유해가스, 인테리어 공사 뒤 발생할 수 있는 휘발성 유기화합물 등
- 주된 증상 : 기관지염, 천식, 알레르기, 두통, 현기증 등
- 예방 : 환풍 장치를 설치하여 습기를 제거하고 낡은 배수관을 교체하거나 환기를 자주 시킨다.

 ㄷ 빌딩증후군

- 정의 : 건물 안에서는 머리가 아프고, 어지러우며, 쉽게 피로하고, 눈이나 목이 따갑고 소화가 잘 안 되고 메스꺼운 증상을 보이다 건물 밖으로 나가면 증상이 사라지는 현상
- 물리적 요인 : 담배연기, 건축자재, 사무용품 등에서 방출되는 라돈, 석면 등
- 정신적 요인 : 직업 만족도, 근무분위기, 스트레스 등
- 예방 : 환기시설을 강화하고 주기적으로 그 오염도를 측정해 실내 공기질의 개선이 필요하며, 근무환경의 물리적·정신적 요인의 개선도 필요하다.

(6) 폐기물과 건강

① 폐기물

　⊙ 정의 : 쓰레기·연소재·오니·폐유·폐산·폐알칼리 및 동물의 사체 등으로서, 사람의 생활이
나 사업 활동에 필요하지 않게 된 물질로 버리는 것은 모두 폐기물이라고 정의한다.

　ⓒ 분류

사업장 폐기물	대기환경보전법, 물 환경보전법 또는 소음·진동관리법에 따라 배출시설을 설치·운영하는 사업장이나 그 밖에 대통령령으로 정하는 사업장에서 발생하는 폐기물
생활 폐기물	사업장폐기물 외에 폐기물
지정 폐기물	사업장 폐기물 중 폐유·폐산 등 주변 환경을 오염시킬 수 있거나, 의료 폐기물 등 인체에 위해를 줄 수 있는 유해물질로서 대통령령으로 정한 폐기물
의료 폐기물	보건의료기관, 동물병원, 시험·검사기관 등에서 배출되는 폐기물 중 인체에 감염 등 위해를 줄 우려가 있는 폐기물과 인체 조직 등 적출물, 실험동물의 사체 등 보건·환경보호상 특별한 관리가 필요하다고 인정되는 폐기물로서 대통령령으로 정하는 폐기물을 말한다.

② 폐기물 처리방법

　⊙ 일반폐기물의 처리

투기법	적당한 유상, 해상에 버리는 방법으로 가장 비위생적인 방법이다. 쓰레기의 비산, 악취 발생, 위생해충의 발생 및 번식, 지하수 및 해양오염 등의 문제로 이용되지 않는다.
소각법	• 매립장의 확보, 재이용이 어려운 경우 고체 폐기물을 연소시키는 방법이다. 감량비가 크고 잔사가 안정화되기 때문에 각종 가연성 폐기물 처리에 널리 이용되고 있다. • 위생적이며 소각에서 발생하는 폐열을 이용할 수도 있다.
위생적 매립법	• 지표 상층 위나 속에 고형 폐기물을 매립하여 처리하는 방법이다. • 매립 시 쓰레기 두께는 1~2m로 하고 매립 후 20cm 높이로 복토를 덮는다. 매립경사는 30°가 좋고 최종 복토는 60~100cm 두께로 한다.
퇴비화법	환경에 악영향을 미치지 않고 초기선 조건하에서 생물학적으로 유기물을 안정화시키는 폐기물 자원화 방법 중 하나이다. 즉, 도시 폐기물 중 음식찌꺼기, 축산 폐기물, 낙엽 또는 하수처리장 슬러지와 같은 유기물을 안정된 상태의 부식토로 변환시키는 생물학적 공정이다.

ⓛ 지정폐기물의 처리

종 류		특 징
중간처리	소 각	• 폐기물 중에 함유된 유기성 가연물질을 소각시켜서 처리하는 방법으로 가장 위생적이고 안전하나, 소각 시 대기오염, 수질오염, 악취, 소음 등의 2차 오염을 유발할 수 있다. • 소각 시 배출되는 유독성 화학물질인 다이옥신은 피부병, 간손상, 심장기능 저하, 기형아 발생 등의 질환을 유발시킬 수 있다. 특히 유독성 화학물질 중에서도 발암성이 가장 강하다. ※ 다이옥신 : 소각 시 제일 많이 발생하며, 상온(25℃)에서 무색의 결정적 고체이며, 자연계에 한번 생성되면 잘 분해되지 않고 안정적으로 존재하게 된다.
	고온 열분해	폐기물 중 가연성 물질을 무산소나 저산소 상태에서 열을 간접 가열하여 기체·액체·고체 등의 탄화물로 분해하는 방법이다.
	파쇄·절단	• 충격력, 전달력, 압축력 등을 사용하여 고형물의 크기를 작게 하는 조작이다. • 효과 : 용적 감소, 입도의 조정과 균일화, 표면적의 증가로 반응속도 및 분해속도 증대 등
	탈 수	• 폐기물의 용적을 감소시켜 취급과 운반 및 처리를 편리하게 하는 방법이다. • 수분 함량은 80% 이하로 한다.
	고형화	폐기물을 안정화시키지 않고 매립하면 유해물질이 유출되고 2차 오염이 발생할 수 있으므로 시멘트, 아스팔트 등의 고화제를 섞어서 고화처리하여 유해물질의 용출을 방지한다 (예 중금속).
	사료화, 퇴비화	폐기물의 재활용 측면에서 확대되어야 하며, 공정 중 악취가 발생할 경우에는 탈취장치를 해야 한다.
최종 처리		지정폐기물의 최종 처리는 매립처리이다.

(7) **토양과 건강**

① **토양오염** : 인간의 활동에 의해 만들어지는 여러 가지 물질이 토양에 유입되어 환경 구성요소로서 토양이 그 기능을 상실하는 것

② **토양오염의 특성**

ㄱ 토양은 유동성이 거의 없고 물질의 이동성이 나빠 장기간에 걸쳐 작물오염 및 수질오염을 유발하여 생태계 및 사람의 건강, 생활환경에 악영향을 끼친다.

ㄴ 지역적으로 나타나며, 토양생물, 식물에는 직접적으로 해를 미치고 인간의 건강에는 물, 공기, 식물을 통한 간접적인 해를 미친다.

ㄷ 대기오염이나 수질오염에 비해 오염의 상태가 장기간 지속될 수 있다.

ㄹ 자정작용이 어렵고 정화에 많은 시간과 비용이 수반된다.

③ **토양오염의 기준**

ㄱ 중금속 : 카드뮴, 구리, 비소, 수은, 납, 6가크롬, 아연, 니켈, 불소

ㄴ 석유류(유류누출 지표물질)

ㄷ 농약(유기인화합물)

ㄹ 독성물질(페놀류, 시안화합물) 등 22개 항목

④ **토양오염이 인체에 미치는 영향**

ㄱ 식물의 생육을 저해하거나 유독한 식물을 길러 모든 생물의 생존을 위협한다.

ㄴ DDT : 간이나 뇌의 장애, 급성으로는 떨림이나 마비

ⓒ DDE, DDD : 염증마비, 신장애 등의 중독증상

ⓔ 수은 : 유기, 무기를 불문하고 모든 식물에 흡수되고 어느 것이나 독성을 나타내며 이것은 분해ㆍ 소실되지 않는다.

ⓜ 농약은 이로운 벌레나 균을 함께 죽이므로 해충이 더욱 번성하여 농작물과 인간에게도 피해를 준다.

⑤ 토양오염의 대책

㉠ 토양오염의 방지 : 오염원의 배출 규제, 유해물질의 토양매립 금지, 저독성 생물 농약으로 대체

㉡ 오염토양의 처리기술

• 추출 : 토양의 오염물질을 일정 용액으로 씻어 내는 것, 폐액은 회수 처리된다.

• 불활성화 : 토양의 유해물질의 활동을 억제하여 지하수, 표면수로의 이동 또는 대기에의 노출을 감소시키는 방법으로 흡착, 이온교환 및 침전 등이 있다.

• 분해 : 유해물질을 무독성화, 저독성화 하는 방법

• 희석 : 신선한 토양 또는 유사물을 사용해 섭취 또는 직접적인 접촉 가능성을 감소시키는데 이용된다.

• 휘발성 감축 : 휘발성 유기물질들의 공기 중 휘발을 억제하는 방법으로 토양표면의 확산은 토양 증기압을 낮추어 억제하고 오염물의 휘발성은 토양층을 냉각시켜 증기압을 낮추어 감소시킬 수 있다.

㉢ 농경지 개량법

㉣ 보전농업 : 환경과의 조화 속에서 토양의 생산성을 지속적으로 유지하고 환경 정화기능을 높여가는 보전농업이 이루어져야 한다.

(8) 환경호르몬과 건강

① 환경호르몬 : 내분비계 장애물질 또는 교란물질로서 생체 호르몬의 생산, 분비, 이동, 대사, 결합작용, 배설을 간섭하는 외인성 물질

② 종류 : 산업용 화학물질(원료), 살충제, 제초제, 중금속류, 다이옥신류, 식물성ㆍ합성 에스트로겐, 식품 및 식품첨가물

③ 인체에 미치는 영향

㉠ 여성 : 유방생식기 암, 자궁섬유종, 유방 섬유세포질환, 골반염증성 질환, 자궁기형, 면역기능 이상

㉡ 남성 : 정자 및 정액 감소, 정자운동성 감소, 기형 정자 증가, 고환암, 전립샘 질환

출제유형문제 최다빈출문제

2-1. 적도 동태평양의 해수면 온도가 5개월 이상 평균 수온보다 0.5°C 이상 낮아지는 현상으로 인도네시아의 홍수를 유발하고 페루는 가뭄이 들게 되는 현상은?

① 기온 역전
② 열섬 현상
③ 지구온난화
④ 엘니뇨 현상
❺ 라니냐 현상

2-2. 우리나라 음용수의 수질기준으로 옳은 것은?

① 일반세균은 10mL 중 100CFU 이하로 검출된다.
② 색도는 4도를 넘지 않는다.
❸ 총대장균은 식수 100mL에서 검출되지 않는다.
④ 수소이온농도는 pH 5.0 이상 pH 8.0 이하이다.
⑤ 탁도는 1.5NTU를 넘지 않는다.

해설
- 기온역전 : 고도가 상승할수록 온도가 상승하여 기류가 정체되어 가스나 오염물이 지표면에 침체되는 현상
- 열섬 현상 : 도심의 온도가 변두리보다 약 5°C 증가하는 국지적인 기상변화를 초래하여 도심의 따뜻한 공기는 상승하고 도시주위로부터 도심으로 바람이 불게 되어 찬바람이 지표로 흐르게 되는 현상
- 지구온난화 : 대기 중의 이산화탄소 등이 지표로부터 복사하되 적외선을 흡수하여 열의 방출을 막을 뿐만 아니라, 흡수한 열을 다시 지상에 복사하여 지구 기온을 상승시키는 현상
- 엘니뇨 현상 : 해수면의 온도가 5개월 이상 평균 수온보다 0.5°C 이상 높아지는 경우로 서부 태평양 적도 해수면의 온도가 평상시보다 2~3°C 높게 형성되어 남미의 페루 해안까지 영향을 미쳐 기존의 기상모형과 다른 에너지 순환상태를 나타내는 것으로 세계 각지에 홍수, 가뭄, 폭설 등의 기상이변 초래

해설
- 일반세균은 1mL 중 100CFU를 넘지 아니할 것
- 색도는 5도를 넘지 아니할 것
- 수소이온농도는 pH 5.8 이상 pH 8.5 이하이어야 할 것
- 탁도는 1NTU를 넘지 아니할 것

3 **환경보건과 간호사의 역할**

(1) **환경 유해요인에 노출될 위험인구 집단 확인**

① **생물학적 유해요인** : 세균, 바이러스, 기생충

② **화학적 유해요인** : 독성식물, 대기오염 물질, 유기용제, 농약

③ **물리적 유해요인** : 방사선, 온도, 소음

④ **기타** : 기계적 요인(교통사고, 산업재해), 정신사회적 요인(스트레스, 실직, 생활습관 변화)

(2) **환경에 대한 사정** : 건강력 조사 시 환경위험에 대한 질문을 포함하여야 하며, 지역사회를 대상으로 사정할 때는 음료수의 공급 상태, 하수와 쓰레기 처리방법, 대기오염, 사고 가능성, 주택·부엌·화장실 형태 등도 포함시켜야 한다.

(3) **리스크 커뮤니케이션의 역할**

① **정의** : 인체건강 및 환경 위해성의 정도, 의의와 의미, 관리 및 규제를 목적으로 한 결정사항, 행동계획 및 방침 등에 대해서 이해관계자 간에 서로 정보를 전달하는 행위로 개인, 기관, 집단 간의 정보나 의견교환의 상호작용 과정이다.

② **목표** : 특정 대상을 목표로 명확하고 이해하기 쉬운 용어를 사용하여 적절하고 정확한 정보를 제공하며 일반 대중과의 위해에 대한 인식 격차를 최소화하고 대중이 이해할 수 있는 정확한 정보를 전달하며, 기관 역량과 책임감을 기반으로 한 정책 신뢰성 구축 및 강화를 하는 것이다.

③ **기본원칙**

㉠ 신속성 : 최대한 빨리 대응하는 것이다.

㉡ 개방성 : 최대한 정직하게 공개하고 공유해야 한다.

㉢ 일관성 : 한 목소리로 말해야 한다.

㉣ 공감성 : 책임여부와 관계없이 희생자에 대한 적극적인 관심을 표명하고 대중에 대한 책임을 지는 것이다.

㉤ 신뢰성 : 신뢰할 수 있는 자료를 제시하여 국민에게 신뢰감을 주는 것이다.

(4) **환경보건 자원에 의뢰** : 자원에 대한 목록과 업무 내용을 확보하고 있어야 신속하고 간편하게 의뢰할 수 있다.

(5) **환경보건에 관한 교육** : 지역사회 교육 시 환경보건에 대한 내용을 포함하여야 한다.

출제유형문제 최다빈출문제

환경보건간호사의 역할 중 리스크 커뮤니케이션의 기본원칙으로
틀린 것은?

❶ 책임성
② 신속성
③ 개방성
④ 일관성
⑤ 신뢰성

해설

리스크 커뮤니케이션의 기본원칙
• 신속성 : 최대한 빨리 대응하는 것이다.
• 개방성 : 최대한 정직하게 공개하고 공유해
  야 한다.
• 일관성 : 한 목소리로 말해야 한다.
• 공감성 : 책임여부와 관계없이 희생자에 대
  한 적극적인 관심을 표명하고 대중에 대한
  책임을 지는 것이다.
• 신뢰성 : 신뢰할 수 있는 자료를 제시하여
  국민에게 신뢰감을 주는 것이다.

4 산업재해 예방

(1) 산업재해의 원인과 종류

① 산업재해

　㉠ 근로자가 산업현장에서 돌발적인 안전사고로 갑자기 사망 또는 부상을 입거나 질병에 이환되는 것을 말한다.

　㉡ 산업안전보건법 : 근로자가 업무에 관계되는 건물, 설비, 원재료, 가스, 증기, 분진 등에 의하거나 작업, 기타의 업무에 기인해 사망 또는 부상을 입거나 질병에 이환되는 것을 의미하고 있다.

② 산업재해의 원인

직접원인	재해를 일으키는 물체 또는 행위 그 자체를 의미한다(작동 중인 기계, 동력전도장치, 공구, 낙상).	
간접원인 (2차적 원인)	물적 요인	불안전한 시설물, 부적절한 공구, 불량한 작업환경 등으로 재해를 일으키게 되어 있는 기본적인 원인을 의미한다.
	인적 요인	• 관리 요인 : 작업자의 작업에 대한 지식 부족, 작업미숙, 작업 정원 부족과 과잉, 부적절한 작업방법, 너무 긴 작업시간 등 • 심신 요인 : 근로자의 체력, 정신상의 결함, 피로, 부주의, 수면 부족, 음주, 질병

③ 재해빈발자 : 작업자의 저지능, 정서불안, 주의력 부족, 판단 미숙, 청력장애, 질병, 체력부족, 지구력 부족 등의 개인적 특성과 장시간 노동, 스트레스, 중노동 등의 근무조건에 의한 수면부족, 육체적·정신적 과로 등에 해당되는 근로자

(2) 산업재해 통계지표

① 재해율(천인율) : 근로자 100(1,000)명당 발생하는 재해자수의 비율

$$재해율 = \frac{재해자수}{상시근로자수} \times 100(1,000)$$

② 도수율 : 근로시간은 재해의 입장에서 보면 재해발생의 위험에 노출되는 시간이다. 위험에 노출된 단위시간당 재해가 얼마나 발생했는가에 대한 재해발생 상황을 파악하기 위한 표준지표(분모를 고려한 발생 밀도)

$$도수율 = \frac{재해건수}{연근로시간수} \times 1,000,000$$

③ 강도율 : 1,000시간을 단위시간으로 연 근로시간당 작업손실 일수로서 재해에 의한 손상의 정도를 나타낸다(분모와 분자의 강도를 모두 고려한 발생 밀도).

　㉠ 근로시간이 커질수록 재해의 확률은 커지고, 재해에 의한 그 손상의 정도에 따라 근로자 건강문제의 심각성도 달라진다.

$$강도율 = \frac{작업손실 일수}{연근로시간수} \times 1,000$$

④ 건수율(발생률) : 조사기간 중의 산업체 근로자 1,000명당 재해발생 건수를 표시하는 것으로 산업재해 발생 상황을 총괄적으로 파악하는데 적합하나 작업시간이 고려되지 않은 것이 결점이다(발생상황을 파악하는 가장 단순한 자료).

$$건수율 = \frac{재해건수}{상시근로자수(평균\ 실근로자수)} \times 1{,}000$$

⑤ 평균 작업손실일 수 : 재해건수당 평균 작업손실 규모가 어느 정도인가를 나타내는 지표로 재해의 평균 규모를 파악할 수 있어 작업장별, 산업장 간 단순비교가 가능하다.

$$평균\ 작업손실일수 = \frac{작업손실\ 일수}{재해건수}$$

(3) 산업재해 예방대책

① 재해예방을 위한 안전대책

　㉠ 모든 안전사고의 98%는 예방할 수 있었던 것이고 불가항력적인 것은 2%에 불과하다.

　㉡ 공학적 기술 측면보다 안전관리의 조직이나 그 기능의 측면이 강조되고 있다.

　㉢ 재해 발생의 가장 큰 원인은 '사람에게 있다'는 개념으로 시설물의 안전보다 인적 요인의 관리를 중요시하고 있다.

　㉣ 건강과 작업조건을 고려한 작업배치와 안전교육 등 관리측면의 개선점 발견에 노력한다.

　㉤ 보호구의 지급 및 효과적인 착용에 대한 지도가 중요하다.

　㉥ 철저한 조사를 통해 재해의 원인을 규명한다.

② 재해예방의 4원칙

　㉠ 손실우연의 원칙

　　• 사고와 상해는 어느 정도 우연의 확률이 존재한다는 것으로 예측이 어려워 손실 유무에 상관없이 사고방지 자체에 초점이 맞춰져야 한다.

　　• 하인리히 법칙

　　　– 대형사고가 발생하기 전에 그와 관련된 수많은 경미한 사고와 징후들이 반드시 존재한다는 것을 산업재해 분석을 통해 밝힌 법칙

　　　– 산업재해가 발생하여 중상자가 1명 나오면 그 전에 같은 원인으로 발생한 경상자가 29명, 같은 원인으로 부상을 당할 뻔한 잠재적 부상자가 300명 있었다는 사실로 1:29:300법칙이라고도 한다(현성 재해:불현성 재해:잠재성 재해 = 1:29:300).

　㉡ 원인 연계의 원칙 : 재해발생은 반드시 원인이 있다. 즉, 사고와 손실과의 관계는 우연적이지만 사고와 원인과의 관계는 필연적인 인과관계가 있다.

　㉢ 예방 가능의 원칙 : 원칙적으로 원인이 제거되면 예방이 가능하다(사전 대책에 중점).

　㉣ 대책 선정의 원칙 : 재해예방 대책은 반드시 존재한다(3E).

　　• 기술적, 공학적 대책(Engineering) : 안전설계, 안진기준의 설정, 환경실비 개선, 작업 행정 개선, 기준 설정 등

　　• 교육적 대책(Education) : 안전보건교육 및 훈련을 실시하는 것이다.

- 규제적, 관리적 대책(Enforcement) : 엄격한 규제에 의해 제도적으로 시행하는 것이다.

③ **재해환자의 관리** : 응급환자의 신속한 관리와 후송체계가 수립되어 있어야 한다. 재해환자의 적절한 응급 처치와 신속한 관리는 손상의 치유와 직업복귀를 촉진시킬 뿐 아니라 후유증을 최소화할 수 있다.

④ 산업장에서의 건강증진

　㉠ 스트레스관리

　㉡ 요통관리

　㉢ VDT(영상표시단말기) 증후군 관리

- 컴퓨터 스크린에 방사되는 X선·전리방사선 등의 해로운 전자기파가 유발하는 두통, 시각장애, 어깨부터 손가락까지의 통증, 근육위축 등의 증세를 가리키는 것
- 컴퓨터 사용 시 화면문제, 작업환경, 작업 공간, 작업난이도, 작업편성 문제
- 대체로 일과성 현상이며, 특수 건강검진은 필요하지 않은 건강문제
- 증 상
  - 안정피로 : 시력감퇴, 복시, 안통, 두통, 오심, 구토
  - 폭주부전 : 먼 곳을 보기 위해 눈을 벌리는 것이 안 되는 상태, 모니터에서 나오는 전자파의 영향과 관련하여 근시화 변화, 눈물분비 기능 변화, 안압 변화 등도 있다.
  - 경견완증후군 : 목, 어깨, 팔, 손가락 등의 경견완장해, 등과 허리 등의 요통에 관한 자각증상이 있다.
  - 정신신경장애 : 불안, 초조, 신경질, 낮의 피로감, 기상 시 피로감, 두통 등이 있다.
  - 기타 : 임신, 출산의 이상, 방전현상에 따른 불쾌감, 소양감 등의 피부장애 등이 있다.
- 예방대책
  - 화면개량 : 아른거림이 적고, 광선반사가 적은 무광택, 각도조절이 가능한 제품, 책상 밑에 별도의 키보드 받침을 사용한다.
  - 의자의 높이는 작업대와 무릎 사이 17~20cm 정도의 공간을 확보하도록 하며, 발받침대를 만들어 무릎의 각도가 90°를 유지하도록 한다.
  - 의자에 깊숙이 앉아서 등을 지지하고 몸통의 경사각도를 90~110°를 유지하도록 한다.
  - 키보드나 마우스를 두는 곳은 높낮이가 조절되어야 한다(팔꿈치 각도 90° 이상 유지).
  - 작업대 표면에서의 조명은 200~500Lux, 화면바탕이 검정 계통일 경우 300~500Lux, 흰색 계통일 때 500~700Lux를 유지하도록 권장하고 있다.
  - 시선이 모니터 상단에 수평으로 일치하도록 모니터 높이를 조절하고, 모니터 화면과 눈의 거리는 40cm 이상을 유지하도록 한다.
  - 1회 연속 작업시간이 1시간을 넘지 않도록 하고 시간당 10~15분의 휴식을 취해야 한다.
  - 작업 전후, 작업 도중에 스트레칭을 한다.

⑤ 산업재해 보상 : 재해(상해~질병)보상은 업무상 부상과 업무상 질병을 함께 그 대상으로 하고 있으며, 산업재해나 직업병으로 인해서 야기될 수도 있는 근로자의 경제적 곤란과 작업능력의 영구적인 저하를 얼마만큼 회복시켜 주는지 그 정도에 목적이 있다.

급여 종류		수급요건	급여수준
요양급여		업무상재해로 인한 부상, 질병의 이환 시 지급한다. 단 요양기간이 3일 이내의 요양으로 치유될 수 있을 때에는 요양급여를 지급하지 않는다(근로기준법에 의하여 사용자가 재해보상).	요양비전액
휴업급여		업무상 재해로 요양기간 중 지급하되 요양기간이 3일 이내인 때에는 제외된다.	1일 평균임금의 100분의 70에 해당하는 금액
장해급여	연금	업무상 사유로 부상을 당하거나 질병에 걸려 치유 후 신체 등에 장해가 남아 있으며 장해등급 1~3급인 경우, 4~7급은 연금, 일시금 중 선택	연금 : 329일분(1급)~138일분(7급)
	일시금	위와 같은 사유이며 장해등급 8~14급인 경우, 4~7급은 연금, 일시금 중 선택	1,012일분(4급)~55일분(14급)
간병급여		요양급여를 받은 자 중 치유 후 의학적으로 상시 또는 수시 간병이 필요하여 실제로 간병을 받는 자에게 지급	장해등급에 따라 평균임금의 90.1%의 연금 (1급)~55일분의 일시금(14급)까지 지급
유족급여	연금	근로자가 업무상의 사유로 사망한 경우에 유족에게 연금 또는 일시금으로 지급	• 47%(유족 1인)를 기본으로 • 1인당 5% 증가 : 상한한도 67%
	일시금		1,300일분
상병보상연금		요양급여를 받는 근로자가 요양 개시 후 2년이 경과된 날 이후에도 치유되지 않고 폐질의 정도가 폐질등급기준에 해당하는 경우	• 1급 : 평균임금의 90.1% • 2급 : 평균임금의 79.75% • 3급 : 평균임금의 70.4%
장의비		업무상 재해로 사망하였을 경우 그 장제를 행한 사람에게 지급	평균임금의 120일분

출제유형문제 최다빈출문제

A사업장의 근로자는 1,000명이며, 연간 20건의 재해가 발생하였다. 이 사업장의 재해지수는?

① 강도율 : 20 / 1,000 × 1,000 = 20
❷ 건수율 : 20 / 1,000 × 1,000 = 20
③ 도수율 : 20 / 1,000 × 1,000 = 20
④ 강도율 : 20 / 1,000 × 100 = 2
⑤ 건수율 : 20 / 1,000 × 100 = 2

해설
건수율
• 조사기간 중의 근로자 1,000명당 재해 발생 건수
• 재해건수/상시 근로자 수×1,000

5 작업환경 관리

(1) 작업환경 유해요인의 종류

① 작업환경은 직업성 질환과 재해의 원인이 되므로, 작업환경의 조사는 작업환경의 조건이나 유해요인
을 측정함으로써 근로자의 건강장해를 예방하는 목적이 있다.

② 화학적 유해요인

㉠ 물리적 성상에 따른 분류

가스(Gas)	25℃ 760mmHg에서 기체상태로 있는 물질로, 일산화탄소(CO), 청산가스(HCN), 질소화합물(NOx), 오존(O_3) 등이 있다.
증기(Vapor)	25℃ 760mmHg에서 액체 또는 고체 상태로 있는 물질
입상물질(Particulate matter)	연무질, 먼지, 안개, 흄, 미스트, 스모그, 연기 등
액 체	염산, 황산, 초산

㉡ 생리적 작용에 따른 분류

종 류	특 징
자극제	• 피부, 점막에 작용하여 부식, 수포 유발, 고농도 노출 시 호흡정지를 유발한다. － 상기도 점막 자극제 : 수용성이 높은 알데히드, 알칼리성 먼지와 미스트, 암모니아, 크롬산, 산화에틸렌, 염화수소, 불화수소, 아황산가스 － 상기도 점막과 폐조직 자극제 : 중등도 수용성으로 염소, 브롬, 불소, 요오드, 염소산화물, 염화시안, 브롬화시안, 디에틸 및 디메틸 황산염, 황염화물, 3・5염화인, 오존 － 종말기도 및 폐포 침범 : 낮은 수용성으로 이산화질소(폐수종), 3염화 비소, 포스겐($COCl_2$), 아질산가스, 4산화질소
질식제	• 단순 질식제 : 혈액 및 조직 중 산소결핍을 일으키고 탄산가스의 분압을 증가시키는 물질로 조직 내 산화작용을 방해하는 헬륨, 탄산가스, 에탄, 메탄, 수소, 질소, 아산화질소 등 • 화학적 질식제 : 혈색소의 산소운반을 방해하는 비소, 일산화탄소, 니트로벤젠, 아닐린 톨루엔과 세포내 산소 이용이 이루어지지 않게 하는 황화수소, 청산 및 그 화합물이 있다.
마취제, 진통제	마취제는 단순 마취작용을 일으키지만 전신 중독은 일으키지 않는다. 이는 뇌순환 혈액 중의 농도에 따라 중추신경작용을 억제하기도 한다.
전신 중독제	• 할로겐화 탄화수소 : 간 및 신장장애 • 4염화탄소, 4염화에탄, 니트로사민 : 심한 간장애 • 벤젠 : 조혈기능 장애 • 금속(망간, 수은), 유기 금속화합물(메틸수은, 4에틸연), 이황화탄소, 메틸알코올, 디오펜, 살충제 : 신경독 • 납, 수은, 카드뮴, 안티몬, 망간, 베릴륨 : 흄의 상태로 금속열 유발 • 유기성 분진(석면, 유리규산, 산화베릴륨, 흑연 등) : 진폐증 • 중독성 비금속 무기물질(비소 화합물, 인, 유황, 셀레늄 등)

③ 물리적 유해요인 : 소음, 진동, 고열, 한랭, 조명, 이상기압, 유해광선 등

④ 생물학적 유해요인 : 세균, 바이러스, 진균, 리케차, 기생충, 곤충, 병원체 오염 등

⑤ 인간공학적 요인 : 작업 자세, 작업 방법, 작업 강도, 작업 시간, 휴식 시간, 작업 의자, 교대제,
작업대, 사용 공구

⑥ 사회적 요인 : 임금, 교통수단, 공장 소재지, 인간관계, 가정생활

(2) 유해물질 허용기준

① 시간가중 평균 농도(Time weighted average, TLV-TWA) : 어떤 유해물질에 1일 8시간, 주 40시간의 정상 노동시간 중의 평균농도로 나타내며, 근로자가 이러한 조건에서 반복하여 폭로되더라도 건강상의 장해를 일으키지 않는 농도를 말한다. 그러나 개개인은 유해물질에 대한 감수성이 다르기 때문에 허용농도 이하에서도 불쾌감을 느끼거나 질병이 악화된다든지 암 발생의 원인이 될 수 있다.

② 단시간 노출허용 농도(Short time exposure limit, TLV-STEL)

 ㉠ 근로자가 1회에 15분간 유해요인에 노출되는 경우를 기준으로 이 기준 이하에서는 1회 노출 간격이 1시간 이상인 경우 1일 작업시간 동안 4회까지 노출이 허용될 수 있는 기준을 의미한다.

 ㉡ 즉, 유해성이 큰 물질에 적용하는 기준으로 15분 이상 노출되는 것을 예방하기 위한 기준이다.

 ㉢ 8시간 평균기준치가 TLV-TWA보다 낮더라도 작업일 중 TLV-STEL은 넘어서는 안 된다.

③ 최고허용 농도(TLV-Ceiling, TLV-C) : 잠시라도 이 농도 이상 노출 시 건강장해를 초래하는 유해요인에 적용되는 기준으로, 순간적이라 하더라도 절대적으로 초과해서는 안 되는 농도를 말한다(노출기준 앞에 'C'를 붙여 표시). 이 허용기준은 간접적으로 근로자가 유해물질에 노출된 수준을 평가하는 방법이다.

(3) 노출기준 사용상의 유의사항

① 각 유해요인의 노출기준은 해당 유해요인이 단독으로 존재하는 경우의 노출기준이다.

② 2종 이상의 유해요인이 존재하는 경우는 상승작용으로 유해성이 증가할 수 있으므로 수치를 산출하여 적용한다.

③ 노출기준은 1일 8시간 작업을 기준으로 제정된 것이므로 근로시간, 작업강도, 온열조건 등 노출기준 적용에 영향을 미치는 요인들에 대해 특별히 고려해야 한다.

④ 유해요인에 대한 감수성은 개인에 따라 차이가 있으므로 이를 고려해야 한다.

⑤ 대기오염의 평가 또는 관리상의 지표로 사용할 수 없다.

(4) 유해성 영향요소

① 농도 : 농도가 짙고 노출시간이 길수록 유해성이 크다.

② 노출(폭로)시간 : 일정기간 지속적인 노출보다 단속적으로 노출되는 것이 피해가 적다. 하버(Haber)의 법칙에 의하면 K(유해지수)=C(농도) × T(시간)이며 비교적 짧은 기간 노출되어 중독이 일어나는 경우에 적용한다.

③ 개인의 감수성 : 인종, 연령, 성별, 관습, 질병의 유무, 선천적 체질에 따라 유해 정도가 달라진다.

④ 작업의 강도 : 육체적 작업이 심할수록 체내 산소요구량이 많아져 호흡량이 증가하고 호흡기 계통의 침입이 용이해지며, 땀을 많이 흘리게 되어 수용성 유해물질의 피부 침입도 용이해진다.

⑤ 기상조건 : 고온다습, 무풍, 기상역전 등의 기상조건에 따라 유해 정도가 달라진다.

(5) 유해화학물질 관리

① 산업안전보건법 : 사업주는 화학물질 또는 화학물질을 함유한 제제를 제조·수입·사용·운반 또는 저장하고자 할 때 물질안전보건자료(MSDS)를 작성하여 비치하도록 한다.

② 화학물질의 명칭·성분 및 함유량, 안전·보건상의 취급주의 사항, 인체 및 환경에 미치는 영향 등의 내용이 포함되어야 한다.

③ 사업주는 해당 사업장 근로자에게 물질안전보건자료(MSDS)에 관한 교육을 실시해야 한다.

(6) 작업환경 관리의 기본 원칙

① 대치(Substitution) : 독성이 약한 유해물질로 대체하거나 공정, 시설, 물질을 변경하는 방법이 가장 효과적이고 근본적인 방법이지만, 기술적 어려움이 동반되는 경우가 많다.

공정 변경의 예	• 작업 과정의 변경 • 페인트 성분의 비산 방지를 위해 분무하던 페인트를 담그거나 전기흡착으로 변경한 것 • 금속을 두들겨 자르는 것을 톱으로 잘라 소음을 감소시킨 것
시설 변경의 예	• 화재예방을 위해 유리병에 저장하던 가연성 물질을 철제 통에 보관하는 것 • 흄을 배출하기 위한 통풍장치의 창을 안전유리로 바꾸는 것
물질 변경의 예	• 가장 흔히 사용하는 대책이다. • 세탁 시 사염화탄소를 염화탄화수소나 불화탄화수소로, 벤젠을 톨루엔으로, 석면을 섬유유리나 식물성 섬유로 바꾸어 독성이 적은 물질로 변경해 사용하는 것 • 화재를 예방하기 위해 드라이크리닝 시에 석유 대신 perchloroethylene을 사용하는 것 • 성냥 제조 시 황인을 적인으로 대치하는 것

② 격리(Isolation) : 작업자와 유해인자 사이를 물체, 시간, 거리 등으로 차단하는 방법으로 방호벽을 쌓거나 밀폐 시키고 원격 조정하는 등의 방법이다.

격리 저장	• 물질 격리 : 흡입독성이 강하거나 인화성이 높은 물질은 격리해서 저장한다. • 시설 격리 : 고압에서 가동하는 기계나 고속회전을 요하는 시설은 방호벽을 쌓거나 밀폐시키고 자동감시체계를 이용한다.
공정의 격리	• 공정의 격리는 비용이 가장 많이 들지만 최근 자동화 및 원격조정 기술 등의 발달로 유용한 원칙으로 대두되고 있다. • 방사성 동위원소 취급 시 격리와 밀폐, 원격장치를 사용하는 것, 정유공장을 비롯한 많은 화학 공장에서 자동화 장치를 설치하여 각종 유해인자를 근로자와 격리하는 것
개인용 보호구 지급	가장 흔히 사용, 공정 특성상 개선이 불가능할 경우 적절한 보호구를 제공한다(최후의 수단).

③ 환기, 제거(Ventilation) : 유해증기를 포착해서 배출시키기 위해 또는 쾌적한 온열상태를 유지하기 위해 사용된다.

ㄱ 국소 환기 : 유해물질의 발생원 가까이에서 유해물질을 빨아들여서 밖으로 배출시키는 장치를 설치하여 근로자가 유해물질을 흡입하지 않도록 하는 방법이다.

ㄴ 전체 환기 : 작업환경의 유해물질을 희석하는 것이므로 희석 환기라고도 한다. 주로 고온다습한 환경에 사용되거나 분진, 냄새, 유해 증기를 희석하는 데 사용된다. 그러나 발생원에 대한 대책으로는 부적절하다.

④ 교육(Education) : 작업환경 관리에 대한 교육을 실시한다.

　　㉠ 관리자 : 작업환경 관리의 필요성을 인식시킨다.

　　㉡ 기술자 : 안전보건 문제에 대한 계획과 처리를 할 수 있게 한다.

　　㉢ 감독자 : 작업감독뿐만 아니라 환경이나 공정에 대한 감독도 실시할 수 있도록 한다.

　　㉣ 작업자 : 자신이 다루고 있는 시설이나 기구 물질에 대해 이해하고 대처 가능한 상태를 유지할 수 있도록 한다.

(7) 작업환경 개선방안

① 산업간호사는 작업환경을 파악하기 위해 체크리스트를 작성, 사용한다.

② 산업장 환경지도를 작성하여 건강관리실 및 산업장에 게시하여 유해물질에 대한 관리를 할 수 있다.

③ 작업환경 개선대책 종류에 따른 관리 방법

종 류	방 법	의 미
공학적 대책	대치, 격리, 밀폐, 차단, 환기	설계 단계에서는 가장 쉽고, 경제적, 효과적이나 기존 시설 변경 시 비용이 많이 든다.
관리 대책	작업시간/휴식시간 조정, 교대근무, 작업 전환 교육	시행이 어렵고 지속적이지 못하다.
개인보호구의 착용	안전모, 보안경, 귀마개, 안전화, 보호 장갑	개인의 사용에 의존, 공학적 대책을 마련 중, 최후 수단으로만 사용해야 한다.

출제유형문제 최다빈출문제

다음의 설명이 옳지 못한 것은?

① 물질안전보건자료의 게시에 대한 행정적 책임은 사업주에게 있다.

② 독성이 약한 유해물질로 바꾸거나 공정 또는 시설 교체의 방법은 대치이다.

❸ 보호구를 사용하는 것은 교육이다.

④ 작업장과 유해인자 사이를 물체, 거리, 시간 등으로 차단하는 방법은 격리이다.

⑤ 대치는 작업환경 대책의 근본적인 방법이다.

해설

개인용 보호구 지급
• 격 리
• 가장 흔히 사용
• 최후의 수단

재난관리

제 2 장

1 재난의 이해

(1) 재난의 개념

① 재난의 정의
- ㉠ WHO : 외부의 도움을 필요로 하는 갑작스러운 생태적 현상
- ㉡ 중앙재난안전대책 본부 : 국민의 생명·신체 및 재산과 국가에 피해를 주거나 줄 수 있는 것
- ㉢ 응급의료 체계의 관점 : 응급의료체계 자체 역량으로 환자의 치료가 불가능하여 외부의 도움 없이는 최소한의 간호도 불가능한 상태

② 재난의 분류
- ㉠ 자연재난 : 태풍, 홍수, 호우(豪雨), 강풍, 풍랑, 해일(海溢), 대설, 낙뢰, 가뭄, 지진, 황사(黃砂), 조류 대발생, 조수, 화산활동 등 그 밖에 이에 준하는 자연현상으로 인하여 발생하는 재해
- ㉡ 사회재난
  - 화재, 붕괴, 폭발, 교통사고(항공, 해상사고 포함), 화생방사고, 환경오염 사고 등으로 인해 발생하는 대통령령으로 정하는 규모 이상의 피해와 에너지·통신·교통·금융·의료·수도 등 국가기반체계의 마비, 감염병의 예방 및 관리에 관한 법률에 따른 감염병 또는 가축전염병예 방법에 따른 가축전염병의 확산 등으로 인한 피해를 통합한 재난으로 정의된다(예 중동호흡기 증후군).
  - 특 징
    - 사회현상보다 자연재난과 인적 재난에 의해서도 발생하는 복합재난
    - 사회가 고도화될수록 사회재난에 대한 취약성이 증가하고 피해 규모도 대형화 예상
    - 금융, 교통, 전기, 정보통신 등과 같이 일상생활에 필수적인 기반시설에 대한 침해나 사고는 그 자체가 사회적 재난으로의 발전가능성이 높다.
    - 사회재난 관리는 정부, 민간기업, 시민사회의 각 개인과 단체 등 모든 행위자들이 참여해 야 효과성이 확보된다.
    - 사회재난은 국가 핵심기반 시설 및 국민, 정부서비스, 국가 정체성과 관련된 대상에 대해 서도 관리방안의 수립이 필요하다.
- ㉢ 해외재난 : 대한민국 영역 밖에서 대한민국 국민의 생명·신체 및 재산에 피해를 줄 수 있는 재난으로 정부차원의 대처가 필요한 재난

ⓡ 특수재난 : 공공테러, 연성테러(감염성 미생물 테러), 컴퓨터 바이러스 테러, 괴질, 불법 시위 등의 인위적인 원인에 의한 불특정 다수에 대한 범죄행위

(2) 재난관리 단계

구 분	단 계	활 동
재난 발생 전	1단계 : 예방완화 단계	위험성 분석, 위험지도 작성, 건축법 제정과 정비, 조세 유도, 재해보험, 토지 이용 관리, 안전 관련 법 제정 및 정비, 재난 취약시설 점검 및 정비, 정보시스템 개선 등
	2단계 : 준비(대비) 단계	재난 대응 계획 수립, 비상경보체계 구축, 통합대응체계 구축, 비상통신망 구축, 유관기관 협조체제 유지(재난 대응 네트워크 참여), 비상(대응)자원 확보, 교육훈련 프로그램 개발 및 연습 등
재난 발생 후	3단계 : 대응 단계	재난 대응 적용(계획 시행), 재난의 긴급 대응과 수습, 중증도 분류, 재난수색, 인명구조, 구난활동 전개, 응급의료체계 운영, 대책 본부 가동, 임시 대피소 마련(환자의 수용, 후송, 간호), 의약품 및 생필품 제공 등
	4단계 : 복구(회복)단계	피해 조사, 잔해물 제거, 감염예방(예방접종), 이재민 지원, 임시 거주지 마련, 시설 복구, 심리 상담 및 전문치료 의뢰, 재난 복구비용지원 대책 등

출제유형문제 최다빈출문제

인위적인 원인에 대한 불특정 다수에 대한 범죄는 어떤 재난에 속하는가?

① 자연재난
② 물리·화학적 재난
③ 사회재난
④ 해외재난
❺ 특수재난

해설
• 자연재난 : 태풍, 홍수, 호우(豪雨), 강풍, 풍랑, 해일(海溢), 대설, 낙뢰, 가뭄, 지진, 황사(黃砂), 조류 대발생, 조수, 화산활동 등 그 밖에 이에 준하는 자연현상으로 인하여 발생하는 재해
• 사회재난 : 화재, 붕괴, 폭발, 교통사고(항공, 해상사고 포함), 화생방사고, 환경오염 사고 등으로 인해 발생하는 대통령령으로 정하는 규모 이상의 피해(예 중동호흡기 증후군)
• 해외재난 : 대한민국 영역 밖에서 대한민국 국민의 생명·신체 및 재산에 피해를 줄 수 있는 재난으로 정부차원 대처할 필요가 있는 재난
• 특수재난 : 공공테러, 연성테러(감염성 미생물 테러), 컴퓨터 바이러스 테러, 괴질, 불법 시위 등의 인위적인 원인에 의한 불특정 다수에 대한 범죄행위

2 재난 대응

(1) 재난 유형별 분류

① 재난 유형별 분류

    ⊙ 응급처치의 필요성과 이용 가능한 재원에 따라 환자를 분류하는 과정이며, 일상적인 응급처치가 불가능한 환경, 즉 대량 환자의 발생과 같은 상황에서 시행되는 중요한 선별과정이다.

    ⓛ 가장 많은 수의 환자에게 치료를 제공하는 것으로 지금 재난현장에 확보하고 있는 의료치료와 자원으로 살아날 확률이 높은 부상자들을 찾아내는 것이 핵심 원칙이다.

② 재난 시 중증도(Triage) 분류

중증도	색 구분	내 용
1순위	적색(빨강)	• 치명적이거나 사지절단의 위험이 있는 손상, ABC의 지속적인 이상이 있는 상태 • 부상이 심각하지만 최소한의 시간이나 자원으로 치료될 수 있으며 치료 후 생존할 것으로 예상되는 환자(예 흉부손상, 쇼크, 심한 출혈, 급성 호흡곤란 등)
2순위	황색(노랑)	• 최종적인 치료가 필요하지만 초기 처치가 지연되어도 악화되지 않는 상태 • 부상이 심하지만 발병할 위험성 없이 치료가 지연되어도 괜찮은 환자(예 의식수준의 저하, 진행성 출혈)
3순위	녹색(초록)	• 이송이 필요 없고 현장에서 처치 후 귀가할 수 있는 상태(Walking wounded) • 부상이 크지 않아 치료를 기다릴 수 있는 환자들이며 부상이 더 심각한 환자를 치료한 후 치료해도 된다(예 경미한 골절, 경미한 찰과상, 보행이 가능한 환자).
4순위	흑색(검정)	• 사망 또는 현장에서 사망으로 예상되는 환자 • 사망자, 20분 이상 맥박이 없는 경우, 두부나 몸통이 절단된 자 등 심폐소생술로 소생 불가능한 자

③ START 분류

    ⊙ 최근 몇 년간 단순 부상자 분류 및 빠른 치료(START, Simple triage and rapid treatment)라는 시스템으로 가상 많이 사용되고 있다.

    ⓛ 환자의 호흡(Respiration), 관류(Perfusion : Radial pulse check, Blanch test), 의식상태(Mental status), 즉 RPM을 사정하여 분류하는 방법으로 위에서 제시한 순위와 색깔은 동일하다.

    ⓒ 재난부상자의 중증도 분류(Triage)

중증도		색 구분	내 용	
1순위	긴 급	적색(빨강)	• 가장 중증 상태 • 수 분 이내 응급처치 필요	기도 호흡 심장이상, 조절 안 되는 출혈, 개방성 흉부 복부 손상, 심각한 두부 손상, 쇼크, 기도 화상, 내과적 이상
2순위	응 급	황색(노랑)	• 비교적 중증이며 수술을 요하는 경우 • 수 시간 내에 응급처치를 필요로 하는 환자	척추손상, 다발성 주요골절, 중증 화상, 단순 두부 손상
3순위	비응급	녹색(초록)	• 비응급, 경증 • 수 시간, 수 일 내 치료해도 지장이 없는 환자	경상의 합병증 없는 골절, 외상, 손상, 화상, 소량의 출혈, 정신과적 문제
4순위	지 연	흑색(검정)	사망 또는 현장에서 사망으로 예상되는 환자	사망자, 20분 이상 무맥박, 완전 화상 환자, 두부나 몸통이 절단된 자 등 심폐소생술로 소생이 불가능한 자

(2) 재난의 심리사회적 영향

① 스트레스 사건에 대한 정상적인 심리반응

ㄱ 정서회복의 단계 변화는 반드시 순차적으로 이루어지지는 않으며, 단계를 뛰어넘거나 이전단계의 증상이 재발되기도 한다.

ㄴ 4단계 정서회복 단계(미국 적십자)

영웅 단계	마비, 충격, 생명을 구했다는 것에 대한 의기양양함을 보인다.
허니문 단계	생존자가 매우 기뻐하며 지역사회와 함께 재난에 대응하기 위한 일에 참여한다.
환멸 단계	재난 이후 삶의 변화가 현실로 다가오면서 우울감과 무력감이 나타난다. 증상으로는 두통, 혈압상승, 궤양, 소화기계통 문제, 수면장애와 같은 신체적 반응이 나타나며, 정서적 무감정 상태와 격한 감정 사이에서 기복을 보이고, 분노와 좌절을 보인다.
재구성 단계	격한 감정이 수용, 독립성으로, 또한 일상생활 속의 관계와 활동에 정서적인 재투자로 대체되면서 심리반응이 점차적으로 재구성된다.

② 특별한 요구가 있는 집단

아동, 청소년	기존에 정서적 문제나 가족에게 문제가 있을 때 재난 후 더 큰 지원과 상담이 필요하다.
노 인	• 재난으로 인한 투약중단, 의료장비의 손실, 의료서비스 제공자의 변경, 지속되던 건강관리의 중단, 장소이동으로 인한 일관된 자가 관리의 부족 등으로 건강관리체계가 와해되고 기저질환이 악화될 수 있다. • 특히 여성 노인은 남성 노인보다 수명이 길고 미망인이 되며, 사회적 지위가 약해지기 때문에 외상 후 스트레스장애(PTSD)의 위험성이 더 높아진다.
정신질환자	• 정신과 질환의 과거력이 있는 사람은 재난으로 인한 스트레스에 가장 취약한 사람이다. • 만성적으로 정신과 질환을 앓아 온 사람은 사회적 지지체계부족으로 사별, 테러 등과 같은 영향을 완충시키지 못 한다. • 조증이나 우울 장애와 같은 질환이 재난 이후에 더 악화될 수 있다.
재난구호요원	재난구호요원들에게 나타나는 스트레스는 장기결근과 소진, 가족이나 일, 사회생활 영위의 어려움, 신체적/정신적 장애를 유발한다.
간호사, 의료기관 직원	• 생명을 구한 행복감과 생명을 잃었을 때의 슬픔, 분노의 감정 사이를 오가며 극한 정서적 기복을 경험하게 된다. • 재난에 대한 자신의 정서적 반응을 스스로 관리하고, 의료인들을 위한 심리적 응급처치가 필요하다.

③ 외상 후 스트레스장애(Post traumatic stress disorder, PTSD)
  ㉠ 사정과 진단
   • 정의 : 두려웠던 경험에서 벗어난 이후에도 여러 가지 심리적 고통과 정신적 장애에 시달릴 수 있으며, 이러한 상황에서 특징적으로 나타나는 심리적 문제
   • 주요증상

과민반응 현상	안절부절, 불안, 작은 소리나 물체의 움직임에 깜짝 놀람, 심박동 상승 등
사건의 재경험	악몽에 시달림, 사건과 비슷한 단서가 되는 것을 접할 때 생리적 반응이 일어나거나 고통스러움을 느낌
감정회피 또는 마비 현상	정상적인 감정반응 소실, 일상생활의 문제에 무게를 두지 않는 비현실성
신체적 반응	초조, 안절부절 못함, 과각성, 쉽게 피로함, 탈진, 한기, 화끈거림, 소화불량, 입마름, 가슴 답답함 등
정서적 반응	충격, 믿을 수 없어 함, 불안, 안전에 대한 공포, 예민, 분노, 격분, 슬픔, 우울, 희망상실, 자기비난, 책망 등
인지적 반응	착각, 혼란, 해리현상, 반복적인 꿈과 장면, 양가감정, 기억력·집중력 저하, 의심, 종교적 신념 변화, 결정 장애, 안 좋은 일이 벌어질 것 같은 생각 등
행동 변화	수면 문제, 악몽, 깜짝 깜짝 놀람, 눈물 흘림, 가족들과 마찰, 사회적 위축, 고립, 사건을 떠올릴 만한 자극들을 피함

  ㉡ DMS-Ⅳ에 따른 진단기준
   • 극심한 외상성 사건 이후 주요 증상 항목들에 한하며 증상의 지속기간이 1개월 이상인 경우로 정한다.
   • 증상 출현 시기에 따라 급성, 만성, 지연성 외상 후 스트레스 장애로 분류한다.
   • 고위험군은 선별 조사하여 조기에 치료를 시작하는 것이 중요하다.
   • 가족이나 친구 등 지지체계로부터 강력한 도움이 있을 경우 스스로 회복되기도 한다.
  ㉢ 중 재
   • 질병교육 : 환자와 가족을 대상으로 PTSD에 대한 교육을 실시한다.
   • 약물요법 : 신체에 나타난 증상을 효과적으로 완화시킬 수 있다.
   • 정신요법
    - 약물요법으로 증상이 완화되면 정신요법에 집중하도록 해야 한다. 정신요법의 목적은 외상 경험과 사건에 대한 환자의 반응을 재조사함으로써 자기 패배적 성향을 깨뜨리는 것이다.
    - 대표적인 치료법 : 인지행동 치료, 집단 치료, 스트레스 예방훈련 등으로 재경험과 회피증상에 대항하도록 한다.

(3) 윤리적 원칙과 쟁점

① 윤리적 가치

공정성	• 정책 입안자와 법률 제정자는 계층, 인종, 이웃 혹은 개인적 인맥과 같은 요소를 고려하지 않는다. • 재난에 취약한 집단 쪽으로 자원과 노력을 집중할 수 있는 방법을 고려하는 것이 공정한 표준 위기 돌봄 프로토콜의 목적이다. • 정책과 법률은 현존하는 돌봄 접근성에서의 불평등을 인식하고, 가장 취약한 집단의 요구를 고려하여 공정한 자원 분배를 지원할 수 있어야 한다.
돌봄의 의무	• 윤리적 틀이 공중보건 재난정책 입안과 법률제정에 기반이 된다면, 자원부족으로 치료적 선택에 제한이 생길지라도 의료서비스 전문가가 포기하는 일은 없을 것이다. • 재난 정책과 법률 제정의 기반을 이루는 윤리 요소는 전문가의 돌봄 의무를 지원(예 직접적인 돌봄 제공 의료서비스 전문가와 중증도 분류에 책임이 있는 의료서비스 전문가의 역할을 분리하는 정책) • 의료서비스 전문가들은 환자를 돌보는 의무를 가지며, 돌봄 기관은 의료서비스 전문가들을 지원하는 의무를 가진다. 감염의 위험을 감소시키기 위한 개별 보호장비의 구비, 통제, 다양한 메커니즘은 위험에 직면할 수 있는 의료서비스 전문가들을 보호하기 위한 조치이다.
자원분배의 의무	• 의료서비스 기관과 공중보건 관리자는 최대한 많은 수의 생명을 구한다는 실용적인 목적을 반영하여 부족한 자원을 분배해야 한다. • 전문가에게는 지역사회에 대한 자원분배와 개인 환자에 대한 자원분배 사이에서 균형감이 요구된다.

② 윤리적 과정의 요소

투명성 (Transparency)	• 진정한 지역사회의 참여는 정책 결정으로 인해 크게 영향을 받을 수 있는 사람들의 견해까지 포함(건전한 정책 입안) • 재난상황의 전 과정을 모두 공개하고 다양한 집단의 가치를 반영해야 한다.
일관성 (Consistency)	• 유사한 집단에게 의료서비스를 제공하는데 있어서 일관성을 유지하는 것은 공정성을 증진시키는 방법 중의 하나이다. • 동일 재난지역이라 할지라도 각기 다른 병원에서 환자들이 상당히 다른 수준의 의료서비스를 받는다면 부족한 자원이 공정하게 분배되지 못하는 것이다. • 일관성 있는 정책은 취약집단을 보호하지 못하는 불공정한 국소적인 노력을 없애는 것이다.
비례성 (Proportionality)	부과된 정책은 전염원의 전파방지와 같은 중요한 공공의 요구를 충족해야 하고, 재난의 범위와 심각성에 따라 정책을 수행하는 시간과 규모가 적절히 제한되어야 한다.
책임성 (Accountability)	• 효과적인 재난계획은 모든 수준의 의료서비스 체계에 있는 개인이 계획을 수용하고 적절한 책임하에서 행동하기를 요구한다. • 책임성은 돌봄의 의무와 자원분배 의무의 일부분이기도 하다. • 지역기관은 재난 정책에 책임이 있고, 정부기관은 지역사회가 재난 관련 정책을 계획하고 수행할 수 있도록 하는데 책임이 있다. • 지역사회 구성원들은 정부기관과 지역 공공기관이 재난정책의 다양한 요소에 책임이 있다는 것을 알고 있어야 한다.

출제유형문제 `최다빈출문제`

재난 시 환자 중증도 분류에서 1순위에 해당하는 환자는?

❶ 흉부손상 환자
② 출혈이 진행되고 있는 환자
③ 의식수준의 저하를 보이는 환자
④ 경미한 골절 환자
⑤ 생존이 희박한 환자

해설
- 1순위(빨강) : 흉부손상, 쇼크, 심한 출혈, 급성 호흡곤란 등
- 2순위(노랑) : 의식수준의 저하, 진행성 출혈
- 3순위(초록) : 경미한 골절, 경미한 찰과상, 보행이 가능한 환자
- 4순위(검정) : 사망자, 현재 자원으로 생존이 희박한 환자

3 국제재난 구호활동

(1) 국제적 협조의 필요성

① 국제재난의 특성

㉠ 피해국의 요청에 의해

㉡ UN총회에서 의결을 통해 국제재난 대응을 조정하도록 만장일치로 채택하였을 때

㉢ 피해국을 지원하기 위한 보조적인 기능을 수행하는 것을 목표로 양자 간 지원 우선원칙에 따라 이루어진다.

② 인도주의적 대응

㉠ 국가재난 시 각국 정부 및 기관이 협력하게 되는 이념적 기반은 인도주의이다.

㉡ 원조 제공 국가의 경우 원조로부터 이득이 없다할지라도 인도주의에 의해 빈곤감소, 개발도상국의 성장이 선진국의 책임이라는 것을 통감하여 국제사회 협력에 참여하는 것이다.

㉢ 법적 기반

• 국제인도법, 제네바법과 헤이그법

• 국제적, 비국제적 무력 충돌 시 부상자, 포로, 의무요원 등이 전투능력을 상실하였거나, 적대행위에 가담하지 않은 사람에 대하여 차별 없이 생명을 보호하고 전쟁의 수단과 방법을 제한함으로써 무력충돌의 영향을 최소화하기 위한 국제법이다.

③ 해외구호활동의 목적

㉠ 피해국에 대한 해외긴급구호대 파견

㉡ 구호품 지원

㉢ 임시 재해 복구를 위한 현금지원

㉣ 장기적 보건의료 활동 및 수송지원 등 국제재난 지역의 신속한 인명구조와 재난구조에 기여하는 것

④ 해외긴급구호대 구성 : 재난 발생국의 요청이 있을 시 해외긴급구호협의회의 의결을 거쳐 해외긴급구호에 관한 법률 제11조에서 외교부장관은 관련단체 또는 사람들로 해외긴급구조대를 편성하여 파견하게 되었다.

(2) 국제재난 구호단체 활동

① 국제연합기관

세계보건기구(WHO)	• WHO HAC 프로그램 : WHO가 운영하는 재난관련 프로그램으로서 재난상황에 있어서 재난 대비, 대응과 복구에 참여하고 있다. • Health Cluster : 다양한 구호 노력을 보다 효과적, 효율적으로 통합하기 위해 조직되었고 UN기구뿐 아니라 비UN기구, 국제적십자사기구도 포함된다.
기관 간 상임조정 위원회(IASC)	• UN산하기관으로 Health Cluster에 포함된 UN 및 비UN 인도주의 기구들 간의 협력을 주재하여 체계적인 인도주의 활동을 시행하고자 설립되었다. • 여러 기구의 상호 간 인도주의 활동에 대한 결정을 돕고, 관련정책을 개발하는 것을 목적으로 하고 있다.
인도주의 업무조정국 (OCHA)	• UN기구로서 전 세계의 인도주의적 구호활동의 조정을 담당하고 있다. • IASC를 통해서 조정기능을 수행하게 된다.
유엔재난평가조정팀 (UNDAC)	• OCHA 하부기관으로 재난 발생 24시간 이내 재난 지역으로 파견되어 재난상황에 대한 정보 획득 및 재난평가를 하게 된다. • 현장에서 여러 기관의 구호 노력을 통합, 조정하는 기능도 맡고 있다.
현장구호활동 조정센터 (OSOCC)	• UN OCHA의 DAC팀에서 재난 현장에 설치하는 기구로 재난현장에 설치하는 기구로 재난현장에서 전 세계의 인도주의적 구호활동을 조정하여 재난국의 현지 관할 기관에 협력하게 된다. 즉, 각국의 구호팀은 OSOCC를 통해 그 활동을 조정 받게 된다. • 재난국가 현지응급상황 관리국과 해외 단체들 간의 의사소통 창구와, 지원자로서의 역할을 수행한다. • 재난발생 후 구호 팀이나 UNDAC팀이 현지에 도착하고 난 뒤 즉시 설치된다.
국제연합아동기금 (UNICEF)	전쟁 피해아동의 구호를 위해 1946년 설립된 이후 아동과 모성의 보호 및 발전, 가족의 안정을 위한 차별 없는 지원을 제공하고 있다.
유엔난민고등판무관 (UNHCR)	세계난민 문제해결을 위해 설립된 UN의 보조기관으로 난민들이 새로운 체재국의 국적을 획득할 때까지 정치적, 법적 보호를 책임지는 유엔 소속기구이다.

② 정부기관

한국국제협력단 (KOICA)	• 개발도상국들이 필요로 하는 다양한 요구에 부응하여 정부차원의 개발 원조, 즉 공적 개발원조(ODA)를 제공하는 체제를 수립해 수행하고 있다. • 빈곤층의 건강을 보호, 증진하고, 질병 예방을 위해 보건의료분야 개발협력사업을 다양하게 실시하고 있다.
국제보건의료발전재단 (KIFHAD)	• 우리나라 보건복지부 산하재단으로, OECD 국가로서 지구촌 긴급구호 및 보건의료 발전에 기여하고자 2004년 발족되었다. • 긴급구호사업, 북한 보건의료지원 사업, 개발도상국 보건의료지원 사업, 재외 동포 보건의료 지원 사업 등을 추진하고 있으며, 최근 외국인 근로자 건강검진 사업을 수행하고 있다.

③ 비정부기관

국제적십자기구	• 국제적십자위원회(ICRC) • 국제적십자연맹(IFRC) • 각국 적십자사 및 적신월사(RCS)
국경없는 의사회 (MSF)	• 국제사단법인으로서 의료인 자원봉사자들의 의료활동을 위해 조직된 세계 최대규모의 독립된 비영리 국제의료구호단체로서 1971년 파리 의사들과 언론인들에 의해 설립되었다. • 일차보건의료, 수술, 예방접종, 재활, 치료 급식소 운영, 위생 프로그램 및 현지 의료요원 훈련을 위해 일한다.

(3) 국제재난 구호활동 간호사의 역할

① 재난간호사의 역량

비판적 사고능력	• 윤리적이고 다양한 틀을 이용한 의사결정 • 문제의 우선순위 판단 • 임상적 판단과 의사결정 기술을 사용한 환자 분류와 간호 제공
대상자 사정능력	• 재난현장에서 대상자 및 자신을 포함한 대응팀 요원의 안전 문제를 사정하고 건강문제를 규명해야 한다. • 생물테러와 같이 대량 사상자가 발생하는 상황을 인지할 수 있어야 하며, 재난에 취약한 인구집단에 대한 이해를 높인다.
간호 기술능력	• 안전한 약물 주입 및 예방접종 실시 • 프로토콜을 근거로 각종 응급처치와 침습적 중재, 수액 및 영양요법을 위한 간호기술, 환자이송을 올바르게 시행해야 한다. • 화생방 및 핵폭발 물질과 관련하여 격리와 제독을 실시하고 개인 보호장비를 사용할 수 있어야 한다. • 응급 시 의사소통을 위한 장비 사용 및 정보 관리기술을 적절히 발휘해야 한다.
의료정보 및 의사소통능력	• 지역응급 지휘체계와 의사소통 방법 및 역할을 명확히 인지해야 한다. • 환자 및 대외 기관으로부터 정보제공을 요청받았을 때 문의처를 알고, 위기 의사소통 원칙에 대해 인식해야 한다. • 재난상황에서 대상자 및 가족, 대응자들에게 나타날 수 있는 심리적 반응(두려움, 스트레스)을 알아 차릴 수 있어야 한다.
질병관리능력	해당지역의 보건기관과 질병관리본부 등의 유관 기관과 협력하여 지역사회의 질병을 모니터링하기 위한 활동을 수행한다.
윤리적 태도	의료 전문가적인 태도를 견지하고 대상자의 정보를 보호하도록 노력해야 한다.

② 국제재난 구호활동 간호사의 역할

단 계	미국적십자협회 (American red cross, 2009)	국제간호협회 (International council of nurse, ICN, 2006)
예방, 대비단계	• 구호 물품 준비 및 감시 • 구호 물품에 대한 정보	• 위험감소 • 질병예방 및 건강증진 • 정책개발 및 계획 • 윤리적 · 법적 실무 • 의사소통 및 정보 공유 • 책임감과 전문직 개발
대응 단계	• 요구도에 따른 구호 물품 사정 • 의료진에게 물품 제공 • 재난으로 인한 루머 차단	• 지역사회 돌봄 • 개인과 가족 돌봄 • 심리적 지지 • 취약계층 돌봄
복구/재활 단계	• 재난단계의 정신적 쇼크에 대한 계속적인 지지 • 적십자 단체와 함께 필요한 물건과 서비스 제공 • 장기 회복을 위해 지역사회와 연결을 도움	장기적 돌봄과 회복

대량 사상자 발생 시 임상적 판단과 의사결정 기술을 사용하여 환자를 분류하고, 그에 맞는 간호를 제공하는 간호사의 역할은 무엇인가?

① 대상자 사정능력
② 간호 기술능력
③ 질병 관리능력
❹ 비판적 사고능력
⑤ 윤리적 태도

해설

- 대상자 사정능력
  - 재난현장에서 대상자 및 자신을 포함한 대응팀요원의 문제 사정, 건강문제 규명
  - 대량 사상자가 발생하는 상황 인지
  - 재난에 취약한 인구집단에 대한 이해 필요
- 간호 기술능력
  - 안전한 약물 주입 및 예방접종 실시
  - 응급처치와 침습적 중재, 수액 및 영양요법을 위한 간호기술, 올바른 환자이송
  - 화생방 및 핵폭발 시 격리와 제독 시행
  - 개인 보호 장비 사용, 응급 시 의사소통을 위한 장비사용 및 정보 관리기술 발휘
- 질병 관리능력 : 해당지역의 유관 기관과 협력하여 지역사회의 질병을 모니터링하기 위한 활동 수행
- 윤리적 태도 : 의료전문가적인 태도를 견지하고 대상자의 정보를 보호

MEMO

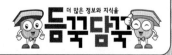

5

기출유형
문제

간호사 국가고시

지역사회간호학

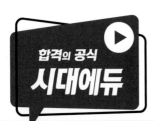

기출유형문제

01 자유방임형 보건의료전달체계의 특징으로 옳은 것은?

① 보건의료서비스의 형평성이 높고 선택권이 인정된다.
② 보건의료 수혜의 기회가 균등하다.
③ 중앙정부에서 보건의료를 계획하고 통제한다.
④ 소비자가 보건의료기관을 자유롭게 선택할 수 있고 의료인의 재량에 따라 의료수준이 결정된다.
⑤ 보건의료자원의 효율적 활용으로 의료비가 감소된다.

해설

① : 사회보장형
②, ③ : 사회주의형
⑤ : 의료자원의 비효율적 이용과 의료비 상승

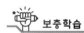 **보충학습**

구 분	특 징	장 점	단 점
자유방임형	• 국민 대다수가 각자의 책임 아래 보건의료를 공급받는 경우로 개인의 능력과 자유를 최대한 존중하며 정부의 통제나 간섭은 극소화한 제도 • 정부의 관여를 최대한 배제한 민간주도형 • 대표적인 나라 : 우리나라, 미국, 일본	• 의료기관의 선택에 대한 자유가 최대한 보장 된다. • 의료의 질적 수준이 높다. • 의료의 범위, 내용, 수준결정에 의료인의 재량권이 부여된다.	• 의료수준이나 자원이 지역적, 사회 계층적으로 불균형이 있어 형평에 어긋난다. • 의료자원의 비효율적 이용과 의료비 상승 • 미흡한 보건의료 전달 체계 • 과잉진료, 의료남용, 복잡한 행정 • 민간 의료 단체의 힘이 세다. • 건강문제는 본인의 책임
사회보장형	• 정치적으로는 자유민주주의여서 개인의 자유로운 선택을 존중하는 반면, 사회적으로 소외 계층 없이 일체의 보건의료서비스를 무료로, 강력한 정부주도형으로 실시하는 제도 • 대표적인 나라 : 영국, 캐나다, 스칸디나비아 등의 선진국	• 보건의료서비스의 기회가 균등하므로 형평성이 높다. • 국민 개인의 자기의사 선택권도 어느 정도 인정된다. • 치료와 예방을 포함하는 포괄적인 의료서비스가 제공된다. • 보건기획 및 자원의 효율적 활용을 기할 수 있다.	• 대규모 의료조직으로 인해 관료적이며, 복잡한 행정체계로 의료제공이 비효율적이다. • 의료인에 대한 보상이 일률적이거나 미약하므로 의료수준이나 열의가 상대적으로 낮아 보건의료의 질적 수준이 떨어질 수 있다.

구 분	특 징	장 점	단 점
사회주의형	• 의료자원과 보건의료서비스의 균등한 분포와 균등한 기회 부여로 의료를 국가 경제나 사회 프로그램의 일환으로 기획하여 필요시 무료로 제공하는 제도 • 대표적인 나라 : 공산주의국가 (쿠바, 북한, 중국)	• 의료자원의 효율적 할당으로 언제 어디서나 의료서비스를 받을 수 있다(포괄성이 높다). • 예방에 중점을 두고 조직적인 서비스 전달이 이루어질 수 있다. • 누구나 무료이므로 의료서비스 이용에 형평성이 높다.	• 개인의 의사선택에 대한 자유가 없다. • 관료제, 의사 수당 결여로 의료의 질적 수준이 낮다.

02 다음에서 설명하는 진료비 지불방식은?

> • 간편한 진료비 청구와 심사
> • 일정액의 진료비 결정으로 과잉진료 및 의료서비스 오남용 억제
> • 의료인과 심사기관, 보험자 간의 마찰 감소

① 봉급제

② 인두제

③ 포괄수가제

④ 총괄계약제

⑤ 행위별 수가제

해설

지불방식	특 징	장 점	단 점
행위별 수가제 (Fee for service)	• 세계적으로 가장 흔한 방식 • 치료의 종류와 기술의 난이도에 따라 의료비가 결정되는 형태 • 의사는 제공된 서비스 단위당 가격과 서비스의 양을 곱한 만큼 보상을 받음 • 수가는 시장기능에 의해 결정	• 의사의 재량권이 크다. • 원만한 의사–환자 관계 • 의료인의 자율성 보장되어 양질의 의료를 유지 • 환자입장에서 최선의 진료 보장 (양질의 의료서비스) • 고급 의료기술 개발에 기여	• 불필요한 검사 및 처치 등의 과잉진료와 의료비 상승 • 예방보다는 치료에 중점 • 진료비 청구 및 심사에 따른 행정업무의 복잡성 • 각 항목에 대한 수가를 정해야 하므로 의료제공자와 의료보장 조직 간의 마찰이 불가피
상대가치 수가제	• 우리나라에서 시행 • 진료행위별 금액으로 표시되어 있는 현재의 수가체계를 진료행위별로 점수화하여 요양급여에 소요되는 시간, 노력 등의 업무량 측정 • 요양급여의 위험도를 고려하여 산출한 가치를 각 항목 간 상대적 점수로 나타냄		• 의료서비스에 투입된 의사들의 자원만이 고려되고 이외 의료서비스의 질 등 서비스산출 결과가 지표의 산정에 포함되지 못한다. • 환자상태가 고려되지 못한다. • 산출방법상의 문제

지불방식	특 징	장 점	단 점
봉급제 (Salary method)	• 서비스의 양이나 제공받는 사람의 수에 관계없이 일정한 기간에 따라 보상받는 방식(단순 봉급제, 성과급제)으로 의사의 경력, 기술수준, 근무하는 의료기관 및 직책에 따라 보수규정을 정하고 일정기간 월급을 지급하는 방식 • 사회주의 나라에서 채택 • 단독 기업보다는 조직 의료에 흔한 유형	• 동료 간 협조가 용이 • 의사 수입의 안전성 보장 • 진료에 열중하여 양질의 의료 유지 • 학문적 경쟁을 조장 • 봉급조정으로 의료비조정 가능	• 형식적 진료 및 관료화가 우려됨 • 과소 서비스 공급 • 의료인의 자율성 저하와 낮은 생산성
인두제 (Capitation system)	• 의료의 종류나 질에 관계없이 의사에 등록된 환자 또는 사람 수에 따라 진료비가 지불되는 방식 • 영국이나 이탈리아 등에서 채택	• 진료의 계속성이 증대되어 비용이 상대적으로 저렴 • 행정 관리가 용이 • 평준화된 의사 수입으로 의료남용 방지 • 치료보다 예방에 중점을 둔 일차의료에 적합 • 의료의 지역화 촉진	• 업무량에 비해 불공평한 보수 • 고도의 전문의에게 적용 곤란 • 환자후송, 의뢰 증가 • 결정된 수입으로 과소치료 우려 • 환자의 선택권 제한 • 서비스 양을 최소화하려는 경향
포괄수가제 (Case payment)	• 환자 1인당 또는 환자 요양일수별로 혹은 질병별로 보수단가를 설정하여 보상하는 방식 • 질병군별 포괄수가제(Diagnosis related group, DRG)가 대표적	• 진료의 표준화 유도 • 경제적인 진료 수행을 유도 • 간편한 진료비 청구와 심사 • 일정액의 진료비 결정으로 과잉진료 및 의료서비스 오남용 억제	• 진료의 최소화, 규격화로 의료의 질적 저하 초래 • 의료행위에 대한 자율성 감소 • 신규의학 기술과 합병증 발생 시 적용 곤란 • 과소진료의 우려 • 행정직의 간섭과 치료의 난이도를 고려하지 않음
총액(총괄)계약제 (Global budget)	• 지불자 측(보험자)과 진료자 측이 진료보수 총액의 계약을 사전에 체결하는 방식 • 지불자는 진료비에 구애 받지 않고 보건의료서비스를 이용 • 독일이 대표적	• 총진료비 억제와 가입진료의 자율적 억제 가능 • 의료비 절감	• 진료비 계약을 둘러싼 교섭의 어려움으로 의료 공급 혼란 초래 • 첨단 의료서비스 도입 동기 상실

03 역학연구에서 '원인이라고 여겨지는 요인이 질병의 발생보다 선행되어야 한다'는 원인적 연관성의 조건은?

① 시간의 선후관계
② 연관성의 특이도
③ 기존 지식과의 일치성
④ 통계적 연관성의 강도
⑤ 실험결과에 의한 증거

해설

원인적 연관성과 비원인적 연관성을 판별하기 위해 사용되는 주요 조건

- 시간적 선후관계(시간의 속발성) : 원인이라고 고려되는 사상이 결과라고 고려되는 사상보다 시간적으로 선행되어야 한다.
- 통계적 연관성의 강도 : 통계적 연관성의 강도가 클수록 인과관계의 가능성이 높다는 증거가 된다. 두 요인 사이에 우연히 일어날 수 있는 확률(P-value)이 적을수록 통계적 연관성의 강도는 강하며 통계적으로 유의하다.
- 기존 지식과의 일치성 : 이미 확립된 지식이나 소견과 일치할 경우, 원인적 연관성이 높아진다.
- 생물학적 발생 빈도 : 질병의 발생률은 요인에 대한 폭로의 양이나 기간에 따른 상관성이 있어야 하며, 이러한 상관성의 양 반응관계(Dose response)는 통계학적 상관관계로 확인이 가능하다.
- 연관성의 특이성(특이도) : 어떤 요인이 특정 질병에는 관련을 보이나 다른 질병에는 관련성을 보이지 않는 경우 특정 질병과의 인과성의 가능성이 높아지는 반면, 다른 질병과도 관련성을 보이면 인과관계의 가능성은 낮아진다.
- 생물학적 설명 가능성 : 역학적으로 관찰된 두 변수 사이의 연관성을 분자생물학적인 기전으로 설명 가능하다면 인과관계의 가능성이 높다(예 19세기 중반까지만 하더라도 수술 전 손씻기가 산욕열을 감소시킬 수 있다는 역학적 관찰은 생물학적 설명으로 불가능했다).
- 일관성 : 폭로요인과 질병의 관계가 반복하여 같은 결과를 나타나는 경우
- 실험적 증거 : 요인에 대한 인위적인 조작 혹은 실험적인 연구를 통하여 연관성의 변동을 관찰함으로써 인과성에 대한 증거를 제시하게 된다.

04 간암과 음주의 연관성을 파악하기 위해, 간암에 이환된 집단과 이환되지 않은 집단을 선정한 후 각 집단에서의 과거 음주 여부를 비교하였다. 이때 활용한 역학적 연구방법은?

① 단면 연구
② 사례 연구
③ 환자-대조군 연구
④ 후향적 코호트 연구
⑤ 전향적 코호트 연구

해설

③ 환자-대조군 연구(Case-control study)
- 연구하고자 하는 질병에 이환된 집단을 대상으로 한 환자군과 질병이 없는 대조군을 선정하여 질병 발생과 관련이 있다고 의심되는 요인들과 질병 발생의 원인관계를 규명하는 연구방법이다.
- 현재 질병이 있는 환자군이 과거에 어떤 요인에 노출되었는가를 조사하는 것으로 후향성 연구(Retrospective study)라고도 하며, 이 연구에서는 환자군과 대조군의 선정이 가장 중요하다.

① 단면 연구(Cross-sectional study)
  - 일정한 인구집단을 대상으로 특정한 시점이나 일정한 기간 내에 질병을 조사하고 각 질병과 그 인구집단의 관련성을 보는 방법으로 상관관계연구라고도 하고, 대상 집단의 특정 질병에 대한 유병률을 알아낼 수 있어 시점 조사, 유병률 조사라고도 한다.
  - 한번에 대상 집단의 질병양상과 이와 관련된 여러 속성을 동시에 파악할 수 있으며 경제적이어서 자주 활용된다.
② 사례 연구(Case study)
  - 단일 환자에 관한 기술로 기존에 보고되지 않았던 특이한 질병양상이나 특이한 원인이 의심되는 경우, 원인적 노출요인과 발병에 대하여 임상적 특성을 기술하여 보고하는 것이다.
  - 새로운 질병뿐 아니라 치료에 대한 부작용, 특이한 치료 경과와 예후, 기존에 잘 알려진 질병이라도 특이한 질병의 자연사나 발병 양상 등이 대상이 된다.
④ 후향적 코호트 연구 : 과거 기록에 근거를 두고 질병의 원인에 폭로된 사람과 폭로되지 않은 사람이 현재까지 질병의 발생을 비교하는 방식으로, 과거의 원인을 가지고 현재의 결과를 알고자 하는 연구방식이다(역사적 코호트 연구).
⑤ 코호트 연구
  - Cohort : 공통된 특성이나 속성 또는 동일한 경험을 가진 그룹이라는 뜻이다.
  - 연구하고자 하는 질병에 이환되지 않은 건강군을 대상으로 하여 그 질병 발생의 요인에 폭로된 집단(폭로군)과 폭로되지 않은 집단(비폭로군)간의 질병 발생률을 비교·분석하는 방법이다.
  - 특성이 같은 집단을 선정하여 시간 간격을 두고 변동을 파악하는 경향연구이다.
  - 일반적으로 현시점을 기준으로 앞으로의 결과를 검토하는 전향성 연구(Prospective study)라고도 한다.

05 보건소 간호사가 지역사회의 환경, 가옥, 이동수단 등 지역사회를 전반적으로 신속하게 관찰하고자 할 때 활용할 수 있는 자료수집 방법은?

① 참여 관찰
② 설문지 조사
③ 정보원 면담
④ 차창 밖 조사
⑤ 초점 집단 면담

해설

④ 차창 밖 조사 : 지역사회 전반에 대한 사항을 신속하게 관찰하는 방법으로 자동차 창문 밖으로 관찰하거나 걸어 다니며 관찰할 수 있다.
① 참여 관찰
  - 지역사회 주민들에게 영향을 미치는 의식, 행사 등에 직접 참석하여 관찰하는 방법이다.
  - 지역사회의 가치, 규범, 신념, 권력구조, 문제해결 과정 등에 대한 정보를 수집하는 방법이다.
② 설문지 조사
  - 대상자의 가정, 시설 및 기관 등을 방문하여 직접 면담하거나 질문지를 활용하여 자료를 얻는 방법이다.
  - 시간과 비용이 많이 들어 비효율적이나 지역사회의 특정한 문제를 규명하기 위해 꼭 필요한 방법이다.
③ 정보원 면담
  - 공식·비공식적으로 건강관리정책에 참여하는 지역 지도자(지역사회지도자, 지역유지, 행정기관장, 종교지도자 등)를 통해 자료를 수집하는 방법이다.
  - 면담 시 구조화된 설문지를 이용하면 자료수집에 더 효과적이다.
⑤ 초점 집단 면담 : 보건교육 시 요구사정의 자료수집방법으로 지역사회의 영향력을 미칠 수 있는 지역사회의 지도자, 종교지도자, 전문가, 사회사업가 등의 대표자 회의와 핵심 정보제공자와 면담을 통해 지역사회의 정보를 파악할 수 있다.

06 지역사회 간호의 사정단계에서 수집된 자료를 다음과 분류하였다. 이에 해당하는 자료 분석 단계는?

> • 인구학적 특성 : 연령, 성별
> • 지리적 특성 : 지역의 경계, 도로의 위치
> • 사회경제적 특성 : 교육수준, 소득수준

① 추 론   ② 비 교
③ 확 인   ④ 요 약
⑤ 범주화

해설

지역사회 간호사정의 자료 분석
• 분류 단계
  – 수집된 정보 중에서 의미 있는 자료를 추출한다.
  – 사정에서 수집된 자료를 범주화(지리적, 인구학적 특성, 건강수준, 건강행태, 자원 등)하여 연관성 있는 것끼리 특성별로 분류한다.
• 요약 단계
  – 분류된 자료를 전반적인 특성을 파악하기 위해 항목 간 관련성을 고려한다.
  – 표, 그림, 그래프로 등으로 작성하여 요약한다.
• 확인 단계
  – 전반적인 지역사회 건강문제를 파악하기 위해 과거나 타 지역의 상황과 비교하여 부족한 자료를 확인
  – 지역사회 주민의 견해나 동료의 의견을 들어보거나 지리정보시스템(GIS)을 활용
• 결론(추론) 단계
  – 위 세 단계를 통해 수집된 자료의 의미를 찾는 단계
  – 구체적 문제 요약 → 전문적 견해가 반영된 종합적인 결론 도출 → 문제로 기술

07 연간 총 사망자 중에서 50세 이상의 사망자가 차지하는 분율로 정의되며, 지표 값이 높을수록 건강수준이 높다고 볼 수 있는 지표는?

① 치명률   ② 조사망률
③ 비례사망률   ④ 특수 사망률
⑤ 비례사망지수

해설

⑤ 비례사망지수(PMI, Proportional mortality index) : 1년 동안 총사망자 수중에서 50세 이상의 사망자 수를 나타내는 비율로, 한나라의 건강수준 파악뿐만 아니라 다른 나라와 보건수준을 비교할 수도 있다(PMI ↑ 보건수준↑).

$$비례사망지수 = \frac{같은\ 해의\ 50세\ 이상의\ 사망자수}{특정\ 연도의\ 총\ 사망수} \times 1,000$$

① 치명률(치사율) : 일정한 기간에 특정 질병에 걸린 사람 중 그 질병에 의해 사망한 사람들의 백분율로 표시한 것으로, 어떤 질병의 위험도와 그 질병에 대한 치료법의 발달 정도를 나타내 주는 지표이다.

$$치명률 = \frac{그\ 기간\ 동안\ 동일\ 질병에\ 의한\ 사망자수}{어떤\ 기간\ 동안\ 특정\ 질병이\ 발생한\ 환자수} \times 100$$

② 조사망률 : 인구집단에서 모든 사망원인에 의한 사망률로 주어진 기간에 중앙인구 1,000명(또는 10만 명)당 발생한 사망자 수로 표시하는 비율

$$조사망률 = \frac{동일\ 기간의\ 전체\ 사망자수}{주어진\ 기간의\ 평균\ 또는\ 중앙인구} \times 10^x$$

③ 비례사망률
   - 전체 사망자 중 특정 원인에 의해 사망한 사람들의 분율이다(사인별 사망 분포).
   - 총사망자 중 특정 원인이 차지하는 비중을 나타낸다.
   - 인구기반 바탕 산출이 아니므로 조사망률에 따라 영향을 받으므로 특정 원인의 사망 위험을 비교할 목적으로 사용해서는 안 된다.

$$비례사망률 = \frac{그\ 연도의\ 특정\ 질환에\ 의한\ 사망자수}{특정\ 연도의\ 사망자수} \times 100$$

④ 특수사망률 : 주어진 기간에 인구집단에서 성, 연령, 직업 등의 인구 특성별로 구한 사망률로 연령별 사망률, 사인별 사망률 등이 있다.

$$특수사망률 = \frac{동일\ 기간\ 해당\ 질병의\ 사망자수}{주어진\ 기간의\ 특정\ 집단의\ 연평균\ 또는\ 중앙인구} \times 10^x$$

08 보건사업의 교육목표를 설정할 때 지켜야 할 기준은?

① 사업에 대한 전반적인 방향을 제시한다.
② 측정 가능한 행동용어로 진술한다.
③ 기대되는 결과에 대하여 포괄적으로 진술한다.
④ 실현하려는 의도가 강조된 추상적 표현을 사용한다.
⑤ 지역사회가 공유할 수 있는 궁극적인 가치를 제시한다.

해설

목표설정의 기준
- 관련성 : 해결해야 하는 문제가 국가 및 지역사회 보건정책과 관련성이 있어야 한다.
- 관찰 가능성 : 사업이나 일의 성취결과를 명확히 확인할 수 있는 것으로 추상적인 표현보다 행동용어로 표현하는 것이 효과적이다.
- 측정 가능성 : 성취된 결과를 수량화할 수 있어야 한다.
- 실현 가능성 : 문제가 해결 가능한 것인가와 지역사회 자원의 동원 가능성 및 제공자의 문제해결 능력을 확인하는 것으로 목표는 구체적일수록 실현 가능하다.

안심Touch

09 건강권을 보장하기 위해 '지역·경제·사회적 차별이 없이 누구나 쉽게 보건의료시설, 물품, 서비스를 이용할 수 있어야 한다'가 의미하는 요소는?

① 양
② 질
③ 수용성
④ 유용성
⑤ 접근성

해설

WHO의 일차보건의료 접근에 대한 필수요소(4As)

접근성 (Accessibility)	• 지역주민이 원할 때 언제나 서비스 제공이 가능해야 한다. • 지역주민이 보건의료 이용에 지역적, 지리적, 경제적, 사회적 이유로 차별이 있어서는 안 된다. • 특히 국가의 보건의료 활동은 소외된 지역 없이 벽·오지까지 전달될 수 있어야 한다.
수용 가능성 (Acceptability)	• 지역주민이 쉽게 받아들일 수 있는 방법으로 사업이 제공되어야 한다. • 주민들이 수용가능한 과학적이고 합리적인 방법으로 접근하여 실용적인 서비스가 제공되어야 한다.
주민의 적극적인 참여 (Active participation of population)	일차보건의료는 국가보건의료의 핵심으로서 지역사회 개발정책의 일환으로 지역 내 보건의료 발전을 위해 지역주민의 적극적인 참여가 필수적이다.
지불부담 능력 (Ability to pay)	지역사회구성원의 지불능력에 맞는 보건의료수가로 제공되어야 하며, 저렴하고 양질의 서비스를 제공하여 비용-효과적이어야 한다.

10 가이거와 다비드하이저(Giger and Davidhizar)의 횡문화사정 모형에서 환경통제 요인을 파악할 수 있는 질문은?

① 가족 내에서 당신의 역할은 무엇입니까?
② 당신 가족이 좋아하는 음식은 무엇입니까?
③ 가족이 아플 때 사용하는 민간요법은 무엇입니까?
④ 당신 가족에게 유전적으로 취약한 질병이 있습니까?
⑤ 어릴 때 당신에게 가장 많이 영향을 준 사람은 누구입니까?

해설

①, ⑤ : 사회조직
②, ④ : 생물학적 차이

09 ⑤ 10 ③ **정답**

보충학습

다문화 대상자의 문화 사정도구(2013, Giger)

구 분		내 용
문화적으로 독특한 개인	1. 출생지 2. 문화적 정의 3. 그 나라에 머문 기간	
문화 현상	Ⅰ. 의사 소통	목소리 특징	• 강하고 낭랑함 • 부드러움 • 보통 • 날카로움
		2. 억양과 발음	• 명확함 • 불분명함 • 사투리 사용함
		3. 침묵 사용	• 드물게 침묵함 • 자주 침묵함 • 길이 : 짧게, 보통, 길게, 관찰 못 함
		4. 언어적 의사소통 사용	• 손짓 • 눈짓 • 몸짓 • 동작(자세, 표정, 발의 위치)
		5. 터치	• 접촉했을 때 움츠러들거나 뒤로 뺌 • 불편함 없이 접촉을 받아들임 • 불편함 없이 다른 사람과 접촉함
		6. 다음 내용이나 유사한 질문을 한다.	• 다른 사람에게 당신 의견을 어떻게 전달하는가? • 친구, 가족이나 아는 사람과 이야기하기를 좋아하는가? • 질문을 받았을 때 보통 어떤 반응을 하는가?(예 : 말, 몸짓) • 가족과 논의해야 할 중요한 일이 있을 때, 어떤 방법으로 접근하는가?
	Ⅱ. 공간	1. 편안한 정도	• 공간 침범을 당했을 때 움직임이 있음 • 공간 침범을 당했을 때 움직임이 없음
		2. 대화의 거리	• 1~45cm(1~18inch) • 45~90cm(18inch~3feet) • 90cm 이상(3feet 이상)
		3. 공간의 정의	• 다른 사람과 이야기하거나 가까이 서 있을 때 친밀감과 편안함 정도를 설명함 • 환경 안에 물건들이 당신의 공간감에 어떠한 영향을 주는가?(예 : 가구)
		4. 다음 내용이나 유사한 질문을 한다.	• 당신이 가족과 이야기할 때 얼마나 가까이 서 있는가? • 당신이 아는 사람과 대화를 나눌 때 얼마나 가까이 서 있는가? • 낯선 사람이 당신과 접촉했을 때, 당신은 어떻게 반응하고 느끼는가? • 사랑하는 사람과 접촉한다면, 당신은 어떻게 반응하고 느끼는가? • 지금 우리 사이의 거리는 편안한가?

구 분			내 용
문화 현상	III. 사회 조직	1. 건강상태	• 나 쁨 • 양 호 • 좋 음 • 아주 좋음
		2. 결혼상태 3. 자녀 수 4. 부모가 생존하는지 혹은 사망했는지 여부	

		5. 다음 내용이나
		  유사한 질문을
		  한다.
			• 사회활동을 어떻게 정의하는가?
			• 당신을 즐겁게 하는 활동들은 무엇인가?
			• 취미가 무엇인가 혹은 시간이 있을 때 무엇을 하는가?
			• 당신은 신을 믿는가?
			• 당신은 신을 어떻게 숭배하는가?
			• <u>가족 내에서 당신은 무슨 역할을 하는가?</u>
			• 가족 내에서 당신의 위치는 어떠한가?
			• <u>어릴 때 당신에게 가장 영향을 미친 것은 혹은 사람은?</u>
			• 부모와 형제와의 관계는 어떤가?
			• 일하는 것은 당신에게 어떤 영향을 주는가?
			• 당신의 과거, 현재, 미래 직업을 설명하시오.
			• 당신의 정치적 견해는?
			• 당신의 정치적 견해가 건강과 질병에 대한 당신 태도에 어떤 영향을 주는가?

	IV. 시 간	1. 시간관념	• 과거 중심 • 현재 중심 • 미래 중심
		2. 시간관점	• 사회적 시간 • 시계에 표시된 시간
		3. 시간에 대한 물리화학 적인 반응	• 밤에 적어도 8시간은 잔다. • 일정한 계획에 따라서 자고 일어난다. • 계획대로 약을 먹고 치료받는 것의 중요성을 이해한다.
		4. 다음 내용이나 유사한 질문을 한다.	• 매일 어떤 종류의 시계를 차는가? • 오후 2시에 약속을 했을 때, 몇 시에 도착하는 것이 괜찮은가? • 간호사가 30분 내에 약을 받을 수 있다고 하면 실제로 어느 정도 기다릴 수 있는가?
	V. 환경 통제	1. 통제위	• 내적 통제위(변화하게 하는 힘이 내부에 있다고 믿는 것) • 외적 통제위(운명, 운, 기회가 어떤 것을 변화하는 데 상당한 역할을 한다고 믿는 것)
		2. 가치관념	• 초자연적인 힘을 믿는다. • 변화하기 위해서 마술, 기도에 의존한다. • 초자연적인 힘을 믿지 않는다. • 변화하기 위해서 마술, 기도에 의존하지 않는다.

구 분			내 용
문화 현상	V. 환경 통제	3. 다음 내용이나 유사한 질문을 한다.	• 당신의 집에 방문객은 얼마나 자주 오는가? • 갑자기 방문객이 왔을 때 수용할 수 있는가? • 어렸을 때 부모님이나 다른 사람이 당신 병을 치료하려고 어떤 방식으로 말했는가? • <u>당신이나 주위에 가까운 사람들이 당신이 아플 때 사용하는 가정요법이 있는가?</u> • 어떤 가정요법을 사용하였는가? 앞으로 당신도 그 요법을 사용할 것인가? • 강하다는 것에 대한 정의는 무엇인가? • 병이나 건강이 나쁘다는 것에 대한 정의는 무엇인가?
	VI. 생물 학적 차이	1. 신체사정을 철저하게 실시한다.	• 신체구조(적음, 보통, 혹은 큰 체형) • 피부색 • 색다른 피부 특징 • 모발 색과 숱 • 다른 신체 특징(흉터, 기미 등) • 체 중 • 신 장 • 검사에서 혈색소, 헤마토크릿, 겸상적혈구 등의 변화 점검
		2. 다음 내용이나 유사한 질문을 한다.	• 당신 가족에게 일반적인 질환이나 질병이 있는가? • <u>당신 가족에게 유전적으로 취약한 특별한 질병이 있는가?</u> • 가족이 아플 때 당신 가족의 전형적인 행동은 무엇인가? • 화가 나면 어떻게 반응하는가? • 보통 어려울 때 대처하기 위해 누구에게 도움을 청하는가? • <u>당신과 가족이 좋아하는 음식은 무엇인가?</u> • 어떤 특이한 것을 섭취하는 것을 갈구한 적이 있는가?(예 : 백색/붉은 점토, 세탁 풀) • 어릴 때, 어떤 유형의 음식을 먹었는가? • 가족이 좋아하는 음식이나 전통음식은 무엇인가?
간호사정		1. 대상자가 문화적으로 동화되었는지 아니면 자기 문화적 관행을 관찰할 수 있는지를 확인한다.	

		2. 자료를 간호계획에 통합한다.	• 대상자에게 문화차이를 이야기하게 한다.
			• 대상자의 의사소통 방법을 받아들이고 이해한다.
			• 개개인의 사적인 공간요구를 존중한다.
			• 대상자가 신을 숭배할 권리를 존중한다.
			• 연락하는 성직자나 영적인 사람을 확인한다.
			• 영적 관행이 건강, 삶과 안녕에 관련되는지를 결정한다(예 : 여호와 증인은 수혈을 거부, 정통 유대교인은 유대교 율법에 따라 만든 음식만 먹음).
			• 취미를 확인한다(특히 긴 요양기간이나 회복 동안 계획된 중재를 할 때).
			• 시간과 가치관념 그리고 차이를 존중한다.
			• 대상자의 건강상태와 개인 요구에 맞추어서 프라이버시를 보호해준다(예 : 통증에 대한 인식과 반응은 문화에 따른다).
			• 문화적 건강관행을 확인한다.
			  − 효과적인 관행을 확인하고 격려한다.
			  − 역기능적 관행을 확인하고 자제하게 한다.
			  − 건강관행이 정기적으로 나쁜 영향을 주는지를 확인하고 결정한다.
			• 기호 음식을 확인한다.
			  − 장기적 이점이 있다면 대상자 중심의 식이로 조정을 한다.
			  − 대상자와 관련된 부정적인 식이관행을 확인한다.

11 다음 대상자는 범이론모형(Transtheoretical model)에서 어느 행동변화 단계에 해당되는가?

> 방문간호사 : 혈압이 지난번에는 150/100mmHg, 오늘은 160/100mmHg이에요. 병원에 가셔서 검사를 받고 혈압을 관리하지 않으면 뇌졸중이 올 수 있어요.
>
> 대 상 자 : 나이를 먹으면 혈압은 조금씩 높을 수도 있는 것 아닌가요? 아무런 증상도 없는데 병원은 안 갈래요.

① 계획이전단계　　　　　　　　　　② 계획단계
③ 준비단계　　　　　　　　　　　　④ 실행단계
⑤ 유지단계

해설

① 계획이전단계 : 변화 계획이 없는 무관심기로, 향후 6개월 이내에 행동변화의 의지가 없는 단계이다.
② 계획단계
　• 향후 6개월 이내에 변할 마음이 있는 단계로 변화의 장점을 알고 있지만 단점도 분명히 알고 있으며, 오랫동안 이 단계에 머물게 되어 만성고민이나 행동지연 단계라고도 한다.
　• 문제의 장·단점과 해결책의 장·단점을 고려하기 시작한다.
　• 구체적인 계획은 아직 없다.
③ 준비단계
　• 향후 1개월 이내에 행동변화 의지를 가지고 있으며 적극적으로 행동변화를 계획하는 단계이다.
　• 구체적인 행동실행 계획이 잡혀져 있는 단계(계획 실행날짜 검토)로 앞으로 한 달 이내에 금연할 것을 고려하고 있다.
　• 보건교육 프로그램에 참여하는 등 구체적인 계획을 가지고 있다.
④ 행동(실행)단계
　• 건강한 생활습관을 갖기 위해 개인적인 시간과 노력을 투자하는 단계이다(건강행동 변화 실행 단계).
　• 개인에 따라 1일~6개월 정도 지속되며, 이 기간 중에는 건강행동이 일정하게 지속되지는 않는다(예 이제 금연하고 있다).
　• 자율성과 자기효능감이 향상되지만 죄의식, 실패감, 자유의 제한을 느끼기도 한다.
⑤ 유지단계
　• 중독성 또는 습관성이던 불건전한 행동이 없어지고, 새로운 생활습관이 6개월 이상 지속되는 단계이다.
　• 예전의 행동으로 돌아갈 확률은 행동단계보다 낮은 단계이다(되돌아 갈 수도 있다).

12 산업체 간호사가 PRECEDE-PROCEED모형에 근거하여 직장 내 금연 프로그램 기획 시 고려할 수 있는 강화요인은?

① 금연에 대한 태도
② 보건소 이동 금연클리닉
③ 금연 성공에 대한 자기효능감
④ 금연의 중요성에 대한 개인의 가치관
⑤ 6개월 금연 성공 시 인사고과 반영

해설

①, ③, ④ : 성향요인
② : 가용(촉진)요인

 보충학습

PRECEDE-PROCEED모형
3단계 교육 및 생태학적 사정 : 건강상 문제를 일으키는 개인 또는 조직행동의 행동적 결정요소에 대한 답을 찾는 것이다. 즉, 규명된 특정건강행위에 영향을 주는 소인요인, 강화요인, 가용요인을 사정하는 단계이다.

성향(소인)요인	행위 전 내재된 요인으로 행위의 근거나 동기를 제공하는 인지이다. 예 대상자의 지식·태도·신념·가치관·인식(Perception), 자기효능, 동기화, 이전의 경험, 상해에 대한 감수성, 건강행동에 대한 수용성, 건강에 대한 흥미 등
강화요인	사회적·신체적 유익성, 대리보상, 사회적 지지, 친구의 영향, 충고, 보건의료제공자에 의한 긍정 또는 부정적 반응 예 청소년 음주의 경우 강화요인은 친구 예 환자교육에서는 간호사, 의사, 동료환자 가족에 의해 강화된다.
가용(촉진)요인	건강행위 수행을 가능하게 도와주는 요인으로 보건의료 및 지역사회 자원의 이용가능성, 접근성, 시간적 여유 제공성, 개인의 기술, 개인의 자원, 지역사회 자원, 사회경제 수준, 수입, 보험 종류 등 • 기술 : 신체운동, 휴식요법, 의료기기 사용 • 자원 : 보건의료시설, 인력, 학교 등이 포함 　예 흡연의 경우 담뱃값

13 MAPP(Mobilizing for action through planning and partnership) 모형에 근거하여 지역사회 건강문제 사정 결과, 해당 지역의 뇌졸중 사망률, 고혈압 유병률, 고도 비만율이 높은 것으로 나타났다. 지역사회 간호사가 다음 단계에서 수행해야 할 활동은?

① 비전 설정
② 목적 설정
③ 지역사회 조직화
④ 우선순위 과제 선정
⑤ 보건사업 계획 및 수행

해설

사정을 통한 진단결과에 따른 지역사회 보건의 우선순위 이슈를 선정한다.

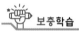 **보충학습**

MAPP(Mobilizing for action planning & partnership)단계

1단계	지역사회의 조직화와 파트너십 개발	기획과정에 참여할 조직 및 단계를 파악하고 동참하는 지역사회 주도형 기획과정의 구성에서 시작하며, 그 결과 현실적으로 실현 가능한 기획안을 개발하는데 목적이 있다.
2단계	비전 제시	비전에는 건강한 지역사회의 의미와 특성이 포함되어야 하고, 5~10년 후의 변화될 모습이 포함되어야 한다.
3단계	사 정	포괄적이고 심층적으로 사정이 이루어진다. • 지역의 건강수준 사정 : 인구학적 특성, 사회경제적 특성, 보건자원 유용성, 건강위험요인, 환경지표, 정신건강, 모성건강, 사망, 질병, 부상, 감염성 질환 등을 통해서 지역사회의 건강, 삶의 질과 관련된 주요 쟁점을 확인한다. • 지역사회 핵심 주제와 장점 사정 : "지역사회에서 가장 중요한 것은 무엇인가?", "우리는 지역사회의 건강을 증진시킬 수 있는 어떤 자산을 가지고 있나요?"라는 질문을 통해 확인한다. • 지역보건 체계 사정 : "우리 지역 공중보건체계의 활동, 장점, 역량은 무엇인가요?, 우리 지역에 제공되고 있는 필수적인 서비스 수준은 어떤가요?" 등과 같은 질문을 통해 지역주민 건강에 기여하는 모든 보건조직과 활동에 대해 포괄적으로 확인한다. • 변화의 역량 사정 : 지역사회건강문제와 보건체계에 영향을 미칠 수 있는 법적, 기술적, 기타 문제를 확인한다.
4단계	전략적 이슈 확인	진단결과에 따라 지역사회 보건전략의 우선순위 이슈를 선정한다.
5단계	목표와 전략 수립	우선순위 이슈에 대한 구체적 목표와 전략을 수립한다.
6단계	순환적 활동	지역사회보건사업을 계획하고 수행하고 평가하게 된다.

14 지역주민을 대상의 절주사업 시행 후 '음주의 해로움에 관한 지식수준과 간질환 유병률'을 측정하는 평가는?

① 구조평가
② 과정평가
③ 결과평가
④ 지속성평가
⑤ 효율성평가

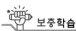

결과평가
- 보건프로그램이 종료된 상태에서 초기에 설정한 장·단기 사업목표가 얼마나 달성되었는가를 파악하는 것으로 개인, 집단, 지역사회 등에 대한 직접적인 변화 혹은 이득으로 평가할 수 있다.
- 단기적 효과로 대상자의 지식, 태도, 신념, 가치관, 기술, 행동 변화를 측정할 수 있고, 장기적 효과로 이환율, 사망률, 유병률 등의 감소로 측정할 수 있다.

보충학습

① 구조평가
- 사업의 철학이나 목적에 비추어 사업내용과 기준의 적절성을 확인하는 평가로 사업에 투입되는 인력, 시간, 기술, 장비, 재정, 정보 등의 구조적인 요소들이 적절하게 계획되고 관리되고 있는지 파악하는 것이다.
- '사업목표가 명확하고 구체적이며 측정가능한가', '일정, 인력, 예산 등이 각 단계별로 구체적으로 제시되었는가', '사업대상의 범위나 규모가 적절한가', '사업을 전개할 조직구조, 담당인력, 물적 자원에 대한 준비는 적절한가' 등을 평가한다.

② 과정평가
- 사업에 투입될 인적·물적 자원이 계획대로 실행되고 있는지, 일정대로 진행되고 있는지, 사업의 모든 측면이 피드백되어 반영되는지 확인하는 과정이다(활동과 산출에 대한 평가).
- 평가 항목
  - 목표 대비 사업의 진행 정도
  - 사업 자원의 적절성과 사업의 효율성
  - 대상자의 건강요구도
  - 사업 전략 및 활동의 적합성과 제공된 서비스의 질

15 **지역사회간호사가 수행한 당뇨병 관리 활동 중 협력에 해당하는 것은?**

① 대상자에게 혈당 관리의 방법에 대해 교육한다.

② 주민들에게 당뇨병 관리에 관한 정보를 제공한다.

③ 대상자와 친밀한 관계를 유지하여 자가간호 능력을 높인다.

④ 지역주민의 혈당을 측정하여 당뇨병 발생 여부를 확인한다.

⑤ 보건소와 병원을 연계하여 합병증 조기 검진 서비스를 제공한다.

해설

협력 : 둘 이상의 사람 혹은 조직이 건강증진 및 유지를 위한 역량을 강화함으로써 공동의 목표를 달성하도록 하는 것

① : 보건교육

② : 아웃리치

③ : 사례관리

④ : 감 시

 보충학습

감 시	지역사회 보건 간호중재를 계획, 수행, 평가하기 위해 지속적이고 체계적으로 자료를 수집, 분석, 정보를 해석하여 건강상태를 기술하고 모니터링하는 것 예 지역 십대 청소년의 성병 발생률을 조사하고 보고한다(지역사회 수준). 예 초등학교 보건교사는 따돌림 예방 프로그램을 운영하고, 따돌림 발생률과 유병률 변화를 조사하고 보고한다(체계 수준).
질병과 건강문제 조사	인구집단의 건강을 위협하는 정보를 체계적으로 분석하여 원인을 확인하고, 위험 상황에 있는 대상을 찾아 관리방법을 결정하는 것 예 고등학교에서 성병 감염자를 발견하고 감염원을 확인하여 치료서비스를 제공한다(개인/가족 수준). 예 지역사회 라돈 오염 정보를 모은다(체계 수준).
아웃리치	보건의료서비스 접근성이 낮은 위험 집단을 찾아 정보를 제공하는 것 예 주민들에게 나눠 줄 '영양성분요구도'에 대한 홍보물을 제작하여 지역사회 식료품 가게에 비치한다(지역사회수준). 예 노숙자 쉼터에서 사람들을 인터뷰하여 음식물 지원과 모아건강클리닉의 정보가 필요한 사람을 확인한다(개인/가족 수준).
스크리닝	건강위험 요인이나 증상이 없는 질병상태에 있는 개인을 찾아내는 것 예 고혈압 위험군을 대상으로 고혈압 스크리닝 체크를 시행한다(개인/가족 수준). 예 지역사회에 고혈압 스크리닝 클리닉을 개소한다(지역사회 수준).
사례발견	건강위험인자를 가진 개인과 가족을 찾아내어 필요한 자원을 연결해 주는 것 예 다른 나라에서 온 이민자 중 결핵 발생 위험이 큰 이민자를 발견한다(개인/가족 수준).
의뢰 및 추후관리	실제적, 잠재적 문제를 예방하거나 해결하는데 필요한 자원을 찾아내고, 개인, 가족, 집단, 조직, 지역사회 등이 이러한 자원들을 이용하도록 돕는 것 예 집에서만 지내는 노인에게 음식배달 프로그램을 이용할 수 있는 방법을 알려주고, 일주일 후 음식배달 서비스를 받고 있는지 확인한다(개인/가족 수준). 예 응급실을 방문했던 노인환자를 의뢰하고 추후 관리하는 과정을 응급실 간호사, 방문간호사와 함께 기획한다(체계 수준).

사례관리	각 서비스를 서로 조정하여 체계적으로 제공함으로써 서비스의 중복과 누락을 막고 개인과 가족의 자가간호능력, 체계와 지역사회 역량을 최적화하는 것 예 다운증후군 부모를 만나 지역사회 내 가용서비스를 알려주고 이용할 수 있도록 돕는다(개인 수준). 예 심한 발달지연 어린이를 위해 지역사회 간호사, 학교 보건교사는 방문 서비스 및 학교보건 서비스를 조정한다(지역사회 수준).
위 임	법에 보장된 간호사의 역할에 근거하여 지역사회 간호사가 수행하는 직접적인 보건업무이다. 여기에는 위임한 업무도 포함된다. 예 의사의 정기 처방에 따라 지역사회 클리닉에서 예방접종을 시행한다(개인/가족/체계 수준) 예 새로 발견한 당뇨 환자에게 '동년배 상담자'를 배정하고 식단을 조정하게 한다(개인/가족 수준).
보건교육	지식, 태도, 가치, 신념, 행위, 습관을 변화시키기 위해 사실이나 기술을 전달하는 것 예 10대 미혼모에게 신생아 돌보는 방법을 교육한다(개인/가족 수준). 예 지역 고등학교에서 미혼모 대상 아기 돌봄에 관한 프로그램을 운영한다(체계 수준).
상 담	자가 간호나 대처역량 강화를 목적으로 개인, 가족, 체계, 지역사회와 지지적·정서적 상호관계를 정립하는 것 예 자녀 사망 이후 부모가 잘 대처하도록 돕는다(개인/가족 수준). 예 토네이도를 경험한 지역에 위기대응 서비스를 제공한다(지역사회 수준).
자 문	개인, 가족, 체계, 지역사회와 상호작용하며 문제를 해결하는 과정 속에서 문제 해결에 필요한 정보를 찾고, 최적의 방법을 모색하는 것 예 이혼한 아버지가 그의 두 자녀를 돌봐주는 대부와 협력하는 과정에서 생긴 문제를 해결하도록 돕는다(개인/가족 수준). 예 지역사회 당뇨 관리를 위해 일하는 인력들이 당뇨 관리 전략을 개발하기 위하여 '동료자문집단'과 논의한다(지역사회와 체계 수준).
협 력	둘 이상의 사람 혹은 조직이 건강증진 및 유지를 위한 역량을 강화함으로써 공동의 목표를 달성하도록 하는 것 예 학교 흡연사업을 추진하기 위해 A고등학교와 B보건소가 협력 사업 팀을 구성하였다(체계와 지역사회 수준). 예 청소년 보호시설의 청소년을 돌보기 위해 그 가족과 친구 네트워크를 통해 연락하면서 간호사와 사회복지사가 협력한다(개인/가족 수준).
협약체결	둘 이상의 기관이 공동의 목적을 달성하기 위해 협약을 통해 긴밀한 관계를 형성하고, 문제해결 및 지역사회 리더십을 강화한다. 예 지역사회 재난 대비 계획을 함께 수립해야 하는 기관 간 네트워크를 수립한다(체계 수준) 예 지역 환경 단체와 쓰레기 처리·재활용 조직이 협약을 체결해 재활용률을 높인다(지역사회 수준).
지역사회 조직화	공동의 문제나 목표를 설정하고 자원을 개발하며, 공동의 목표를 성취하기 위한 전략들을 개발하고 실행할 수 있도록 돕는 것 예 저소득 임대 가구주들이 모임을 만들어 임대 건물의 안전 상태를 향상시키기 위해 공동으로 노력한다.
옹 호	지역사회간호사가 대상자를 변호하거나 그들의 이익을 위해 행동하는 것 예 지역사회 정신 건강 프로그램을 지원할 수 있도록 입법 전문가를 상대로 로비 활동을 한다(체계 수준).
사회적 마케팅	관심 집단의 지식, 태도, 가치, 행위 실천에 영향을 미치도록 디자인 된 프로그램을 위해 상업적 마케팅 원칙과 기술을 적용하는 것 예 임신기 동안 약물이나 알코올을 사용하면 발생하는 영향에 관하여 TV 패널토론에 참여한다(지역사회 수준).
정책 개발	지역사회 건강 수준을 향상할 수 있는 중요한 기전 중 하나이다. 예 자동차 안전벨트 의무화는 자동차 사고 사망률을 감소시켰다.

안심Touch

16 지역사회 간호활동 중 건강관리실 간호와 방문간호를 비교할 때, 건강관리실 간호의 장점은?

① 상담 및 의뢰활동을 시행하기 어렵다.

② 대상자의 가정환경에 맞는 시범을 보이기 쉽다.

③ 주위 환경이 산만하여 교육의 효과가 낮을 수 있다.

④ 대상자가 자신의 문제를 솔직하고 편안하게 이야기할 수 있다.

⑤ 동일한 건강문제가 있는 다른 대상자와 정보를 공유할 수 있다.

해설

건강관리실 활동의 장점과 단점

장 점	• 간호사의 시간과 비용을 절약할 수 있다. • 비치된 전문적인 시설을 이용할 수 있으며, 다른 전문인의 서비스도 활용할 수 있다. • 산만하지 않은 환경으로부터 건강관리에 집중할 수 있다. • 특수상담 및 의뢰활동을 즉각적으로 실시할 수 있다. • 같은 건강문제를 가진 대상자들끼리 정보를 공유함으로써 자신들만이 해결할 수 있는 방법을 알 수 있다. • 대상 직접 방문으로 스스로 자신의 건강문제를 해결할 수 있는 능력을 가진다.
단 점	• 대상자가 처한 상황을 직접적으로 파악하는 것이 곤란하다. • 건강관리실 이용이 불가능한 대상자(거동 불편자 등)들의 접근성이 줄어든다. • 심리적으로 긴장할 경우 자신의 문제를 솔직히 드러내지 않는다. • 대상자 실제 가정환경과 상황에 적합한 간호행위 시범을 보일 수 없다. • 대상자가 건강관리실 방문 시간을 맞추기 어려울 수 있다. • 개별 공간 확보가 안 될 경우 상담이나 검진 시 비밀보장이 어렵다.

17 보건소 절주 프로그램의 과정 평가지표는?

① 프로그램의 참여율

② 금주 실천율

③ 프로그램 예산의 적절성

④ 음주관련 질환에 대한 지식수준의 변화

⑤ 간암 이환율

해설

②, ④, ⑤ : 결과평가

③ : 구조평가

18 보건소에서 금연프로그램을 운영할 때 지역주민의 참여를 촉진할 수 있는 방법은?

① 보건소가 예산과 역할 분담을 결정하여 공개한다.

② 다른 지역사회와 선의의 경쟁을 하도록 유도한다.

③ 기존 조직보다는 새로운 주민조직을 구성하여 활용한다.

④ 흡연으로 인한 건강위험에 대한 전문적 지식 전달에 초점을 둔다.

⑤ 가족의 참여를 제한하여 프로그램 참여자의 부담감을 줄인다.

해설

지역주민 참여 활성화 방안

• 정보의 공개와 홍보
• 여론의 정확한 수집 및 수용, 처리
• 위원회의 활성화
• 자생적 주민조직의 활용과 조직
• 다른 지역과의 경쟁관계 유발
• 사회지도층의 적극적 참여 유도
• 주민의식과 자질 고취
• 보건요원 양성 및 배치
• 지역사회간호사의 개발 : 지식, 기술, 인격의 조화, 바른 인간관과 직업관

19 합계출산율에 관한 설명으로 옳은 것은?

① 합계출산율 2.1명은 인구대체 수준이다.

② 초혼 연령이 증가할수록 합계출산율이 증가한다.

③ 국가별 영유아 보건의료수준을 비교하는 지표이다.

④ 사회경제적 수준이 낮은 국가는 합계출산율이 낮은 편이다.

⑤ 여자 한 명이 결혼 후 10년 동안 낳은 아이 수를 나타낸다.

해설

합계출산율(Total fertility rate) : 우리나라 합계출산율은 2005년 1.08명으로 저점을 찍고, 2009년 1.15명, 2016년 1.17명이나 인구의 대체수준인 2.1명에는 미치지 못하고 있다.

① 한 명의 여자가 특정 연도의 연령별 출산율에 따라 출산을 할 때 일생 동안 모두 몇 명의 아이를 낳는지를 나타내는 지수이다.
② 연령별로 출산율을 구하여 이를 모두 합산하여 산출한다.
③ 국가별 출산력 수준을 비교하는 주요 지표로 사용되고 있다.

20 다음은 브래드쇼(Bradshow)가 제시한 교육요구 중 어떤 유형에 해당하는가?

> 70세 할머니가 치매를 진단받은 남편의 간호요령에 대해 알고 싶다고 한다.

① 규범적 요구
② 내면적 요구
③ 외향적 요구
④ 상대적 요구
⑤ 절대적 요구

해설

남편의 간호 요령에 대해 할머니가 말로 표현했으니, 브래드쇼의 외향적 요구에 해당한다.

대상자의 교육요구 유형(Bradshow, 1972)

규범적 요구 (Normative need)	• 보건교육 전문가에 의해 규정된 욕구로 전문적 판단영역이다. • 표준이나 준거에 의해 설정되고 제시된다. • 보건교육자가 학습자에 대한 사전정보 없이 보건교육을 기획할 때 유용하다.
내면적 요구 (Perceived need)	학습자의 개인적 생각이나 느낌에 의해 인식되는 요구로, 말이나 행동으로 나타나기 전 단계에서 학습자가 교육의 필요성이나 의문점 등을 가지고 있는 상태
외향적 요구 (Expressed need)	학습자가 내면적 요구에서 비롯되어 말이나 행동으로 나타낸 요구로 내면적 요구가 행위로 전환된 것
상대적 요구 (Relative need)	집단마다 갖는 특성에서 비롯되는 것이다. 각기 다른 집단을 대상으로 한 연구결과 각 집단마다 고유의 외향적 요구를 갖고 있다.

21 간호사는 금연교육 프로그램을 기획하고 학습목표를 기술하였다. 블룸(Bloom)의 인지적 학습목표에 따를 때, 가장 높은 수준에 해당하는 것은?

① 대상자는 심장질환과 니코틴의 작용을 관련지어 말할 수 있다.
② 대상자는 흡연의 피해를 5가지 이상 나열할 수 있다.
③ 대상자들은 자신의 금연계획을 실천 가능성에 따라 평가할 수 있다.
④ 대상자들은 흡연으로 인한 증상과 자신의 증상을 비교할 수 있다.
⑤ 대상자들은 자신의 금연방법을 참고하여 자신의 금연계획을 작성한다.

해설

③ 평 가
• 교육목표의 수준
  – 인지적 영역 : 지식의 암기 → 이해 → 적용 → 분석 → 종합 → 평가
  – 정의적 영역 : 수용(감수) → 반응 → 가치화 → 조직화 → 인격화
  – 심리운동적 영역 : 지각 → 태세 → 유도반응 → 기계화 → 복합외형반응 → 적응 → 창조 순으로 높아진다.
① : 적 용
② : 지 식
④ : 분 석
⑤ : 종 합

구 분		특 징
인지적 (지적) 영역		지적영역으로 인간의 두뇌를 움직여 기억하고 이해하고, 적용하고, 분석하고, 합성, 평가하는 능력이다.
	지식 (Knowledge)	• 지식은 인지나 재생에 의해 과거 학습한 관념이나 정보를 기억해 내는 것으로 현실에서 적용하는 정도가 낮으므로 인지영역 중 가장 낮은 수준의 목표이다. • 행동용어 : 정의하다, 나열하다, 기억하다, 서술하다, 분류하다, 진술하다, 연결하다, 묘사하다 등 예 흡연의 피해를 나열할 수 있다.
	이해 (Compre- hension)	• 사물이나 현상을 해석하거나 판단하는 데 필요한 지식으로 새로운 상황에 적용할 수 있어 활용도가 높다. • 행동용어 : 설명하다, 묘사하다, 표현하다, 보고하다 등 예 니코틴의 작용을 설명할 수 있다.
	적용 (Application)	• 구체적이고 특수한 상황에서 규칙, 이론, 원리, 방법 등의 추상성을 사용하는 지식수준이다. • 행동용어 : 해석하다, 응용하다, 예시하다, 시범하다 등 예 심장질환과 니코틴의 작용에 대해 관련지어 말할 수 있다.
	분석 (Analysis)	• 자료를 여러 개의 구성요소로 분해하고, 각 부분 간의 관계와 조직된 방법을 발견하는 것을 말한다. • 행동용어 : 분류하다, 구별하다, 검증하다, 대조하다 등 예 흡연으로 인한 증상과 자신에게 나타나는 증상을 비교한다.
	종합 (Synthesis)	• 요소들과 부분들을 조합하여 뚜렷한 양상이나 구조를 구성하여 전체를 만드는 수준이다. • 행동용어 : 설계하다, 구성하다, 조립하다, 수립하다 등 예 자신의 금연계획을 작성한다.
	평가 (Evaluation)	• 주어진 목표에 대하여 자료나 방법적 가치를 판단하는 것으로 그 범주의 충족 정도에 대한 질적·양적인 평가기준을 사용하여 판단할 수 있는 지식수준이다. • 행동용어 : 판단하다, 평가하다, 채점하다, 해석하다 등 예 자신이 계획한 금연계획을 실천가능성에 따라 평가한다.

22 교육자가 초등학생을 대상으로 지진, 홍수, 해일 등 다양한 자연 재난상황에서의 대처법을 훈련하고자 할 때 적용할 수 있는 교육방법은?

① 역할극
② 인쇄물
③ 시뮬레이션
④ 문제 중심 학습
⑤ 프로젝트법

③ 시뮬레이션(Simulation) : 건강문제와 관련된 실제 사례가 희소하고 해결방안이 심각하여 각종 교육방법으로 학습자들에게 경험시킬 수 없는 경우 가상 상황을 구현해 놓고, 학습자가 활동에 참여하여 스스로 문제를 해결해 보는 방법이다.

① 역할극 : 학습자들이 실제 상황의 한 인물로 연기하면서 그 상황에 처한 사람의 입장과 상황을 이해하고 상황분석을 통해 해결책을 모색하는 방법이다. 역할극을 끝내고 출연자와 관중이 함께 자유롭게 토론할 시간을 갖기도 한다. 역할극은 가치나 태도에 대한 이해를 증진시키는데 효과적이다.

② 인쇄물(Leaflet, Booklet flier, Pamphlet) : 한 장으로 된 전단, 몇 장으로 된 팸플릿 및 소책자는 알리고자 하는 정보를 짧고 명확하게 요약해서 그림과 함께 인쇄하는 것이다.

④ 문제 중심 학습(Problem based learning, PBL)
  • 학습자들에게 제시된 실제적인 문제를 협동적으로 해결하기 위해 학습자들이 공동으로 해결방안을 논의한 후 개별학습과 협동학습을 통해 공동의 해결안을 마련하는 과정에서 학습이 이루어지는 학습자 중심의 학습 환경이자 모형이다.
  • 가상의 시나리오를 제공하면 학습자(문제 해결자)는 사례가 가지는 문제점을 스스로 발견하고, 해결하기 위한 과정을 찾아감으로써 유사한 사례에 대한 통합적인 문제 해결 능력을 함양하도록 하는 방법이다.

⑤ 프로젝트법 : 개인이나 소수 집단의 학습자에게 교육목표를 제시하고 교육지침을 알려 주어, 학습자 스스로가 자료를 수집하고 계획, 수행하여 문제해결에 필요한 지식, 태도, 기술 등을 포괄적으로 습득하게 하는 자기 주도형 방법이다.

23 보건소 간호사가 마을회관에서 노인을 대상으로 보건교육을 할 때 강의를 효율적으로 하기 위한 방법이 아닌 것은?

① 학습목적에 제시된 학습자의 요구만 요약한다.
② 학습자가 듣고, 보고, 직접 해 볼 수 있도록 한다.
③ 역할극, 시범 등의 교육방법을 적용한다.
④ 시청각자료나 유인물은 그 필요성이 낮다.
⑤ 학습자 스스로 배운 사실을 경험에 옮겨 보도록 동기부여를 해 준다.

반드시 시청각 보조자료나 유인물을 사용하도록 한다.

24 가족구성원이 지역사회와 상호작용하는 과정에서 나타나는 스트레스, 갈등, 가족의 강점을 파악할 수 있는 가족사정 도구는?

① 가족구조도   ② 가족밀착도
③ 가족지지도   ④ 외부체계도
⑤ 가족기능평가도구

외부체계도, 생태도(Ecomap) : 가족을 둘러싼 다양한 외부체계와 가족 구성원 사이의 상호작용을 도식화한 것이다.
• 외부체계와 가족의 상호작용의 성격, 질, 지지와 자원의 흐름을 명료하게 파악할 수 있으며, 유용한 자원과 스트레스 자원, 부족한 자원 등을 확인할 수 있는 좋은 도구이다.
• 가족체계와 외부체계 간의 상호작용을 파악하여 가족에게 유용한 체계와 스트레스나 갈등을 유발하는 체계를 파악할 수 있다는 장점이 있으나, 복합적인 관계가 불분명하거나 표현이 어려운 경우는 사용이 쉽지 않다.

25 자녀는 모두 출가하고 부부만 단 둘이 살고 있다. 듀발(Duvall)의 가족발달이론에 따라 이 가족이 달성해야 할 발달과업은?

① 부부관계 재조정
② 친척과의 관계 형성
③ 세대 간 충돌에 대한 대처
④ 가족 내 규칙과 규범의 확립
⑤ 의존과 독립의 균형과 전환

해설

듀발(1977)의 발달단계에 따라 이행해야 할 주요과업

단 계	발달과업
신혼기 가족	• 결혼에 적응 • 밀접한 부부관계의 수립, 가족계획, 성적 양립성, 독립성과 의존성의 조화 • 친척에 대한 이해와 관계수립 • 자녀출산에 대비 • 생활수준 향상
양육기 가족	• 부모의 역할과 기능 • 각 가족 구성원의 갈등이 되는 역할의 조정 • 산아 제한, 임신, 자녀양육 문제에 대한 배우자 간의 동의 • 모자보건 서비스 요구도 증가
학령전기 가족	• 자녀들의 사회화 교육 및 영양관리 • 안정된 결혼관계의 유지 • 자녀들의 경쟁 및 불균형한 자녀와의 관계 대처
학령기 가족	• 자녀들의 사회화 • 가정의 전통과 관습의 전승 • 학업성취의 증진 • 만족스러운 부부관계의 유지 • 가족 내 규칙과 규범 확립
청소년기 가족	• 안정된 결혼관계 유지 • 10대의 자유와 책임의 균형을 맞춤 • 자녀들의 성문제 대처 • 직업(수입)의 안정화 • 자녀들의 독립성 증가에 따른 자유와 책임의 조화 • 세대 간의 충돌 대처 • 자녀의 출가에 대처
진수기 가족	• (부부)관계의 재조정 • 늙어가는 부모들의 지지 • 자녀들의 출가에 따른 부모의 역할 적응 • 성인이 된 자녀와 자녀의 배우자와의 관계 확립, 재배열
중년기 가족	• 경제적 풍요 • 출가한 자녀가족과의 유대관계 유지 • 부부관계의 재확립 • 새로운 흥미의 개발과 참여
노년기 가족	• 은퇴에 대한 대처 • 만족스러운 생활유지 • 건강문제에 대한 대처 • 사회적 지위 및 경제적 감소에 대한 대처 • 배우자 상실, 권위의 이양, 의존과 독립의 균형과 전환

26 보건진료소 인력에 관한 설명이다. 옳은 것은?

① 보건진료소의 장은 공중보건의사이다.
② 24주간 직무교육을 받은 후 배치된다.
③ 간호사 또는 간호조무사의 자격이 있어야 한다.
④ 「지역보건법」에 근거하여 읍·면 지역에서 근무한다.
⑤ 전국 어디에서나 일정 범위의 의료행위를 할 수 있다.

> **해설**
>
> ① 보건진료소장은 보건진료 전담공무원으로 하며, 보건진료소의 모든 업무와 시설을 책임진다.
> ③ 보건진료 전담공무원 자격기준 : 간호사 또는 조산사 면허소지자로서 보건진료직렬의 공무원 임용시험에 합격한 후, 보건복지부장관이 실시하는 24주 이상의 직무교육(이론교육 10주, 임상실습 10주, 현지실습 4주)을 받은 사람이어야 한다.
> ④ 설치근거 : 1980년 「농어촌 등 보건의료를 위한 특별조치법」에 근거하여 설치된 1차 보건의료 사업기관이다.
> ⑤ 의료 취약지역 인구 500인 이상(도서지역은 300인 이상) 5천 명 미만을 기준으로 구분하여 하나 또는 여러 개의 리(里)·동을 관할 구역으로 하여, 주민의 이용이 편리한 장소에 설치한다.

27 6세 아동이 볼거리 예방접종을 받은 후 항체가 생성되었다. 해당하는 면역의 종류는?

① 선천성면역
② 자연능동면역
③ 인공능동면역
④ 자연수동면역
⑤ 인공수동면역

> **해설**
>
> 인공능동면역 : 인위적으로 백신이나 톡소이드로 감염을 일으켜 성립되는 면역(예방접종)
> • 백신
>   – 사균 : 장티푸스, 콜레라, 주사용 소아마비, 임플루엔자, A·B간염, 유행성 출혈열, 폐구균
>   – 생균 : MMR(홍역, 볼거리, 풍진), 수두, BCG(결핵), 경구 소아마비, 경구용 장티푸스
> • 독소 : 파상풍, 디프테리아, 보툴리눔 등

26 ② 27 ③ **정답**

28 지역사회 간호사가 주민을 대상으로 새로운 집단검진을 계획할 수 있는 질병은?

① 유병률이 낮은 질병

② 발생률이 낮은 질병

③ 잠복기가 있는 질병

④ 치료법을 개발 중인 질병

⑤ 진행과정이 밝혀지지 않은 질병

> **해설**
>
> **집단검진을 위한 구비조건**
> - 선별해내려는 상태가 중요한 건강문제여야 한다(다수의 대상자에게 영향을 미침).
> - 질병이 비교적 흔한(유병률과 발생률이 높은) 것이어서 많은 사람들에게 이득이 될 수 있어야 하고(비용-편익상 이득), 질병이 발견되면 이를 치료할 수 있어야 한다.
> - 정확하게 진단을 내리고 치료를 할 수 있는 시설이 있어야 한다.
> - 치료를 통하여 수명과 신체기능에 지장이 없는 수준으로 회복이 가능한 병리적 단계에서 질환을 선별해 낼 수 있는 검진법이 개발되어 있는 질환이어야 한다.
> - 어느 정도의 잠복기 또는 초기증상을 나타내는 시기가 있는 질병이어야 한다.
> - 타당성과 신뢰성이 있는 검사방법이 있어야 한다(높은 민감도, 특이도, 예측도).
> - 일반 수요자들이 검사방법을 쉽게 받아들일 수 있어야 한다.
> - 질병의 발생 및 진행과정(자연사)이 알려진 질병이어야 한다.
> - 치료를 해야 할 환자로 규정하는 기준이 마련되어 있어야 한다.
> - 환자 진단과 치료에 드는 비용이 일상적인 의료비에 비해 부담이 되지 않고, 그 방법이 용이해야 한다.
> - 환자 색출은 계속적으로 이루어져야 하며 한 번으로 끝나서는 안 된다.

29 수두 환아가 발생하였을 때 지역사회간호사가 가장 우선해야 할 간호중재는?

① 유치원 건물 전체를 소독한다.

② 환아 및 환아와 접촉한 아동을 격리한다.

③ 열이 나면 해열제로 아스피린을 투여한다.

④ 전체 유치원생에게 추가로 수두 예방접종을 받게 한다.

⑤ 환아를 관리하기 위해 지역사회 자원을 확보한다.

감염성 질환의 관리

전파 차단	• 병원소의 제거 : 동물병원소인 인수공통감염병은 감염된 동물을 제거하고, 인간이 병소일 경우는 외과적 수술이나 약물요법으로 치료해서 환자나 보균자를 없앤다.
	• 감염력의 감소 : 적당한 치료로 감염력을 감소시킬 수 있다(매독환자의 페니실린 주사나 폐결핵 환자의 항결핵요법).
	• 병원소의 검역과 격리
	  – 건강격리(검역) : 감염병 환자와 접촉한 사람이나 유행지역, 기타 경로를 통해 감염을 받았을 가능성이 있는 사람들에 대해 일정 기간 이동을 제한하여 격리하는 것
	  – 환자격리 : 환자나 보균자를 그 상태가 해소될 때까지 격리하는 것
	• 환경위생 관리 : 환경조건을 개선하여 전파 과정을 차단하는 것이다.
	  – 소독
	  – 매개충 관리
	  – 물의 정화 : 수인성 감염병 예방
	  – 하수 및 폐기물 처리
	  – 식품위생 : 식품의 보존과 가열
	  – 우유위생
	  – 공기소독

숙주의 면역증강	예방접종, 영양관리, 적절한 휴식과 운동, 충분한 수면 등의 관리
환자에 대한 조치	전파방지와 면역증강 방법으로도 예방되지 못하고 질병이 발생되었다면, 조기진단과 조기치료로 질병의 경과를 가볍게 하거나 합병증을 줄이고 사망자를 적게 하는 2·3차 예방이 필요하다.

30 사례관리를 할 때 '대상자마다 처한 환경과 건강 문제가 다양하므로 대상자의 요구를 정확히 파악하여 개별적으로 서비스를 제공해야 한다'는 원칙은?

① 개별성   ② 연속성
③ 포괄성   ④ 통합성
⑤ 책임성

① 개별성(Individualization) : 대상자는 주어진 환경과 대상자의 특성 및 문제가 다양하므로 대상자의 욕구와 환경에 맞게 개별적으로 사례관리가 이루어져야 한다.
② 연속(지속)성(Continuity) : 사례관리서비스뿐만 아니라 대상자와 환경에 대한 사후관리, 지지적 관계, 그리고 재평가가 지속적으로 이루어져야 한다.
③ 포괄성(Comprehensiveness) : 복합적인 욕구와 문제들을 가진 취약계층을 위한 서비스로 서비스 제공이 매우 복잡하고 세부적이어서, 이들 문제를 해결하는 데에는 포괄적인 서비스 형태로 제공되어야 한다.
④ 통합성(Integration) : 서비스 전달이 통합적으로 이루어지도록 노력해야 한다.
⑤ 책임성(Responsibility) : 사례관리 전반에 관한 책임성에 근거를 두고 이루어져야 한다.

31 방문간호사가 고혈압을 앓고 있는 독거노인의 가정을 방문하여, 복용하지 않는 고혈압 약을 발견하였다. 혈압이 150/110mmHg로 측정되었다면 향후 필요한 간호중재는?

① 즉시 병원에 가도록 안내한다.

② 고혈압 약의 부작용을 상세히 설명한다.

③ 병의원에 약물 용량을 늘리도록 의뢰한다.

④ 약물 복용 여부를 자주 확인하고 교육한다.

⑤ 고혈압환자로 등록하여 진료비를 지원한다.

32 기초생활수급권자인 A씨는 요통으로 장기간 입원해 있다. 병원에서 퇴원을 권유하자 식사 및 세탁을 도와줄 사람이 없다며 다른 병원으로 재입원하고 싶어 한다. 이 대상자에게 필요한 사례관리는?

① 의료급여 사례관리

② 근로복지공단 사례관리

③ 보건소 방문보건 사례관리

④ 노인장기요양보험 사례관리

⑤ 국민건강보험공단 사례관리

해설

우리나라 사례관리 운영 : 우리나라는 방문건강관리 사업 이외에 의료급여 수급자를 대상으로 사례관리를 제공한다. 의료급여 수급자의 합리적 의료 이용을 유도하고 자가 건강관리 능력 향상을 목적으로, 부정적인 의료 이용 행태를 보이는 대상자를 선정하여 의료 이용 정보의 제공과 약물상담, 자원연계, 위험요인교육 등을 제공하고 있다.

33 분진이 많이 발생하는 작업장에서 일하는 근로자의 건강문제를 예방하는 방법은?

① 송기마스크를 착용한다.
② 작업장에 선풍기를 상시 가동한다.
③ 작업강도를 높여 작업시간을 최대한 단축한다.
④ 습식방법을 이용한다.
⑤ 작업장의 온도는 높이고 바람은 없는 상태로 유지한다.

> **해설**
> 분진의 예방 및 관리대책
> • 공정의 개선
> • 분진 발생원의 밀폐나 국소배기장치 사용
> • 분진발생을 가능한 억제하기 위해 물을 뿌려 바닥을 항상 축축하게 유지하며, 연페인트 성분을 마른 가루 대신 반죽형태로 공급하고 습식방법을 이용한다.
> • 철저한 보호구 착용
> • 작업환경측정 및 건강진단
> • 근로자를 위한 보건교육 실시

34 납땜공정 시 근로자의 납 중독 여부를 파악하기 위해 주기적으로 확인해야 하는 건강문제는?

① 피부 창백
② 근육 진전
③ 망막박리
④ 소변량 증가
⑤ 호흡곤란

> **해설**
> 연(Pb, 납) 중독의 4대 증상
> • 혈관수축이나 빈혈로 인한 피부 창백
> • 구강 치은부에 암청회색의 납이 침착(연연)한 청회색선
> • 호염기성 과립 적혈구 증가, Hb 감소
> • 소변 중 코프로포르피린 검출(초기 진단)

35 재난부상자의 중증도분류(Triage)를 할 때 '수분 이내 즉각적으로 응급처치와 이송이 필요한 대상자'에게 부착해야 하는 인식표의 색깔은?

① 녹 색
② 적 색
③ 흑 색
④ 황 색
⑤ 회 색

해설

재난부상자의 중증도 분류(Triage)

중증도		색 구분	내 용	
1순위	긴 급	적색(빨강)	• 가장 중증 상태 • 수 분 이내 응급처치 필요	기도 호흡 심장이상, 조절 안 되는 출혈, 개방성 흉부 복부 손상, 심각한 두부 손상, 쇼크, 기도 화상, 내과적 이상
2순위	응 급	황색(노랑)	• 비교적 중증이며 수술을 요하는 경우 • 수 시간 내에 응급처치를 필요로 하는 환자	척추손상, 다발성 주요골절, 중증 화상, 단순 두부 손상
3순위	비응급	녹색(초록)	• 비응급, 경증 • 수 시간, 수 일 내 치료해도 지장이 없는 환자	경상의 합병증 없는 골절, 외상, 손상, 화상, 소량의 출혈, 정신과적 문제
4순위	지 연	흑색(검정)	사망 또는 현장에서 사망으로 예상되는 환자	사망자, 20분 이상 무맥박, 완전 화상 환자, 두부나 몸통이 절단된 자 등 심폐소생술로 소생이 불가능한 자

참 / 고 / 문 / 헌

- 김춘미 외(2019). 지역사회보건간호학 제2판. 수문사
- 김혜원(2016). 건강증진과 간호 제8판. 현문사
- 김화중 외(2013). 지역사회간호학 제9판. 수문사
- 대한예방의학회(2015). 예방의학과 공중보건 제2판 수정증보판. 계축문화사
- 박인혜(2017). 지역사회간호학 수정판. 현문사
- 안양희 외(2017). 지역사회보건간호학 제2판. 현문사
- 이혜영(2016). 간호와 보건의료정책. 계축문화사
- 지역사회보건간호학 편찬위원회(2019). 최신 지역사회보건간호학. 수문사

참 / 고 / 사 / 이 / 트

- 건강관리보험공단 홈페이지(www.nhis.or.kr)
- 국가법령정보센터 홈페이지(www.law.go.kr)
- 보건복지부 홈페이지(www.mohw.go.kr)
- 서울특별시교육청 홈페이지(www.sen.go.kr)
- 식품의약품안전처 홈페이지(www.mfds.go.kr)
- 인구보건복지협회 홈페이지(www.ppfk.or.kr)
- 통계청 홈페이지(www.kostat.go.kr)

좋은 책을 만드는 길
독자님과 함께하겠습니다.

도서나 동영상에 궁금한 점, 아쉬운 점, 만족스러운 점이
있으시다면 어떤 의견이라도 말씀해 주세요.
SD에듀는 독자님의 의견을 모아 더 좋은 책으로 보답하겠습니다.

www.sdedu.co.kr

간호사 국가고시 지역사회간호학

개정1판1쇄 발행	2022년 07월 05일 (인쇄 2022년 05월 13일)
초 판 발 행	2021년 11월 05일 (인쇄 2021년 09월 03일)
발 행 인	박영일
책 임 편 집	이해욱
편 저	성혜정
편 집 진 행	윤진영 · 김달해
표 지 디 자 인	권은경 · 길전홍선
편 집 디 자 인	심혜림 · 박동진
발 행 처	(주)시대고시기획
출 판 등 록	제10-1521호
주 소	서울시 마포구 큰우물로 75 [도화동 538 성지 B/D] 9F
전 화	1600-3600
팩 스	02-701-8823
홈 페 이 지	www.sdedu.co.kr
I S B N	979-11-383-2568-4(14510)
	979-11-383-2563-9(세트)
정 가	22,000원

SD에듀와 함께
간호사 면허증을
취득해보세요!

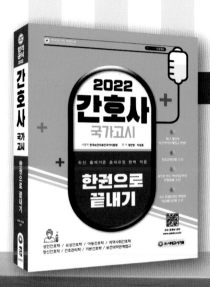

2022 간호사 국가고시 한권으로 끝내기

- 최신 출제 경향을 완벽하게 분석한 핵심이론
- 출제 비중이 높은 적중예상문제 수록
- 누구나 쉽게 이해할 수 있는 명쾌한 해설
- 최신 개정의 보건의약관계법규 반영

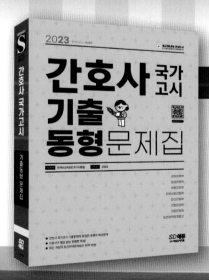

2023 간호사 국가고시 기출동형문제집

- 최신 출제기준과 출제유형 적용!
- 과목별 문제 구성으로 취약 과목만 학습 가능
- 이론서가 필요 없는 상세한 해설 수록!
- 최신 개정의 보건의약관계법규 완벽 반영

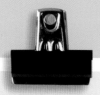
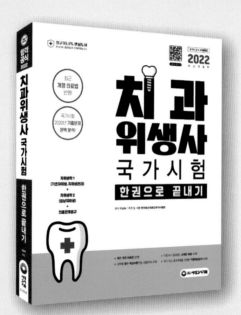